新编医院管理理论与实务

XINBIAN YIYUAN GUANLI LILUN YU SHIWU

◎ 主编 贾 娜 等

河南大学出版社
HENAN UNIVERSITY PRESS

·郑州·

图书在版编目（CIP）数据

新编医院管理理论与实务 / 贾娜等主编 . -- 郑州：河南大学出版社，2022.11
ISBN 978-7-5649-5366-9

Ⅰ．①新… Ⅱ．①贾… Ⅲ．①医院 – 管理 – 研究 Ⅳ．① R197.32

中国版本图书馆 CIP 数据核字 (2022) 第 220226 号

责任编辑：李亚涛
责任校对：聂会佳
封面设计：河南树青文化

出版发行：河南大学出版社
　　　地址：郑州市郑东新区商务外环中华大厦 2401 号
　　　邮编：450046
　　　电话：0371-86059750（高等教育与职业教育出版分社）
　　　　　　0371-86059701（营销部）
　　　网址：hupress.henu.edu.cn
印　　刷：广东虎彩云印刷有限公司
版　　次：2022 年 11 月第 1 版
印　　次：2022 年 11 月第 1 次印刷
开　　本：787 mm × 1092 mm　1/16
印　　张：28
字　　数：612 千字
定　　价：128.00 元

（本书如有质量问题，请与河南大学出版社营销部联系调换）

编委会

主　编

贾　娜	郑州大学第一附属医院
王绍梅	佳木斯大学附属第一医院
黄东辉	惠州市第一妇幼保健院
徐杰文	广州市番禺区中心医院
罗　明	梅州市人民医院

主编简介

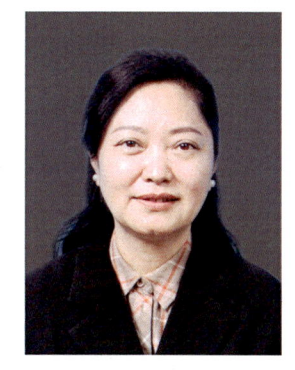

贾 娜　　郑州大学第一附属医院

　　1990年7月大专毕业于河南商业专科学校，会计专业。2005年在读本科毕业于中共中央党校函授学院经济管理专业，现工作于郑州大学第一附属医院，高级经济师，主要研究方向：经济管理。1990年毕业以来一直从事医院经济管理工作，具有丰富的理论与实践经验（2017年11月当选河南省医学会医学科研管理分会第三届委员会委员）。参与省级科研项目1项，近几年来，发表论文多篇。

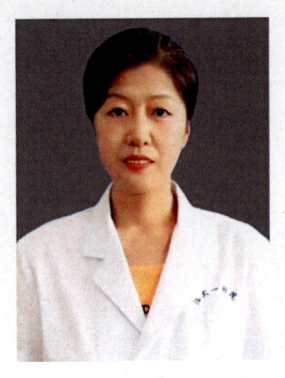

王绍梅　　　　佳木斯大学附属第一医院

本科毕业于齐齐哈尔轻工学院，工学学士。现任黑龙江省佳木斯大学附属第一医院信息统计中心负责人，高级统计师。擅长利用现代统计学方法，对统计大数据进行搜集、整理、统计核算和统计分析；并撰写了多篇有价值的综合性与专题性统计分析。担任北京整合医学学会病案管理分会副主委，黑龙江省卫生信息学会理事，佳木斯市卫生统计信息技术带头人。主持市统计信息技术工作10年以上，撰写了大量的有价值的统计方法制度、统计调查分析报告，成绩显著。多次参与统计年鉴、院史及统计方法制度的编写与制定。出版学术著作多部，在国家核心期刊发表学术论文多篇。获黑龙江省优秀论文奖。多次荣获黑龙江省卫生健康委员会卫生统计"先进工作者"称号。

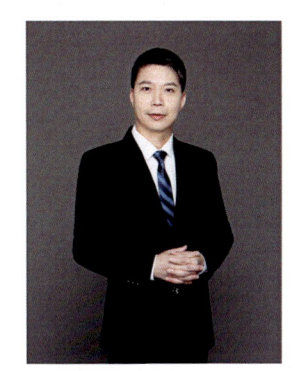

黄东辉　　　惠州市第一妇幼保健院

2002年7月毕业于广东医科大学，医学信息管理专业，2021年9月中国政法大学政治学专业研修班毕业，高级工程师。主要研究方向：医疗信息化项目规划、开发、实施、管理，医院运营绩效管理，医院人力资源管理。从事医疗信息化、人力资源、医院运营绩效管理工作近二十年，致力于信息化数字化技术与医院管理创新的探索研究。担任广东省医院协会信息专委会委员，广东省卫生经济学会卫生信息分会常委，广东省医学装备学会医学信息专业委员会委员，广东省CIO协会医院信息专委会惠州分会副会长，广东省惠州市医院信息化建设咨询委员会专家。撰写信息相关制度64项，约6.4万字，修订人事相关制度22项，约5万字。

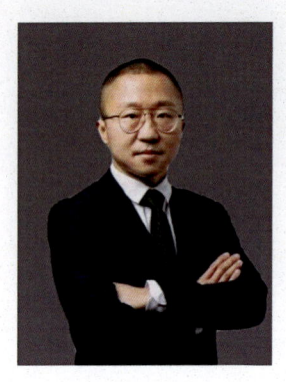

徐杰文　　　广州市番禺区中心医院

　　硕士研究生毕业于南昌大学，神经病学专业，现工作于广州市番禺区中心医院医务科，主治医师，主要从事医院管理工作，对医保管理及医院运营绩效有一定研究。现任广东省卫生经济学会会员，广东省医协医保工作委员会委员，广东省卒中学会神经肌病功能修复分会委员，在核心期刊发表文章数篇。

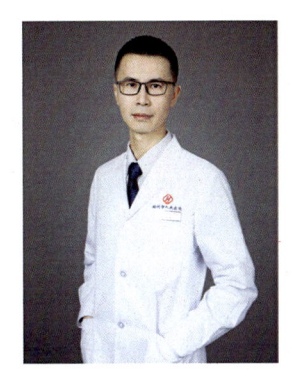

罗 明　　　梅州市人民医院

  2009年毕业于广东医学院，信息管理与信息系统专业，现工作于梅州市人民医院，病案主管技师，长期从事医院病案质量管理与卫生信息统计工作。主要研究方向：国际疾病分类编码（ICD-10）、手术操作分类 ICD-9-CM-3 及按疾病诊断相关分组付费（DRGs），具有丰富的理论基础与实践经验，现任广东省医院协会医院病案管理专业委员会青年委员，广东省梅州市医院病案管理质量控制中心委员。参与了多项市级科研项目。

前言

医院管理学是管理学的重要分支之一,同时与医学科学密切相关,它同时综合了多学科理论,对人、财、物、信息、时间等资源,进行计划、组织、协调、控制,充分发挥整体运行功能,以取得最佳医疗效率和医疗效果的管理,这些根底理论及相应观点为医院管理提供了扎实的理论支持。随着医疗体系的不断发展,医院的管理理论也出现了日新月异的变化,科学化的医院管理可以使医院的技术优势、科研水平得到更大的提高,也可以使医院随着医疗市场的变化,获得应有的社会效益与经济效益,更好地为人民群众提供优质的医疗服务。而医院管理人才在医院管理中起到了承上启下的重要作用,为进一步阐述医院管理的理论内容,传播专业的医院管理知识,我们特组织了相关专家学者编写了此书。

全书分为四章,主要介绍了医院统计、医院信息管理、医院经济管理、医院病案信息技术等内容。全书内容丰富,知识范围广,具有实用性和科学性的特点,是一本有价值的医院管理书籍。

本书在编写过程中,由于编写方向不尽一致,且编写水平有限,书中难免存在疏漏之处,恳请广大读者不吝指正,以期再版时完善。

编 者

目 录

第一章　医院统计 ... 1

第一节　概述 ... 1
一、统计学和医院统计 ... 1
二、医院统计的基本任务 ... 2
三、医院统计工作的制度和要求 ... 3
四、医院统计的特点 ... 3
五、统计表 ... 4
六、统计图 ... 8

第二节　统计指标 ... 16
一、统计指标种类 ... 16
二、制定医院管理统计指标体系的意义和原则 ... 21
三、医院管理统计指标体系 ... 22
四、医院分级管理质量指标及其标准 ... 34
五、医院医疗质量主要评价指标 ... 39
六、医院常用指标含义及其作用 ... 46
七、医院统计常用名词解释 ... 49

第三节　统计工作基础建设 ... 52
一、统计工作法规和制度 ... 52

二、医院统计基础工作规范化 54
　　三、做好应急统计 66
　　四、资料积累与利用 70
第四节　医院管理常用医学统计方法 84
　　一、资料的初步分析 84
　　二、预测方法 91
　　三、评价方法 97
　　四、质控图 111
　　五、制定计划指标（或目标值） 116

第二章　医院信息管理 122

第一节　概述 122
　　一、医院信息 122
　　二、医院信息管理 124
第二节　医院信息系统的技术基础 126
　　一、数据通信基本知识 126
　　二、计算机网络基础知识 137
　　三、数据库技术基础 147
　　四、医院信息系统的输入输出技术 151
　　五、OLTP，OLAP 与 DSS 156
　　六、医院信息系统的信息整合、系统集成和系统智能化 159
　　七、医院信息系统的安全性和保密性 164
第三节　医院信息系统建设的标准化 171
　　一、医院信息标准化与国际疾病分类 171
　　二、医院信息系统通信的相关标准 172
　　三、医院信息系统基本功能规范 174
第四节　医院办公自动化系统 174
　　一、办公和办公自动化概述 174

二、医院办公自动化的现状 175

　　三、医院办公自动化系统的主要功能 176

　　四、医院办公自动化系统实施的注意事项 178

第五节　药事信息管理系统 179

　　一、药事信息管理的重要性 180

　　二、医院药库药房工作流程 184

　　三、合理用药监测系统 186

第六节　远程医疗与远程教育 192

　　一、远程医疗的产生与发展 192

　　二、医院远程医疗信息系统的建立 196

　　三、医院开展远程医疗的工作流程 202

　　四、用于远程医疗的医学信息系统 202

　　五、远程医疗工作的管理 203

　　六、远程教育概述 205

　　七、远程教育的具体应用 206

第三章　医院经济管理 209

第一节　概述 209

　　一、医院经济管理的作用 209

　　二、医院经济管理的原则 210

　　三、医院经济管理框架体系 211

　　四、医院经济管理维度设计 213

第二节　医院支出和成本核算管理 214

　　一、医院支出管理体系设计 214

　　二、医院支出管理岗位职责设计 217

　　三、医院支出管理制度设计 217

　　四、医院支出管理流程设计 224

　　五、医院成本管理的内容与意义 227

  六、医院成本控制与管理 230

  七、医院成本分析 237

  八、医院成本管理的基础——成本核算 246

第三节 医院内部控制管理 254

  一、医院内部控制管理的概念 254

  二、医院内部控制管理的重要性 254

  三、加强内部控制管理的原则 255

  四、加强内部控制管理的方法 255

第四节 医院投资管理 257

  一、医院投资管理概述 257

  二、投资项目中的现金流量分析 259

  三、投资决策指标 265

  四、固定资产投资 273

  五、风险投资决策 281

  六、对外投资管理 287

第五节 医院运营资金管理 292

  一、运营资金概述 292

  二、现金管理 293

  三、应收账款管理 302

  四、库存物资管理 306

第六节 医院医疗保险精细化管理 314

  一、医院医疗保险管理体系设计 314

  二、医院医疗保险管理岗位职责设计 317

  三、医院医疗保险管理制度设计 318

  四、医院医疗保险管理流程设计 326

  五、医院医疗保险管理工具设计 331

  六、医院医疗保险业务表单设计 332

  七、医院医疗保险管理方案设计 335

目 录

附：河南省重点研发与推广专项申请书（软科学） 342
    一、概况 342
    二、项目的立项依据和意义 344
    三、拟解决的主要问题及创新点、主要研究目的和内容 347
    四、项目实施的计划进度 349
    五、预期成果 349
    六、项目参加人员情况 350

第四章 医院病案信息技术 351

第一节 概述 351
    一、制定病案管理工作制度的意义 351
    二、作者单位部分病案管理制度介绍 352

第二节 病案科信息工作制度 366
    一、编码工作制度及考核办法 366
    二、病历管理制度 369
    三、病案借阅管理制度 372
    四、病案科岗位职责 373
    五、病案科工作流程 375
    六、病案科工作职责 376
    七、病案工作制度 377
    八、病案科质控小组工作制度 378

第三节 电子病历分系统 383
    一、电子病历的概念 383
    二、电子病历系统的功能及应用意义 388
    三、患者信息集成 392
    四、电子病历安全性 397
    五、电子病历结构化及描述 400

第四节 住院病案技术操作 403

一、建立姓名索引功能 403
　　二、入院登记工作 404
　　三、病案收集方式 404
　　四、病案整理工作 405
　　五、病案号核对工作 406
　　六、病案号修改工作 406
　　七、建立入院登记册 407
　　八、建立出院病案分科登记册 408
　　九、病案的缺陷管理工作 408
　　十、质量检查工作 409
　　十一、国际疾病编码工作 410
　第五节　病案的利用 417
　　一、医疗、教学、科研用病案 417
　　二、病案对外复印工作 417
　第六节　病案管理前期准备工作 419
　　一、病案皮子准备工作 419
　　二、病案首页的印刷管理工作 421
　第七节　病案库管理 421
　　一、病案库的建筑设计 421
　　二、病案库的安全设施 422
　第八节　门（急）诊挂号与病案信息管理 425
　　一、门（急）诊挂号工作的组织管理 425
　　二、医师出诊管理 429
　　三、挂号信息的利用 430
　　四、门（急）诊病案信息管理 433
　　五、门（急）诊检查、检验报告的管理 436

参考文献 440

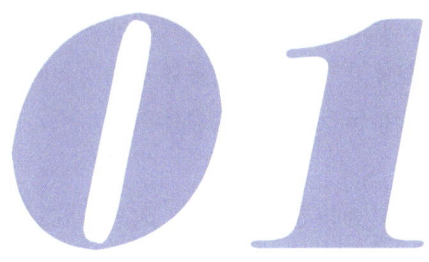

第一章 医院统计

第一节 概述

随着我国公立医院改革的深入,医院管理者逐步认识到统计数据在信息时代的重要作用。医院的改革与发展离不开统计信息。站在 21 世纪的起跑线上,统计信息将伴随医院前进的步伐,为医院管理服务。

一、统计学和医院统计

统计学是运用概率论和数理统计的原理、方法,研究数字资料的收集、整理、分析、推断,从而掌握事物的客观规律的学科。它是一门方法论的学科,是认识社会和自然现象数量特征的重要工具。正确的统计分析能够帮助人们正确认识客观事物的规律性,做到胸中有数,有的放矢地开展工作,提高工作质量。

从统计学的产生和发展过程来看,可以大致分为古典统计学、近代统计学和现代统计学三个时期。统计学在西方国家比较发达,中华人民共和国成立前的统计学十分落后,为数不多的统计学者也主要受英美数理统计学派的影响。中华人民共和国成立后,我国输入了苏联的社会经济统计学,并基本上照搬了他们的一套组织体制,在先前高度集中的计划经济体制下,发挥了重要作用,取得了很大成绩。但由于受苏联 1954 年统计科学会议的影响,统计学的发展缺乏生机,进步迟缓。进入 20 世纪 80 年代之后,随着中国由原先的高度集中的计划经济体制向社会主义市场经济体制转轨,统计也进入了全面改革的现代化新时代。统计科学工作者总结我国丰富的历史经验,同时努力兼收并蓄世界各国统计科学发展的先进成果,正在努力建设一门既符合世界统计科学总趋势,又服务于具有中国特色社会主义建设事业的现代统计学。

马克思指出：一种科学只有当它达到了能够成功地运用数学时，才算真正发展了。

医院统计是统计学在医院统计工作中的具体运用，它是卫生统计的重要组成部分。其主要工作是围绕着一系列相互联系的统计指标构成的整体开展，这个指标体系说明和研究了医院医疗活动的各个方面和全过程，完整的医疗统计指标反映了医院总体医疗水平，对加强医院管理、促进医疗质量的提高有着重要意义。

医院统计是科学管理医院的一项重要基础工作。它是为指导工作实践，改进医院管理服务的。在医院宏观调控和监督体系中，医院统计具有非常重要的地位和作用，它可为医院领导制定和检查工作计划、合理分配和利用医疗资源、分析和评价医疗服务质量和效益、深入开展医院教学和科研工作提供统计依据，并起到信息服务、咨询和监督的作用。长期的工作实践证明：医院只有依靠统计手段，才能真正实现管理的科学化与定量化。

改革开放给统计工作带来了机遇和活力，医院的统计工作由封闭型转向开放型，并由单一的统计职能逐步发展成统计与管理相结合的综合职能，统计的内容和服务范围有了很大的拓展和延伸，统计工作在医院管理工作中的地位更为重要，作用更加突出。

二、医院统计的基本任务

医院统计是医院管理科学化必不可少的重要工作，它为医院上级行政部门、医院领导和医院管理职能部门从事组织、计划、协调、指挥、监控、决策提供了重要的依据。《中华人民共和国统计法》规定："统计的基本任务是对国民经济和社会发展情况进行统计调查、统计分析、提供统计资料、实行统计监督。"

医院的发展、医疗资源的利用、医疗护理质量的提高、医院的经济效益和社会效益的评价等都离不开医院统计。根据该统计法的规定，结合医院管理工作的实际和需要，医院统计的基本任务有以下几个方面。

（1）严格执行统计法规、卫生统计工作制度和卫生统计报表制度。为上级卫生行政部门掌握居民的医疗需求和卫生资源利用情况，了解医疗服务的社会效益和经济效益，编制区域医疗规划与卫生事业发展计划，提高医院宏观管理水平提供科学的依据。

（2）收集与整理医院各种原始资料与数据，运用各类统计指标，对医院工作质量、工作效率和经济效益进行分析评价，总结成功经验，吸取错误教训，使医院保持良好的运营状态，不断提高医院社会效益与经济效益。

（3）为各级领导了解医院工作情况，编制工作计划，检查计划执行情况，掌握各科室工作进度，提高医疗质量，改善医院内部管理，进行宏观控制等提供必要的综合统计信息。

（4）运用统计理论和方法，观察研究门（急）诊、住院的疾病结构和疾病的临床特征，为医疗、预防、保健、医院教学和科研工作提供统计信息服务。

（5）利用医院的统计资料，开展统计分析与统计预测，并结合医院工作实际，定期与不定期地进行专题调查，撰写综合统计分析与专题统计分析报告，实行统计咨询与统计监督。

（6）逐年编制《统计资料汇编》，确保医院统计资料的完整性和连续性。

三、医院统计工作的制度和要求

《中华人民共和国统计法》和《中华人民共和国统计法实施细则》规定，为了保障统计资料的准确性、客观性和科学性，各级统计部门、各行各业必须认真贯彻执行统计法规，对虚报、瞒报、伪造、篡改统计数字者，一定要依法严肃处理。为了保证医院统计工作任务的完成，医院统计部门必须要有严格的工作制度。

（1）医院统计部门要准确、及时地向各级行政机构报送各类法定统计报表。上报的各类法定报表的统计数据必须真实。统计信息的时间性很强，信息提供的越快，它的价值就越高；统计的生命在于真实、准确可靠的信息，便于决策和管理者正确地把握形势、客观剖析问题，从而作出科学的决策。

（2）及时向医院领导和有关职能部门报送统计报表，向院内各临床科室及其他相关科室提供有关统计信息。

（3）相关职能部门要在规定时间内向统计部门报送有关统计数据，统计部门要负责催报。

（4）做好信息咨询服务，配合医院领导、各职能部门、各临床科室及其他相关科室查询统计数据。

（5）妥善保存好各类统计资料。统计资料是医院宝贵的信息资产，统计部门必须对其实行专人管理，确保医院统计资料的完整性和连续性。统计资料的保存不仅要求完整，还必须配套。也就是说一套有价值的统计资料必须同时包括：既有宏观信息，又有微观信息；既有纵向信息，又有横向信息；既有定量信息，又有定性信息；既有定期信息，又有典型、专题信息。

医院统计工作人员必须坚持实事求是的原则，如实反映客观实际，保证统计数字准确、可靠；要主动为领导提供统计资料，根据医院改革、中心工作和领导意图、存在的主要问题，以及出现的新问题、新情况及时进行调查研究、分析预测，为医院领导科学决策提供有用的信息。

四、医院统计的特点

医院应为患者提供优质、高效、低耗的医疗服务。在保证社会效益的前提下，要求应有的经济效益是医院工作的根本目的。通过对大量数字资料进行分析研究，以反映事物的本质和规律性，这是医院工作的基本特点。但由于医院服务对象的社会性和医院事业工作的自身复杂性，使得医院统计具有以下特点。

1. 差异性和模糊性

由于各类疾病存在诊病中的差异和个体差异，使统计对象的品质存在较大差异，且具有一定的模糊性。这就要求医院统计人员熟练掌握统计口径，根据事物和现实的实质，严格按照统计口径进行分类。

2. 积累性和连续性

对综合性医院来说，所收治的患者在病种上千差万别，分科设置也很细，有它的专业特点，因此使得经统计分类后各统计总体所包含的总体单位数相对较少。所以，医院的统计人员必须十分重视通过积累而获得大量资料，从数量上的变化来说明事物质量上的差别。由于资料需长期积累，所以每个时期的资料都有承前启后的作用，不能中断，只有连续不断的积累才会有系统全面的资料。专科性医院虽然有它的专业特点，但在医院统计上与综合性医院没有两样。

3. 广泛性和全面性

医院中的绝大多数部门是要用数据来反映他们的工作量、工作质量、工作效率和经济效益的，这就离不开统计。医院统计贯穿于医院的各项业务工作和各个工作部门，是医院管理的重要工作。所以，医院必须建立和健全完整的统计工作网络，同时还要求医院的统计人员除了必须具备统计学的专业知识外，还应具备医学基础知识、医院管理等方面的基础知识。若缺乏相关知识都会给工作带来缺陷和困难，而只有具备这些知识才能适应医院统计的广泛性和全面性。

五、统计表

统计表是表达数量资料的一种重要工具。无论是整理资料、编写资料、积累资料或者是分析资料都要利用它。利用统计表可避免冗长的文字叙述，把有关的数字列在一起，既便于计算比较，又易于发现错误和遗漏，统计表可分广义或狭义两种。广义统计表包括调查表、登记表、过渡表及表达统计结果的统计表在内，狭义统计表是指表达统计结果的统计表。下面重点介绍狭义统计表的构成和编制原则。

（一）统计表的构成

从统计表的外形看，可分为标题、标目、线条和数字等；从表的内容上看，又可分为主辞和宾辞两部分。统计表的主辞，就是表中欲说明的问题（或现象），通常是文字（在有些情况下也可以是数字和年份，频数分配表中的组数等）；在编制统计表时，常将主辞置于表的左侧。统计表的宾辞，就是用来说明主辞的指标，通常是数字（只有指标的标目如人数、百分比等才是文字）；在编制统计表时，常将宾辞置于表的右侧。统计表的基本格式如下（表1-1）。

表 1-1　统计表的基本格式

横标目的	总标目			总标目（单位）		
总标目	纵标目	纵标目	...	纵标目	纵标目	...
横标目	×××	×××		×××××	××.××	
⋮	××	××		×.××	×.××	
⋮	⋮	⋮		⋮	⋮	
合计	×××	×××		××.××	××.××	

注：表号　标题（包括何时、何地、何事）

举例：

表 1-2　几种检查方法对上消化道恶性肿瘤的检出率

检查方法	检查数	检出数	检出率（%）
胃镜	48	44	91.67
病理活检	48	34	70.83
钡餐	35	14	40.00
刷子细胞	16	10	62.50
联合诊断	16	16	100.00

表 1-2 是某医院用 5 种检查方法，对上消化道恶性肿瘤的检出率。其中 5 种检查方法是统计表的主辞，放在表的左侧横标目位置；而检查数、检出数和检出率是统计指标，为宾辞，放在表的右侧，即纵标目位置。一张设计比较好的统计表，将主辞和宾辞结合起来，可以读成一句完整而通顺的话。如胃镜检查 48 例，检出 44 例，检出率为 91.7%。但有时为了节省篇幅或便于排印，而把主辞和宾辞的位互换，如表 1-3。

表 1-3　某医院 10 年来 6 种疾病住院患者死亡人数

病名	瘤（癌）	脑外伤	心脏病	白血病	脑出血	肺炎
死亡人数	187	44	42	38	32	29

（二）统计表的种类

根据主辞的情况，统计表可分为三种：简单表、分组表和复合表。

1. 简单表

主辞未经任何分组，只罗列了观察单位（或地区）、时间或统计指标的统计表，称为简单表。如表 1-2 只罗列了检查方法，故为简单表。

2. 分组表

主辞按一个标志分组的统计表，称为分组表如表 1-4 某医院出院患者只按治疗结果一个标志分组，故为分组表。

表 1-4　某医院出院患者的治疗结果（1977 年）

治疗结果	出院人数	占出院人数百分比（%）
治愈	3795	79.98
好转	676	14.25
无化	206	4.34
转院	18	0.38
死亡	50	1.05
合计	4745	100.00

3. 复合表

主辞按两个或两个以上标志结合起来分组的统计表称为复合表，如表 1-5 将心绞痛患者按病情严重程度及疗效结合起来分组，故为复合表。

表 1-5　某医院用"725-1"治疗心绞痛患者的疗效

病情	显效	改善	无改变	合计
轻度	17	24	3	44
中度	10	19	4	33
轻重度	2	-	1	2
合计	29	43	8	80

（三）编制统计表的原则和注意事项

1. 编制统计表应遵守下列原则

（1）内容要简单明了，不可包罗万象。通常一个表只表达一个或两个内容。

（2）主辞和宾辞要划分清楚。通常主辞置于表的左侧，宾辞在右侧。

2. 编制统计表的注意事项

（1）标题：是统计表的总名称，要用一句简单而又确切的话写出。通常包括表所说明的中心内容及时间和地点。

（2）标目：统计表的标目有三种，纵标目、横标目和总标目。纵标目位于表的上端，说明该纵栏指标的含义及度量单位；横标目位于表的左侧，说明该横栏数字的含义；几个纵标目或横标目具有共同性质时，可冠以总标目。标目处理得好坏。是决定统计表质量的关键之一，因此，在制表时必须充分利用纵横两个标目，妥善安排主辞的位置。此外，标目的层次不宜太多（通常为 1～2 层，不宜超过 3 层）。

（3）数字：表内的数字是统计表的基本语言，因此必须准确无误。要求同一种统计指标各数值的准确度一致，书写时要求各个位数或小数点要上下对齐。表中数字暂缺用"…"号，数字为 0 可用"—"号代替。在排列上应合逻辑，先主后次，有关联的数字列在一起。

（4）线条：统计表中的线条应尽量少，但构成表的基本线条不能缺。通常表的上下边线、表头与表体之间、表头内总标目与纵标目之间都应有横线，如有合计时，部分数字与合计数字之间也要横线隔开。其他线条均可省略。

（5）备注：不是统计表的必需组成部分。遇有特殊情况须用"备注"时，可写在表的下面，不要放在表内。

（四）不良统计表的修改举例

表 1-6 是某医院传染科用侧柏叶注射液合并化疗（简称合并组）与单纯化疗（简称化疗组）两种疗法各治疗肺结核 34 例的疗效比较。此表存在以下缺点。

（1）表的左上角不应有斜线。
（2）纵标目重复太多，格线太多。
（3）平均日数字精确度不一致。

表 1-6　两组病例主要症状及体征恢复正常所需平均日数

组别＼症状体征	咳嗽咳痰			潮热			肺部湿啰音			血沉			痰结核菌转阴		
	例	平均日	差	例	平均日	差	例	平均日	差	例	平均日	差	例	平均日	差
化疗组 34 例	13	37.7	12	8	40	13.4	7	63.14	33.03	12	77.9	30.9	4	133.2	51.2
合并组 34 例	17	25.7		1	26.6		9	30.11		15	47.0		7	82.0	

经过修改后的统计表，见表 1-7。

表 1-7　两组病例主要症状与体征恢复正常平均日数

症状与体征	例数		恢复正常的平均日数		
	化疗组	合并组	化疗组	合并组	相差
咳嗽咳痰	13	17	37.7	25.7	12.0
潮热	8	11	40.0	26.6	13.4
肺部湿啰音	7	9	63.1	30.1	33.0
血沉大于 20 毫米	12	15	77.9	47.0	30.9
痰结核菌阴性	4	7	133.2	82.0	51.2

六、统计图

统计图也是表示统计资料的一种重要工具。

统计图不像统计表那样明确的把数字表达出来,但它有独到的特点,能把资料的变化趋势(或规律性)和各种现象之间的相互关系明确的描绘出来。它不仅有助于人们对资料的研究和分析,更因其可使数字资料形象化、通俗易懂,为一般人所乐于接受,故被人们广泛地应用着。

(一)统计图的种类与构成

统计图种类很多,常用的有:条图、圆图、百分条图、线图(包括半对数线图)、直方图。统计图的构成:

1. 标题

每个图应有标题。标题要简明确切,通常包括内容、时间和地点。标题位于图域之外,一般放在图域的下面。

2. 图域

图域的长宽之比一般以 7∶5 为美观,圆图除外。

3. 标目

纵横两轴应有标目,并注明度量衡单位。

4. 尺度

纵横两轴都有尺度,横轴尺度自左至右,纵轴尺度自下而上,数值一律由小而大。尺度间隔要宽松。用算术尺度时,等长的距离应代表相等的数量。

5. 图例

用不同线条或颜色代表不同事物时,需用图例说明。

(二)资料性质与图形选择

统计资料的性质决定于统计表的主辞。主辞可分为品质资料和数量资料两种。主辞是品质的,如单位名称、性别、病型等为品质资料,主辞为数量的,如年龄、时间、脉搏等称为数量资料。数量资料又可分为连续性资料和间断性资料。连续性资料是指任何两个小的数值之间可以有无限个数值存在。如时间可依次分为年、月、日、时、分、秒、十分之一秒……,所以时间是连续性资料。至于家庭人口数,在原始记录上不可能找到有 4.3 或 5.8 人口的家庭,所以人口数是间断性资料。

各类资料宜用何种图形表达示意如下(图 1-1)。

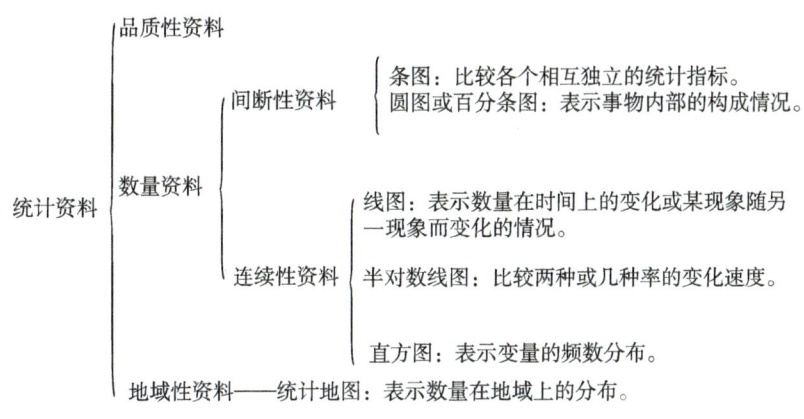

图 1-1　各类资料的图形表达

（三）常用统计图的绘制方法及注意事项

1. 条图

条图又名长条图，以条的长度表示事物的数量。可用以表示绝对数，也可用以表示相对数或平均数。常用的有单式条图、复式条图和分段条图。

（1）单式条图：如图 1-2，其资料为某医院 1977 年 6 种疾病的出院人数，见表 1-8。

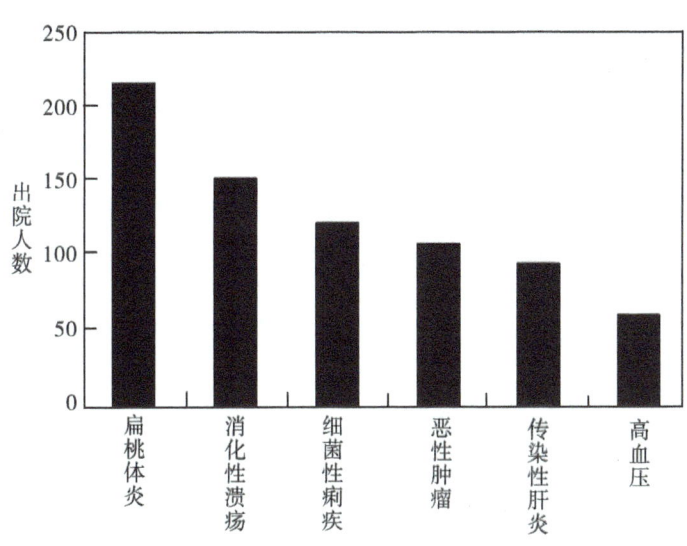

图 1-2　某医院 1977 年 6 种疾病的出院人数

表 1-8　某医院 1977 年 6 种疾病的出院人数

病名	扁桃体炎	消化性溃疡	细菌性痢疾	恶性肿瘤	传染性肝炎	高血压
出院人数	214	150	121	106	95	63

（2）复式条图：用以比较两种或两种以上有关事物的数量，如图1-3，其资料为1977年某师各团菌痢、肠炎发病患者数，见表1-9。

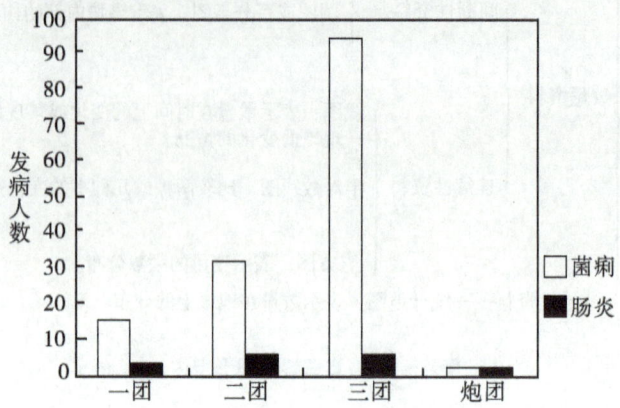

图1-3　某师各团菌痢、肠炎发病患者数，1977年

表1-9　某师各团菌痢、肠炎发病患者数，1977年

	一团	二团	三团	炮团
菌痢	17	32	95	2
肠炎	4	6	7	2

（3）分段条图：用以比较事物的全部与其中一部分的数量，如图1-4，其资料为1977年某师各团传染病总人数及菌痢发病患者数，见表1-10。

表1-10　某师各团传染病发病总人数及菌痢发病患者数，1977年

	一团	二团	三团	炮团
传染病发病总人数	23	48	110	20
其中菌痢发病患者数	17	32	95	2

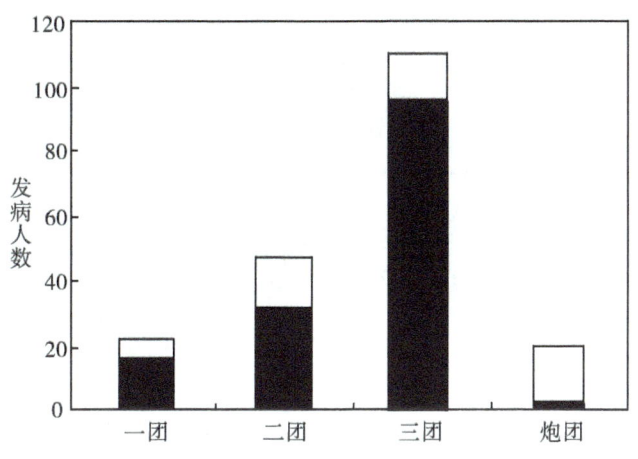

图 1-4　某师各团传染病发病总人数及菌痢发病患者数 1977 年

长条全段表示传染病发病总人数，下段表示菌痢发病患者数

在条图中是用长条的长短表示数量多寡（大小、轻重等）。

绘制条图时应注意以下各点。

①图域的长宽应保持大约 5 与 7 之比，图的四框要用线条划出（直方图和线图亦应如此）。

②条图只能用以表示品质资料。

③条图中各长条均应自同一基线（零线）开始。

④各条应按高低次序排列，也有时按资料本身的次序排列。

⑤各条的宽度要一致，条与条之间的空隙也要相等。

⑥尽量避免用折断或回转的长条。

2. 圆图

圆图用圆的面积表示总体，用各扇形面积表示各个部分。它适用于组数不多的品质资料或间断性资料，表示总体内部结构情况。如图 1-5，其资料为某医院用脊电针治疗单纯型慢性支气管炎的结果（1976 年 12 月～1977 年 12 月），见表 1-11。

表 1-11　某医院用脊电针治疗慢性支气管炎的结果

（1976 年 12 月～1977 年 12 月）

病例	总例数	人数				百分比（%）			
		近控	显效	好转	无效	近控	显效	好转	无效
单纯型	834	525	180	103	26	62.9	21.6	12.4	3.1
喘息型	179	93	34	38	14	52.0	21.2	19.0	7.8

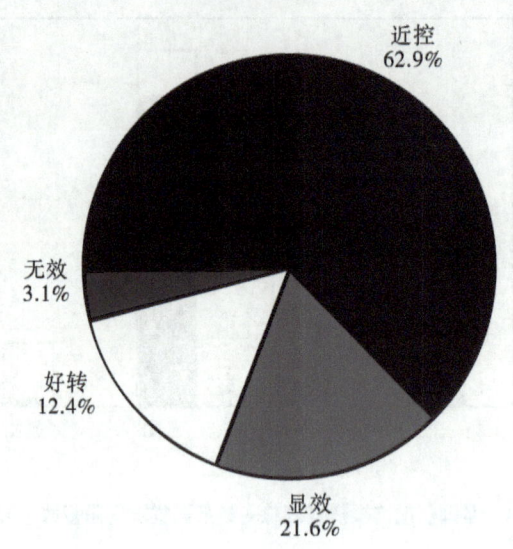

图 1-5 某医院用脊电针治疗单纯型慢性支气管炎的结果

（1976年12月～1977年12月）

绘制圆图时应注意以下事项：

（1）圆图只能表示各部分之和为100%的资料。

（2）圆图是用扇形的面积表示数量，也就是用圆心角表示数量，故每3.6°代表1%。

（3）圆图中各扇形应按大小或自然次序自时钟9时处开始顺时针转动方向排列。

（4）圆图中可以注入简要的文字和数字，但无须绘入图案和花纹。

3. 百分条图

凡能画圆图的资料，也可用百分条图表示。绘制百分条图比圆图方便。尤其在同时比较几个总体的内部构成时，可绘制长宽相同的几个直条，各直条内各部分用统一花纹或图案表示所代表的事物。各部分排列次序一致，以便比较。各直条下附一公共标尺。兹将表1-12资料绘制百分条如下，见图1-6。

表 1-12 绘制圆图时的计算

（单纯型慢性支气管炎治疗结果的资料）

治疗结果	占总人数的百分比（%）	绘图用圆心角（度）
近控	62.9	226.4
显效	21.6	77.8
好转	12.4	44.6
无效	3.1	11.2
总计	100.0	360.0

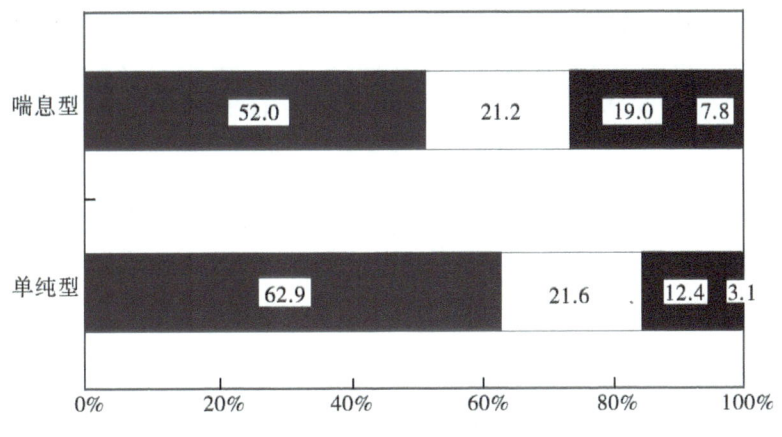

图 1-6　某医院用脊电针治疗慢性支气管炎的结果

（1976 年 12 月~1977 年 12 月）

4. 线图

线图用于连续性资料，多用以表示事物或现象在不同时间上发展的过程。见图 1-7，表 1-13。

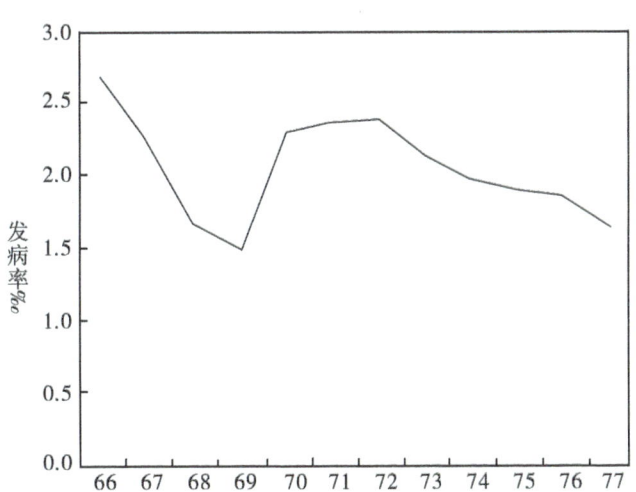

图 1-7　某部 12 年来传染性肝炎的发病率，1966—1977 年

从图 1-7，我们看到 1966~1969 年传染性肝炎的发病率降低较快，1970 年起又有回升，1972 年后又逐渐降低。流行病学上往往用线图表示某病流行曲线，它的纵轴是发病患者数（发病率），表示发病患者数时，纵轴须从 0 点开始，横轴是月份（或日期），这样可以看出流行过程。

表 1-13　某部 12 年来传染性肝炎的发病率，1966～1977 年

年份	66	67	68	69	70	71	72	73	74	75	76	77
发病率（‰）	2.68	2.21	1.66	1.5	2.31	2.39	2.42	2.15	2.0	1.93	1.89	1.68

如果要比较两种疾病发病率下降（或治愈率上升）的速度时，就不能画在普通方格纸上，而要画在半对数格纸上。如果画在普通方格纸上，如图 1-8，将给人以错觉。而画在半对数纸上，如图 1-9，就能正确表达两种疾病发病下降速度的快慢。从表 1-14 可以看到细菌性痢疾的发病率，最大数值（45.37‰）为最小数值（14.62‰）的 3 倍余，肺结核的最大数值（3.65‰）为最小数值（0.52‰）的 7 倍余。所以前者下降速度较慢，而后者较快。

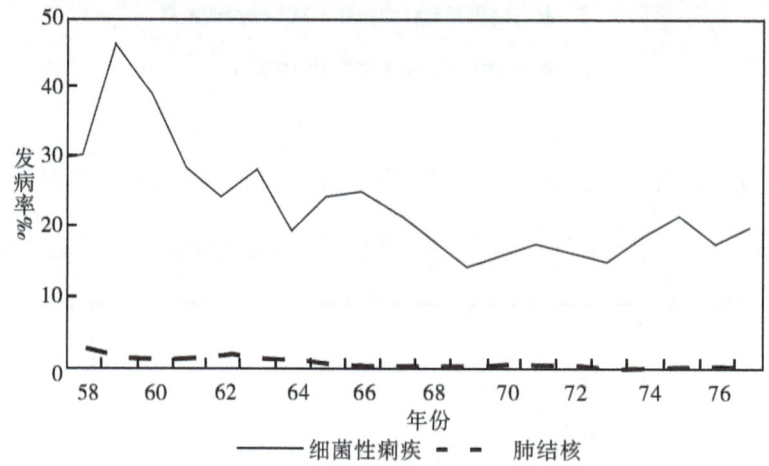

图 1-8　某部 20 年来细菌性痢疾与肺结核的发病率，1958～1976 年（错误的）

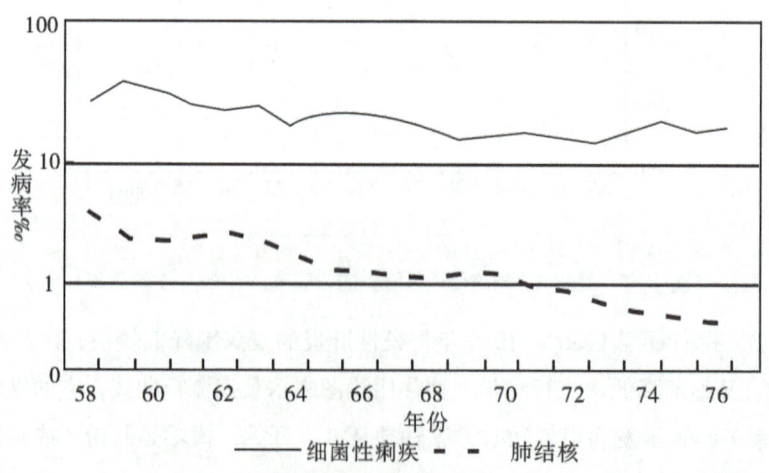

图 1-9　某部 20 年来细菌性痢疾与肺结核的发病率，1958～1976 年（正确的）

表 1-14　某部 20 年来细菌性痢疾与肺结核的发病率（1958～1977 年）

年份	发病率	（‰）	年份	发病率	（‰）
	细菌性痢疾	肺结核		细菌性痢疾	肺结核
58	30.22	3.65	68	18.06	1.10
59	45.37	2.32	69	14.62	1.24
60	38.84	2.12	70	16.06	1.30
61	28.41	2.31	71	17.89	1.06
62	24.33	2.59	72	16.71	0.94
63	28.20	2.30	72	15.29	0.76
64	19.41	1.86	74	19.11	0.66
65	24.26	1.31	75	21.69	0.57
66	25.24	1.27	76	17.56	0.53
67	22.31	1.26	77	19.96	0.52

绘制线图时应注意下列各点：

（1）线图是用以表示连续性资料中动态数列的图形。

（2）通常以线图的横轴代表时间，以纵轴代表指标。

（3）线图的横轴和纵轴的刻度均可不从零点开始。

（4）线图的曲线左右可以不留间隙。

（5）同一线图内绘制曲线数目不可过多（在 5 条以下），并应分别以不同线段或颜色表示。

（6）只有比较某种率升、降速度的图形，才用半对数格纸绘制。

5. 直方图

直方图是用矩形的面积表示变量数列中各组频数的图形。表 1-15，图 1-10 表示的某地 20 周岁应征男青年的身长频数分布。

表 1-15　1974 年度某地 20 周岁应征男青年 368 人的身长分布

身长（厘米）	146～	150～	154～	158～	162～	166～	170～	174～	178～	182～	合计
人数	1	9	30	88	100	83	47	9	1		368

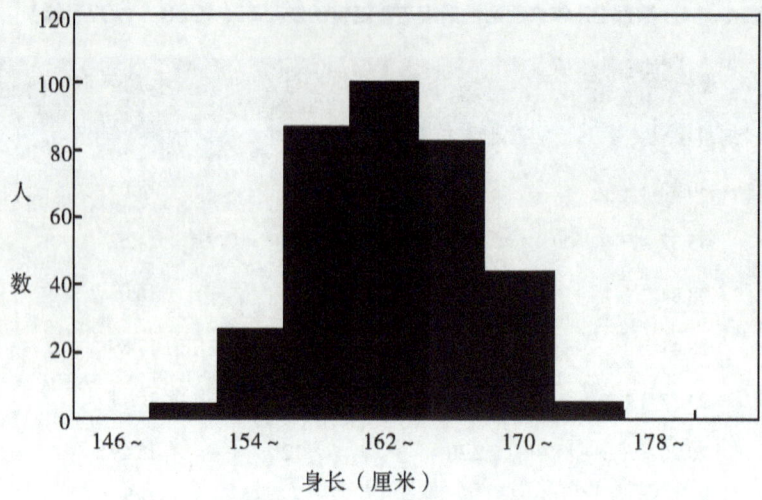

图 1-10　1974 年度某地 20 周岁应征男青年 368 人的身长频数分布

绘制直方图的注意事项：

（1）直方图的纵轴应从"0"点开始，而横轴可以不从"0"点开始。

（2）直方图中各矩形之间可加直线隔开，也可以不加直线。

（3）当各组的组距不等时，不能直接用各组频数绘图，需要处理（通常是将频数除以组距作高度）后再作图，否则会给人以错误的印象和概念。

（王绍梅）

第二节　统计指标

一、统计指标种类

统计指标常用的有总量指标（绝对数）、相对数指标（相对数）和平均数指标（平均数）。

（一）总量指标

调查或实验搜集来的原始资料，经过汇总之后得到的小计或总计数值称为总量指标（绝对数）。如门诊人次、收容患者数、治患者数、病死人数、手术例数、检验件数、理疗人次、CT 扫描人次等。总量指标反映一定条件下某种事物的规模或水平，是计划、总结工作的重要依据。同时，又是计算相对数与平均数的基础。由于绝对数往往不便于比较，因此在实际工作中经常还须计算出相对数与平均数。

（二）相对数指标

1. 相对数及其意义

相对数是两个有关的绝对数之比，通常用百分比、千分比或万分比等表示，是最常用的统计指标之一。计算相对数是把基数化作相等，便于相互比较。如每千人中的发病数，每百名患者中的病死人数等。相对数指标，主要是反映事物或现象间的联系。

2. 几种常用的相对数

（1）计划完成相对数：反映某一时期内某一计划完成的程度。其计算公式为：

计划完成相对数 = 完成指标 / 计划指标 ×100%

在年度开始时，医院领导可依据各科实有病床数与各科病床周转次数、病床使用率等指标，制订每月每季全年的计划收容数，届时与实际收容数相比，就可求出计划完成相对数。

（2）结构相对数：是部分与全体的对比，反映部分在全体中的比重，以100作为基数。其计算公式为：

结构相对数 = 各组指标（总体内部分数量）/ 总指标（各组数值之和）×100%

全体内各组结构相对数的总和应为100%。例如，某年某地区各种疟疾发病例数为：恶性疟68例，间日疟12例，三日疟17例。则三种疟疾分别占疟疾患者总数的百分比为：

恶性疟占：68/（68+12+17）×100%=70.10%

间日疟占：12/（68+12+17）×100%=12.37%

三日疟占：17/（68+12+17）×100%=17.53%

各部分百分比相加为100%，即70.10%+12.37%+17.53%=100%。

（3）强度相对数：是内容不同而有联系的两个总体指标之比；它表明现象在一定范围内出现的次数或普遍程度，通常以100或1000为基础。其计算公式为：

强度相对数 = 总体内某现象发生的次数 / 总数 ×100%（或1000‰）

例如，某部某年发生菌痢123人次，该部平均人数为12 345。该部菌痢年发病率为：

菌痢年发病率 = 123/12 345 ×1000‰ =9.96‰

在应用强度相对数对两个总体做比较时，应注意总体内部构成的差异。当总体的强度相对数直接受内部构成比重的影响时，往往因所比较的两总体的构成比重不同，而影响结论的正确性。

（4）比较相对数：是两个性质相同的指标比。它表明同类现象在不同条件下的对比关系。通常以某种现象的数量为1或100为基数，看另一种现象的数量是多少。如甲医院与乙医院床位数相比。其计算公式为：

比较相对数 = 甲种现象的数量 / 乙种现象的数量

例如，某地1972~1976年，肝炎发病数中男性2205人，女性735人，则男性为女性的3倍。

（5）动态相对数

是同一现象的总量指标在不同时间上的对比。它表明现象在某一时间段的变动程度。动态相对数也是比较相对数的一种。其计算公式为：

动态相对数 = 报告期指标 / 基期指标 × 100%

例如，某医院1980年收容患者7914人，1981年收容患者为7991人，其发展速度为7991/7914×100%=100.97%，即1981年收容患者为1980年的100.97%。

3. 运用相对数指标时的注意事项

（1）根据要说明的问题，选用合适的相对数：在相对数中，最易混淆的是强度相对数与结构相对数，强度相对数与结构相对数是两种性质不同的相对数，实际运用中必须分清，否则容易导致错误的结论。

（2）计算时分母选择要适当，而且要够大：率的分母应该是能发生某现象的整个范围，那些不能发生某现象的部分不应计入分母中，其分子是在该范围内实际发生了某些现象的数字；而比的分母为某事物各组成部分之和。分子为其中的一个部分，率和比分母的选择是不同的，计算时不能混淆。计算相对数时，分母最好大于100，不宜过小，分母愈小，算得的结果愈不稳定，当总例数太小时，如在10例以下，最好用绝对数表示较为妥当，如某病住院患者4人中死亡1人等。

由于计算时分母大小不同。所以在观察、应用相对数时，也应与绝对数结合起来，要考虑它所代表的绝对数，要尽量避免只看相对数高低，不问计算此相对数的绝对数的大小。

（3）计算结构相对数时，几个结构相对数之和应为100%。

（4）比较几个率（或比）时，要注意其可比性，认真分析其影响因素，不要单凭表面值下结论。如比较不同疗法组的疗效时，若忽略了各组病例在年龄、性别、病情、病型、病程、治疗时间及环境等方面的差别，在条件不同情况下进行对比，作出的结论常常是不可靠的。

当比较几个率（强度相对数）时，还应注意它们的内部构成是否相近，如果差别太大，就要先进行率的标准化，而后再作比较，否则容易导致错误结论。

（5）在抽样研究中，比或率相比较，不能凭表面数量值大小作结论，要考虑抽样误差，故应作差异的假设检验（显著性检验）。

（三）平均数指标（即平均数）

1. 平均数的意义

平均数是用来说明一般水平，表明一个总体的综合特征。如平均人数、治愈者平均住院天数等。广义的平均数包括众数、中位数、算术均数、几何均数、调和均数等。在实际工作中，用得最多的是算术均数，即狭义的平均数。

2. 平均数的计算法

(1) 小样本平均数的计算法。统计上将数据少于 30 个的样本称为小样本。

例如,检查 10 名铅作业工人的尿铅 mg/L 为:0.014、0.008、0.020、0.028、0.024、0.016、0.036、0.016、0.020、0.020,求平均数(表 1-16)。

表 1-16 求平均数

1	2	3	4	5	6	7	8	9	10
0.008	0.014	0.016	0.016	0.020	0.020	0.020	0.024	0.028	0.036

①众数:众数是数据中出现次数最多的数据值。此例 0.020(mg/L)出现次数最多,此值即为众数。

②中位数:中位数是数据按大小次序排列后居中的一个数据值。在频数分配中,在中位数的两侧各有总频数的一半(即 N/2)的数据值分布着。当数据个数为偶数时,以居中两个数据的平均为中位数,此例中位数也是 0.020 mg/L。

③算术均数:简称均数,即通常所说的平均数。计算公式为:

$$\bar{X} = \frac{\sum X}{N}$$

式中 $\bar{X}$ 为均数,$\sum X$ 为变量之和,N 为例数。将数值代入得:

$\bar{X}$ =(0.008+0.014+0.016……0.036)/10=0.202/10=0.020 2(mg/L)

如果相同的数据多时,亦可用下式计算,结果是相同的。

$$\bar{X} = \frac{\sum fX}{N}$$

式中 f 为频数,$\sum fX$ 为频数 f 与 X 值乘积之和。

$\bar{X}$ =(1×0.008+1×0.014+2×0.016+3×0.020+…+1×0.036)/10=0.202/10
=0.020 2(mg/L)

(2) 大样本平均数的计算法。由于计算工具的改进,大样本资料用小样本的计算法,也是可行的,而且计算结果更精确些。但必须注意小样本资料不能用大样本计算法去计算,否则太不正确。大样本平均数(又叫频数表上计算法)的计算公式为:

$X = X_0 + (\sum fX/N)(i)$

式中 X_0 代表与 X 栏里数值 0 相应的组中值(该组上限与下限的平均数),i 代表组距,f 代表频数。

例如,某地 1974 年度年满 18 周岁应征男青年 108 名的体重(千克),求平均数(表 1-17)。

表1-17　某地1974年度年满18周岁应征男青年108名的体重

48.5 55.0 50.0 50.0 51.5 54.5 58.0 53.0 51.5 55.1

52.0 51.5 53.0 59.0 51.0 53.0 54.8 53.8 52.0 55.5

51.5 52.5 61.0 58.0 47.5 53.0 53.0 54.0 59.0 54.0

46.0 54.0 55.0 57.0 52.0 52.0 50.0 54.0 62.5 54.5

50.0 46.5 60.5 45.0 53.5 52.0 55.0 52.0 60.0 55.5

49.5 53.0 57.0 48.0 48.5 64.0 50.0 59.5 57.5 67.5

57.0 54.0 61.5 54.0 45.0 46.0 56.2 59.0 56.0 54.5

54.0 61.0 55.3 53.0 49.5 55.5 58.0 65.0 52.5 56.0

54.0 55.0 47.5 54.0 50.2 56.0 57.0 50.0 63.0 67.0

55.0 56.5 42.0 52.0 50.3 56.0 58.0 49.5 55.0 65.5

55.0 67.0 50.0 46.0 54.0 56.5 53.0 48.5

在频数表上求平均数的步骤如下：

①求最大值与最小值的相差：67.5-42.0 = 25.5

②定组距与组数。此例定组距为2千克，即 i = 2。

这样可得14组，在划记时要把50千克标出来。但在计算平均数时，组距应相等，故须把49- 及50- 两组合并。

③写出各组的下限，右侧必须有短横线，如表1-18的"组别"一栏。

表1-18　频数表上计算平均数

组别（千克）	划记	频数（f）	差数（x）	频数 × 差数（fx）
41-	（略）	1	-6	-6
43-			-5	0
45-		6	-4	-24
47-		6	-3	-18
49-		12	-2	-24
50-				
51-		14	-1	-14
53-		24	0	

续　表

组别（千克）	划记	频数（f）	差数（x）	频数×差数（fx）
55-		19	1	19
57-		9	2	18
59-		6	3	18
61-		4	4	16
63-		2	5	10
65-		2	6	12
67-		3	7	21
总计		108		28

④按原始资料的顺序，进行划线记数。

⑤把各组段的划记数写成频数。

⑥取一个组段组中值（此例取 54，即 $X_0 = 54$ 作为 0 点，比它小的各组段，顺次写中值与 X_0 相关的组数。"差数"栏不求总计。

⑦将差数乘以频数，正负相消后得总计。比例 $\sum fX = 28$

⑧求 $\sum fX/N = 28 \div 108 \times 0.26$，它的意义是 108 人的体重的实际平均数与 X_0（即 54）相差 0.26 个组距。要化成原来单位，必须以组距 2 千克来乘，得（0.26）×2 = 0.52 千克。

$N=108$　　$X_0=54$　　$i=2$

$\sum fX/N=28/108=0.26$

$\overline{X} = 54+0.26 \times 2 = 54.52$ 千克

⑨把 X_0 与（$\sum fX/N$）（i）相加，即得平均数 $\overline{X} = 54.52$ 千克。

二、制定医院管理统计指标体系的意义和原则

（一）制定医院统计指标体系的重要意义

统计指标是用数据表明社会经济现象的现状、发展变化和一般数量关系，它是决定政策、监督、检查、制定计划和改进措施、进行科学研究的基本依据。统计指标体系，就是若干个相互联系的统计指标组成的一个整体。

单个的统计指标只能反映社会经济总体及其运动的一个侧面，统计指标体系从各个方面相互联系地反映整个总体的状况，因此，对社会经济进行了解、研究、评价和判断时，要使用配套的、范围和口径一致的、互相衔接的统计指标体系。医院就像一个小社会，要了解和评价一个医院的工作，必须运用医院统计指标体系。由于医院改革开放、医学科学

技术和计算机技术的发展，这一套传统的指标，有的已不能适应新形势发展的需要，因而重新制定一个医院统一的统计指标体系势在必行。20世纪80年代后期，提出一个医院管理统计指标体系初步方案，但尚未最后定稿。经过10多年的实践，应说已比较完善，如能结合大统计的内容，进一步加工，这个医院管理统计指标体系，是可以出台的。

（二）制定医院管理统计指标体系的原则

制定医院管理统计指标体系，要掌握以下几条原则：一是必须以医疗为中心，要以反映医疗数质量的指标为主，兼顾其他方面的指标；二是医院统计指标的含义和计算公式要明确、口径一致，才能保证计算机网络系统的正常运行和统计信息的系统性和可比性；三是统计指标体系必须与医院管理紧密结合，要适应医院现代化、科学化管理的需要，要全面、完整、准确、及时地反映医院的医疗、教学、科研、保健、人才信息、设备经费、后勤保障等方面的情况，包括规模、水平、结构、效率、质量及社会、经济效益等。

三、医院管理统计指标体系

医院管理统计指标体系，是以系统论的观点，结合实际及医院管理的需要制定的，分人员管理、设备物资管理、医疗业务管理、科研训练管理、经费管理、信息管理6个方面。医院管理统计指标体系，是以总量指标为主，辅以意义简明、易于计算、确定性较强的派生指标。工作中可根据需要，从体系中适当选用总量指标和派生指标。

为了便于掌握和使用，现将医院管理统计指标体系（草案）介绍如下。

（一）人员管理指标

1. 现有人员数

（1）类别：职工、合同工、临时工。

（2）科别：按专业填写，如消化科……

（3）性别：男、女。

（4）年龄：按分组如25岁以下、25～30……

2. 现有干部数

（1）卫勤管理干部。

①职务：院长、副院长、医务部（处）主任。

②学历：博士后、博士、硕士、大学本科、大专、中专、短训班。

③技术级别：1～3、4、5……12以下。

④性别：男、女。

⑤年龄：（同前）。

（2）卫生技术干部。

①技术职务：主任、副主任……

②学历（同前）。

③性别（同前）。

④年龄（同前）。

（3）其他技术干部（同前）。

（4）政工干部（同前）。

（5）行政后勤干部（同前）。

3. 出勤人数、在位人数（各类人员）

派生指标（以下同）

某类人员构成 = 某类人员数 / 现有人员总数 ×100%

床位：人员 = 1 :（人员总数 / 实有床位数）

某年龄组人员构成 = 某年龄组人员数 / 现有人员总数 ×100%

某类干部构成 = 某类干部数 / 现有干部总数 ×100%

某类卫生技术人员构成 = 某类卫生技术人员数 / 卫生技术人员总数 ×100%

学历构成 = 某种学历人数 / 各种学历总人数 ×100%

主任、副主任、主治医师：医师 =1 :（主治医师人数 / 主任、副主任人数）:（医师人数 / 主任、副主任人数）

出勤率 = 出勤总天数 / 应工作总天数 ×100%

在位率 = 在位总天数 / 应工作总天数 ×100%

（二）设备物资管理

1. 占地总面积（平方米）

其中包含建筑面积和绿化面积。

2. 房屋建筑面积

①医疗用房；②办公用房；③宿舍用房；④其他用房。

3. 病床数

①编制病床数（全院、分科）；②实用病床数（全院、分科）。

4. 机动车辆

①编制数（各种车）；②实有数（同上）。

5. 医疗仪器设备

（1）设备总金额（元）。① 500 元以上：台（件）数、金额；② 1000 元以上：（同上）；③ 5000 元以上（同上）；④万元以上：（同上）；⑤ 8 万元以上：（同上）；⑥ 10 万元以上：（同上）；⑦ 50 万元以上：（同上）；⑧ 100 万元以上：（同上）。

（2）10 万元以上医疗仪器设备名称、实有数、完好数、待修数、使用数、损坏数。

建筑用地面积占总面积的百分比 = 建筑用地面积 / 总面积 ×100%

绿化面积占总面积百分比＝绿化面积/总面积×100%

某类用房构成＝某类用房建筑面积/房屋建筑总面积×100%

大型仪器设备完好率（10万元以上）＝大型仪器设备完好台（件）/大型仪器设备总台（件）×100%

6. 医院管理设备

（1）电子计算机：数量、金额。

（2）影像设备：同上。

（3）传呼系统：同上。

（4）复印机：同上。

（5）其他：同上。

7. 药品

（1）期内入库：种类数、金额。

（2）期内出库：同上。

（3）期内报废：同上。

（4）其他：同上。

（三）医疗业务管理

1. 门诊

（1）量指标（各科及全院）。

①诊疗人次：在编、非编、地方；其中门诊（含出诊）同上，急诊同上。

②体检人次（全身）。

③观察室：出室人次；实有床日数；占用床日数。

④抢救人次。

⑤手术次数。

⑥处置次数（包括理疗、针灸、注射、换药、打石膏等）。

⑦各级医师出门诊人日数。

⑧专家出门诊人日数。

（2）质指标（各科及全院）。

①急诊抢救脱险人次。

②死亡人数。

③差错起数。

④事故起数。

责任事故：一、二、三级。

技术事故：一、二、三级。

⑤经门、急诊入院的出院患者人次。

⑥经门诊入院患者待诊数。

⑦门诊诊断与出院诊断符合数。

⑧新病例数。

⑨新病例诊疗总次数。

平均每日门诊人次 = 门诊人次 / 实际工作日

平均每日急诊人次 = 急诊人次 / 日历日数

平均每日诊疗总人次 = 平均每日门诊人次 + 平均每日急诊人次

每日每床诊疗人次 = 平均每日诊疗总人次 / 平均实用病床数

床位数：平均每日诊疗总人次 = 1 :（平均每日诊疗总人次 / 平均实有床位数）

每门诊工作日每位医生平均诊疗人次 = 门诊人次 / 各级医师出门诊人日数

主治医师以上各级医师出门诊百分比 = 主治医师以上出门诊人日数 / 各级医师出门诊人日数 ×100%

专家出门诊百分比 = 专家出门诊人日数 / 各级医师出门诊人日数 ×100%

观察病床使用率 = 观察床占用总床日数 / 观察床开放总床日数 ×100%

观察床周转次数 = 出观察室人次 / 平均开放观察病床数 ×100%

急诊人次占门（急）诊人次百分比 = 急诊人次 / 门（急）诊人次 ×100%

抢救人次占急诊人次百分比 = 抢救人次 / 急诊人次 ×100%

门诊手术率 = 门诊手术次数 / 门诊人次 ×100%

每日门诊人次的处置次数 = 门诊处置次数 / 门诊人次 ×100%

急诊抢救脱险率 = 急诊抢救脱险人次 / 急诊抢救人次 ×100%

差错发生率 = 差错起数 / 诊疗人次 ×10 000（次 / 万）

事故发生率 = 事故起数 / 诊疗人次 ×10 000（次 / 万）

经门诊入院患者待诊率 = 门诊待诊数 /（出院患者人次 – 体检人次）×100%

门诊诊断与出院诊断符合率 = 门诊诊断与出院诊断符合数 /（出院患者人次 – 无对照人次）×100%

平均每个新病例诊疗人次 = 新病例诊疗总人次 / 新病例数

2. 住院

（1）量指标（各科及全院）。

①原有人次。

②入院人次。其中包含新入与转入（他科转入）。

③出院人次。其中包含出院患者：①治愈、好转、无效、死亡；②转出（转他科）；③计划生育手术；④正常产；⑤体检；⑥其他（含未治）。

④现有人次。

⑤开放病床总日数。

⑥占用病床总日数。

⑦病危人次。

⑧病危抢救成功人次。

⑨陪护人次。

⑩护理床日数：特级、一级、二级。

⑪手术例数：特、大、中、小。

⑫各级医师在位人日数。

⑬各级护士在位人日数。

⑭输血人次。

⑮输液人次。

（2）质指标（各科及全院）。

①手术并发症发生人次。

②麻醉并发症发生人次。

③院内感染人次。

④差错起次。

⑤事故起数。

⑥尸检例数。

⑦各类疾病出院患者人次。其中包含治愈人次；好转人次；无效人次；死亡人数。

⑧临床初诊与出院诊断符合数。

⑨临床初诊待诊数。

⑩有病理诊断的出院患者人次。

⑪临床诊断与病理诊断符合数（按病理报告统计）。

⑫临床诊断与尸检诊断符合数。

⑬三日确诊数。

⑭七日确诊数。

⑮临床初诊与出院确诊不符总人数。

注：以上⑦~⑮均按疾病分类统计。

⑯治愈患者住院总日数。

⑰手术前后诊断符合数。

⑱手术前占用病床日数。

⑲无菌切口初期愈合数。

⑳无菌切口化脓数。

㉑输血反应人次。

㉒输液反应人次。

㉓护理质量各种检查（病区管理、护理技术操作、基础护理、特护及一级护理、急救物品准备、常规物品消毒、5种护理表格书写）数、合格数。

㉔昏迷、瘫痪患者褥疮发生次。

病床使用率 = 占用病床总日数 / 开放病床总日数 × 100% = 平均每日占用病床数 / 平均开放病床数 × 100%

病床周转次数 = 出院人次 / 平均每日占用病床数

病床利用指数 = 月出院人次 / 平均开放病床数 × 100%

出院者平均住院日数 = 出院者占用病床总日数 / 出院人次

病危人次占出院患者人次百分比 = 病危人次 / 出院患者人次 × 100%

陪护率 = 陪护人次 / 住院患者人次 × 100%

特护床日率 = 特护床日数 / 占用病床总日数 × 100%

一级护理床日率 = 一级护理床日数 / 占用病床总日数 × 100%

二级护理床日率 = 二级护理床日数 / 占用病床总日数 × 100%

住院抢救成功率 = 抢救成功次 / 抢救总次 × 100%

手术并发症发生率 = 手术并发症发生人次 / 手术人次 × 100%

麻醉并发症发生率 = 麻醉并发症发生人次 / 麻醉人次 × 100%

差错发生率 = 差错起数 × 10 000/万，或 = 差错起数 / 收容患者人次 × 100%

事故发生率 = 事故起数 / 占用病床总日数 × 10 000/万（含门诊），或 = 事故起数 / 收容患者人次 × 100%

尸检率 = 尸检例数 / 死亡人次 × 100%

治愈率 = 治愈人次 / 出院患者人次 × 100%

有效率 = （治愈 + 好转）人次 / 出院患者人次 × 100%

病死率 = 死亡人数 / 出院患者数 × 100%

临床初诊与确诊符合率 = 临床初诊与确诊符合数 / 出院患者人次 – 无对照人次 × 100%

临床初诊待诊率 = 临床初诊待诊数 / 出院患者人次 × 100%

临床诊断与病理诊断符合率 = 临床诊断与病理诊断符合数 / 有病理诊断的出院患者人次 × 100%

某病平均确诊日数 = 某病确诊总日数 / 某病出院人次

三日确诊率 = 三日确诊数 / 出院患者人次 × 100%

七日确诊率 = 七日确诊数 / 出院患者人次 × 100%

治愈患者平均住院日数＝治愈患者住院总日数/治愈患者人次

手术前后诊断符合率＝手术前后诊断符合数/手术出院患者人次－术前待诊人次×100%

平均手术前占用床日数＝手术前占用病床日数/手术出院患者人次

无菌手术切口感染率＝无菌手术切口感染人次/无菌手术人次×100%

院内感染率＝院内感染人次/出院患者人次×100%

输血反应率＝输血反应人次/输血人次×100%

无菌手术切口甲级愈合率＝无菌手术切口甲级愈合数/无菌手术例数×100%

输液反应率＝输液反应人次/输液人次×100%

病区管理合格率＝检查合格病区数/检查病区总数×100%

护理技术操作合格率＝抽考合格人数/抽考护士总数×100%

基础护理合格率＝检查合格项目数/检查总项目数×100%

特护、一级护理合格率＝检查合格项目数/检查总项目数×100%

急救物品准备合格率＝检查合格项目数/检查总项目数×100%

常规物品消毒灭菌合格率＝检查合格件数/检查总件数×100%

护理表格书写合格率＝抽查合格项目数/抽查五种文书总项目数×100%

3. 医技科室

（1）量指标。

①各科室（各项）检查总件数（或检查总人次）。

②门诊各科室（各项）检查件数（检查总人次）。

③住院各科室（各项）检查件数（检查总人次）。

④实际工作人日数（分科计算）。

（2）质指标。

①迟报次数。

②错（漏）报次数。

③标本污损次数。

④病理切片优片数。

⑤X线摄片优片数。

⑥X线摄片废片数。

⑦放射线诊断例数。

⑧同位素扫描图形优良数。

⑨麻醉失败例数。

⑩辨证施治治疗符合数。

⑪某病医技科室（某项）诊断与出院诊断符合数。

⑫放射诊断与术后诊断符合数。

⑬超声诊断与临床诊断符合数。

⑭CT 定性诊断准确数。

⑮成分血使用量（袋）。

⑯全血使用量（袋）。

⑰CT、X 线、磁共振检查阳性数。

⑱尸检例数。

⑲辨证施治人次。

⑳报告书写合格数。

㉑差错起数。

㉒事故起数。

人日均工作总件数 = 某种（某项）检查总件数（或人次）/ 实际工作日

平均每日检查件数（或检查人次）= 某科（某项）检查总件数（或人次）/ 实际工作日

平均每百门、急诊人次某检查件数（或人次）= 某项检查件数（人次）/ 门、急诊总人次 ×100%

平均每百床每日某项检查件数（或人次）= 某项检查件数（人次）/ 开放病床日数 ×100%

平均每一住院患者某项检查次数 = 住院患者某项检查件数 / 出院患者人次

迟报率 = 某项检查迟报次数 / 某项检查件数（人次）×100%

错（漏）报率 = 某项检查错（漏）报次数 / 某项检查件数（人次）×100%

污损率 = 某项检查标本污损件数 / 某项检查件数 ×100%

病理切片优片率 = 病理切片优片数 / 病理切片数 ×100%

X 线摄片优片率 = X 线摄片优片数 /X 线摄片数 ×100%

同位素扫描图形优良率 = 同位素扫描图形优良数 / 同位素扫描次数 ×100%

麻醉失败率 = 麻醉失败次数 / 麻醉次数 ×100%

辨证施治治疗符合率 = 辨证施治治疗符合数 / 辨证施治治疗人次 ×100%

某病医技科室（某项）诊断与出院诊断符合率 = 某病医技科室（某项）诊断与出院诊断符合数 / 某病医技科室（某项）诊断人次数 ×100%

成分输血使用率 = 各种成分血使用量 /（各种成分血使用量 + 全血使用量）×100%

超声诊断与临床诊断符合率 = 超声诊断与临床诊断符合数 / 住院患者超声检查数 ×100%

CT 定性诊断准确率 = CT 定性诊断准确数 /CT 检查数 ×100%

CT 检查阳性率 = CT 检查阳性数 /CT 检查数 ×100%

(X线机、磁共振检查阳性率同)

（四）科研训练管理

1. 科研（全院及各科）

（1）获得各级科研成果奖项目数。

国家发明奖：特等奖、一等奖、二等奖、三等奖、四等奖。

国家科学技术进步奖：特等奖、一等奖、二等奖、三等奖、四等奖。

国家自然科学奖：特等奖、一等奖、二等奖、三等奖、四等奖。

国家卫健委：甲级奖、乙级奖……

省（市）自治区级：一等奖、二等奖。

（2）科研项目数。

上期结转：中标（国家、地方）国家自然科学基金会，院内申请，院内贷款，协作项目。

本期新增：同上。

科研成果奖：部、省市级科技进步一、二等奖。医疗成果奖：三、四等奖。

（3）科研成果技术转让件数。

（4）技术革新（经鉴定）项目数。

（5）开展新业务、新技术项目数。

（6）发表论文数：国外、全国、省（市）、院级刊物。

（7）撰写专著数：国外、国家出版印发。

（8）翻译专著册数、译文篇数。

（9）举办学术交流会次数：国际、全国、省（市）。

（10）参加学术交流会人次数：国际、全国、省（市）。

（11）参加学术交流论文数：同上。

2. 训练

（1）本院人员培训（全院及各科）。

①脱产学习人数：出国、入高等院校、入中等院校、短期进修人数。

卫生行政人员：院长、副院长、部（处）长、主任、副主任、助理员等。

卫生技术人员：各级医师、药剂人员、护理人员、技术人员。

其他技术人员：电子工程、电子计算机人员。

②在职学习人数：电大、业大（夜大）、函大（刊大）……短训。

卫生行政人员：同上。

卫生技术人员：同上。

其他技术人员：同上。

③学术讲座次数、时数、听课人次。

（2）担任培训任务。

①参加教学人员数：教授、副教授、讲师。

②接受学生人数：大学和大专实习生、中专实习生、进修生、外国籍进修生、硕士研究生、博士研究生。

③办专科进修班期数：1~2年、2~3年、3年以上专科进修班学生人数：同上。

④办短训班数：<3个月、3个月~、6个月~、12个月~；短训班学生人数：同上。

⑤教课总学时数。

⑥编写讲义份数。

⑦各类学员考试成绩人数。高、中级教学人员占高中级卫生技术人中的百分比＝高中级教学人员数/高中级卫生技术人数×100%；学员各类成绩构成比等。

（五）经费管理

1. 医院业务收入总金额

（1）门、急诊业务收入：挂号、医药、检查、治疗。

（2）住院业务收入：住院费、手术、检查、护理、输血。

（3）差额预算拨款。

（4）床位费。

（5）专项拨款：门诊补助费，在职干部训练费、科研费、医疗仪器购置费、专科中心补助费等。

2. 医院业务支出总金额

（1）门、急诊业务支出：业务、药品、卫生材料（业务包括：输血费、医疗水电费、消毒燃料费等，下同）。

（2）住院业务支出：业务、药品、卫生材料。

（3）临时工工资。

（4）医疗设备购置费及维修费。

（5）管理设备购置费及维修费。

3. 年末总量指标

（1）固定资产总金额。

（2）药品材料库存金额。

（3）年内患者欠费金额。

4. 部分常见病住院费用

（根据单位的情况，选择一定数量的病例）

每诊疗人次收费数（元）= 自费门、急诊业务收入总额/自费门、急诊人次

每个工作人员平均每天担负诊疗人次 = 平均每日诊疗人次/平均工作人员数（次）

自费出院者平均医疗费（元）= 自费住院业务收入总额/自费出院人次

自费出院者平均每日医疗费（元）= 自费出院者平均医疗费/自费出院者平均住院日

每个工作人员平均每天担负住院人次 = 占用病床总天数/（平均工作人员数 × 日历日）

平均每诊疗人次支出额（元）= 门、急诊业务支出总额/门、急诊人次

每住院患者支出额（元）= 住院业务支出总额/出院人次

平均每百元业务收入中的业务支出额（元）= 业务支出总额/业务收入总额 ×100

每百元固定资产业务收入（元）= 期内业务收入总金额/期末固定资产金额 ×100

医院资金回收率 = ［（期内业务总收入 + 国家差额补助）金额/同期业务总支出金额 + 专项拨款金额/同期业务总支出金额］×100%

药品加成率 =（期内药品收入金额 − 期内药品支出金额）/同期药品支出总金额 ×100%

医疗成本收益率 =（期内业务收入 − 期内医疗成本金额）/同期医疗成本金额 ×100%

平均诊治患者收入金额（元）=（期内业务收入 − 期内医疗成本金额）/同期诊治患者数

每病床业务收入金额（元）= 期内业务收入总额/同期实有病床数

业务收入与业务支出比 = 期内业务收入总金额/同期业务支出总金额

某消耗性材料成本占总成本的比例 = 期内某消耗性材料成本金额/同期总成本金额 ×100%

门、急诊每诊疗人次平均收费（元）= 期内门、急诊业务总收入金额/同期门、急诊人次

出院者平均医疗费（元）= 期内出院者医疗费总金额/同期出院人次

某病出院患者平均医疗费（元）= 期内某病出院患者医疗费总金额/同期某病出院人次

出院者平均药费（元）= 期内出院者药费总金额/同期出院人次

出院者药费占医疗费的比重 = 期内出院者平均药费金额/同期出院者平均医疗费金额 ×100%

手术住院患者平均医疗费（元）= 期内手术出院患者医疗费总金额/同期手术出院人次

患者欠费率 = 患者欠费金额/业务收入金额（门（急）诊 + 住院）×100%

（六）信息管理

1. 图书资料

（1）购进图书册数（中、英、俄、日……）。

（2）期刊订阅数（中、英、俄、日……）。

（3）期末藏书册数（中、英、俄、日……）。

（4）图书索引种类数。

（5）阅览人次数。

（6）借阅图书册数。

（7）其他。

图书流通率 = 借书总册数 / 藏书总册数 × 100%

2. 病案

（1）新建病案份数。

（2）累积实有病案份数。

（3）调阅病案份数。

（4）索引种类数。

（5）病案抽查总份数（甲、乙、丙）。

（6）处方检查数。

（7）处方检查合格数。

（8）申请单书写张数（其中合格张数）。

甲级病案率 = 甲级病案份数 / 病案抽查总份数 × 100%（乙、丙级同）

处方合格率 = 处方检查合格数 / 处方检查数 × 100%

申请单书写合格率 = 申请单书写合格张数 / 申请单书写张数 × 100%

3. 医疗统计

（1）报出报表份数及信息量（一式多份的计一份，每一个数据为一个信息量）。

（2）提供统计资料份数及信息量。

（3）编制统计资料汇编（种数、册数）。

（4）提供统计分析、篇数及字数其中公开发表篇数。

（5）组织专题调查次数、总结份数。

（6）法定报表迟报次数（含反馈信息）。

（7）法定报表漏报项目数（含反馈信息）。

（8）法定报表错报项目数（含反馈信息）。

统计信息及时率 = 按时上报次数 / 上报（反馈）统计信息总次数 × 100%

统计信息准确率 = 上报统计信息无误份数 / 上报（反馈）统计信息总份数 × 100%

（七）其他管理

1. 服务质量调查

（1）各类人员问卷调查总人数。

（2）各类人员调查满意人数。

2. 卫生防病

（1）昼夜发病患者人次。

（2）传染病年发病患者人次。

（3）肝炎年发病患者人次。

（4）急性菌痢发病患者人次。

（5）食物中毒发病患者人次。

（6）食品卫生检验年次数。

（7）体检人数。

（8）应检人数。

3. 计划生育

（1）当年出生总数。

（2）当年计划内出生数。

（3）当年初婚人数。

（4）当年晚婚人数。

体系满意率 = 满意人数 / 调查体系人数 ×100%

患者满意率 = 满意人数 / 调查患者数 ×100%

工作人员满意率 = 满意人数 / 调查工作人员数 ×100%

昼夜发病率 = 年（季、月）发病患者人次 /（平均人数 × 同期日数）×1000‰

传染病发病率 = 传染病年（季、月）发病患者人次 / 同期平均人数 ×1000‰

（肝炎、菌痢、食物中毒计算方法同上）

计划生育率 = 当年计划内出生数 / 当年出生总数 ×100%

晚婚率 = 当年晚婚人数 / 当年初婚人数 ×100%

体检率 = 体检人数 / 应检人数 ×100%

（总量指标和派生指标，可根据医院情况和需要适当增减）

四、医院分级管理质量指标及其标准

为了便于医院横向对比，特将各级医院的常用统计指标和标准列于表1-19。

表1-19 医院分级管理质量指标标准

指标	一级医院		二级医院		三级医院	
	市级	地方	市级	地方	市级	地方
（一）服务质量						
1. 医院满意率（%）	≥90					
2. 患者满意率（%）	≥85					
3. 工作人员满意率（%）	≥80					
（二）卫生防病						
1. 昼夜发病率（‰）	≤1.5					
2. 传染病年发病率（‰）	≤30					
3. 肝炎年发病率（‰）	≤1.5					
4. 急性菌痢年发病率（‰）	≤10					
5. 感染性腹泻年发病率（‰）	≤10					
6. 食物中毒（‰）	0					
7. 烈性传染病发生与传染病流行	0					
8. 鼠密度（%）	≤3					
9. 计划免疫（%）	100					
老年患者（%）	≥90					
10. 体检率（%）	≥90					
新兵卫生检疫时间（日）	≥30					
11. 饮食、水管、服务人员健康检查（次/年）	≥2					
体检率（%）	100					
12. 食品卫生检验（次/年）	≥4					
13. 自备水源水质检测（次/年）	2					
14. X线机防护合格率（%）	100					

续 表

指标	一级医院		二级医院		三级医院	
	市级	地方	市级	地方	市级	地方
（三）医疗质量						
1. 门诊诊断与出院诊断符合率（%）	≥85	≥85	≥85	≥90	≥95	≥95
2. 临床初诊与确诊符合率（%）	≥90	≥90	≥90	≥90	≥95	≥90
3. 手术前后诊断符合率（%）	≥90	≥95	≥90	≥95	≥95	≥90
4. X线诊断与术后诊断符合率（%）			≥90	≥90	≥95	≥95
5. 临床与病理诊断符合率（%）			≥80	≥90	≥90	
6. 辅助检查诊断报告符合率（%）	≥90					
7. 住院患者门诊诊断待诊率（%）			≤5	≤5	≤4	≤4
8. 住院患者初诊待诊率（%）			≤4		≤3	
9. 入院三日确诊率（%）			≥90	≥95	≥92	≥92
10. 门诊（急诊）抢救脱险率（%）			≥70	≥80	≥80	≥80
11. 住院抢救成功率（%）	≥70		≥70	≥84	≥84	≥84
12. 治愈好转率（%）	≥90		≥90		≥75	≥85
13. 住院患者转院后送率（%）	≤3					
14. 单病种治愈率（高于平均值）（%）			√		√	
15. 治愈出院者平均住院日（天）			≤18		≤23	
16. 医疗差错发生率（%）			≤0.2		≤0.2	
17. 无菌手术切口甲级愈合率（%）			≥95	≥97	≥97	≥97
18. 无菌手术切口感染率（%）	≤1	≤1	≤1	≤0.5	≤1	≤0.5
19. 手术并发症发生率（%）			≤2		≤2	
20. 住院产妇死亡率（%）			≤0.02	≤0.02	≤0.02	≤0.02
21. 活产新生儿死亡率（%）			≤0.5	≤0.5	≤0.5	≤0.5
22. 院内感染率（%）	≤7	≤7	≤8	≤8	≤10	≤10
23. 麻醉死亡率（%）			≤0.03	≤0.02	≤0.02	≤0.02

续 表

指标	一级医院 市级	一级医院 地方	二级医院 市级	二级医院 地方	三级医院 市级	三级医院 地方
24. 临床化学室间质控年平均变异指数（VIS）值			≤ 150	≤ 150	≤ 120	≤ 120
25. 临床化学室内质控各项目常规条件下变异（RCV）			符合要求		符合要求	
26. 处方书写质量合格率（%）					100	
27. 门诊处方书写质量合格率	100	≥ 90	100	≥ 98		≥ 95
28. 门诊病案书写合格率（%）		≥ 90		≥ 90		≥ 90
29. 大型X线机诊断检查阳性率（%）			≥ 60	≥ 60	≥ 50	≥ 50
30. CT检查阳性率（%）					≥ 60	≥ 60
31. 磁共振检查阳性率*（%）					≥ 70	≥ 70
32. B超检查阳性率（%）		≥ 20	≥ 30	≥ 30		
33. 主要医疗仪器设备检查阳性率（%）	≥ 20					
34. 病理切片优片率（%）					≥ 90	
35. 甲级病案率（无丙丁）	≥ 90	≥ 95	≥ 80	≥ 90	≥ 90	≥ 90
36. 年医疗责任事故发生次数	0					
37. 一、二级医疗事故发生数			0		0	
38. 三级医疗事故发生率（%）			≤ 0.01		≤ 0.01	
（四）护理质量						
1. 病区管理合格率（%）		≥ 85		≥ 90		
2. 病室管理合格率（%）	≥ 80					
3. 门诊、急诊科（室）、手术室、消毒供应室、产房、婴儿室、ICU、CCU质量标准达标率（%）			≥ 85		≥ 90	
4. 护理技术操作合格率（%）	≥ 80	≥ 85	≥ 85	≥ 98	≥ 90	≥ 98
5. 基础护理合格率（%）	≥ 80	≥ 80		≥ 90		≥ 90
6. 特护、一级护理合格率（%）	≥ 80	≥ 90		≥ 90	≥ 95	≥ 90
7. 急救物品准备完好率（%）		100	100		100	
8. 急救物品准备合格率（%）	100					
9. 常规物品消毒灭菌合格率（%）	100	100	100	100	100	

续 表

指标	一级医院 市级	一级医院 地方	二级医院 市级	二级医院 地方	三级医院 市级	三级医院 地方
10. 5种护理表格书写合格率（%）	≥85	≥85	≥90	≥90	≥95	≥95
11. 入院后年压力性损伤发生数	0	0	0	0	0	
12. 护理差错发生率（%）	≤0.4		≤0.4		≤0.4	
13. 一人一针一管执行率（%）	100	100		100		100
（五）工作效率						
1. 床位使用率（%）	≥60	≥60	≥85	85~90	≥93	>85~<93
2. 出院者平均住院日（日）	≤7	≤6	≤21	≤18	≤23	≤20
3. 病床周转次数（次/年）	≥22	≥32	≥17	≥20	≥15	≥17
4. 每床日门诊指数			≥0.8		≥1.3	
5. 每百床手术指数			≥1.2		≥2.2	
6. 平均术前住院日（日）			≤7		≤10	
7. 万元以上医疗仪器设备使用时间（时/周）					≥30	≥30
8. 主要医疗仪器设备利用率（%）	≥90	≥80				
9. X线机使用率（时/周）	≥7.5					
10. 心电图机使用率（时/周）	≥5					
11. 副主任医师以上人员出门诊（时/周）			1	2	1	2
12. 尸检率（%）			≥5	≥10	≥8	≥15
13. 传染病登记报告漏报率（%）			0	0	0	
（六）其他指标						
1. 万元以上医疗仪器设备完好率（%）			≥80		≥95	≥95
2. 陪护率（%）	≤6		≤7	≤8	≤8	≤5
3. 行政亡人事故发生次数			0		0	
4. 医疗事故严重差错定性处理正确率（%）			100		100	100
5. 自救互救受训率（%）	≥90					
指标总数	47		52		54	

五、医院医疗质量主要评价指标

（一）评价方法及数学模型的建立

评价指标采用对医疗质量参数加权求和及对每个单项指标经实际值与标准值比较计分的方法，得出衡量医疗质量的综合评价。

评价指标数学模型的设计方法是把整个医疗质量分成 5 个质量参数，30 个单项指标。首先对 5 个质量参数设置不同的权重系数，其次对每个单项指标都定出合理的标准值。这样取每个单项。

指标实际完成值与标准值相比较，通过数字模型计算得出单项得分，进一步可得出质量参数得分和总评分。可以看出医疗质量主要评价指标的综合评价就是这 5 个质量参数的函数，其数学模型如下：

1. 总评分（公式，设计改）

$$Z=\sum_{i=1}^{n} A_i Z_i$$

2. 各质量参数得分（公式，设计改）

$$Z=\sum_{i=1}^{n} A_{ij}$$

3. 单项指标得分（公式，设计改）

指标愈大愈好时

$$A_{ij}=\left[1-\frac{X_{ij}-\min(X_{ij}, Y_{ij})}{\max(X_{ij}, Y_{ij})}\right] \times P_{ij}$$

$$指标得分 = \left[1-\frac{标准值 - 标准值与实际值中的小者}{标准值与实际值中的大者}\right] \times 指标$$

指标愈小愈好时

$$A_{ij}=\left[1-\frac{\min(X_{ij}, Y_{ij})}{\max(X_{ij}, Y_{ij})}\right] \times P_{ij}$$

$$指标得分 = \left[1-\frac{标准值与实际值中的小者 - 标准值}{标准值与实际值中的大者}\right] \times 指标$$

4. 各参数含义

Z：医疗质量评价总分值。

A_i：各质量参数权值。

Z_i：各质量参数的单项评分和。

A_{ij}：各单项指标评价得分值。

P_{ij}：各单项指标在质量参数中的分配值。

X_{ij}：各单项指标标准值。

$\min(X_{ij}, Y_{ij})$：表示取二数中的最小数。

max（Xij，Yij）：表示取二数中的最大数。

i：质量参数编号。

j：单项指标编号。

n：表示各参数中单项指标数量。

5. 质量评价结果

综合评价分为优、良、一般3个等级：＞90优秀；＞70良好；＜70一般。

（二）各项质量参数权值分值分配表（表1-20）

表1-20　各项质量参数权值分值分配表

编号	参数名称	权值	分值
1	工作效率指标	0.15	15
2	诊断质量指标	0.25	25
3	治疗质量指标	0.25	25
4	管理质量指标	0.20	20
5	病种质量指标	0.15	15
	合计	1.00	100

（三）各单项指标标准值（表1-21～表1-29）

表1-21　工作效率指标

| 编号 | 指标名称 | 标准值 | | | 权值 | 分值 |
		总医院	中心医院	地方医院		
1	床位使用率（%）	93	89	85	0.30	30
2	床位周转次数	15	16	17	0.30	30
3	每床日门诊指数	1.3	1.0	0.8	0.10	10
4	出院者平均住院日	23	22	21	0.10	10
5	每百床日手术指数	2.2	2	1.2	0.09	9
6	平均术前住院日	10	3	6	0.08	8
7	尸检率（%）	15	10	5	0.03	3
	合计				1.00	100

注：展开床位使用率属于统计指数，不参与质量评价

表 1-22　诊断质量指标

编号	指标名称	标准值（%）			权值	分值
		总医院	中心医院	地方医院		
1	门诊与出院诊断符合率	95	90	85	0.15	15
2	临床初诊与确诊符合率	96	93	90	0.25	25
3	手术前后诊断符合率	95	93	90	0.20	20
4	临床与病理诊断符合率	90	85	80	0.20	20
5	X线与术后诊断符合率	98	95	90	0.10	10
6	入院3日确诊率	92	91	90	0.10	10
	合计				1.00	100

表 1-23　治疗质量指标

编号	指标名称	标准值			权值	分值
		总医院	中心医院	地方医院		
1	治愈好转率（%）	75	80	90	0.35	35
2	治愈者平均住院日数	23	20	18	0.25	25
3	无菌手术甲级愈合率（%）	97	97	95	0.10	10
4	住院抢救成功率（%）	84	80	70	0.20	20
5	门诊抢救脱险率（%）	80	75	70	0.10	10
	合计				1.00	100

表 1-24　管理质量指标

编号	指标名称	标准值（%）			权值	分值
		总医院	中心医院	地方医院		
1	三级事故发生率（%）	0.01	0.01	0.01	0.30	30
2	医疗差错发生率（%）	0.2	0.2	0.2	0.10	10
3	院内感染率（%）	10	10	8	0.05	5
4	手术并发症发生率（%）	0.2	0.3	0.4	0.05	5
5	无菌手术切口感染率（%）	0.5	1	1	0.05	5
6	甲级病案率（%）	90	90	80	0.30	30
7	处方合格率（%）	100	100	100	0.10	10
8	临床检验室内质控平均变异指数	<150	<150	<150	0.05	5
	合计				1.00	100

表 1-25 病种质量指标

编号	指标名称	标准值（%）			权值	分值
		总医院	中心医院	地方医院		
1	治愈率（%）				0.30	30
2	初确诊符合率（%）				0.25	25
3	平均确诊日数				0.25	25
4	治愈者平均住院日数				0.20	20
	患者治愈者平均日医疗费					
	合计				1.00	100

表 1-26 单病种质量指标（总医院）

编号	疾病名称	疾病代号	统计代号	治愈率（%）	初确诊符合率（%）	平均确诊日数	治愈者平均住院日数	治愈者平均日医疗费
1	病毒性肝炎	070	25	72	95	4	47	
2	食管恶性肿瘤（手术）	150	39	48	95	6	47	
3	胃恶性肿瘤（手术）	151	40	48	95	6	47	
4	气管、肺恶性肿瘤（手术）	162	47	40	95	6	35	
5	乳腺恶性肿瘤（手术）	174	49	73	95	5	43	
6	子宫颈恶性肿瘤（手术）	180	50	68	96	5	43	
7	脑恶性肿瘤（手术）	191, 192.0~192.1, 194.3~194.4	54	55	95	7	40	
8	急性白血病	204.0, 205.0, 206.0, 208.0	55	25	90	3	77	
9	糖尿病酮症酸中毒	250.1	62	60	95	2	40	
10	糖尿病	250.0, 250.2	62	25	95	2	38	
11	老年性白内障	366.1	82	83	99	1	17	
12	风湿性心脏病	393~398	90	39	90	2	37	
13	急性心肌梗死	410	92	55	95	1	47	
14	急性肺源性心脏病	415	94	50	95	2	30	
15	原发性高血压病	401	97	39	95	1	33	

续 表

编号	疾病名称	疾病代号	统计代号	治愈率(%)	初确诊符合率(%)	平均确诊日数	治愈者平均住院日数	治愈者平均日医疗费
16	脑出血	430～432	99	32	95	1	37	
17	肺炎（成人）	480～486	103	88	96	2	23	
18	消化性溃疡（内科）	531～534	110	63	95	5	47	
19	肠梗阻	560	113	89	95	1	12	
20	门脉性肝硬化	571.503	114	24	90	3	39	
21	胆石症	574	115	70	93	4	34	
22	胆囊炎	575.0～575.1	115	65	88	4	34	
23	泌尿系统结石	592，594	120	68	95	5	30	
24	妊娠高血压综合征	642	131	83	95	1	17	
25	腰椎间盘突出	772.101	142	58	90	3	45	
26	先天性心脏病	745～746	145	60	90	7	50	
27	股骨骨折	820～821	155	85	95	1	35	
28	颅内损伤	851～854	157	81	95	1	24	
29	中度以上烧伤	946.001	160	85	100	1	45	
30	有机磷和药物中毒	989.3，960～977	161	86	95	1	13	

表1-27 单病种质量指标（中心医院）

编号	疾病名称	疾病代号	统计代号	治愈率(%)	初确诊符合率(%)	平均确诊日数	治愈者平均住院日数	治愈者平均日医疗费
1	急性细菌性痢疾	004.001，004.101，004.201，004.301，004.902，004.903	7	90	95	2	15	
2	食管恶性肿瘤（手术）	150	39	50	92	7	45	
3	胃恶性肿瘤（手术）	151	40	50	92	7	45	

续 表

编号	疾病名称	疾病代号	统计代号	治愈率（%）	初确诊符合率（%）	平均确诊日数	治愈者平均住院日数	治愈者平均日医疗费
4	气管肺恶性肿瘤（手术）	162	47	42	92	7	50	
5	乳腺恶性肿瘤（手术）	174	49	75	92	7	40	
6	子宫颈恶性肿瘤（手术）	180	50	70	95	6	40	
7	急性白血病	204.0，205.0，206.0，208	55	26	88	4	75	
8	糖尿病	250.0，250.2	62	27	92	3	35	
9	老年性白内障	366.1	82	85	97	1	16	
10	急性心肌梗死	410	92	60	92	1	45	
11	原发性高血压病	401	97	40	92	1	30	
12	脑出血	430～432	99	36	96	1	35	
13	肺炎（成人）	480～486	103	90	95	2	20	
14	消化性溃疡（内科）	531～534	110	65	93	4	45	
15	胆石症	574	115	72	95	3	30	
16	胆囊炎	575.0～575.1	115	70	90	3	30	
17	泌尿系统结石	592，594	120	70	93	3	30	
18	腰椎间盘突出	772.101	142	60	88	2	45	
19	股骨骨折	820～821	155	90	96	1	35	
20	有机磷及药物中毒	989.3，960～977	161	88	92	1	12	

表 1-28 单病种质量指标

编号	疾病名称	疾病代号	统计代号	治愈率（%）	初确诊符合率（%）	平均确诊日数	治愈者平均住院日数	治愈者平均日医疗费
1	急性细菌性痢疾	004.001, 004.101, 004.201, 004.301, 004.902, 004.903	7	92	92	2	13	
2	糖尿病	250.0, 250.2	62	28	90	2	33	
3	缺铁性贫血	280	67	48	95	1	36	
4	老年性白内障	366.1	82	84	95	1	15	
5	急性化脓性中耳炎	382.0	85	78	95	2	27	
6	心绞痛	413	93	35	94	3	48	
7	原发性高血压病	401	97	41	90	1	30	
8	肺炎（成人）	480~486	103	91	94	2	20	
9	消化性溃疡（内科）	531~534	110	66	92	4	45	
10	急性阑尾炎	540	111	97	97	1	13	
11	胆石症	574	115	69	95	3	30	
12	胆囊炎	575.0~575.1	115	65	90	3	30	
13	皮炎	686~693	138	96	95	1	23	
14	股骨骨折	820~821	155	90	96	1	35	
15	有机磷及药物中毒	989.3, 960~977	161	90	91	1	12	

表 1-29 病种质量指标计算公式

指标	计算公式
治愈率得分值	标准分值 × 实际达标病种数 / 规定病种数

注：
（1）病种质量中初确诊符合率、平均确诊日、治愈者平均住院日 3 项得分计算方法与治愈率得分计算相同
（2）本评价指标计算公式以《医疗护理技术操作常规》为准

六、医院常用指标含义及其作用

医院的统计指标很多，在工作中不可能经常都用上。现将其中常用的，而且在计算和含义上容易弄错的指标，按其作用分四组作简要解释和说明。

（一）反映健康状况方面的指标

反映健康状况的主要指标有：普通发病率、昼夜发病率、传染病发病率、送院率等。这4个指标是医院工作人员卫生工作水平高低的重要标志。

1. 普通发病率和昼夜发病率

这两个指标都是反映患病的情况，其意义与作用是一致的，但为什么有了普通发病率，还要同时用昼夜发病率，这里没有什么实质上的不同，主要是为了便于掌握、理解和记忆。如某医院年普通发病率为665.65‰，即在1000人中1年内患病达666人次，如用昼夜发病率，则为1.82‰，即在1000人中，一昼夜患病2人次，概念就比较简明好记；还有一个问题，发病率为什么用千分比，这是考虑到人数比较多，而发病率又比较低，特别是传染病发病率就更低，如用百分比，往往就取不上整数。

2. 传染病发病率

在评价卫生工作中起着重要的作用。这个指标比上述两个指标容易监控，准确性理应高一些，但少数单位不按规定如实填报，致使传染病发病率偏低。

（二）反映病床利用情况方面的指标

1. 反映病床利用情况的主要指标

病床使用率、病床周转次数，这两个指标反映卫生院、医院、疗养院病床利用的情况。"病床"是医疗单位工作规模的计量单位。通常根据病床的数量来确定医疗单位的人员编制、设备、资金、物资的投入和分配。分析病床的利用情况，对评价医疗单位的工作效率具有重要意义。病床利用恰当，就能充分发挥医院的人力、物力和技术效能。

2. 编制病床与实有病床的关系

一般来讲，"编制病床"应等于"实有病床"。但也有不一致的，当不一致时，如何处理，常有不同意见。我们认为因建筑不够，开设病床少于"编制病床"的，用"实有病床"；因任务一时性增多，而开展病床多于"编制病床"的，用"编制病床"；如开展病床长期多于"编制病床"，并经上级卫健委门批准或认可的，应按"实有病床"计算。

3. 病床使用率与病床周转次数要适当

病床使用率高，病床周转次数快，可以多收患者，但不能认为越高越好，越快越好。两者必须保持一个适当的比例关系，不能突出哪一个，两者同时过高过低都是不宜的。如表1-30。

表 1-30　某医院甲乙两科某月病床利用情况

科别	收容患者		病床使用率（%）		病床周转次数	
	计划	实际	计划	实际	计划	实际
甲	32	35	92.00	105.66	0.99	0.85
乙	32	35	92.00	104.67	0.91	0.85

从上表看，两个科的"收容人数""病床使用率"均超额完成计划，但"病床周转次数"均未完成计划，分析原因：一是"病床使用率"超过容许量（最高为93%），三甲医院"病床使用率"的标准是≥85%，≤93%。为什么"病床使用率"最高要限制在93%以内，100张病床最高只能开展93张，也就是一张病床一年工作340天是最高限额，留下7张病床作为机动，包括消毒、卫生整顿、男女病床调配、收治急诊患者等；二是据了解这两个科在医疗技术上并没有什么特色和突破。从指标计算公式来看，"病床使用率"的计算公式的分子是"平均每日占用病床数"，分母是"实有病床数"，分子增大了，使用率就必然升高；而"病床周转次数"计算公式的分母是"平均每日占用病床数"，分子是"出院人数"，由于病床使用率高，分母大了而分子没有加大，故其周转次数不但不能加快，相反会减慢。所以"病床使用率"要适当，"病床周转次数"也要适当，否则会影响医疗质量。据了解，有的医院单纯强调"病床周转"快，少数患者出院后，很快又因同一疾病住院。总的来说，要做到多收快治，更好地为患者服务，靠不适当地提高"病床使用率"和增加"病床周转次数"，均会适得其反。

（三）反映医疗质量方面的指标

1. 反映医疗质量情况的主要指标

包括诊断符合率、住院患者门诊待诊率、治愈率、治愈好转率、门诊（急诊）抢救脱险率、住院抢救成功率等。

以上指标是诊断治疗质量的主要指标。有了正确的诊断才会有正确的治疗，因此要想有好的治疗结果，首先是要有一个高的诊断水平。诊断质量表现在能否及时作出诊断和诊断是否正确两个方面，初诊中待查者愈多，临床初诊待查率就愈高，这说明初诊水平不高；诊断是否正确，则以"诊断符合率"来表达。"诊断符合率"高，同时"初步诊断率"也高，才能说明诊断质量好。

2. 治愈率与治愈好转率

对这两个指标，议论较多，其说不一，议论的关键是指标的准确性问题。治愈率由于标准不够统一，难于掌握，其准确性差。这个指标如能提高其准确性，应是评价医疗质量高低的一个重要指标。治愈好转率就比较好计算，只要是经过治疗的患者，出院时病情有好转、有进步的都可计算在内，因而准确度比较高，但这个指标却不能确切地说明医疗的质量。患者住院是为了治好自己的病，这是患者最大的期望，一个医院为患者服务的水平如何，主要是看治好了多少病，为多少患者彻底解除了病痛。所以医护人员、医院管理者应在为患者彻底解除病痛上下功夫。不断提高治愈率。

3. 抢救脱险率与抢救成功率

抢救脱险率与抢救成功率是评价医疗质量的重要指标，也是衡量医院应急能力强弱的重要指标，这对医院来说更为重要，特别是门诊（急诊）患者抢救脱险率的高低，更能说明问题。

（四）反映管理质量方面的指标

反映管理质量的主要指标有：出院者平均住院日、医疗事故差错发生率、甲级病案率等。

1. 出院者平均住院日

这个指标乍看起来是个工作效率指标，但实质上是一个集效率、质量、管理一体的综合性指标，从管理角度看，这个指标是医院统计指标中的一个龙头指标。缩短平均住院日、涉及医院工作的方方面面，所以在医院的目标管理中起着举足轻重的作用。缩短出院者平均住院日行之有效的办法：一是要进行科学管理，大力缩短非治疗时间，如各种检查时间、手术前住院时间、治愈（手术后）后住院时间等；二是实行计划治疗，在诊断、治疗上有所突破；三是做好患者的思想工作，激发病患者战胜疾病的信心，积极配合治疗；四是认真执行各项规章制度和操作规程，严防发生医疗事故、差错和医疗纠纷。以优质、高效、安全、低耗为患者服务。

2. 医疗事故、差错发生率

医疗事故、差错发生率是从医疗缺陷方面反映医疗质量的。也是评价医疗护理质量的重要指标。从全院看，其发生率的分母以收容患者总数为宜；评价临床科室的医疗质量，其指标的分母亦可用收容患者数；评价医技科室的工作质量，其指标的分母应以各科工作总件（次）为宜。严格说起来，事故差错发生率的分母以操作件（次）来计算更为合理。但由于医院内医护人员对患者的各种操作量是很大的，实难准确地计算出来，即使计算出来，也是一个不完全的数据。

3. 甲级病案率

病案质量高低，是医院医疗基础和管理工作的一个很重要的标志，必须认真书写病案，决不能敷衍塞责。医生、科主任和职能部门要严格监控，不断提高病案质量，使医院的甲级病案率（无丙、丁）保持在 90% 以上。

七、医院统计常用名词解释

为了使医院各项登记、统计项目的口径一致，对一些常用名词含义规定如下。

（1）免费职员、职工：指在编职员、职工和非编职员、职工。不包括合同工和临时工。

（2）免费家属：指无经济来源和无生活收入的随军家属或子女、直系亲属患急性病者。

（3）原有患者数：指统计截止时的留院患者人数。此数字应与上月末的"现有患者数"相等。

（4）入院患者数：指期内办理入院手续的患者人次数。院内各科室间转出和转入的患者数，在编制本院统计报表时应互相抵销；在计算入院总人数时，应将各医院间互转的患者数抵销。

（5）出院人数：指所有住院后在期内出院的人次数。包括："出院患者数""其他人数"与"未治人数"。

（6）出院患者人数：指经住院治疗后在期内出院的患者数。不包括"其他人数"与"未治人数"。

（7）由他科转入人数、转往他科人数：指在院内各科间互转的患者数。由外院转来或转往外院者应作为入院人数、出院人数统计。

（8）其他人数：指出院人数中的非患者人数。包括正常分娩、人工流产、绝育、住院健康体检人数等。

（9）入院未治：指患者因某种原因，暂不进行治疗而自动出院者。不包括入院治疗一段时间后因无钱等原因终止治疗而自动出院者。

以上（7）~（9）项统计项目均以病案首页中医师填写的治疗效果为依据。

（10）现有患者数：指期末截止时间点的留院人数。

（11）实际占用病床日数：指期内各科每日18时0分时实际被住院者占用的病床数（与每日18时0分时住院人数相等），包括实际占用的临时加床在内；不包括观察床与陪护床。

（12）出院者占用床日数：指出院者住院日数，包括患者、非患者、未治出院者所占用的床日数，患者入院后当天死亡或因故出院，应作为实际占用1床日统计，同时作为出院者占用1床日统计，即出、入院各统计为1人次。

（13）实际开放床日数：指期内各科室每日18时0分时展开的病床数。无论该床是否被患者占用，都应统计在内，包括因故（如消毒、小修理等）暂时停用的病床；不包括因病房扩建、大修理而停用的病床。以上（10）~（13）项统计项目均以病房日报为依据。

（14）住院日数：指患者自入院到出院的日数。不论入院、出院在上午或下午，入院日与出院日合计为1天。

（15）治愈者住院日数：指医院治愈住院患者住院原因病所需的日数。不论患者住院期间治疗一种或几种疾病，只统计导致患者住院的主要原因病的住院日数。时间应为诊疗该病开始至该病被治愈之间的日数。

住院日数主要反映病床周转等管理方面的问题，而治愈者住院日数则反映治疗质量方面的问题，二者不应混淆。

（16）出院患者平均住院日数：指从患者入院时起至出院时止的住院时间（只计算住院原因伤病的住院日数）。

（17）门诊人次：指患者来医院门诊接受医师诊治的人次。按门诊医师实际收到的挂号票数统计（患者一次挂号，多次由医师治疗的，应按实际诊疗次数统计）。包括初、复诊及在门诊进行的孕妇产前产后检查、预约手术、局部的单项健康检查和本院职工的诊疗人次，不包括医师以外的其他卫生技术人员根据医嘱进行的各项检查、治疗、处置（如透视、摄片、注射、检验等）人次。门诊的会诊由邀请科室统计诊疗人次，被邀请科室不再重复统计。以门诊日报为依据。

（18）急诊人次：指急诊科室医师在急诊室或急诊时间内的诊疗人次，不包括正常门诊时间内非急诊科室的急诊或其他科室医师临时赴急诊室的诊疗人次；以急诊日报为统计依据。

（19）急诊死亡人数：指急诊患者经抢救无效而死亡的人数。对于晚期肿瘤患者的临终抢救和来院时已无呼吸、心跳、脉搏等生命体征的死亡者，只统计为急诊人次，而不统计为急诊死亡人数；以急诊日报为统计依据。

（20）观察室收容患者数：指期内离开观察室的患者数。必须是有留观病案、有医师查房、执行护理的患者；以观察室日报为统计依据。

（21）健康检查人次：期内在医院内或本院医务人员在医院外对非住院患者进行的全身性健康检查的人次，包括对本院工作人员的全身健康检查人次；以门诊部或其他负责健康检查科室的业务报表为统计依据。

（22）出诊人次：指医师赴患者家庭或工作地点的诊疗人次，以及医师定期进行巡回医疗的诊疗人次，不包括赴其他医院会诊、预防接种或某种疾病普查诊疗人次；以医务处（部）的业务报表为统计依据。

（23）编制病床数：指经上级卫生行政部门按医院规模、医护人员的编制核定批准的正规病床数。

（24）实有病床数：指经上级卫生行政部门核定批准建立的固定实有病床数，包括正规病床、手术床、监护床、抢救床、正在消毒修理床、因病房扩建或大修而停用的病床数（按扩建和大修理前的病床数计算），不包括产科的新生儿床、库存床、观察床、患者家属的陪护床、接产室的待产床、接产床及临时增设的病床。

（25）展开病床数：指实际展开的病床数。

（26）统计截止时间：每日统计截止时间是18时0分；一日的统计是从昨天18时0分起到今日18时0分止；1个月的统计是从上月末日18时0分起到当月末日18时0分止；1年的统计是从上年9月30日18时0分起到当年9月30日18时0分止。

（27）医疗体系人数：指上级有关部门决定、由本医院直接负责给予医疗服务的人员数。

（28）手术并发症：是指因进行手术而给患者带来的并发症，包括术中或术后的并发症。如切口感染、出血、穿孔、坏死、水肿、血肿、吻合口瘘、神经麻痹、病变扩散，甚至组织器官的损伤等。

术中不按常规操作或由于没有预料的组织变异畸形而损伤神经、血管、脏器者不算并发症，应视情节轻重定为差错或事故。

（29）院内并发症：是指由正在患的某种病而引起的病，如麻疹引起的肺炎就是"院内并发症"，也叫合并症。

（30）院内交叉感染：患者在住院期间，由于医院或科室消毒隔离制度不严、管理不善而造成伤病员之间相互感染的疾病，谓之"院内交叉感染"。

（31）危重病：是指危及伤病员生命的伤病、休克、呼吸衰竭、循环衰竭、肾功能衰竭、中毒、脏器严重损伤等。

（32）疑难病是指难于诊断的疾病，有下列情况之一者谓之"疑难病"：①必须是经本院现有仪器设备检查，并经过科内三级检诊或院内会诊，仍不能明确诊断者。②在大城市医院就诊，长期未能明确诊断者。对"疑难病"明确诊断的比率，反映着医院诊断水平的高低。

对以上名词含义医护人员均应了解、与统计工作有密切关系的人员均应熟悉，只有明确其含义，才能在填写各种登记表与统计表时口径一致，实现统计项目的标准化与规范化。

（王绍梅）

第三节 统计工作基础建设

一、统计工作法规和制度

(一)《中华人民共和国统计法》

1983年12月8日第六届全国人民代表大会常务委员会第三次会议通过,于1984年1月1日起施行的我国第一部《中华人民共和国统计法》(下称统计法)历时12年,对推动我国统计工作的改革和发展,提高统计信息的准确性和科学性,对国民经济实行统计监督,促进统计工作为国家宏观经济决策服务,起了积极作用。但是随着深化改革、扩大开放,我国社会生活发生了很大变化,《统计法》中不少规定已经难以适应社会主义市场经济发展的要求。在统计工作中出现的虚假浮夸、弄虚作假等现象在一些地方、一些单位蔓延起来,危害很大,影响很坏。因此迫切需要有针对性地对《统计法》作出补充和完善。

经过第八届全国人民代表大会常务委员会第十九次会议于1996年5月15日通过并公布施行的新的《中华人民共和国统计法》,是针对第一部统计法的不足和改革开放形势发展的需要而修改的。是为了有效地、科学地组织统计工作,保障统计资料的准确性和及时性,发挥统计在了解国情国力、指导国民经济和社会发展中的重要作用,促进社会主义现代化建设事业的顺利发展,而制定的。有关的主要内容有以下几点。

(1)统计的基本任务是对国民经济和社会发展情况进行统计调查、统计分析、提供统计资料和咨询意见,实行统计监督。

(2)国家机关、社会团体、企业事业组织和个体工商户等统计调查对象,必须依照本法和国家规定,如实提供统计资料,不得虚报、瞒报、拒报、迟报,不得伪造、篡改。

(3)统计机构、统计人员依法履行职责受法律保护。任何地方、部门、单位的领导人不得对拒绝、抵制篡改统计资料或者对拒绝、抵制编造虚假数据行为的统计人员进行打击报复。

(4)统计机构和统计人员实行工作责任制,依照该法和统计制度的规定,如实提供统计资料,准确及时完成统计工作任务,保守国家秘密。

(5)统计机构、统计人员有权:①要求有关单位和人员依照国家规定,如实提供统计资料。②检查统计资料的准确性,要求改正不确实的统计资料。③揭发和检举统计调查工作中的违法行为。

(6)统计机构、统计人员违反统计法规定,泄露私人家庭的单项调查资料或者统计调查对象的商业秘密,造成损害的,依法承担民事责任,并对负有直接责任的主管人员和其他直接责任人员依法给予行政处分。

《统计法》是我国的一项重要立法，其核心问题是保障统计资料的准确性、客观性和科学性。各级统计机构，各行各业必须认真贯彻，对虚假、瞒报、伪造、篡改统计数据者，一定要依法严处。我们要严格履行统计人员的职责和权利，实事求是，如实反映情况，对一切弄虚作假的行为，进行坚决的斗争。

（二）《国务院关于加强统计工作的决定》

1984年1月6日，国务院为了贯彻执行《统计法》，加快统计工作现代化建设步伐，开创统计工作新局面而作出的决定。《国务院关于加强统计工作的决定》指出，要实现统计工作现代化，必须逐步实现统计指标体现完整化、统计分类标准化、统计调查工作科学化、统计基础规范化、统计计算和数据传输技术现代化、统计服务优质化。《统计法》是我国统计工作实行法治的依据，各地方、各部门、各单位和全体公民都必须严格遵守，认真执行。各级领导干部和统计人员必须以身作则，模范遵守，如实反映情况，做到有法必依，执法必严，违法必究。

（三）总后卫健委《关于加强卫生统计工作的通知》

《关于加强卫生统计工作的通知》是1991年3月，总后卫健委为了加快卫生统计现代化建设的步伐，加快《统计法》的宣传教育，贯彻执行卫生统计制度，增强统计法制观念而制定下发的。10年来，医院的卫生统计工作基本上步入了法治化轨道，统计工作有了长足的进步。推动了卫生统计工作的改革和发展，较好地发挥了统计工作在卫生工作中的宏观调控和监督作用，为各级卫生领导提供了大量的科学决策和科学管理的依据。

《关于加强卫生统计工作的通知》要求要强化统计工作管理，落实各项统计工作制度，要提高统计工作质量，确保统计报告的及时、准确；要提高统计人员素质，保证统计人员在职在位，逐步开发计算机软件，推进统计工作现代化建设。

（四）医院的统计制度

为了保证医院统计工作任务的完成，必须要有严密的工作制度。医院除贯彻执行上级规定的统计工作制度外，还要根据本院的情况和需要，制定出医院统计工作制度。一般包括下列内容。

（1）根据医院现代化科学管理和向上填报表的需要，规定医院内部使用报表的种类、格式、上报程序及期限。

（2）对报表中名词的含义及指标计算公式，除上级已有规定的以外，可作出补充规定。

（3）拟定主要医疗文件格式，登记簿及通知单等，结合医疗工作程序，规定填报、统计和归档程序。

（4）登记、统计及报表的检查、审查制度。

（5）建立《统计台账》《统计简报》《统计汇编》制度。

（6）建立统计资料管理、使用、借阅等制度。

统计工作制度要订得合理，切实可行。制度一经确定，则要求广大医护人员及统计人员认真贯彻执行。在执行中发现有不合理的地方，要在认真调查研究的基础上，及时进行修正，补充和完善。

二、医院统计基础工作规范化

（一）医院统计基础工作规范化的重要意义

统计基础工作规范化，是提高统计数据准确、及时的基本保证，是衡量一个单位统计工作水平的高低的主要标志之一。基础工作规范化了，就为提供优质信息打下了坚实的基础。在医院统计工作中，统计基础工作量大，计算比较复杂，占用统计人员大部分时间，往往因为基础工作不规范，统计人员成天忙忙碌碌，加班加点仍完不成任务，至于统计调查，统计分析和业务学习就更无法安排。如果统计人员调离，新来的统计人员就无所遵循，长此下去医院的统计工作总是处于被动局面。只要基础工作搞好了，统计工作就能循序渐进，变被动为主动。

（二）医院统计基础工作规范化的要求

1. 搞好科室信息网络，做好登记统计工作

基层是统计工作的源头，统计建设一定要搞好，要尽快建立和健全临床、辅诊科室统计信息网络；建立健全各科室的有关原始记录和台账制度；各基层单位的登记统计人员、医护人员，要本着实事求是的精神，按照有关制度、标准和规定，认真填写各种登记，并按记录及时准确地填报各种统计报告，如病案、门（急）诊登记及各种登记、通知单、日志、住院卡片，医技、辅助科室工作数质量登记及科室的日报、月报等。必须指出，病案质量集中反映一个医院的基础医疗质量水平，它是住院患者诊治工作全程的记录，特别是病案首页，更为重要，医护人员必须按规定、标准、要求认真填写。只有基层、源头的登记统计工作做好了，全院的医疗统计才可能实现优质化。

2. 统一标准、统一制度、统一规定

如何使信息准确、及时，人的因素固然很重要，但登记统计工作中的各项制度、技术标准和有关规定，必须在医院统一的基础上，在不影响统计工作的情况下，做到全院统一、口径一致。如总院规定各科室的医疗月报，于月初3日内上报，各科室就一定要在这个规定时间内上报。否则就会影响全院当月的月报汇总工作；又如疗效问题，单凭每个医生的主观判断其结果是有差异的，必须按照总后卫健委颁发的《临床疾病诊断依据治愈好转标准》去判定，才能做到统一，这样统计出来的疾病疗效，才具有先进性、科学性，便于对比评价医疗工作的水平。

3. 抓好统计队伍的建设

有了信息网络，有了可行的规范和现代化设备，如果没有足够和有相当水平的统计人员，现代化建设仍是一句空话。如计算机网络系统中基层科室的录入员，如果不会使用计算机，或者责任心不强，录入的数据，就容易出现差错，影响整个系统的正常运转。由于医院改革不断深化，统计工作由封闭式转向开放式，任务更加繁重艰巨，统计人员要当好医院领导的参谋，提供优质信息，这就要求统计人员除了有统计学知识外，还要具备医学、医院管理学、计算机技术等科学知识，因此，医院统计人员，不仅要按编制配齐，而且要有计划地进行培养，这是搞好医院统计工作的关键。

(三) 医院统计工作标准

有关医院统计工作的标准制度规定不少，此处主要是讲述统计工作标准化问题。

1. 医院统计分类标准化的重要意义

标准化是组织现代化生产的重要手段，是科学管理的重要组成部分。标准化的作用有三：一是合理组织医疗活动和进行科学管理的重要技术手段；二是技术协作和相互配合的基础；三是为诊疗技术水平和质量的评价提供了共同依据。统计分类标准化，是统计指标体系科学性、可比性的基础，也是运用现代计算技术处理数据和建立统计数据库的前提。国际上常把统计标准化的程序，作为统计水平高低的重要标志之一。本节主要介绍医院统计分类标准化问题。如何才能做到分类标准化，首要的问题是分类要科学，其次是各种分类要按统一的标准来进行。

2. 分类原则

(1) 以马克思主义理论为指导，从我国医院的实际出发。

(2) 既要考虑到我国医院当前的需要，又要考虑到今后发展的需要。

(3) 积极吸取国外医院统计分类标准的经验，并在具体分类中兼顾国外资料对比的需要。

现行的医院统计分类标准已不少，但不够完善、科学，需要进一步结合医院改革、开放形势发展的需要，进行广泛的调查研究，制定出统一的能反映医院特色的分类标准。

3. 医院中几种常用的分类标准

(1) 国际疾病分类标准

①概述：总后卫健委 1977 年兰州统计工作座谈会研究决定，医院疾病分为 23 个系统病，70 个常见伤病。1987 年 9 月，西安统计工作会议决定从 1988 年起，医院疾病分类，按照国际疾病分类进行统计，并重新制定颁发了《疾病分类》统计报表，此表共分系统病 19 个，常见病 180 个。为了落实国际疾病分类工作，国家卫健委、总后卫健委等单位陆续举办了多期《国际疾病分类》学习班。进行疾病分类，对于提高医疗质量，培训医务人员，开展临床研究，搞好病案管理和医疗统计，均有重要意义。所以，医院的统计工作人员一

定要努力学习,熟练掌握疾病的分类方法。

分类是认识客观事物发展的必然手段。从事物的内在联系和表现的特点分门别类,是一切自然科学或社会科学不可缺少的资料分类组织工作。疾病分类是一个专门的学术课题,拟定一个适用于所有方面的理想的分类方法是办不到的。随着医学科学的飞速发展,虽然对一些疾病有了新的认识,但又常会出现许多新的难题。疾病的分类,即使是某一种疾病的分类,往往需要经过多次的国内或国际会议,经过反复的实践、认识、修正、讨论,才能确定一种国内或国际上公认的分类法。

疾病分类取决于分类的目的。使用疾病分类的人员各有不同,在医院,疾病分类主要为临床研究服务,希望有高度分化的疾病分类,如一个编码包括多种疾病,在提取某种疾病资料时必须从此编码中再行挑选。国家保健部门或世界卫生组织,需要提供足够的统计资料,不需过细的分类。ICD-9是国际使用的疾病分类,它的设计兼顾了世界卫生组织的统计和医院两个方面的需要。

国际疾病分类的产生和发展经历了100余年的历史。今天已成为疾病、损伤及死亡原因分类标准化的工具。国内外卫生统计工作的实践证明,推广使用国际疾病分类,是促进卫生统计情报国际交流的需要。几十年来,在世界卫生组织的倡导和推动下,国际疾病分类法已为世界卫生组织大多数成员国所接受,并使用于本国疾病和死因统计工作中。我国是世界卫生组织成员国,建立以国际疾病分类为基础的卫生统计情报系统,对推动世界卫生事业的发展有重要意义。当前我国各级卫生统计部门正在逐步实现统计工作"六化",推广使用国际疾病分类,不仅有利于卫生统计情报国际间的对比和交流,也有利于实现我国卫生统计分类标准化。国际疾病分类(ICD-9)的内容,详见北京世界卫生组织疾病分类合作中心1991年编印的《医院疾病及手术操作分类(ICD-9)应用手册》。

②国际疾病分类的内容(内容类目表)

Ⅰ传染病和寄生虫病。

Ⅱ肿瘤。

Ⅲ内分泌、营养性和代谢性疾病及免疫疾患。

Ⅳ血液和造血器官疾病。

Ⅴ精神疾患。

Ⅵ神经系统和感觉器官疾病。

Ⅶ循环系统疾病。

Ⅷ呼吸系统疾病。

Ⅸ消化系统疾病。

Ⅹ泌尿生殖系统疾病。

Ⅺ妊娠、分娩和产褥期并发症。

Ⅻ皮肤和皮下组织疾病。

ⅩⅢ肌肉骨骼系统和结缔组织疾病。

ⅩⅣ先天异常。

ⅩⅤ起因于围生期的若干情况。

ⅩⅥ症状、体征和不明确的情况。

ⅩⅦ损伤和中毒。

损伤和中毒的外部原因的补充分类。

影响健康状态和与保健机构接触的某些因素的补充分类。

肿瘤的形态学。

根据致伤外力对工伤事故的分类。

医学证明和分类规则。

特殊类目表。

基础类目表。

50种原因死亡类目表。

50种原因疾病类目表。

（详见《国际疾病分类》1984年2月版）

③疾病分类中主病划分原则：在疾病分类中，主病的划分是个很重要的问题，由于没有明确规定，往往主次不分。所谓主病就是导致患者住院原因的疾病。如同时因两种以上疾病住院时，以其危害健康较大的为主要疾病。

一般划分的原则是：a. 同时患有两种以上疾病时，以收治住院的主要疾病为主如肠梗阻与肠蛔虫，以肠梗阻为主。b. 急性疾病与慢性疾病，以急性病为主。如肺炎与动脉硬化症，以肺炎为主。c. 外伤、中毒与其他疾病，以外伤、中毒为主。如中毒与肝硬化以中毒为主；外伤与慢性肝炎以外伤为主。d. 严重疾病与较轻疾病，以严重疾病为主。如恶性肿瘤与结肠炎，以恶性肿瘤为主；高血压与脑血管意外，以脑血管意外为主。e. 原发病与并发病以原发病为主。如麻疹并发肺炎，以麻疹为主。f. 同时患有跨科疾病时，以收治科疾病为主。如眼科收治白内障患者同时患心脏病，应以白内障为主，兼治心脏病。

④诊断和疗效的填写要求：a. 第一诊断要填写住院原因病。如果患者死亡则填写死亡原因病，如果患者入院后，未治疗住院原因病，而治疗另一种或多种疾病，则填写其中主要的一种病。b. 无论是第一诊断或是第二、第三诊断，都只能一种病填写一个疗效。不能一种病填写几个疗效。如果第一诊断疾病未治，则统计第二诊断疾病的疗效。余类推。c. 计算诊断符合率，一般以第一诊断为准。如果系同一系统疾病，由于病情的发展而诊断也随之变化者，亦可视为符合。如初诊为阑尾炎，确诊为肺脓肿，则应视为不符合。

（2）手术操作分类标准

①概述：世界卫生组织在1978年首次出版了国际医疗操作分类，简称ICPM。它是

ICD-9 的一个补充分类,也是 ICD-9 分类系统中的一个重要组成部分。ICPM 和 ICD-9 的编制目的是一致的。主要是为了统计、医院管理和病案资料的储存和检索,ICPM 的设计要求有下列三个方面:一是允许那些希望详细分类手术操作的人扩展该分类系统;二是适用于住院和门诊患者的分类;三是包括为了统计、管理和临床研究目的的各类操作。如探查、放射学、手术和其他诊断性、预防性、治疗性的操作。

② ICD-9-CM-3 类目表内容与编码范围(表 1-31):类目表是 ICD-9-CM-3 一书的正文,相当于 ICD-9 的卷一。它根据解剖系统分为 16 节,编号从 01.01-99.99,概述如下表。

表 1-31 ICD-9-CM-3 类目表内容与编码范围

名称	编码范围
①神经系统手术	01～05
②内分泌系统手术	06～07
③眼部手术	08～17
④耳部手术	18～20
⑤鼻、口、咽部手术	21～29
⑥呼吸系统手术	30～34
⑦心血管系统手术	35～39
⑧造血和淋巴系统手术	40～41
⑨消化系统手术	42～54
⑩泌尿系统手术	55～59
⑪男性生殖器官手术	60～64
⑫女性生殖器官手术	65～71
⑬产科操作	72～75
⑭肌肉骨骼系统手术	76～84
⑮体被系统手术	85～86
⑯其他诊断性和治疗性操作	87～99

③手术等级分类标准:根据手术的部位和操作技术难度,手术分为以下 4 个等级。a. 特等手术:凡处于要害部位(重要脏器)、操作难度极大的手术为特等手术。b. 大手术:凡处于要害部位(重要脏器)、操作难度大的手术为大手术。c. 中手术:凡介于大手术和小手术之间的手术为中手术。d. 小手术:凡处于非要害部位,操作简单的手术为小手术。

(3)疗效判定标准。凡是经过医院治疗的,无论出院或转院的伤病员,均应进行疗效判定。只判定计算出院患者的疗效,不判定计算转院患者的疗效是不正确的。特别是转院患者较多的医院，更不可忽视。否则计算出的疗效就会偏高。

①治愈：伤病员经过治疗后，症状消失，器官功能恢复，外伤创口愈合。

②好转：伤病员经过治疗后，症状减轻，器官功能较入院时明显改善。

③无效：伤病员经过治疗后，症状和器官功能较入院时相比改善不大。

④死亡：伤病员进入医院后，治疗无效而死亡者。

凡是办理入院手续后的死亡者，不论入院时间长短，均应计入死亡人数。如尚未办理入院手续，而在急诊室、门诊部、接诊室或直接送入手术室抢救的死亡者，则应计入门诊、急诊、接诊死亡人数中。

（4）抢救成功标准

①门诊抢救患者范围：a. 心跳呼吸骤停，心电示波仍有室性纤颤者。b. 呼吸已停仍有心跳或心跳已停仍有呼吸者。c. 电击伤、溺水呼吸心跳已停，但由现场到达门诊未超过1小时者。d. 各种原因引起的休克，收缩期血压低于12千帕（90毫米汞柱）者。e. 脑血管意外合并脑疝者。f. 服毒或急性中毒者。g. 持续性癫痫者。h. 外伤性出血危及生命者。i. 小儿高热、抽搐、惊厥。j. 危及生命的其他伤病者。

②门诊抢救脱险标准：凡属"门诊抢救患者范围"的门诊挂号患者，采取抢救措施后，危及患者的生命体征缓解或消失，离院或送入科室，即可定为门诊抢救脱险。

患者送到门诊、急诊室，呼吸、心跳已停止。经抢救仍不能救活的，不列入医院死亡数。未办入院手续，在手术室死亡者，统计为门诊死亡。

③住院危重患者抢救范围：危重症是指病（伤）不仅严重，而且在短时间内可能发生生命危险的病症，其范围是：a. 急性循环衰竭，包括各种休克、严重心律失常、顽固性心衰、弥散性血管内凝血。b. 急性呼吸衰竭，仅限于非慢性肺心病所致的急性呼吸功能衰竭，如呼吸窘迫综合征等。c. 急性肾功能衰竭，仅限于各种病因所致的急性肾功能衰竭。d. 其他：如急性感染性高热、各种危象、严重水电解质紊乱、非脑意外性昏迷、严重大出血、急性药物中毒、急性肝功能衰竭，急性脑水肿和脑疝。

④住院危重症患者抢救成功标准：危重症患者经抢救病情好转，脱离危险，各项生命体征稳定，主要实验室检查项目基本恢复到正常范围（病危报告撤销2天以上），达到上述标准可评定为抢救成功。如病情好转，脱离危险期，病危报告撤销2天后病情又恶化，经抢救无效而死亡者，前一次抢救算成功，后一次记为死亡。

计算抢救成功率需注意的问题：对晚期癌症及长期慢性病致多脏器功能衰竭，抢救无效死亡者不列入抢救是否成功统计。

（5）外伤切口、创口愈合等级分类标准。

①切口分类标准

第一类：无菌切口（以Ⅰ字表示），即在充分的准备下，可以做到无菌的切口，如单纯疝修补术、甲状腺切除术、单纯骨折切开复位术、开颅术等。

第二类：可能污染的切口（以Ⅱ字表示），即按手术性质，切口有沾染的可能者，如阑尾切除术、胆囊切除术、肺切除术等。某些部位（如阴囊及会阴部）皮肤不易彻底消毒，其切口也属此类。重新切开新近愈合的切口（如二期胸廓成形术的切口）及6小时以内的创伤伤面，经过初期外科处理而缝合的切口均属此类。

第三类：沾染切口（以Ⅲ字表示），即在邻近感染区，直接暴露于感染物的切口。如十二指肠溃疡穿孔缝合手术切口、阑尾穿孔腹膜炎手术切口、结核性脓肿切除切口等均属此类，与口腔通连的切口，如唇裂、腭裂修补手术切口，也属此类。

有些分类难于确定，不能定为"Ⅰ"者，可以"Ⅱ"者，不能定为"Ⅱ"者，可以"Ⅲ"计。

②切口愈合等级分类标准。

甲级：没有不良反应的优良愈合切口，用"甲"字表示。

乙级：愈合欠佳，如红肿、硬结、缝线感染、切口破裂、血肿等，但切口未化脓，用"乙"字表示。可在"乙"字后面用括号注明具体情况。

丙级：切口化脓，并因此而切开引流或敞开伤口者，用"丙"字表示。举例：单纯、疝修补术切口愈合优良者记为"Ⅰ甲"，胃部分切除切口发现血肿则记为"Ⅱ乙"，甲状腺切除切口发生化脓则记为"Ⅰ丙"，胃穿孔有腹膜炎但切口愈合优良则记为Ⅱ甲，余类推。

对使用引流物的切口，一般于48小时内取出引流物者，即按一般切口分类原则分类，引流物存留48小时以上的切口，其愈合情况可不在此统计之内。

切口例数不同于手术例数，也不同于患者例数，如一个患者先后进行2次手术，应进行2次切口统计；如一次手术有2个切口，也应按2例切口统计。

（6）医疗事故判定标准。根据1987年6月29日国务院发布的《医疗事故处理办法》的规定：医疗事故是指在诊疗护理工作中，因医务人员诊疗护理过失，直接造成病员死亡、残废、组织器官损伤导致功能障碍的。

在诊疗护理工作中，有下列情形之一的，不属于医疗事故。

①虽有诊疗护理错误，但未造成病员伤亡、残废、功能障碍的。

②由于病情或病员体质特殊而发生难以预料和防范的不良后果的。

③发生难以避免的并发症的。

④以病员及其家属不配合诊治为主要原因而造成不良后果的。

医疗事故分责任事故和技术事故。责任事故是指医务人员因违反规章制度、诊疗护理常规等失职行为所致的事故；技术事故是指医务人员因技术过失所致的事故。根据给病员直接造成损害的程度，医疗事故分为三级：

一级医疗事故：造成病员死亡的。

二级医疗事故：造成病员严重残废或者严重功能障碍的。

三级医疗事故：造成病员残废或者功能障碍的。

根据《医疗事故分级标准》，医疗事故的级别划分如下。

1）一级医疗事故：系指行为过失直接造成患者死亡的。（患者因病情重笃或疾病晚期衰竭濒临死亡，而行为人虽有过失，但属偶合因素者，不能认定为医疗事故）

2）二级医疗事故：系指行为人过失，直接造成病员严重残废或严重功能障碍的。

二级甲等医疗事故：造成下列之一情形者，列为二级甲等医疗事故：①去皮质状态（植物人）；②昏迷，临床确认不可恢复者；③痴呆；④严重智力障碍；⑤双目失明；⑥双目视力小于1米指数，经治疗不可恢复者；⑦缺少一侧眼球；⑧胃、肠或膀胱等永久性造口；⑨主要脏器受损，需依赖药物或器械维持功能，临床确认不可恢复者；⑩双手截肢；⑪双上肢功能全废；⑫一足一手截肢或功能全废；⑬双下肢功能全废或严重功能障碍（含双下肢高位截肢，双髋关节强直、双膝关节强直）；⑭双足截肢；⑮二便失禁，临床确认不可恢复者；⑯截瘫或偏瘫，肌力不足三级者；⑰慢性再生障碍性贫血；⑱二级乙等事故两条及其以上者；⑲其他相当上列情形者。

二级乙等医疗事故：造成下列之一情形者，列为二级乙等医疗事故。①视力、视野较严重损害，丧失部分工作和生活能力；②两耳全聋；③误摘一侧肾脏；④肾脏损害，临床确诊肾功能不全者；⑤偏瘫，肌力三、四级者；⑥脊柱侧弯30°以上；⑦脊柱后凸成角30°以上；⑧原有脊柱、躯干或肢体畸形，又严重加重者（除外脊柱结核病灶清除畸形加重的）；⑨双下肢肌萎缩，肌力二级以下，依赖器械也不能维持功能的；⑩一肢截肢或功能全废；⑪未婚或已婚未育男女生殖功能丧失（包括育龄妇女子宫切除，其子女已亡者）；⑫具有三级甲等两条以上者；⑬其他相当上列情形者。

3）三级医疗事故：三级甲等医疗事故：造成下列情形之一者为三级甲等医疗事故。①视力、视野损害但未丧失工作和生活能力；②双耳听力明显减退（在60分贝以上）；③声带或喉部受损伤，对发音有明显影响的；④主要脏器功能有改变（有临床和客观检查指标），但不需要借助药物或器械维持的；⑤食管损伤，吞咽困难；⑥致原正常尿道狭窄，排尿困难；⑦育龄妇女子宫切除；⑧脊柱或躯干畸形，功能有一定程度影响的；⑨主要关节功能受一定影响，但基本可坚持正常生活和工作的；⑩缺失任何一手拇指；⑪除拇指外，其余四指中缺失任何3指以上；⑫缺失任何一手2指及其掌骨；⑬前臂强直；⑭肩关节、腕、髋、膝、踝等任何之一大关节，活动度丧失达50%；⑮肘强直，活动度小于90°或中立位活动度小于10°；⑯其他相当上列情形者。

三级乙等医疗事故：造成下列情形之一者，定为三级乙等医疗事故。①主要脏器受损后功能有一定改变，有临床症状和客观检查所见的。②体腔或组织深部遗留纱布、器械、需重新实施手术的。③开错手术患者、手术部位或脏器,造成组织、器官较大创伤的。④缺失一足的全部足趾。⑤其他相当上列情形者。

（7）医疗护理差错判定标准。凡在医疗护理工作中,因责任心不强,工作粗疏,不严格执行规章、制度或违反技术操作规程等原因,给患者造成了精神及肉体上的痛苦,或影响了医疗护理工作的正常进行,但未构成医疗事故者,谓之差错。

根据医疗护理差错发生原因、情节、后果的不同,分为严重差错和一般差错。

1）严重差错：凡在医疗护理工作中,由于责任或技术原因发生错误,虽给患者造成了身心痛苦或影响了诊疗工作,但未造成严重后果和构成事故者,谓之严重差错。

医疗方面：①擅离职守或无故拒不出诊抢救等影响患者诊治或贻误抢救时机,但经发现及时采取有力措施,未导致患者严重后果者。②因开错处方或医嘱,造成患者错误用药或做错检查,增加患者严重痛苦者。③经治医师或值班医师,对新入院的患者在24小时内未进行检诊或下达医嘱、给予处者。④因工作粗疏所致病史采集不全,观察病情及查体不细致,遗漏重要的阳性体征或记录错误,导致错误诊断治疗,但未发生严重后果者。⑤因责任心不强,造成患者用药错误或穿刺部位错误,给患者造成不必要的痛苦,但未构成事故者。⑥不认真执行或错误的执行上级医生指示,影响患者诊治并增加患者痛苦者。⑦不请示报告,凭个人主观臆断,发生诊断或治疗错误,作了不该作的检查或操作,给患者造成痛苦。⑧经锁骨下穿刺,造成患者气胸者。⑨不执行操作规程,发生无菌切口感染、化脓、需切开排脓者。⑩浅手术野或组织内遗留敷料或器械异物,未造成不良后果,或深部组织遗留异物,缝合后未离开手术室即时发现,并立即取出者。⑪手术中违反操作规程,误伤了组织器官,未构成事故者。⑫手术后在伤口或体腔内留置纱条等,未按规定时间取出,增加患者严重痛苦等。⑬口腔科拔错牙又植入,且生长良好,或治疗操作不慎损伤了正常组织未造成不良后果者。⑭在助产中,不按操作规程造成会阴三度撕裂者。⑮因责任心不强,造成病案丢失。⑯其他构成事故的医疗问题。

护理方面：

①错用、漏用毒、麻、限、剧药及特殊治疗用药,未造成严重后果者。

②易过敏药物,错注入或未按规定作过敏试验即投药,未产生严重后果者。

③静脉输液或注射刺激性及浓度较大药品,漏于皮下,引起局部坏死占体表面积的0.25%以下者。

④输液输错患者、药物、剂量或输入发霉、变质、过期液体未发生严重后果者。

⑤各种注射由于消毒不严或部位选择不当,引起局部感染或因误伤神经引起神经短期麻痹,经采取措施未产生不良后果者。

⑥输错血未造成不良后果者,输血时污染血液或因加入药物发生溶血、凝血或输血瓶内掉入异物影响治疗抢救,造成浪费者。

⑦因责任心不强或护理不周,造成褥疮,Ⅱ度以下烫（烧）伤占患者体表面积0.25%

以下者。

⑧外用药物使用不当或配错浓度，引起Ⅱ度以下灼伤，占患者体表面积 0.25% 以下者。

⑨重危患者、全麻术后的患者或无陪伴患儿，因护理不当发生坠床、跌倒（或有陪伴，未向陪伴交代注意事项），致使患者发生轻度受伤者。

⑩错、漏、损坏、遗失、未及时送检重要标本（脑脊液、胸腔积液、腹腔积液、导尿液、活检组织），影响检查结果者。

⑪产妇出院抱错婴儿，经发现及时换回者。

⑫产后阴道破裂未及时处理，或会阴破裂、缝合不彻底引起出血，超过 100 mL 者。

⑬产后纱布或异物遗留阴道内，造成感染者。

⑭误用未经灭菌器械物品给患者检查或治疗，无不良后果者。

⑮术前准备不充分，致使手术停顿时间达 30 分钟以上者，为寻找敷抖、器械致延误关腹、关胸、关颅时间达 20 分钟以上者（体外找到为护士差错，体内找到为医师差错）；手术时体位不当，造成轻度压伤或功能障碍，短期内能恢复者。

⑯接错手术患者或摆错手术体位，在消毒皮肤时发现者。

⑰搬运患者时致引流管脱离，经紧急采取措施未发生不良后果者。

⑱发错重患者的治疗饮食或禁食患者误给饮食造成不良后果者。

⑲不遵守值班、交接班制度或擅离职守，患者病情发生重要变化没有及时发现和处理者。

⑳因责任心不强，造成器材损坏锈蚀，药品过期、失效变质、霉烂，价值在 100 元以下者。

㉑供应室误将未灭菌处理或灭菌处理不合格的器材发出；发错器械包或包内少放、错放主要用物影响抢救者。

医技辅助科室方面：

①错报、误报检查结果，或丢失、损坏各种检验标本，影响诊治但未造成不良后果者。

②理疗中发生Ⅱ度以下烧、烫伤，占体表面积 0.25% 以下者。

③针灸治疗引起气胸或引起感染，经采取措施未造成严重后果者。

④治疗中违反操作常规，使者遭受电击，导致不良后果者。

⑤推拿时造成患者皮肤破溃、肋骨骨折、关节错位者。

⑥配错血型、发错血，经他人发现及时纠正者。

⑦X 线摄片或透视部位发生错误者。

⑧药房配错、发错或发出发霉、变质药品，用于患者，导致不良反应者；不按技术操作规程，配错药品，造成浪费，价值在 100 元以下者。

⑨违反操作常规，造成仪器损坏、锈蚀、药品过期、变质、霉烂，价值在 100 元以

下者。

⑩其他未构成事故的问题。

2）一般差错：凡在医疗护理工作中，由于责任或技术原因发生的错误，造成了患者轻度身心痛苦或无不良后果者，谓之一般差错。

医疗方面：

①因责任心不强，查体或观察患者不细致，遗漏一般阳性体征或记录错误，但未影响诊治者。

②开错医嘱或处方、化验单，已用于患者，但未造成不良后果者。

③术后在伤口内留置纱条引流管，未按规定时间取出，但未造成不良后果者。

④因责任心不强，未按规定时间拆线，超过3天以上者。

⑤因交接班不清，使一般检查治疗中断或遗漏者。

护理方面：

①错漏重要治疗一次或一般性治疗超过3天者。

②将激素、抗生素、特效药、时间药、投药时间提前或推后2小时者。

③抄错、抄漏医嘱（含整理医嘱）已执行，造成治疗错误，但未引起不良后果者。

④错（漏）发治疗饮食或禁食患者误给饮食致使患者检查、诊断、治疗延误3天以上者。

⑤采取体液标本时，由于采错标本、贴错标签、错加抗凝剂或采集量不够而重新采取者。

⑥术前备皮刮破皮肤或误给饮食，影响手术按时进行者。

⑦因管理不善，致使在急诊抢救工作中，发生抢救器材失灵，未造成不良后果者。

⑧一般情况下发生不消毒分娩，未发生不良后果者。

⑨产妇产后会阴撕裂、缝合不细所致伤口出血者。

⑩产妇产后纱布遗留阴道内，24 h内发现取出，未发生不良后果者。

⑪喂奶时抱错婴儿，或因护理不周发生婴儿臀部轻度糜烂者。

⑫注射器或输液包内配件不全、清洗不净或莫非管倒置，消毒器械过期发给单位者。

⑬已灭菌器械使用时发现有污物或血迹者。

⑭未构成严重差错的其他护理方面的错误。

医技辅助科室方面：

①针灸扎错部位，留针未拔或扎错患者。

②穴位封闭、针灸部位发生轻度感染，经及时处理后，无不良反应者。

③损坏或丢失了病员的一般标本或错报、错发了一般性的检查结果。

④因技术操作不当，致使摄影胶片报废者。

⑤药房配错或发错一般性药物者。

⑥未构成严重差错或事故的其他错误。

（8）病案管理质量标准

①出院病案 3 日内回收率 100%。

计算公式：（出院病案总数 − 超 3 日回收出院病案数）/ 出院病案总数 ×100%

②病案整理合格率 ≥ 95%。

计算公式：（检查病案总数 − 检查整理不合格病案数）/ 检查病案总数 ×100%

③病案保管完好率 ≥ 96%。

计算公式：（检查病案总数 − 检查保管不完好病案数）/ 检查病案总数 ×100%

④查找病案准确率 ≥ 98%。

计算公式：查找病案准确数 / 查找病案总数 ×100%

⑤病案装订合格率 100%。

计算公式：（装订病案总数 − 装订不合格病案数）/ 装订病案总数 ×100%

⑥病案排架准确率 99.9%。

计算公式：（检查病案总数 − 检查错位病案数）/ 检查病案总数 ×100%

⑦病案供应率 ≥ 98%。

计算公式：实际提供病案数 / 需要提供病案数 ×100%

⑧借用病案按期回收率 100%。

计算公式：按期归还病案数 / 借用病案总数 ×100%

⑨疾病分类编码准确率 ≥ 98%。

计算公式：疾病分类编码准确数 / 疾病分类编码总数 ×100%

⑩手术分类编码准确率 ≥ 95%。

计算公式：手术分类编码准确数 / 手术分类编码总数 ×100%

病案归档范围：

①门诊病案包括门诊病案首页、诊疗记录、检查报告单。

②住院病案包括病案首页、临床科室诊疗记录、医技科室诊疗记录、护理记录、其他需要的有关资料。

（9）处方书写质量标准。

①以蓝、黑墨水中文（或拉丁文）书写，字迹清晰，无涂改。中文与拉丁文不混写。

②各项内容填写完全。包括：a. 患者姓名、性别、年龄（成人应写明实足年龄，婴幼儿应写明实足岁月）、病案号、时间（年、月、日），药品名称、剂型、规格及数量、用法、医师署名。配方人署名、复核人署名、药价。b. 药品、制剂名称、剂量应以新版药典及卫健委颁发的药品标准和常规为准，不得使用化学元素符号。c. 药品剂量及数量用阿拉伯数码书写；药品计量单位符合国家规定。片剂、丸剂、胶囊剂以片、丸、粒为单位；注

射剂以支、瓶为单位，并注明含量。药物用法应写明外用部位及注射途径，每次剂量及每日用药次数。d. 口服药品和外用药品分开不同处方，并使用不同颜色；处方中每一药名另起一行，药物次序一般可依主药、辅药、矫正药及赋形药的次序排列。

③实习医师开具的处方，要有医师签字。

④麻醉药品（含成瘾性药品）使用专用处方。

⑤普通内服药一般为3日量，不超过7日量，医疗用毒性药品不超过2日极量；第一类精神药品不超过3日常用量，第二类精神药品不超过7日常用量。如有超量，由医师重复签名。麻醉药品（含成瘾性药品）注射剂不超过2日量，片剂、酊、糖浆等不超过3日量，连续使用不超过7日量。

⑥急症用药，在处方右上角注有"急"字。

注：中医处方书写格式要求参见《医疗护理技术操作常规》。

（10）X线摄片质量标准。

①甲级片：a. 位置正确；b. 对比度、清晰度良好；c. 无污染划损；d. 铅字号码、日期完整准确，排列整齐，与被照主要部位无重叠；e. 造影片显影清晰。

②乙级片：在甲级片5项标准中，有1项不符合，则定为乙级片。

③丙级片：在甲级片5项指标中，有2项以上不符合，则定为丙级片。甲、乙、丙均为可诊断片。

④废片：由于技术不良造成不能作为诊断依据的X线片定为废片。废片率：三级医院≤2%，二级医院≤3%。

（11）病理切片质量标准。

①甲级片：切片厚度适宜、完整、无裂缝、划痕、折叠、混杂、气泡、溢液等；胞核、胞浆染色清晰；附贴位置适当，标签清洁、端正。

②乙级片：切片厚度适宜，有轻度裂缝、轻度划痕或轻度折叠，无混杂，无气泡，溢液轻微；胞核、胞浆染色清晰。

③丙级片：切片厚薄不均，不完整，有裂缝、划痕、折叠、气泡混杂并溢液明显。胞核胞浆着色不清晰或过度染色者。

④特殊染色质量判定标准：组织显色良好，能满足诊断。

三、做好应急统计

（一）应急统计的含义

应急统计在统计工作中很少有人提到。实际上应急统计是统计工作中不可缺少的组成部分，何谓应急统计，一般都具备以下四种情况。

（1）突然需要，事前无任何准备。

（2）时间紧迫，无缓冲余地，甚至马上就要。

（3）统计内容，超出常规统计范围。

（4）任务常来自非工作时间，缺乏协作支援，操作难度大。

在统计工作中，不少统计人员埋头苦干，兢兢业业，一年忙到头，但仍经常处于被动的局面之中，主要是为完成应急统计而造成的。所以在统计领域中应来一次大的改革，把统计工作中，存在的这一老大难问题，设法给予解决，使统计人员真正从这一长期的困扰中解脱出来。

（二）应急统计的地位和作用

常规统计是应急统计的基础，应急统计是常规统计的拓展和延伸，常规统计与应急统计是医院统计工作的有机结合。应急统计的地位和作用与常规统计的地位和作用一般说是一致的，但从需要的迫切性和重要性来讲，其地位与作用又是极其特殊的。由于应急统计的时间和内容是随意的，事前无法预料，在思想和行动无任何准备的情况下，要满足上级领导的要求是很难的，作为统计者又不能因为难就不办了，还必须千方百计，想尽一切办法去做，这样就必然要有大的投入，加班加点，甚至要忙几个通宵。这不仅影响常规统计工作，而且突击出来的统计信息，往往不能满足上级领导的要求。如果我们在做好常规统计的同时，又重视应急统计的建设，有充分的思想准备和有效的措施，就不会临时束手无策。虽然不能说领导要什么就能马上给什么，但准备工作做好了，我们心中有数，就能较快较好地完成任务。因此，常规统计与应急统计要并重。统计工作才会有生机、有活力，由被动变为主动。

（三）如何做好应急统计

在做好常规统计工作的同时，还必须重视和大力做好应急统计工作的一切准备。从某种意义上讲，做统计工作就是要有先见之明，首先观念要新颖，思维要敏锐，构思要明确；其次是措施要有力，准备工作要落实到位。在完成统计工作全过程中，既要有序地完成常规统计，同时又要为应急统计创造条件。

1. 摸清领导意图，做到心中有数

积极学习党的路线、方针、政策和上级卫健委门有关会议、文件精神及工作规划、计划总结有关内容；经常向领导、领导机关汇报、请示工作，了解每个时期的中心任务和领导关心的问题；参加有关的各种会议和经常针对热点、新情况、新问题，进行专题调查，分析情况，掌握医疗工作动态，通过以上活动，达到方向明确，领导意向清楚，不断增强统计人员的主动性，灵敏感和参与管理的意识，提供的统计信息，就容易符合、满足领导的需求，有较强的针对性。

2. 做好基础工作，提高应急能力

（1）统计资料要丰富多样：统计人员在做好常规统计资料科学积累、储存的基础上，要勤动脑、勤动手，经常深入科室了解情况，发现问题，搜集信息，掌握各方面的统计资料。同时还要走出去，多作横向交流，包括国内外有关的信息，均要广为收集、储存备用。

（2）统计资料要完整系统、成熟配套：在信息社会里，医院就像一个小社会，方方面面的信息很多，我们要运用统计学的方法，进行加工整理，去粗存精，按指标体系、系统、身份、病种、需要单位进行分类，编印成册（或录入计算机）既要有宏观的信息，又要有微观信息；既要有纵向的信息，又要有横向的信息，既要有面上的信息，又要有深层次的信息，使信息丰富多样，而且完整系统，成熟配套，以便急用。

表 1-32 伤病员流动情况逐日登记

| 日期 | 原有人数 | 增加人数 | | | | | | 出院人数 | | | | | 现有人数 | 住院天数 |
| | | 新人 | | | 他院转来 | 他科转来 | 合计 | 出院 | 死亡 | 转他院 | 转他科 | 合计 | | |
		在编	非编	其他										
1														
2														
3														
4														
5														
小计														
6														
7														
8														
9														
10														
⋮														
27														
28														
29														
30														
31														
小计														
合计														

注：每日一登记，5日一小计。既可看到每天的情况，也可看到5天的情况

（3）建立科学积累统计资料的过渡表：统计人员对关键的动态资料要建立科学的过渡表，随时做好登记（录入），及时进行累计，一方面可以提高工作效率，另一方面也可避免急用时数据资料过多、时间紧、计算起来容易出错的问题（表 1-32）。

（4）建立统计资料档案库：统计资料经过加工整理后，要及时建立统计台账，统计年鉴，统计汇编，统计提要，并妥善保存，有条件的单位要建立统计资料档案库。所有的资料要有编目索引，按序排列。借出资料要进行登记并限期归还，以便随时提取。否则资料

虽有，由于保管无章，临时查找困难，就易造成忙乱，影响时效性和准确性。

3. 科学运用快捷的统计方法

在提供应急统计资料时，如无现存资料可用，可充分运用统计估算、统计预测、典型调查、抽样调查及问卷调查。这些方法操作简便，节省人力、物力，易于取得较好的效果，特别是统计估算。现简要介绍如下。

（1）统计估算的意义。以实际统计资料为基础，根据事物的客观联系和发展变化的主要因素，计算某些指标的近似值，叫作统计估算。统计估算一般情况下不采用，它适用于：①缺乏或无法取得某些必要的统计资料。②需要在短时期内取得某些精确度要求不很高的统计资料。统计估算是获取统计资料的一种重要途径，它不是主观臆测，必须遵循科学的原则，运用正确的方法，才能保证估算的结果符合或接近客观实际。

（2）统计估算的基本原则：①按照事物的本质进行估算。统计估算，实质上是按照现象间已知的数量关系来计算一些未知的指标。因此，必须从复杂的联系中找出最本质的联系，才能根据它们的数量关系作出符合实际的估算。②以充分的实际统计资料为依据，使估算立足于实际，使估计有一个坚实的基础。③以影响事物发展变化的主要数据和资料作为估算的要素。估算不是按照已知的数量关系做简单的推算，它必须充分考虑引起原有数量关系改变的主要因素影响的性质和程度，并加以计算。④尽可能采用一种以上的方法和资料进行估算，把不同方法和资料估算的结果加以对照比较，相互印证，检验，避免片面性。

（3）常用的统计估算方法。

①典型估算法：用典型调查所取得的典型资料，直接推算总体的某些数值。比如，选择典型田块进行调查，取得某种作物的成本资料，根据这些资料，可以推算一定总体范围内该作物的成本构成，成本费用及人工、物料消耗数值。又如要了解医院收治一患者的平均费用，应用此法，就不必兴师动众，搞医院调查，只需按医院类型，选择少数有代表性的医院进行调查，就可得到答案。这种估算方法要求所选典型在总体中具有较高的代表性，否则估算的资料与实际情况可能有较大差距。

②因素估算法：社会经济现象，常常表现为若干互有联系的因素的综合结果，根据其中某些因素的变换，可以估算出该现象在新的条件下的数值。例如，工业生产中某些物资的总消耗量，取决于消耗该种物资的产品产量的消耗水平，这两个因素的改变，都要影响到这种物资在工业生产中的总消耗量。根据这两个因素的数值，可以计算出总消耗量的数值。又如医院收容患者数的估计，受医院开展病床数，病床使用率和病床周转次数3个因素的影响，只要其中有一个因素有变化，都要影响收容患者总数。因此，各因素数值正确与否，是运用因素估算法的关键一环。

③平衡估算法：利用现象之间的平衡关系，通过一定的平衡式，推算指标数值。比

如，在商业企业中，对某种商品的期末库存量，在未经盘点的条件下，要求得一个估算值，就可能通过下述简单平衡式加以推算：期初库存＋本期进货＝本期销售＋期末库存。显然，此式中只要本期进货与本期销售两个指标已知，就不难算出期末库存。医院伤病员流动情况统计中计算伤病员出入数也是应用这样一个平衡式：原有伤病员数＋本期增加的伤病员数＝本期出院伤病员数＋现有伤病员数。为了保证估算结果接近实际，除了已知指标要求正确以外，平衡式中包含的项目应当齐全，比较重要的项目不得遗漏。

④动态估算法：根据现象发展变化的规律性，利用统计动态分析的方法，估算现象在不同时间的数值。比如，根据工农业总产值一段时期内的平均发展速度，推算某地区若干年后工农业总产值可能达到的水平，根据历年基本建设规模和机砖、水泥、砂石等建筑材料的消耗量，估计若干年后对这些建筑材料的需要量等。我们经常遇到，作半年或年度的工作总结时，往往提前要统计数据，甚至有的全年工作总结在当年10月就要全年的数据，过去的做法是把统计的时间往前移，计算当年的数据，从头一年11月起至当年10月止。即使这样全年的数据也要到11月份才能全部获得。现在的做法是应用"动态估算法"，总的报告时间不变，用1～9月或1～10月的统计数据，除9或10，乘以12，即可得到全年的估计数，只要后2个月的情况无大变化，其效果是比较满意的。应用这种方法，妥善地解决了统计工作与总结工作的矛盾。动态估算法在统计预测中得到广泛应用，是统计预测的一种重要方法。

⑤比例估算法：以具有密切联系的诸现象之间已有的数量对比关系为依据，用相对指标估算总量指标。实际工作中用得最多的是系数推算和比重推算两种形式。系数推算是以已知的比较相对指标来推算总量指标；比重推算是以已知的结构相对指标来推算总量指标。无论采用哪种形式，比例估算法的运用，都要求以条件相似作为前提。

4. 熟练计算机技术，充分发挥计算机的功能

历史资料和新采集的资料加工整理后要及时录入计算机库，并要编好输出程序，做到什么时候要，就能什么时候提取；同时利用库存的数据、信息、通过指标计算派生出特殊需要的指标；通过国内外医院联网，从网上采取需要的信息。因此，要求统计人员要积极学习，熟练掌握计算机技术，充分发挥计算机的功能，这在提供应急统计的操作中具有极其重要的作用。

四、资料积累与利用

医院领导要及时了解、掌握医院工作的进展情况，不断发现问题，改进工作，就需要统计信息部门及时提供医院各方面有关的信息，包括定期的和动态的，以做到"胸中有数"。一些事物的内在联系和发展规律，常常要通过大量观察和反复对比才能总结出来，因此，统计人员不仅要善于组织统计资料的收集，而且还要善于将获取的资料，进行筛选，去粗取精，系统地积累起来，按统计指标体系，分门别类地存入计算机或资料库，以便随

时利用。这项工作是长期的，也是经常要做的。积累是利用的前提，只有资料积累工作做好了，才能增强统计的活力，提高统计信息利用的适应能力。在长期的统计工作中，探索出积累统计资料、利用统计资料的有效运作模式。

(一) 建立《统计台账》

《统计台账》是在收集、整理资料的基础上，利用簿记的形式按要求进行汇总整理和保存资料的一种有效方法。利用统计台账可以较迅速地向医院领导、管理部门及科室提供需要的统计资料，同时也是为《统计年鉴》《统计汇编》和《统计提要》打基础。《统计台账》根据其主要作用可分为两类。

第一类：以整理汇总为目的：此种台账通常1年为期，按月进行登记，如表1-33。

表1-33　医院门诊人次

时间	合计	内科	外科	妇科	儿科	口腔	……
全年总计							
1月							
2月							
3月							
1～3月							
4月							
5月							
6月							
4～6月							
1～6月							
7月							
8月							
9月							
7～9月							
10月							
11月							
12月							
10～12月							
7～12月							

续 表

时间	合计	内科	外科	妇科	儿科	口腔	……
去年总计							
两年对比							

第二类：以保存、积累和提供历史资料为目的：这类台账一般按年进行登记，如表1-34。

表1-34 医院门诊人次

年度	合计	内科	外科	妇科	儿科	口腔	……
总计							
1981							
1982							
1983							
1984							
1985							
1986							
1987							
1988							
1989							
1990							

以上两类台账一般在内容上大体相对应，主要区分在于第一种帐页的横标目是月、季、年；第二种帐页的横标目是年度。

1. 在建立台账时应注意的问题

（1）原则上讲台账的内容越丰富越好，能够收集到的资料都应作为台账的内容。但要注意资料来源的稳定，以保证指标的连续性。凡抽样调查性质的资料不适于用台账汇总和保存。

（2）为便于统计指标的计算，内容相关的最好设计在一张账页上。如疗效指标应与入出院动态及出院患者转归统计等内容放在一起。

（3）有关工作量统计的项目设计要细，因为如果只有"合计"，当需要查阅某一具体工作的数据时，就会发生困难。

（4）统计数字在过录到台账之前必须认真审核无误后，再往台账过录。过录后要将台账上的数字与原资料再核对一次。

（5）无论是按月还是按年登记的统计台账，其有关资料应及时过录，不能突击，避免"忙中出错"，给汇总带来不应有的困难。

（6）应用统计台账可对某一内容多次分组，从多方面观察其规律，为统计分析提供较丰富的信息。

（7）为了保证指标计算的延续性和计算方便，在收录相对数指标的同时，还要收录有关的数量指标。

2. 医院统计常用的台账内容

门（急）诊、医技（辅助）科室统计部分

（1）门（急）诊。

①门诊医疗工作量统计：包括门诊各科总的医疗工作量，各科门诊人次及总人次，各科急诊人次及总人次，急诊死亡，出诊人次、体检人次及病种、患者身份分类等。

②门（急）诊观察病床流动情况统计：包括观察病床数、留观人次、留观患者死亡人数等。

③门（急）诊抢救患者总例数、抢救成功例数、抢救成功率等。

④各项门诊治疗人次：包括门诊换药人次、注射室工作量及其他各项门诊治疗工作量。

⑤各科门诊平均每工作日病员人数。

⑥各科急诊平均每工作日病员人数。

⑦门诊各科手术例数，门诊手术总例数。

⑧门（急）诊死亡患者死因分类统计。

⑨其他。

（2）医技（辅助）。

①检验科医疗工作统计（应分临床检验、生化检验、微生物检验）。

②病理科医疗工作统计。

③放射科医疗工作统计。

④核医学科医疗工作统计。

⑤针灸科医疗工作统计。

⑥理疗科医疗工作统计。

⑦超声诊断科医疗工作统计。

⑧体疗科医疗工作统计。

⑨输血科医疗工作统计。

⑩膀胱镜室医疗工作统计。

⑪血管造影室医疗工作统计。

⑫肺功能室医疗工作统计。

⑬肌电图室医疗工作统计。

⑭脑血流图室医疗工作统计。

⑮脑电图室医疗工作统计。

⑯心电图室医疗工作统计。

⑰胃镜室医疗工作统计。

⑱药房工作统计。

⑲其他科室医疗工作统计。

住院统计部分

（1）工作效率。

①全院住院病员动态统计：包括收容患者数、出院人数、治愈人数、好转人数、无变化人数、死亡人数、未治人数、转往他院（他科）人数、现有人数、新入人数、原有人数等。

②病床利用及效率统计：病床数、实际开放总床日数、平均开放病床数、实际占用总床日数、出院者占用总床日数、平均病床周转次数、平均病床工作日、病床使用率、出院者平均住院日等。

③手术情况统计：手术总例数，特、大、中、小手术例数，麻醉例数等。

（2）诊断质量。

①门诊诊断与出院诊断符合率。

②临床初诊与出院诊断符合率。

③临床初诊待诊率。

④临床诊断与病理诊断符合率。

⑤三日确诊率。

⑥手术前后诊断符合率。

（3）医疗质量。

①治愈率。

②有效率。

③病死率。

④危重患者抢救成功率。

⑤无菌切口初期愈合率。

⑥治愈者平均住院日。

⑦责任事故统计。

⑧技术事故统计。

⑨医疗护理差错分类统计。

⑩医疗护理差错发生科室统计。

⑪医疗护理差错发生的技术人员职务分类统计。

⑫门诊诊断与出院诊断不符、待诊统计。

⑬临床初诊与出院诊断不符、待诊统计。

⑭手术前后诊断不符、待诊统计。

⑮临床死亡诊断与病理尸检诊断不符、待诊统计。

⑯手术并发症发生率。

⑰无菌切口感染率。

⑱交叉感染率。

⑲输血反应率。

医院管理统计部分

（1）经济管理。

①医院业务收入总金额。

②门（急）诊收入金额。

③住院业务收入金额。

④床位费。

⑤差额预算拨款。

⑥专项拨款。

⑦医院业务支出总金额。

⑧门（急）诊业务支出金额。

⑨住院业务支出金额。

⑩医疗设备购置费及维修费。

⑪患者欠费金额、患者欠费率。

⑫患者每门诊人次平均开支。

⑬患者住院每日人均开支。

⑭地方患者每门诊人次平均开支。

⑮地方患者住院每日人均开支。

⑯其他。

（2）其他。

①大型医疗仪器设备完好率。

②大型医疗仪器设备使用率。

③图书流通率。

④全院人员出勤率。
⑤全院人员在位率。

（二）建立《统计汇编》《统计年鉴》

《统计汇编》或《统计年鉴》，简称《汇编》或《年鉴》。《汇编》的时间可以是 1 年，也可以是 10 年、20 年或更长；《年鉴》一般为 1 年。

1. 《汇编》《年鉴》的主要内容

（1）前言或综合性的统计分析。

（2）医院基本情况：包括医院占地面积，业务、办公、生活用房面积，医疗体系单位人数，医院病床（编制、实有），人员（各类人员分类、职称、学历），医疗仪器设备，科研教学及后勤保障等情况。

（3）工作效率：包括门诊患者人次、平均日门诊人次、每床日门诊指数、急诊患者人次、急诊观察人次、急诊抢救人次、门诊手术例数、收容患者人次、出院患者人次、病床使用率、病床周转次数、出院者平均住院日、术前平均住院日、住院手术例数、每百床手术指数、平均日住院手术例数、手术分类例数、麻醉例数、各种麻醉分类例数、手术死亡情况，平均每日占用病床数、平均病床工作日及医技、辅诊各科室工作量指标等。

（4）医疗质量：包括全院各科出院患者诊断、治疗情况，如门诊诊断与出院诊断符合例数和诊断符合率、入院诊断与出院诊断符合数和诊断符合率、手术前后诊断符合数与诊断符合率、X 线诊断与术后诊断符合数和诊断符合率、临床与病理诊断符合数和诊断符合率、住院患者门诊待诊数和待诊率、住院患者初诊待诊数和待诊率、入院 3 日确诊数和确诊率、门诊（急诊）抢救脱险例数和抢救脱险率、住院危重患者抢救成功例数和抢救成功率、治愈人次和治愈率、治愈好转患者人次和治愈好转率、治愈出院人次和治愈出院者平均住院日、无菌手术切口甲级愈合例数和甲级愈合率、门诊处方合格数和合格率、摄片甲级数和甲级片率、病理切片优片数和优片率、甲级病案数和甲级病案率、X 线检查阳性例数和阳性率（CT、磁共振同）等。

（5）护理质量：包括病区管理合格率、护理技术操作合格率、基础护理合格率、特护、一级护理合格率、急救物品准备合格率、常规物品消毒灭菌合格率、5 种护理表格书写合格率等。

（6）医药经费：包括全年上级拨款、全年门诊、住院、医技科室、医药费及其他费收入，全年各类医药经费开支情况等。

（7）管理质量：包括医疗事故发生起数和发生率，医护差错发生起数和发生率、院内感染发生数和感染率、手术并发症发生例数和发生率、无菌手术切口感染例数和感染率、甲级病案率、处方合格率、尸检率、陪护率、工作人员发病率、患者入院后褥疮发生率、麻醉死亡率、住院产妇死亡率、活产新生儿死亡率、伤病员满意率等。

此外，也可根据需要另设项目。

2. 编制《汇编》《年鉴》应注意的问题

（1）编制《汇编》《年鉴》，以《统计台账》为主要依据，但要有重点，有分析。

（2）在大量应用统计表的同时，还要注意统计图和文字分析的应用，力求做到数据充实，有说服力，而且要图、表、文字协调适度、生动活泼。

（3）要反复核对，确保数据准确，避免出现前后矛盾，影响质量。

（4）《汇编》《年鉴》内容涉及面广，有些内容属保密范围，分发范围不宜过宽，并要求妥善保管，严防丢失。

（5）注意统计资料的及时性，提高《汇编》《年鉴》的应用价值。统计人员应合理安排时间，提前做好准备，力争早日复印、发出。

在编制《统计台账》《统计汇编》《统计年鉴》等资料时，要充分利用计算机操作，其效率与效果都比手工操作要高得多。编制以上资料，主要是便于积累资料，便于利用资料，提高统计工作效率和应急能力，更好地为领导、上级服务。因此，上述工作必须认真做好，保持其连贯、系统、完整、配套的特点。如果条件允许，还可在此基础上，编制《统计提要》。顾名思义，《提要》是框架性的粗线条，一般是宏观的、主要的指标，时间可以长一些（10年、20年或更长），但至少不能少于1年。资料的内容可根据医院的情况与需要，作适当的调整。以上资料都要存入资料档案库，长期妥善保存。有了上述资料，无论何时取用，都很方便。

（三）统计资料的利用

当统计资料汇总后，接着就是上报、反馈，同样的资料由于报告、反馈的形式不同，所起的作用也各有所异。根据医疗统计终末质控和环节质控的内容，以《统计简报》和《统计信息》的形式，效果甚佳。

1. 建立《统计简报》

《统计简报》是一种反映终末质控中医疗工作数质量情况的报告，使医院领导、机关、科室及时了解每月（季、半年、年）的医疗工作情况。由于《统计简报》内容简短扼要，分析与情况紧密结合，既能看到成绩和进展步幅，又能看到不足之处和影响因素，同时报告及时，颇受领导和各级管理人员欢迎。上报时间，一般要求在每月下旬完成。其格式和内容如下表1-35。

表 1-35　统计简报

年第　期＊（总第　期）

×医院医务统计室　　　　　　　　　　　　　　　　　　　　　年　月　日

年　月医院工作情况

1. 工作效率

（1）总量指标

指标	目标值	完成值	与目标值比（±）	与去年同期比（±）
门诊患者总人次				
其中：急诊患者占（％）				
收容患者次				
手术总例数				
其中：大手术以上例数				
出院患者平均住院日				
其中：				
普通患者				
外科患者				
内科患者				
其他科患者				
术前平均住院日				

（2）床位利用情况

指标	目标值	完成值	与目标值比（±）	与去年同期比（±）
病床使用率（％）				
病床周转次数				
患者占床（张）				
病床利用指数				

续 表

(3) 医技科室工作量

指标	目标值	完成值	与目标值比（±）	与去年同期比（±）
摄片张数				
CT检查人次				
磁共振检查人次				
同位素检查人次				
血管造影检查人次				
放射治疗野次				
超声检查人次				
病理检查人次				
临床检验件数				
生化检验件数				
微生物检验件数				
用血量（袋）				
胃镜检查人次				
心电图检查人次				
麻醉例数				
血液透析人次				
激光治疗人次				

2. 医疗质量

（1）诊断质量指标

指标	目标值	完成值	与目标值比（±）	与去年同期比（±）
门诊与出院诊断符合率（%）				
临床初诊与确诊符合率（%）				
手术前后诊断符合率（%）				
放射与术后诊断符合率（%）				
临床与病理诊断符合率（%）				
入院3日确诊率（%）				

续 表

(2) 诊断质量指标

指标	目标值	完成值	与目标值比（±）	与去年同期比（±）
治愈率（%>）				
治愈好转率（%）				
病死率（%）				
无菌手术甲级愈合率（%）				
手术并发症发生率（%）				
无菌手术切口感染率（%）				
门诊患者抢救脱险率（%）				
住院患者抢救成功率（%）				

3. 管理质量指标

(1) 医疗收费（万元）

指标	目标值	完成值	与目标值比（±）	与去年同期比（±）
门诊收费				
其中：药品费				
检查费				
治疗费				
其他				
住院收费				
其中：床位费				
药品费				
检查费				
治疗费				
手术费				
血费				
护理费				
材料费				
其他				

续表

(2) 其他

指标	目标值	完成值	与目标值比（±）	与去年同期比（±）
甲级病案率（%）				
院内感染率（%）				
陪护率（%）				
成分输血率（%）				
尸检率（%）				
医疗事故发生率（%）				
医护差错发生率（%）				

4. 开展新手术、新疗法、新技术情况

开展项目	初步效果	水平	水平

5. 简要分析

（1）熟悉资料，掌握情况：资料是否齐全，准确可比；要弄清事物的构成因素、特点、发展规律及其有关的情况。

（2）分析资料，选好分析的重点：对资料进行综合对比（与计划、往年同期、各科之间）。可从以下几个方面找突破口：看事物内部结构是否合理；看事物相互之间的关系是否正常；看计划完成情况；看综合指标发展是否平衡；看新问题、新情况、新苗头的发展趋势和影响；考虑和结合领导关心的问题及中心问题等。

（3）进一步充实资料：如资料不全，说服力差，还需进一步采取快速的专题调查，充实资料。

（4）根据上述资料，以医疗为主题写分析，包括：总的评价、服务态度、工作效率、医疗质量、存在问题及原因、预测未来、改进意见或希望。

（5）文字要精练，重点要突出，措施要有力。

注：1. 初步效果分：优、良、一般；2. 水平分：国际、国内

2. 建立《统计信息》

《统计简报》与《统计信息》反映的内容是不同的，前者是终末质控的一些统计信息，基本上是患者在医院诊治的全过程，它是定期的，按月、季、半年、年统计的，内容固定，系统，有连贯性。而后者是环节质控的一些统计信息，内容不固定，主要是患者在医院诊治中出现的新情况、新问题及医疗工作动态中突出的热点问题，统计人员抓住这些问题，有针对性地进行调查研究，不定期向领导、上级写出报告。以上两种统计报告，一个是定期的，反映全局性的问题；一个是不定期的，反映环节动态性的问题，两者相辅相成，合成一体，恰到好处。

《统计信息》的格式和内容举例如下。

例1

统计信息

年第　期＊（总第　期）

××医院医务统计室　　　　　　年　月　日

从头两个月医疗指标完成情况看今年医疗工作前景

1. 任务完成情况

今年，全院同志在开展"深化优质服务，一切为了伤病员"的活动中，精神振奋，信心十足，虽在诸多因素影响下，头两个月的医疗工作仍取得了较好成绩。见下表1-36。

表1-36　1995年1、2月三大医疗指标完成情况

指标	1995年 1～2月	1994年 1～2月	与94年比 （±）	与计划比 （±）
门诊患者次	116 134	103 859	+12 275	−533
收容患者次	2816	2674	+142	−17
医疗收费（万元）	999.28	725	+274.28	−0.72
实际工作日	43	46	3	

上述统计表明以下几点。

（1）今年头两个月与去年同期比，门诊患者人次、收容患者人次、医疗收费均分别增加11.82%、5.31%和37.83%，这为今年的医疗工作开了个好头。

（2）今年头两个月与计划比，三个指标均以微弱的差距未完成计划。究其原因：一是今年头两个月实际工作时间短；二是收容患者数和医疗收费目标值分别上调36.25%和57.89%，尤以后者上调的幅度比较大；三是受病房搬迁、床位调整、工作不适应等因素的影响。

（3）头两个月三大医疗指标未完成计划，引申出一个大家关注的问题，即全年计划能不能完成。现就此问题作简要分析。

2. 有利因素及优势

我院经过长期的努力，形成了自己的特色和优势，近年来在原有的基础上又添新花。

（1）新建的一流的医疗大楼正式启用，较好地改善了患者的住院条件。

（2）增添了一批具有国内外先进水平的配套设施和医疗仪器，有利于提高我院的诊治水平。

（3）1994年我院增加了10%的高干病房，这使高干患者住院难的问题将有所缓解。

（4）继荣获国际爱婴模范医院称号后，在医疗、科研、教学、保健上又迎来了一批成

果，我院声誉不断上升，来院就诊的患者继续保持旺盛的态势。管理水平明显增强。

（5）2月以后进入收治患者的黄金时段，同时影响收治患者的主客观不利因素相对减少。从月份看，三大医疗指标完成效果居首位的是3月、4月，其次是11月、12月，第三是5~10月，最差是1月、2月。

3. 措施及对策

（1）加大管理力度，严格执行各项制度，彻底消除不安全的因素，把问题消灭在萌芽、潜伏期，确保患者安全。

（2）大力缩短患者非治疗时间，使出院患者平均住院日再缩短1~2天。

（3）合理使用病床，使病床使用率不低于93%。

（4）加强财务管理，严格收费制度，堵漏费，清欠款，增收节支，提倡勤俭办院。

（5）以文明、优质、高效、安全、低耗取胜，多收快治，以高分通过"三甲"评审。

4. 结论

综上所述，我院有上级的关心支持，有院领导的精心运筹，有较强的综合实力，再加上全院同志的拼搏努力，全年的目标是能够实现的，前景是乐观的。

例2

统计信息
年第　期（总第　期）

××医院医务统计室	年　月　日
加强病室管理　　提高春节期间病床使用率	

1. 情况

多年统计资料表明，春节期间患者大量出院，病床使用率大幅度下降，1991年春节期间，病床使用率仅69.91%，有近30%的病床空置，影响了全院及各科2月份收容任务的完成。

2. 改善的办法

（1）各科室对春节期间要求提前出院的患者，要区别对待，确系符合出院标准的，应及时出院；不符合标准的要说服患者安心住院治疗，防止节前出院节后又因同一疾病入院。

（2）春节期间出院患者较多，各科室应积极组织和通知候床患者入院，使病床使用率保持在80%以上。

（3）春节后患者入院较多，各科室要做好短时间大量收容患者的准备，让患者能及时入院治疗。

院领导看了这个信息，觉得很好，在周会上向各科室作了布置。由于措施有力，当年2月份医疗工作成绩显著，走出了低谷。收容患者，医疗收费分别超过计划和上年同期水平，而且增长的幅度也比较大。这个例子说明《统计信息》在医院管理工作中产生的积极作用。

（王绍梅）

第四节 医院管理常用医学统计方法

一、资料的初步分析

（一）统计资料的整理

统计资料的整理，就是将收集到的大量分散的原始资料，有目的、有计划地进行科学加工，使资料系统化、条理化，以便进行统计分析。一般分为审查、设计分组、拟制整理表、归组四个步骤。这四个步骤是紧密相连、缺一不可的，其中以审查这一步最为重要。审查不仅是资料质量的保证，而且是对产生、加工这些资料的部门和个人工作的检验。因此，在审查资料的过程中，一定要按规定要求，认真负责，决不能马虎草率。

（二）频数分布

1. 频数表的编制

相同观察结果出现的次数称为频数。将所有观察结果的频数按一定顺序排列在一起便是频数表。编制频数表的主要目的，一是化简数据，二是便于考察观察结果的分布特征。

对于定性观察结果，所有观察结果就是二分类或多分类的类别。如表1-37是108名患者的心电图检查结果频数表。表1-37中频率等于频数除以合计数之商、各分类频率之和等于100%。

累积频率是将频率依次累加的结果。

表1-37 108名患者的心电图检查结果频数表

类别	频数	频率（%）	累积频数	累积频率（%）
正常	45	41.7	45	41.7
异常	63	58.3	108	100.0
合计	108	100.0		

对于定量测量结果，通常不一一列出各测量值的频数。此时，应将所有测量值中最小值与最大值之间的范围划分成若干等长度的组段，以各个组段内的变量值个数作为频数。由于样本量有限，组段的数目不宜过多或过少，通常取10个左右。各组段首尾相接，每个组段都有下限L和上限U（在频数表中，上限通常省略），测量值X的归组统一规定为$L \leq X < U$。起始组段的下限和最后一组的上限应分别包含最小值和最大值。下限L和组距的选取以方便阅读为原则。拟定好组段后，将原始观察值逐个归组、划记，最后计数形

成频数表。如表 1-38 是某病 157 例治愈者的住院日数分布。

2. 频数表的用途

（1）是大样本数据（不限于计量资料）常用的表达方式。

（2）便于观察数据的分布类型。

医学研究中常见资料分布类型可分为正态分布和偏态分布两类。正态分布的频数分布特征是：单峰分布，中间组段的频数最多，离中间组段越远的频数分布越少，中间组段两侧的频数分布对称。不具有以上特征的单峰分布称偏态分布，如表 1-38 资料即为偏态分布。将频数表绘制成直方图，可更清楚地看出资料分布的特征。在统计分析时常需根据资料的分布形式选择相应的统计指标。

表 1-38　某病治愈者住院日数分布

住院天数	治愈者频数	累积频数
0 ~	3	3
5 ~	39	42
10 ~	49	91
15 ~	23	114
20 ~	13	127
25 ~	8	135
30 ~	7	142
35 ~	4	146
40 ~	4	150
45 ~	1	151
50 ~	1	152
55 ~	2	154
60 ~	1	155
65 ~	1	156
70 ~	0	156
75 ~ 80	1	157
合　计	157	—

（3）便于发现资料中远离群体的某些特大或特小的可疑值，必要时经检验后舍弃。

（4）当样本含量足够大时，各组段的分布频率作为分布概率的估计值。

（三）相关性分析

医院管理工作中，经常需要分析两事物间的相关性。资料类型不同，需选择不同的相关类型来度量。现介绍几种相关方法。

1. 计量资料的相关

将表1-39中第（2）、（3）列绘成散点图如图1-11。由图可见，随着住院日增加，住院费用相应增加，散点呈直线趋势。这种直线关系的方向和密切程度，可用直线相关系数r来描述。r无单位，取值在 -1 ~ 1。若Y随X增加而增加，r为正，称为正相关；若Y随X增加而减少，r值为负，称为负相关。r的绝对值越接近1，相关越密切；越接近0，相关越不密切。

表 1-39　某医院疝治愈者住院日与住院费用

编号	住院日（天）X	住院费（元）Y	X_2	Y_2	XY
（1）	（2）	（3）	（4）	（5）	（6）
1	3	13	9	169	39
2	6	17	36	289	102
3	7	26	49	676	182
4	8	29	64	841	232
5	9	31	81	961	279
6	10	28	100	784	280
7	11	36	121	1296	396
8	13	46	169	2116	598
合计	67 ΣX	226 ΣY	629 ΣX_2	7132 ΣY_2	2108 ΣXY

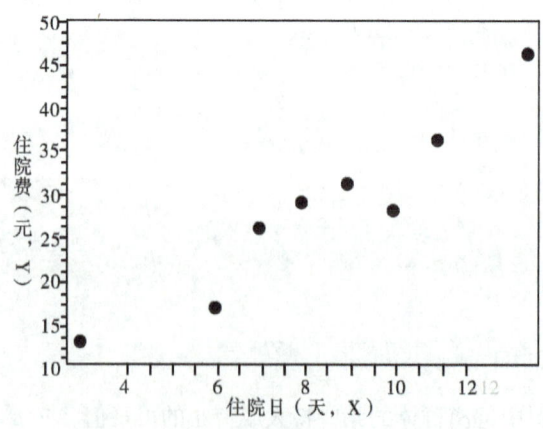

图 1-11　某医院疝治愈者住院日与住院费用

$$r = \frac{\sum(X-\bar{X})(X-\bar{Y})}{\sqrt{\sum(X-\bar{X})^2 \sum(X-\bar{Y})^2}} = \frac{\sum XY - (\sum X)(\sum Y)/n}{\sqrt{\sum X^2 - (\sum X)^2/n \, [\sum Y^2 - (\sum Y)^2/n]}}$$

$$= \frac{215.25}{\sqrt{67.875 \times 747.5}} = 0.9556$$

由于抽样误差的存在,求得 r 值后,需要查 r 界值表,以判断两变量是否存在直线相关关系。本例 r > 界值 $r_{0.01, n-2} = 0.834$,故认为疝治愈者住院日与住院费用呈正相关。

本法仅适用于二元正态分布或经变换后服从二元正态的资料,否则宜作等级相关分析。r 值必须经过显著性检验方能作结论。解释时注意,相关仅说明两现象数量上存在直线关系,并不能证明事物间有因果关系。

2. 等级资料的相关

对等级资料或散点图上两变量呈非直线关系的资料,宜用等级相关系数描述相关关系。此处介绍 Spearman 等级相关系数 r_s,其意义与 r 相同。

[例 4-1] 某医院观察 10 个科室的 2343 名患者的危重病例率(%)、治愈率(%)所得资料见表 1-40。试进行相关分析。

表 1-40 某医院危重病例率与治愈率的相关分析

编号	科别	危重率(%)		治愈率(%)		d	d^2
		X	秩次	Y	秩次		
(1)	(2)	(3)	(4)	(5)	(6)	(7)	(8)
1	妇产	0.7	1.0	97.3	10.0	-9.0	81.00
2	皮肤	1.4	2.5	95.0	8.5	-6.0	36.00
3	五官	1.4	2.5	89.4	7.0	-4.5	20.25
4	儿科	2.3	4.5	95.0	8.5	-4.0	16.00
5	内三	2.3	4.5	88.5	5.0	-0.5	0.25
6	内一	5.9	6.5	72.1	2.5	4.0	16.00
7	内四	5.9	6.5	72.1	2.5	4.0	16.00
8	外一	9.9	8.0	88.5	5.0	3.0	9.00
9	外二	16.1	9.0	88.5	5.0	4.0	16.00
10	内二	31.5	10.0	66.6	1.0	9.0	81.00
							$\sum d^2 = 291.50$

计算步骤如下:

(1) 将 X、Y 分别由小到大排序并编秩次(顺序号),观察值相等时平均秩次,结果见表 1-40 第(4)、(6)栏。

（2）计算每对观察值秩次的差值 d 及 d^2，见表 1-39 第（7）、（8）栏。

（3）计算 $r_s = \dfrac{6\sum d^2}{n(n^2-1)} = 1 - \dfrac{6 \times 291.50}{10(10^2-1)} = -0.7667$ 式中 n 为样本含量。

（4）r_s 的校正。相同秩次较多时，影响 $\sum d^2$ 值，需校正。按表 1-41 计算 $T_X = \sum\limits_{i=1}^{k}(t_i^3 - t_i)/12$，$t_i$ 为第 i 组相同秩次的个数，k 为相同秩次的组数。计算结果 $T_X = 18/12 = 1.5$。

同理计算 $T_R = 36/12 = 3$。则

$$r'_s = \dfrac{(n^3-n)/6 - (T_X + T_Y)\sum d^2}{\sqrt{[(n^3-n)/6 - 2T_X][(n^3-n)/6 - 2T_Y]}}$$

$$= \dfrac{(10^3-10)/6 - (1.5+3) \times 291.50}{\sqrt{[(10^3-10)/6 - 2\times 1.5][(10^3-10)/6 - 2\times 3]}} = 0.8162$$

表 1-41 T_X 的计算

组次 i	秩次个数 t_i	t_i^3	$t_i^3 - t_i$
（1）	（2）	（3）=（2）^{3}	（4）=（3）-（2）
2.3	2	8	6
4.5	2	8	6
6.7	2	8	6
合计	—	—	18

按 n = 10，$r'_s = -0.8162$，查 r_s 界值表，得 $r_{0.05,10} = 0.648$。令 $|r'_s| > r_{0.05,10}$，P < 0.05，危重病例率与治愈率呈负相关关系。

为推断事物的两标志间有无相关关系，常对计数资料或等级资料做 x^2 检验。但 x^2 检验只能作出有无关系的推断，要说明相关的密切程度，可计算列联系数。由于列联系数本身无法进行假设检验，相互之间又难以比较大小，故在实际工作中应用较少。

3. 相关分析的正确应用

（1）有效范围：相关系数的意义仅限于原资料中 X 变量值和 Y 变量值的实测范围，超出这个范围就不一定仍保持现有的直线关系了。如在动物实验中考察食量（X）与所增体重（Y）之间的关系，在一定食量范围内，X 与 Y 之间具有正相关关系；而当食量超过可以被吸收的限度时，二者之间将不再是直线相关关系。

（2）合并问题：两个（或几个）样本相关资料能否合并为一个样本进行相关分析，应审慎对待。图 1-12 给出了两种错误合并的示意。A 图表示原本无相关的两个样本在合并之后显示出相关关系；B 图表示原来有相关的两个样本由于合并而变得无相关了。

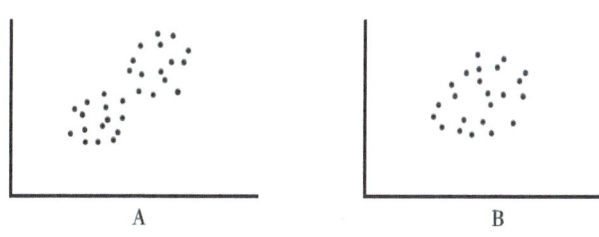

图 1-12　相关资料错误合并示意图

（3）相关分布：用最小二乘法计算相关系数，要求资料属二元正态分布，在小样本中，观察点的分布要比较均匀。否则需进行变量变换，或用其他的方法分析。

（4）正确解释：相关分析只是以相关系数来描述两个变量间相互关系的密切程度和方向，并不能揭示两事物或现象间存在联系的本质。相关并不一定就是因果关系，切不可单纯依靠相关系数的显著性"证明"因果关系的存在。要证明两事物间的因果关系，必须凭借专业知识从理论上加以阐明。但是，当事物间的因果关系被认识前，相关分析可为理论研究提供线索。

（四）圆形分布资料的分析

某些类型的资料具有周而复始的性质，如角度、昼夜时间等。这类资料不适合用算术均数表示其平均水平。如 1、2、23 点都在夜里，而其均数 8 点 40 分却在上午。应使用圆形分布法计算其平均水平。月份资料以 12 个月为 1 个周期，也可用圆形分布表示。

［例 4-2］某医院 3192 例正常分娩产妇的分娩时间见表 1-41（1）和（4）栏，计算其平均时间。

计算步骤：

（1）列计算表，见表 1-42。

（2）将组中值化为角度，即每小时为 15 度，24 小时为 360 度，24 点为零点。

（3）查出转换角的正弦、余弦值，将其乘以各组的频数。

（4）计算角度 a，再转换成时间：

$$x = \frac{\sum f\cos a}{n} n \qquad y = \frac{\sum f\sin a}{n}; \qquad r = \sqrt{x^2 + y^2}$$
$$\cos \bar{a} = x/y \qquad \sin \bar{a} = y/r$$

将数据代入得：

$r = 0.178\ 51$；$\sin \bar{a} = 0.326\ 31$；$\cos \bar{a} = -0.945\ 27$

查反正弦或反余弦，得 $\bar{a} = 161°$，相当于 10 点 44 分。

查圆形分布 r 界值表 $r_{0.01(500)} = 0.095\ 9$，令 $r > r_{0.01(500)}$，故 $P < 0.01$，显著，说明昼夜的分娩时间存在集中趋势，在上午 10 点 44 分左右。

表 1-42　某医院 3192 名正常分娩产妇的分娩时间分布

时间 (1)	组中值 (2)	转换角 α (3)	分娩数 f (4)	sin α (5)	cos α (6)	fsin α (7)	fcos α (8)
0	0.5	7.5	98	0.130 53	0.991 44	12.791 94	97.161 12
1	1.5	22.5	87	0.382 68	0.923 88	33.293 16	80.377 56
2	2.5	37.5	94	0.608 76	0.793 35	57.223 44	74.574 90
3	3.5	52.5	95	0.793 35	0.608 76	75.368 25	57.832 20
4	4.5	67.5	112	0.923 88	0.382 68	103.474 56	42.860 16
5	5.5	82.5	114	0.991 44	0.130 53	113.041 60	14.880 42
6	6.5	97.5	147	0.991 44	-0.130 53	145.741 68	-19.187 91
7	7.5	112.5	159	0.923 88	-0.382 68	146.896 92	-60.846 12
8	8.5	127.5	193	0.793 35	-0.608 76	153.116 55	-117.490 68
9	9.5	142.5	248	0.608 76	-0.793 35	150.972 48	-196.750 80
10	10.5	157.5	256	0.382 68	-0.923 88	97.966 08	-236.513 28
11	11.5	172.5	182	0.130 53	-0.991 44	23.756 46	-180.442 08
12	12.5	187.5	120	-0.130 53	-0.991 44	-15.663 60	-118.972 80
13	13.5	202.5	133	-0.382 68	-0.923 88	-50.896 44	-122.876 04
14	14.5	217.5	125	-0.608 76	-0.793 35	-76.095 00	-99.168 75
15	15.5	232.5	120	-0.793 35	-0.608 76	-95.202 00	-73.051 20
16	16.5	247.5	133	-0.923 88	-0.382 68	-122.876 04	-50.896 44
17	17.5	262.5	130	-0.991 44	-0.130 53	-128.887 20	-16.968 90
18	18.5	277.5	128	-0.991 44	0.130 53	-126.904 32	16.707 84
19	19.5	292.5	124	-0.923 88	0.382 66	-114.561 12	47.452 32
20	20.5	307.5	106	-0.793 35	0.608 76	-84.095 10	64.528 56
21	21.5	322.5	104	-0.608 76	0.793 35	-63.311 04	82.508 40
22	22.5	337.5	100	-0.382 68	0.923 88	-38.268 00	92.388 00
23	23.5	352.5	84	-0.130 53	0.991 44	-10.964 52	83.280 96
合计	-	-	3192	-	-	185.901 30	-538.612 56

应用注意：①呈单峰分布的资料才适合用圆形分布法；②从 $\sin \bar{a}$ 和 $\cos \bar{a}$ 所得的结果应相等，否则计算有误；③当正弦或余弦值为负时，要注意平均角所在象限。

（五）增长率的计算

最简单的增长率计算公式是：

$G_t = 100(X_t/X_{t-1} - 1)$

式中，G_2 为简单增长率，X_t 为时间 t 处的序列值。例如，1981—1982 年间的门诊人次年增长率为：

$G_1 = 100(737\,514/647\,766 - 1) = 13.86\%$

若增长率以年率表示，则允许它与季率、月率及多年率直接比较，其公式为：

$G_2 = 100[(X_t/X_{t-1})^{m/n} - 1]$

式中，G_2 为年度化的增长率，m 为 1 年中的时期个数，n 为所跨时期总数。例如，如果月度数据被年度化，则 m = 12（1 年有 12 个月）；如果季度数据被年度化，则 m = 4。如，1980 年第四季度到 1983 年第四季度之间门诊人次年度化增长率计算如下：

$G_2 = 100[(203\,519/165\,300)^{(4/12)} - 1] = 7.18\%$

增长率计算的另一种变形是求某一个时间跨度的几何均数，其优点是减小了起点与终点的选择对计算结果的影响，更具实际意义。计算公式为：

$G_3 = (R_1 \times R_2 \times \cdots \times R_n)^{1/n}$

式中 R_i 为增长率。若 n 较大，实际计算时可将其转化成对数形式：

$G_3' = (\ln R_1 + \ln R_2 + \cdots \ln R_n)/n$

$G_3 = \exp(G_3')$

为避免增长率为负数时无法计算 G_3，一般先将增长率加 1 变成发展速度，计算完成后将结果减 1 还原成增长率。

二、预测方法

预测是指在一定的理论指导下，以事物发展的历史和现状为出发点，以统计资料和调查研究资料为依据，在对事物的发展过程进行深刻的定性分析和严密的定量计算基础上研究并认识事物发展变化的规律，进而对事物发展的未来演变作出科学的推测。简单地说就是根据过去和现在预测未来，根据已知推测未知，根据主观的经验和客观的资料、影响的因素和演变的逻辑，寻求事物的未来发展规律。

预测是决策的前提，任何决策都离不开科学的预测。预测是现代化管理不可缺少的一个重要手段，越来越受到人们的重视。人类社会各个领域都有预测问题。预测方法的分类很多，总的来说有调研预测、抽样预测、数学模型预测等。哪些方法适用于医院管理预测，目前尚无一个确切的说明。通过多年的实践，我们认为以下几种预测方法简便易行，比较适用。

（一）移动平均预测

移动平均预测是对某一期数据，取前 n 个数进行平均，n 个数的权数相同。经过移动平均，可取消数据列中异常的因素，对数据进行修匀。一般情况下，如果数据没有明显的周期变化和趋势变化，可用第 t 期的一次移动平均值作为 t+1 期的预测值。如预测某医院的门诊人次，可用 3 年（或 4 年）的实际门诊人次的算术平均数，作为下一年的预测值。

在一次移动平均的基础上，应用移动平均的原理，还可以一次移动平均的平均值为原始数据，进行二次甚至多次移动平均，使数据得到进一步修匀，使其显现线性趋势。

移动平均预测法是同等对待每个数据对未来的影响的。实际上，常常是较新的资料更能反映事物的发展趋势，愈新的资料愈能反映近期数据的客观情况。这就需要采用加权平均预测法。例如，在头 3 年加权移动平均中，可使最近 1 年（门诊人次为 M_1）权数为 3/6，前第 2 年（门诊人次为 M_2）权数为 2/6，前第 3 年（门诊人次为 M_3）权数为 1/6，这就是简单的加权平均。权数可根据具体情况进行选择，按此方法，某年的预测值为：$F=(3M_1+2M_2+M_3)/6$。

其他类似的方法有：直观判断预测、抽样预测、趋势预测等。

（二）回归预测

回归预测是通过对观察值拟合回归方程，然后根据回归方程进行外推预测，即根据自变量的变动推算因变量的变动。所用变量资料可以是静态的，也可以是动态的。统计预测主要是应用动态回归分析方法。但必须注意，运用回归方程数学模型进行动态外推预测，当所要预测的现象，在过去和未来的发展变化情况相对稳定，没有太大不同时，所作的预测才是可靠的。

在回归预测中，根据回归预测模型的形式，有如下四种类型。

（1）一元线性回归。如 $\hat{y}=a+bx$。

（2）多元线性回归。如 $\hat{y}=a+b_1x_1+b_2x_2$。

（3）一元非线性回归。如 $\hat{y}=ae^{bx}$。

（4）多元非线性回归。如 $\hat{y}=a+b_1x_1^2+b_2x_2$。

对一元线性回归，估计 a 和 b 的计算公式为：

$$b=\frac{\sum xy-(\sum x)(\sum y)/n}{\sum x^2-(\sum x)^2/n}; \quad a=\bar{y}-b\bar{x}$$

对 x_0 点的预测值及其标准误为

$$\hat{y}_0=a+bx_0; \quad S(\hat{y}_0)\sqrt{\left[\frac{\sum(y_i-\hat{y}_i)^2}{n-2}\right]\left[1+\frac{1}{n}+\frac{(x_0-\bar{x})^2}{\sum(x_i-\bar{x})^2}\right]}$$

对非线性模型，一种常用的办法是借助"直线化"手段，把非线性的问题转化成线性问题，利用线性回归预测方法完成分析计算。或者利用专用的统计分析软件进行多元线性或非线性拟合。

(三) 时间序列预测

时间序列是按照时间顺序取得的一系列观测值。在医院统计工作中，经常遇到的门、急诊人次，治愈率，平均病床工作日等指标的定期观察数据都是时间序列。时间序列典型的一个本质特征就是相邻观测值的依赖性。时间序列观测值之间的这种依赖特征具有很大实际意义。时间序列分析所论及的就是对这种依赖性进行分析的技巧。这要求对时间序列数据生成随机动态模型，并将这种模型用于具体的应用领域。

1. 时间序列的修匀

许多情况下，由于时间序列编制时期较短，现象变动不均匀，不容易看出变动的长期趋势。这时有必要对原来的时间序列进行加工修匀。常用的方法有移动平均法。移动平均就是从时间序列的第一项开始，按一定的项数求其平均数，逐项移动，边移动边平均，得到一个由移动平均数构成的新的时间序列。它将原序列中某些不规则变动或季节变动加以修匀，使其趋势明显化。

[例 4-3] 表 1-43 为某医院 4 年门诊人次的数据，每年中，第 1 季度最低，第 2 季度开始上升，第 3 季度达到最高峰，第 4 季度开始下降，其变动以 1 年为 1 个周期，具有明显的季节变动。求其四项移动平均。

(1) 求四项移动平均。从第一项开始，求四项的平均数，即 (148 541+157 931+179 508+165 300)/4 = 162 820 (人次/季)。

填入表 1-43 中 (3) 栏，并将其对着四项的中间。接着从第二项开始，计算四项的平均数，得 162 885 人次/季度，依次平均下去，得 (3) 栏的序列，每个值较 (2) 栏错半期。

(2) 进行四项平均移正平均。由于求移动平均时的项数是偶数，所得新序列的每个值都错半期，须将其移正。做法是再进行一次两项移动平均。移正后的第一个数值为 (162 820+162 885)/2=162 853 (人次/季度)，依此类推，得 (4) 栏。

求移动平均时所用项数的多少直接影响到修匀的程度。一般来说，项数用的越多。修匀的作用越大，反之越小。如果序列中存在自然周期，则用自然周期作为移动平均的项数，如本例。由于自然周期经常是偶数，故要用两次移动平均法。如果不存在自然周期，则用奇数项较简便，一次平均即可。

表 1-43　某医院 1980—1983 年门诊人次四项移动平均数

年别	季别	季度序号 t (1)	门诊人次 y (2)	四项移动平均 (3)	四项平均移正 y_c (4)	y/y_c (%) (5)=(4)/(2)
1980	1	1	148 541	—	—	

续 表

年别	季别	季度序号 t (1)	门诊人次 y (2)	四项移动平均（3）	四项平均移正 y_c（4）	y/y_c（%）(5)=(4)/(2)
	2	2	157 931	162 820	–	
	3	3	179 508	162 885	162 853	110.23
	4	4	165 300	165 252	164 069	100.75
1981	1	5	148 802	164 038	164 645	90.38
	2	6	167 397	161 942	162 990	102.70
	3	7	174 654	166 427	164 185	106.38
	4	8	156 913	169 611	168 019	93.93
1982	1	9	166 743	175 798	172 705	96.55
	2	10	180 134	184 379	180 089	100.02
	3	11	199 403	188 655	186 517	106.91
	4	12	191 234	194 537	191 596	98.81
1983	1	13	183 848	201 365	197 951	92.88
	2	14	203 662	204 436	202 901	100.38
	3	15	226 714	–	–	
	4	16	203 519	–	–	
合计		136	2 854 303	–	–	

2. 趋势模型预测法

预测是对客观事物未来发展的估计、分析和推测。分析时间序列的一个重要作用，就是通过研究事物的发展过程及其变动的规律性，对未来作出预测，为医学科学管理服务。

对时间序列进行推预测的方法有最小二乘法、指数平滑法、三点法、趋势季节模型法等。这里介绍趋势季节模型法。

（1）适用条件：①在时间序列中既存在长期趋势，又存在季节变动；②必须有连续的不少于4个周期的资料；③要选择客观现象比较稳定的时期。

（2）数学模型公式

$$\hat{x}_t = \hat{y}'_t \pm t_{0.05(n-1)} SE$$

式中：

$\hat{x}_t$ – t 期的预测值范围

$\hat{y}'_t$ – t 期的季节比率预测值，即 $\hat{y}'_t = \hat{y}_t \cdot SI$

$\hat{y}_t$ – t 期的趋势预测值

SI– 季节比率

SE– 预测误差

$T_{0.05(n-1)}$ – 概率为 0.05，自由度为（n–1）时的 t 值（取双侧）

（3）计算步骤

以表 1–43 资料为例，介绍时间序列预测的具体计算步骤。

①求趋势预测值

拟合直线回归方程：$\hat{y}_t$ = a+bt，式中 a 是诊疗人次的起点值，t 是时间变量，即季度序号，b 是时间每增加一个单位时，平均增加的诊疗人次。得预测方程：

$\hat{y}$ =145 459+3 874.7t

②计算季节比率 SI（表 1–44）：将表 1–43 中（5）栏各数值按年份、季别重新排列后，求各季的平均数，其和应该是 400，否则需校正，计算方法见表 1–8。本例各季平均数之和是 400.13，需校正。校正系数为 400/400.13 = 0.999 675 1，以此乘各季平均数，得末栏的季节比率 SI。

季节比率表明的是各季水平比全期总水平高或低的程度，即季节变动的一般规律。测定季节变动的一个重要作用，就是结合长期趋势作外推预测。

③计算预测误差 SE：由 SI 和 $\hat{y}_t$ 可计算 $\hat{y}_t'$，结果见表 1–45。进而计算 SE。SE 是观测值与对应的季节比率预测值的离差平方和的平方根。

表 1–44　季节比率 SI 计算表

年份	一季（%）	二季（%）	三季（%）	四季（%）	合计（%）
1980	–	–	110.23	100.75	219.98
1981	90.38	120.70	106.38	93.39	392.85
1982	96.55	100.02	106.91	99.81	403.29
1983	92.88	100.38	–	–	193.26
合计	279.81	303.10	323.52	293.95	1 200.38
平均	93.27	101.04	107.84	97.98	400.13
季节比率 SI	93.24	101.00	107.81	97.95	400.00

表1-45 趋势季节模型预测误差计算表

年别	季别	季度序号 t (1)	门诊人次 y (2)	季节比率预测值 y_t (3)
1980	1	1	148 541	139 239
	2	2	157 931	154 740
	3	3	179 508	169 351
	4	4	165 300	157 658
1981	1	5	148 802	153 690
	2	6	167 397	170 394
	3	7	174 654	186 061
	4	8	156 913	172 839
1982	1	9	166 743	168 141
	2	10	180 134	186 048
	3	11	199 403	202 770
	4	12	191 234	188 020
1983	1	13	183 848	182 592
	2	14	203 662	201 702
	3	15	226 714	219 479
	4	16	203 519	203 201

$$SE = \sqrt{\left[\frac{1}{n}\sum(y-\hat{y}'_t)^2\right]} = \sqrt{\frac{1}{16} \times 791\,367\,946} = 7032.82 \text{（人次/季度）}$$

④计算用趋势季节模型进行预测的范围：本例自由度 = n-1 = 16-1 = 15，查 t 分布表 $t_{0.05(15)}$ = 2.131，即诊疗人次的预测范围是：

$$\hat{x}_1 = \hat{y}'_t \pm t_{0.05(n-1)} \cdot SE = \hat{y}'_t \pm 2.131 \times 7032.82 = \hat{y}'_t \pm 14\,978$$

对该院1984年各季度的门诊人次预测见表1-46。

表1-46 趋势季节模型预测

年别	季别	季度 t	预测值 $\hat{y}_t$	季节比率 SI $\hat{y}'_t$	比率预测值	预测值范围 $\hat{x}_1$
1984						
	1	17	211 329	93.24	197 043	182 056 ~ 212 030
	2	18	215 204	101.00	217 356	202 369 ~ 232 343

续 表

年别	季别	季度 t	预测值 $\hat{y}_t$	季节比率 SI $\hat{y}_t'$	比率预测值	预测值范围 x_t
	3	19	219 078	107.81	236 188	221 201 ~ 215 175
	4	20	222 953	97.95	218 382	203 395 ~ 233 369

（四）趋势外推

趋势外推法是一种利用事物过去发展的规律，推导未来趋势的方法。其应用条件为：①事物是在同一条件或相近条件下发展的，即决定过去事物发展的原因，也是决定未来事物发展的原因；②事物发展的过程是渐进的，而不是跳跃的。常用的模型有多项式模型、指数模型、生长（S 型）曲线模型等。这些模型是回归模型的特例，其拟合可用统计分析软件解决。此处不再赘述。

指数曲线和 S 型曲线仅能预测技术发展的量变过程。而科学技术的发展是由两部分组成的，即渐变部分和跳跃部分。第一部分是由知识的量变积累引起的，发展比较平稳，属于量变过程；第二部分是技术发展的突变，属于质变过程。在分析和预测复杂和整体的技术系统，特别是从事长期预测时，不仅要预测事物发展的量变过程，同时要预测事物发展的质变过程。这时就要采用组合式预测方法，即包络曲线法。

假设事物总体某参数的发展趋势可以由 n 次抛物线来描述：

$$Y_t = a_0 + \sum_{k=1}^{n} a_k t^k$$

这时：$\dfrac{d^2 Y_t}{dt^2} = \sum_{k=1}^{n} k(k-1) a_k t^{k-2} = 0$

解此方程组，得到时间值 t_t^* 在该处 Y_t 增长速度最快。将 t_t^* 代入上式，得到对应的 Y_t^*。将（t_t^*，Y_t^*），连成线，则得包络曲线。

经验表明，分别对组成整个技术系统的各单元技术进行预测，预测结果往往偏于保守，一般都是技术发展的下线。这是因为这种分散预测假定技术发展是渐进的，而没有考虑技术发展的突变。对各单元技术分别预测的不足，可用包络曲线来弥补。

三、评价方法

（一）评价因子的选择及权重估计

1. 评价因子的选择

在对某事物进行评价时，必然要综合考察诸多因素的影响。这些因素有些是可控的，有些是不可控的；有些是独立的，有些是相互关联的；有些对评价结果影响大，有些对评价结果影响小。有必要对影响因素进行分析，抓住主要因子，剔除次要因子。一方面可使评价模型简单化，能就事物的主流或本质进行评价；另一方面还可节省计算量，并有利于提高评价模型的精度和准确度。

选择评价因子的方法很多，现就常用的几种方法作一简单介绍。

（1）经验选取法：如"系统分析法"，将与评价结果有关的因子按系统（或属性、类别）划分，在对各系统的因子进行分析的基础上，通过座谈或填写调查表的方法获得各因子的专家评分，确定其主次，再从各系统内挑选主要因子作为评价因子。在缺乏有关历史资料，或因子难于数量化时，此法可简单地确定评价因子集。

（2）单因素分析法：对所有可能的影响因子逐个进行单因素分析，依据可能的评价结果进行分组，并逐个进行单因子的假设检验，挑选那些在某一概率水准上显著的因子作为评价因子。该法较为直观简单，但缺乏对所有因子的全盘考虑，忽略了评价因子之间的相互作用。

（3）多元回归法：以全部可能的影响因子作为自变量，以可能的评价结果作为因变量进行多元线性回归，依据标准化偏回归系数的绝对值大小排序，挑选对评价结果作用显著的因子作为评价因子。实用时可用逐步回归方法自动挑选主要影响因子。当自变量间具有高度多元共线结构时，用最小二乘法估计的回归系数的方差会很大，而且对数据的微小变动非常敏感，导致回归系数估计很不稳定。此时，可用岭回归等有偏估计的方法进行回归系数的估计。

（4）指标聚类法：当评价指标很多时，可将相近指标聚成类，然后每类找一个典型指标作为该类指标的代表，从而用少量的典型指标作为评价因子建立评价模型。

2. 评价因子的权重估计

利用挑选出来的评价因子建立评估模型时，还应考虑各因子对评价结果影响的大小，即权重。确定权重的方法很多，某些统计方法可得到有关因素权重分配的信息。如回归分析中各自变量的标准化偏回归系数，主成分分析中的因子载荷和贡献率等，都可为确定因子权重提供有用的信息。下面结合实例介绍专家直接打分法计算权重的步骤。

（1）专家评分：可用不同形式进行。如①个人判断法，分别征求专家个人意见。优点是打分时不受外界影响，没有心理压力，但易带片面性；②专家会议，专家以集体讨论的方式评分，优点是可以交换意见，相互启发，但易屈从权威和大多数人的意见；③头脑风暴法，精心组织会议议程，专家在会议上即席发言，不对别人的意见提出质疑和批评。

（2）确定权重：各参评专家按100分制或10分制对评价因子的相对重要性打分。有时也可采用等差或等比级数评分。如将权重分为极重要、重要、一般和不重要四级时，各级权数评分之比可用等差（4：3：2：1）给分，或等比（16：8：4：2）给分。然后计算每一评价因子的平均分数，并以此作为各因子的权重。

［例4-4］选定6位专家对4个评价因子进行权重评估，得分见表1-47，试计算其权重。

表1-47　6位专家对4个评价因子评分

评价因子	专家						X
	1	2	3	4	5	6	
A	100	70	80	60	90	50	75
B	50	40	60	70	80	40	57
C	30	40	50	30	20	30	33
D	10	20	30	10	30	10	18

各评价因子权重比例为 A：B：C：D = 75：57：33：18，经归一化处理后，权重分配为 A：B：C：D = 0.41：0.31：0.18：0.10。

如果考虑专家的权威程度，应计算各专家的权威程度指数。权威程度一般由两个因素决定，一是专家水平及其打分的判断依据，用 C_i 表示；一个是专家对问题的熟悉程度，用 C_s 表示。每个专家应填写判断依据及其影响程度表，和对问题熟悉程度表（表1-48 和表1-49）。

表1-48　专家判断依据及其影响程度表

打分判断依据	对专家判断的影响		
	大	中	小
理论分析	0.3*	0.2	0.1
实践经验	0.5	0.4	0.2
参考国内文献	0.05*	0.05	0.05
参考国外文献	0.05*	0.05	0.05
对有关进展的了解	0.05*	0.05	0.05
直观	0.05*	0.05	0.05

表1-49　专家对问题的熟悉程度系数

专业	熟悉程度分值									
	0.1	0.2	0.3	0.4	0.5	0.6	0.7	0.8	0.9	1.0
内科			*							
外科					*					
妇产科							*			
儿科										*

续 表

专业	熟悉程度分值									
	0.1	0.2	0.3	0.4	0.5	0.6	0.7	0.8	0.9	1.0
……										

设某位专家填表内容如表中＊所示，则：

$C_i=0.3+0.4+0.05+0.05+0.05+0.05=0.90$

$C_s=0.3+0.5+0.7+1.0=2.50$

$C_a=(C_i+C_s)/2=(0.90+2.50)/2=1.70$

按此法分别求得其他5位专家的 C_a 为1.80，1.60，1.40，1.20，1.30，那么加权后的权数分配为 A∶B∶C∶D = 114∶83∶51∶27，经归一化处理后，A∶B∶C∶D = 0.41∶0.30∶0.19∶0.10。

（3）专家意见协调系数：设参与权重评估的专家数为 m，待评估因子数为 n，则反映 m 个专家对全部 n 个因子权重评估的协调程度（或一致程度）的指标称为协调系数，以 ω 表示。

仍以例4-4为例，介绍其计算方法表1-50。

表1-50 协调系数计算表

专家	A因子		B因子		C因子		D因子	
	评分	等级	评分	等级	评分	等级	评分	等级
1	100	1	50	2	30	3	10	4
2	70	1	40	2.5	40	2.5	20	4
3	80	1	60	2	50	3	30	4
4	60	2	70	1	30	3	10	4
5	90	1	80	2	20	4	30	3
6	50	1	40	2	30	3	10	4
合计	450	7	340	11.5	200	18.5	110	23

（1）按专家对各因子评分排秩，遇相等评分时，取平均等级，并按因子计算等级和 T_j，然后再计算各因子的平均等级和 $\overline{T}$：

$$T_j=\sum_{i=1}^{m} R_{ij} \qquad \overline{T}=\sum_{j=1}^{n} T_j/n$$

式中：T_j 为第 j 个评价因子之等级和，R_{ij} 为第 i 个专家对第 j 个因子的评分等级，$\overline{T}$ 为各因子平均等级和。

本例：

$$T_A = \sum_{i=1}^{6} R_{iA} = 1+1+1+2+1+1 = 7，T_A = 11.5，T_C = 18.5，T_D = 23，\overline{T} = \sum_{j=1}^{4} T_j/n = 15$$

（2）计算协调系数：

$$\omega = \sum_{j=1}^{n} d_j^2 / (\sum_{j=1}^{n} d_j^2)_{max}$$

式中 $\sum_{j=1}^{n} d_j^2 = \sum_{j=1}^{n} (T_j - \overline{T})^2$，$(\sum_{j=1}^{n} d_j^2)_{max} = \frac{1}{12} m^2 (n^3 - n)$

当有相同秩次时，要对 ω 进行校正：

$$\omega_c = \frac{12}{m^2(n^3-n) - m\sum(t_k^3 - t_k)} \sum_{j=1}^{n} d_i^2$$

式中 t_k 为相同秩次的个数。本例因有相同秩次，用校正公式：

$$\omega = \frac{12}{6^2 \times (4^3 - 4) - 6 \times (2^3 - 2)} \times [(7-15)^2] + (11.5-15)^2 + (18.5-15)^2 + (23-15)^2$$

=0.862

协调系数在 0～1 之间取值，越接近 1，表示所有专家对全部因子评分的协调程度较好；反之，则意味着专家们协调程度差，对因子相对重要性的认识存在较大的不一致。

（二）综合指数法

1. 基本概念

指数是一种特定的相对数。按所反映的总体范围不同可分为个体指数和总指数。反映某一事物或现象的动态变化的指数称为个体指数，例如，某一病种的治愈指数，门诊普通标准号费的价格指数等；综合反映多种事物或现象的动态平均变化程度的指数称为总指数，如医院业务收入指数，住院质量指数等。

个体指数的计算较为简单，因为系单因素指数，只要计算指标报告期（或监测）数据，与对比期（或标准）数据的比值就可以了。例如，医院住院患者治愈效果指数：$K_R = R_1/R_0$。式中 R_1 为报告期效果，R_0 为对比期效果；某环境污染程度指数：$I_i = C_i/S_i$，式中 C_i 为某污染物实测浓度，S_i 为该污染物的容许标准浓度。

总指数简称指数，较个体指数（或分指数）更为复杂，它说明多种不同的事物或现象在不同时间上的总变动，实质上是反映多种不同事物的平均变动的方向和程度的相对数，系一种多因素的指数，因而其计算方法较复杂。

综合指数是编制总指数的基本计算形式。它通过一定的计算形式，综合了多个指标报告期数据（或监测数据）和基期数据（标准数据）的信息，定量地反映了几个指标的综合平均变动程度。所以，一方面，我们可利用综合指数的方法来进行因素分析：当我们可以把某个总量指标分解为两个或多个因素指标时，如果固定其中的一个或几个指标，便可观察出其中某个指标的变动程度；另一方面，也可以综合观察多个指标同时变动时，对某一现象或结果的影响方向和程度，进而评价其优劣。

按所反映某现象的性质不同可分为数量指标指数和质量指标指数。前者主要反映现象规模水平的变化，如门诊工作量指数，平均病床工作日指数等；后者主要反映工作质量好坏，管理水平的高低变化，如医院治疗效果指数，住院患者人均费用指数等。按照事物现象对比时间的不同可分为动态指数与静态指数。前者说明现象在不同时间上的发展变化；后者说明现象在同一时间条件下的对比状况。综合指数法的基本步骤为以下几个。

（1）选择适当的指标。在占有大量可靠的历史资料的基础上，选择恰当的评价指标，既要做到少而精，又要能全面反映评价对象的某现象和某结果的质量特征。

（2）确定权重。用前面介绍的方法或其他方法确定各评价因子的权重。

（3）根据实测数据及其规定标准，综合考察各评价指标。探求综合指数的计算模式原则上分子分母所包含的总体范围应当一致；它所反映的某现象或结果的变动程度限于它所综合的资料范围内的变动程度；当研究范围扩大时，可将某一范围内的指数的分子分母进行综合以编出更大范围的指数。

（4）合理划分评价等级。有些情况下，直接依据综合指数的大小，可比较待评价对象的优劣程度；另一些情况下，应规定各评价等级的指数范围，评价对象的指数落入某范围则评为某个等级。

（5）检验评价模式的可靠性。用已知评价结果的历史资料代入评价模型，计算综合指数，对比其符合程度。当实际评价结果与指数评价结果符合程度较高时，才有推广应用价值。

2. 实例分析

在卫生统计工作中，常碰到多个因素并存的情况，为了分析其

总量指标的变动趋势及其影响因素，需要把内在联系的诸因素以乘积的形式进行计算。例如，某一总体 X 包括 q，m，p 三个因素，其关系式为 $X = q \cdot m \cdot p$。那么，当分析其中一个因素的影响时，要将其他两个因素固定，三个因素取值排列顺序为：

① q_0，m_0，p_0（三个因素均不动）

② q_1，m_0，p_0（q 变动，m，p 不变）

③ q_1，m_1，p_0（q，m 变动，p 不变）

④ q_1，m_1，p_1（q，m，p 都变动）

就指数分析法而言：

② ÷ ① 为 q 本身变动的指数（以 m_0，p_0 为权数）

③ ÷ ② 为 m 本身变动的指数（以 p_0，q_1 为权数）

④ ÷ ③ 为 p 本身变动的指数（以 q_1，m_1 为权数）

④ ÷ ① 为该总体总变动指数。

[例4-5] 某医院1987年1季度与1988年1季度的住院业务收入额（X）=平均开放床位数（q）×平均床位周转次数（m）×出院者人均费用（p）。编制指数有关资料见表1-51和表1-52。

表1-51　某医院两年中第一季度住院收入多因素分析实例

科别	平均开放床位数（张）		平均病床周转次（次）		出院者人均费用（元）	
	1987年	1988年	1987年	1988年	1987年	1988年
	q_0	q_1	m_0	m_1	p_0	p_1
内科	126	126	4.9	5.2	214.7	292.9
外科	167	167	6.3	5.5	225.0	273.4
妇产科	40	40	12.8	12.7	67.3	99.8
儿科	50	50	6.7	5.7	60.0	72.4
传染科	50	50	3.0	3.1	284.2	258.2
中医科	28	30	3.1	2.7	287.9	291.5
五官科	31	31	7.8	6.2	86.1	151.0
口腔科	7	7	4.6	4.0	98.9	124.0

表1-52　某医院住院收入额多因素分析计算表（1季度）

科别	1987年实际收入额（元）	1988年平均开放床位数计算额	1988年平均病床周转次数计算额	1988年实际收入额
	$q_0 m_0 p_0$	$q_1 m_0 p_0$	$q_1 m_1 p_0$	$q_1 m_1 p_1$
内科	132 555.78	132 555.78	140 671.44	191 908.08
外科	236 722.50	236 722.50	206 662.50	251 117.90
妇产科	34 457.60	34 457.60	34 118.40	50 698.40
儿科	20 100.00	20 100.00	17 100.00	20 634.00
传染科	42 630.00	42 630.00	44 051.00	40 021.00
中医科	24 989.72	26 774.00	23 319.90	23 611.50
五官科	20 818.98	20 818.98	16 549.42	29 022.20
口腔科	3 184.58	3 184.58	2 769.20	3 472.00
合计	515 459.16	517 243.44	458 310.86	610 485.08

（1）住院收入总指数 = $\dfrac{\sum q_1 m_1 p_1}{\sum q_0 m_0 p_0}$ = $\dfrac{610\,485.08}{515\,459.16}$ =118.44%，说明由于q、m、p的综合

变动而引起的 X 的综合变动，即住院收入 1988 年 1 季度比 1987 年 1 季度增加了 18.44%。

（2）平均开放床位数指数 $= \frac{\sum q_1 m_0 p_0}{\sum q_0 m_0 p_0} = \frac{517\,243.44}{515\,459.16} = 100.35\%$，说明在固定 m、p 的情况下，单纯由 q 的变动引起的 X 的变动，即由于平均开放床位数的增加，使得 1988 年 1 季度较 1987 年同期的住院收入增加了 0.35%。

（3）平均床位周转次数指数 $= \frac{\sum q_1 m_1 p_0}{\sum q_1 m_0 p_0} = \frac{485\,310.86}{515\,459.16} = 93.82\%$，说明在固定 q, p 的情形下，单纯由 m 的变动而引起的 X 的变动，即由于病床周转次数的下降，使得住院收入减少了 6.18%。

（4）出院者人均费用指数 $= \frac{\sum q_1 m_1 p_1}{\sum q_1 m_1 p_0} = \frac{610\,485.08}{485\,310.86} = 125.96\%$，说明在固定 q, m 的情形下，单纯由 p 的变动而引起的 X 的变动，即由于人均费用的增加，使住院收入增加了 25.79%。

（三）综合评分法

综合评分法是建立在专家评价方法基础上的一种重要的综合评价方法。首先根据评价目的及评价对象的特征选定必要的评价指标，逐个指标订出评价等级，每个等级的标准用分值表示。然后以适当的方式确定各评价指标的权数，并选定累积总分的方案及综合评价等级的总分值范围，以此为准则，对评价对象进行分析和评价，以决定优劣取舍。

1. 评价指标诸等级分值的确定方法

①专家评分法，由专家或专家组根据有关专业的理论与实践经验，确定各等级的分值。一般按评价等级的优劣顺序采取从高分到低分取值的原则，高分为优，低分为劣。多用于定性或半定量资料的评分；②离差法，在计算某指标的均数与标准差的基础上，采用均数±标准差的方式划分评价等级并分别赋予分值。例如，若某指标以取值大为优，取值小为劣，则可分别以均数加减不同倍数的标准差定出评价等级，并分别赋予高低不同的分值。此法多用于正态分布计量资料的评分；③百分位数法，在计算某指标各个不同百分位数分位点的基础上，采用以某些特定的百分位数值划分评价等级的方式来划分评价等级，并分别赋以适当的分值。例如，若某指标以取值大者为优，则可分别以 97% 分位数，84% 分位数，50% 分位数，16% 分位数，3% 分位数等划分评价等级，并分别赋予高低不同的分值。多用于不明分布或偏态分布的计量资料的评分。

2. 综合评价总分计算法

①累加法，将各评价指标（项目）所得评分值相加，以其和为总分，然后按总分高低确定各评价对象的优劣顺序。此法简单易行，但不够灵敏；②连乘法，将各评价指标（项目）所得评分值相乘，以其乘积为总分，然后按总分高低确定评价对象的优劣顺序。此法使各对象总评分值的差距加大，更加一目了然，灵敏度较高；③加乘法，将各评价指标（项目）按其内在联系分为若干小组，首先计算各小组评分值之和，再将各小组评分和连乘，

以其乘积作为总分进行评价；④加权法，对各评价指标（项目）按其相对重要程度分配权数，然后以前面的累加法或加乘法累计总分。此法使评价重点突出，结果可靠。

（四）层次分析法

1. 基本概念

层次分析法是用系统分析的方法，对评价对象依评价目的所确定的总评价目标进行连续性地分解，得到各级（层）评价目标，并以下层作为衡量目标达到程度的评价指标。然后依据一定方法通过对这些评价指标对评价对象的总评价目标计算出一综合评分指数，依其大小来确定评价对象的优劣等级。该法多用于卫生事业管理方面，如医院工作质量的评价。

2. 实例分析

[例4-6] 利用层次分析法对医院工作质量进行综合评价，步骤为有以下几个。

（1）建立目标图：对总评价目标进行连续性分解，得到不同层次的评价目标，将各层评价目标用图标示出来。如对某个综合医院（评价对象）的工作质量（总评价目标）进行评估，按系统分析的方法，可将总目标通过医疗工作、护理工作、膳食供应三个次级目标来反映，而这三个次级目标又可通过各自的次级目标来反映，像医疗工作可通过医疗制度、医疗质量、病床利用等三个次级目标来反映。如此分解下去，便可建立一个医院工作质量的目标树图，如图1-13所示。

（2）计算权重系数：在同一层评价目标中，依据各个评价目标对达到总评价目标作用的大小分别赋予一定的权数。例如，对医院工作质量而言，医疗工作最为重要，应赋予较大的权数，而设备利用相对次要一点，权数也小一点。权数的计算步骤如下。

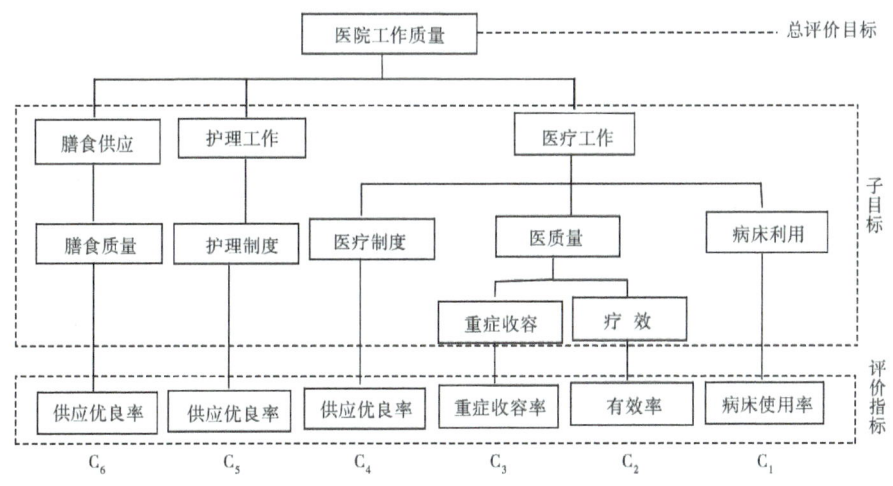

图1-13 医院工作质量评价目标树图

①对目标树自上而下分层次——对比打分，建立成对比较判断优先矩阵。评分标准见

表1-53。

表1-53 目标树图各层次评分标准

对比打分	相对重要程度	说明
1	同等重要	两者对目标的贡献相同
3	略为重要	根据经验，一个比另一个评价稍有利
5	基本重要	根据经验，一个比另一个评价更为有利
7	确实重要	一个比另一个更有利，且在实践中证明
9	绝对重要	重要程度明显
2，4，6，8	相邻程度的中间值	需要折中时采用

以目标树中第一个子目标分层为例，3个评价目标成对比较判断优先矩阵见表1-54。

表1-54 第一个子目标分层成对比较判断优先矩阵

	医疗工作	护理工作	膳食供应
医疗工作	1（a_{11}）	3（a_{12}）	5（a_{13}）
护理工作	1/3（a_{21}）	1（a_{22}）	3（a_{23}）
膳食供应	1/5（a_{31}）	1/3（a_{32}）	1（a_{33}）

②计算权重系数 $W'_i = \sqrt[m]{a_{i1} \cdot a_{i2} \cdots a_{im}}$，得：

$W'_1 = \sqrt[m]{1 \times 3 \times 5} = 2.4662$，$W'_2 = 1.0$，$W'_3 = 0.4054$。

③计算归一化权重系数 $W_i = W'_i / \sum_{i=1}^{n} W'_i$；得：$W_1 = 0.6370$，$W_2 = 0.2583$，$W_3 = 0.1047$。

用同样方法可获得其他分层中各项目的权重系数，见表1-55。

表1-55 第二层、第三层子目标权重系数

第i层	评价目标及权重系数		
第一层目标	医疗工作	护理工作	膳食供应
	0.6370	0.2583	0.1047
第二层目标	医疗质量	病床使用	医疗制度
	0.5396	0.2970	0.1634
第三层目标	疗效	重症收治	
	0.6670	0.3330	

④求组合权重

病床使用率的组合权重系数 $C_1 = 0.6370 \times 0.2970 = 0.1892$。

治疗有效率的组合权重系数 $C_2 = 0.6370 \times 0.5396 \times 0.6670 = 0.2292$。

重患收治率的组合权重系数 $C_3 = 0.6370 \times 0.5396 \times 0.3330 = 0.1146$。

医疗制度执行优良率的组合权重系数 $C_4 = 0.6370 \times 0.1634 = 0.1041$。

护理制度优良执行率的组合权重系数 $C_5 = 0.2583$。

膳食供应优良率的组合权重系数 $C_6 = 0.1047$。

（3）求组合评分指数

$$GI = \sum_{i=1}^{n} C_i P_i$$

式中 P_i 为第 i 个评价指标值，n 为评价指标个数。

如某市 6 所综合医院资料见表 1-56，由综合评分指数对医院工作质量进行综合评价。结果 A 院工作质量最好，D 院最差。

表 1-56　某市 6 所医院工作质量综合评价表

评价指标 P_i	组合权重系数 C_i	医院					
		A	B	C	D	E	F
床位使用率	0.1892	95.0	92.0	94.8	95.6	89.1	77.4
治疗有效率	0.2292	88.1	91.2	90.0	94.0	93.6	92.2
重患收治率	0.1146	15.4	8.3	7.9	3.1	9.5	3.7
医疗制度执行优良率	0.1041	71.7	53.4	61.9	50.0	61.9	67.1
护理制度执行优良率	0.2583	54.7	20.7	26.1	20.0	27.4	35.5
膳食供应优良率	0.1047	41.3	41.4	22.8	20.0	34.0	30.3
综合评分指数 $GI = \sum P_i C_i$		66.2	54.6	55.2	52.5	56.5	55.5
工作质量顺位		1	5	4	6	2	3

（五）秩和比法

1. 基本概念

秩和比（RSR）是一种将多项指标综合成一个具有 0~1 连续变量特征的统计量，也可看成 0~100 的计分。多用于现成卫生统计资料的再分析。不论所分析的问题是什么，计算的 RSR 越大越好。为此，在编秩时要区分高优指标和低优指标，有时还要引进不分高低的情况。例如，评价预期寿命、受检率、合格率等可视为高优指标；发病率、病死率、超标率为低优指标。在疗效评价中，不变率、微效率等可看作不分高低的指标。指标值相同时应编以平均秩次。

设有 m 个指标，对 n 组数据进行评价，形成 n 行 m 列的数据阵，则各行 RSRi =

$\sum_{j=1}^{m} R_{ij}(m \cdot n)$,其中 R_{ij} 为分别按列编秩后各行的秩次。最小 RSR = 1/n,最大 RSR = 1。

秩和比法基本步骤为:

(1)确定 RSR 的分布:RSR→频数 f→累积频数 f↓→秩号范围$\overline{R}$→平均秩次$\overline{R}$→累积频率 $\frac{\overline{R}}{n}$→Y(概率单位)。

(2)求回归方程:RSR = a+bY,必要时可对 RSR 进行适当代换,Y 为 RSR 的累积频率对应的概率单位值,Y = u_a+5。u_a 为以累积频率(a = $\overline{R}/n$)为左侧累积面积查标准正态分布所得分位数。

(3)排序分档:根据标准正态离差 u 分档,范围取 –3 ~ 3 为宜。分档数目可根据试算结果灵活掌握。常用分档数对应的百分位数及概率单位见表 1-57。

表 1-57 常用分档数及对应的概率单位

档数	百分位数 P	概率单位 Y	档数	百分位数 P	概率单位 Y
3	P15.866 以下	4.00 以下		P33.360 ~	4.57 ~
	P15.866 ~	4.00 ~		P67.003 ~	5.44 ~
	P84.134 ~	6.00 ~		P89.973 ~	6.28 ~
4	P6.681 以下	3.50 以下		P98.352 ~	7.14 ~
	P6.681 ~	3.50 ~	8	P1.222 以下	2.78 以下
	P50 ~	5.00 ~		P1.222 ~	2.78 ~
	P93.319 ~	6.50 ~		P6.681 ~	3.50 ~
5	P3.593 以下	3.20 以下		P22.663 ~	4.25 ~
	P3.593 ~	3.20 ~		P50 ~	5.00 ~
	P27.425 ~	4.40 ~		P77.337 ~	5.75 ~
	P72.575 ~	5.60 ~		P93.319 ~	6.50 ~
	P96.407 ~	6.80 ~		P98.678 ~	7.22 ~
6	P2.275 以下	3.00 以下	9	P0.990 以下	2.67 以下
	P2.275 ~	3.00 ~		P0.990 ~	2.67 ~
	P15.866 ~	4.00 ~		P4.746 ~	3.33 ~
	P50 ~	5.00 ~		P15.866 ~	4.00 ~
	P84.134 ~	6.00 ~		P37.070 ~	4.67 ~
	P97.725 ~	7.00 ~		P62.930 ~	5.33 ~
7	P1.168 以下	2.86 以下		P84.134 ~	6.00 ~

续 表

档数 百分位数 P	概率单位 Y	档数 百分位数 P	概率单位 Y
P1.168 ~	2.86 ~	P95.254 ~	6.67 ~
P10.027 ~	3.72 ~	P99.010 ~	7.33 ~

2. 实例分析

某医院 1991～1998 年 8 项统计指标资料见表 1-58，用秩和比法进行综合评价的步骤为：

表 1-58 某医院 1991～1998 年统计指标

年度	出院人数	治愈好转率（%）	病床周转率（%）	病床工作日	病床使用率（%）	出院者住院日	诊断符合率（%）	危重患者抢救成功率（%）	RSR = ΣR/(8×8)
1991	8389 (1)	94.5 (1)	21.6 (1)	338.8 (8)	92.8 (8)	15.8 (1)	96.7 (1)	85.6 (6)	0.421 9
1992	8428 (2)	95.2 (5)	22.0 (3)	329.3 (7)	90.0 (7)	15.1 (2)	98.0 (4)	86.5 (8)	0.593 7
1993	8511 (3)	95.4 (7)	22.2 (4)	317.2 (5)	86.9 (5)	14.5 (3)	97.9 (3)	84.9 (4.5)	0.539 1
1994	8793 (6)	95.5 (8)	23.1 (6)	323.5 (6)	88.6 (6)	14.1 (4)	97.6 (2)	84.9 (4.5)	0.664 1
1995	8762 (5)	95.2 (5)	23.1 (6)	315.3 (4)	86.4 (4)	13.8 (5)	98.1 (5)	82.9 (2)	0.562 5
1996	8711 (4)	95.2 (5)	21.9 (2)	299.2 (2)	81.7 (1)	13.7 (9)	98.8 (7)	82.0 (1)	0.437 5
1997	9749 (7)	94.8 (2)	23.1 (6)	275.6 (1)	82.0 (2)	12.8 (7)	98.7 (6)	84.1 (3)	0.531 3
1998	1084 (8)	95.1 (3)	25.7 (8)	309.4 (3)	84.8 (3)	12.1 (8)	99.0 (8)	86.3 (7)	0.750 0

（1）按每个指标编秩，求每一年的 RSR，见表 1-57。

（2）求 RSR 的分布及概率单位 Y，见表 1-59。

表 1-59 RSR 的分布

RSR	f	f↓	$(\bar{R}/n) \times 100\%$	Y
0.421 9	1	1	12.5	3.849 7
0.437 5	1	2	25.0	4.325 5
0.531 3	1	3	37.5	4.681 4
0.539 1	1	4	50.0	5.000 0
0.562 5	1	5	62.5	5.318 6
0.593 7	1	6	75.0	5.674 5
0.664 1	1	7	87.5	6.150 3
0.750 0	1	8	96.9*	6.866 3

注：*按（1−1/4n）校正

（3）用 RSR 和 Y 拟合直线，得 RSR = −0.009 3+0.109 3Y

（4）RSR 的排序与分档，分成 3 个等级，结果见表 1-60。

表 1-60 RSR 的排序与分档

等级	Y	RSR	分	档
下	4 以下	< 0.427 9	1991（0.421 9）	
中	4 ~	0.427 9 ~	1996（0.437 5）	1997（0.531 3）
			1993（0.539 1）	1995（0.562 5）
			1992（0.593 7）	
上	6 ~	0.646 5	1994（0.664 1）	1998（0.750 0）

（六）判别分析

判别分析是根据多指标来判断个体所属类别的一种多元统计分析方法，其本质是利用多指标进行综合判断。其特点是预测值为定性的分类变量。这种方法在医学领域用途广泛，如①减少错判，当患者与健康人的某些特征或指标很相似时，若仅凭某一指标往往不能将他们区分开，因为患者与健康人这一指标的观察值有很大程度的重叠，导致错判，若将几个指标综合起来判断，就可使重叠程度大为减少，从而能比较正确地进行判别；②病例分型，根据患者特征指标，将患者判别归类，为医疗工作提供控制信息；③预后预测，根据患者特征指标及医疗措施，进行预后预测；④影响因素筛选，类似于逐步回归分析，筛选对判别贡献大的指标参与判别，一是简化判别方程，使判别效果更稳定，二是寻找作用大的影响因素，为目标监控提供依据；⑤综合评价，用于对健康状态及工作质量进行等级评价。

判别分析的基本步骤：①收集已知分类的标准样本，称为训练样本；②根据训练样本建立判别方程，模型种类有 Fisher 模型、Bayes 模型，可通过逐步判别的方法建立，以同时完成影响因素的筛选；③样本内回代，将训练样本的各指标值代入判别方程进行判别，考察样本内回代的判别效果；④新样本判别，考察判别方程适应性后，用于实际样本的判别。

四、质控图

（一）质控图的分类

常用的控制图为 3σ 方式控制图。即在控制图上以 $\mu \pm 3\sigma$ 建立控制线。这时，在控制线范围内的概率为 0.997 3，在此范围以外的概率为 0.002 7。根据所采用的统计量不同，可分为：单值控制图（x 控制图）、平均值与极差控制图（$\bar{x}$-R 控制图）、平均值与标准差控制图、中值与极差控制图、单值与移动极差控制图、不合格品数控制图、不合格品率控制图、缺陷数控制图、单位数缺陷控制图。其中前 5 种用于计量值，后 4 种用于计数值。

使用质控图时，应考虑以下几个方面。

（1）选择对质量有重要影响的特性值作为控制项目。

（2）有些虽不是最终产品质量的特性，但为了达到最终质量目标而需要在生产过程中加以控制的质量特性，也应列为控制项目。

（3）在同样能够满足对产品质量控制的情况下，应选择易于测定、易采取措施的项目。

（4）尽量采用影响产品质量的根本原因特性作为控制项目。

（5）必要时，应同时采用几个特性作为控制项目。

（二）单值控制图（x 控制图）

单值控制图是计量值控制图，不需分组，数据可直接使用，常用于①从工序中只能获得一个测定值；②一批内数据是均一的，不需测取多个值；③因费用或时间关系，只允许得到一个计量值；④希望尽快发现并消除异常原因时；⑤计量值间隔时间长。

x 控制图将所测得的计量值直接在图上打点，不必进行烦琐的计算。因此，具有处理迅速的特点，但不能发现离散的变化。也常常与下面介绍的 $\bar{x}$-R 控制图并用。x 控制图的中心线和上下界限用以下方法确定：如生产条件与过去基本相同，生产过程又相对稳定，则可遵照以往经验数据得到的 μ 和 σ 值，按照 3σ 方式建立控制限：

$$\begin{cases} CL = \mu \\ UCL = \mu + 3\sigma \\ LCL = \mu - 3\sigma \end{cases}$$

如无经验数据，可抽取一定数量的样本后，计算样本均数（$\bar{x}$）和标准差（s），分别代替 μ 和 σ。x 控制图示例见图 1-14。

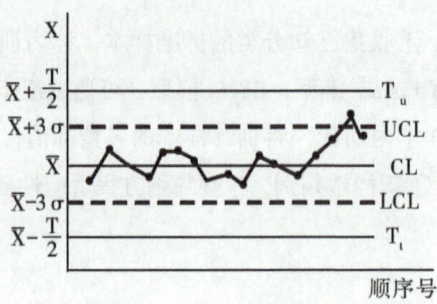

图 1-14 x̄ 控制图示例

(三)均值与极差控制图（x̄–R 控制图）

x̄–R 控制图是 x̄ 控制图和 R 控制图的并用形式，计算值需作适当分组，求出每组的平均值 x̄ 与每组的极差 R（= $x_{max}-x_{min}$），分别在 x̄ 控制图和 R 控制图打点。x̄ 控制图主要观察分析平均值的变化，R 控制图主要观察分析各组的离散波动情况。x̄ 和 R 控制图的中心线和上下控制界限为：

$$\bar{x}:\begin{cases} CL=\bar{x} \\ UCL=\bar{x}+A_2\bar{R} \\ LCL=\bar{x}-A_2\bar{R} \end{cases} \qquad R:\begin{cases} CL=\bar{R} \\ UCL=D_4\bar{R} \\ LCL=D_3\bar{R} \end{cases}$$

其中：x̄ 为平均值，R̄ 为样本极差的平均，A_2、D_3、D_4 可从表 1-61 中查得。x̄–R 控制图示例见图 1-15。

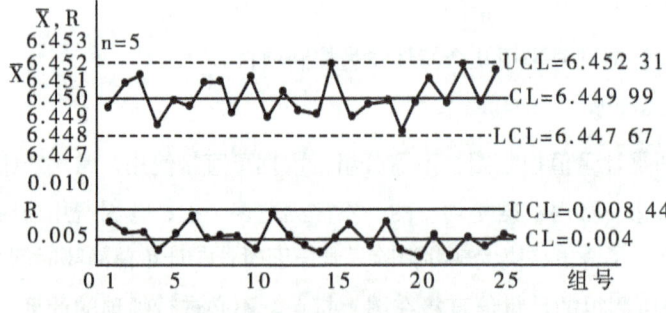

图 1-15 x̄–R 控制图示例

表 1-61 均值（中位数）与极差控制图系数 A_2、D_3、D_4、m_3 表

每组例数	A_2	D_4	D_3	m_3	每组例数	A_2	D_4	D_3	m_3
2	1.88	3.27	–	1.000	7	0.42	1.93	0.08	1.214
3	1.02	2.57	–	1.160	8	0.37	1.86	0.14	1.160
4	0.73	2.28	–	1.092	9	0.34	1.82	0.18	1.223

每组例数	A_2	D_4	D_3	m_3	每组例数	A_2	D_4	D_3	m_3
5	0.58	2.11	-	1.198	10	0.31	1.78	0.22	1.176
6	0.48	2.00	-	1.135					

注：表示"-"表示不考虑下控制界限

分组一般按时间顺序，分为 20～25 组，每组 2～6 个数据为宜。

与均值极差控制图类似的是中位数极差控制图（$\tilde{x}$-R 控制图），它是用中位数 $\tilde{x}$ 代替 $\bar{x}$-R 中的 $\bar{x}$ 而作成。因此，不必分组计算 $\bar{x}$，在现场使用较为方便。但是，由于按测量值大小顺序排列后只利用了一个中位数，因而其精度不如 $\bar{x}$-R 控制图。$\tilde{x}$ 中心线和控制界限如下，R 的中心线和控制界限同 $\bar{x}$-R 图。

$$\tilde{x}:\begin{cases} CL=\bar{\tilde{x}} \\ UCL=\bar{\tilde{x}}+m_3A_2\bar{R} \\ LCL=\bar{\tilde{x}}-m_3A_2\bar{R} \end{cases} \qquad R:\begin{cases} CL=\bar{R} \\ UCL=D_4\bar{R} \\ LCL=D_3\bar{R} \end{cases}$$

其中 m_3、A_2、D_4、D_3 查表 1-60。

（四）均值与标准差控制图（$\bar{x}$-s 控制图）

是均值控制图（x 图）和标准差控制图（s 图）一起使用的一种控制图。计算值需作适当分组。其优点是判断准确率高，但的计算量较大。x 和 R 控制图的中心线和上下控制界限为：

$$\bar{x}:\begin{cases} CL=\bar{\bar{x}} \\ UCL=\bar{\bar{x}}+A_1^*\cdot\bar{S} \\ LCL=\bar{\bar{x}}-A_1^*\bar{S} \end{cases} \qquad S:\begin{cases} CL=\bar{S} \\ UCL=B_4\bar{S} \\ LCL=B_3\bar{S} \end{cases}$$

其中 $\bar{\bar{x}}$ 为各组均数的平均，$\bar{S}$ 为各组标准差的平均，A_1^*、B_3、B_4 可从表 1-62 中查出。

表 1-62　均值与标准差控制图 A_1^*、B_3、B_4 表

每组例数	A_1^*	B_3	B_4
2	0.659	-	3.267
3	1.954	-	2.568
4	1.628	-	2.266
5	1.427	-	2.089
6	1.287	0.029	1.970

续表

每组例数	A_1^*	B_3	B_4
7	1.182	0.113	1.882
8	1.099	0.179	1.815
9	1.032	0.232	1.761
10	0.975	0.276	1.716
11	0.927	0.313	1.679
12	0.886	0.346	1.646
13	0.850	0.374	1.618
14	0.817	0.399	1.594
15	0.789	0.421	1.572
16	0.763	0.440	1.552
17	0.739	0.458	1.534
18	0.718	0.475	1.518
19	0.698	0.490	1.503
20	0.680	0.504	1.490
>20	$\frac{3}{\sqrt{n}}(1+\frac{1}{4n})$	$1-\frac{3}{\sqrt{2n}}$	$1+\frac{3}{\sqrt{2n}}$

（五）不合格品率控制图（p 控制图）

p 控制图是通过产品的不合格品率的变化来控制质量的。p 控制图单独使用，不需组合，属计数值控制图。除了不合格品率外，合格率、材料利用率、缺勤率、出勤率等也可用 P 控制图进行控制。其制作步骤为：

（1）数据选取与分组：与 $\bar{x}-R$ 相同，应按生产条件基本相同的原则选取数据。若生产处于不稳定状态，数据不能使用。一般按时间顺序分为若干群，从每个群中取样品数为 n 的样本，清查样本中不合格品的个数 pn。要求不合格品的个数在 1～5。一般选取 10～25 组为宜。

（2）计算每个样本的不合格品率 p = pn/n，平均不合格品率 p=Σpn/Σn。

（3）计算中心线和控制界限

$$\begin{cases} CL = \bar{p} \\ UCL = \bar{p} + 3\sqrt{\bar{p}(1-\bar{p}/n)} \\ LCL = \bar{p} - 3\sqrt{\bar{p}(1-\bar{p}/n)} \end{cases}$$

使用 p 控制图应注意 n 值的影响：①由于要求 pn 一般取 1～5，当不合格率很小时，需增大例数才能满足，但实际工作中 n 不可能无限制增大；②当 n 增大时，控制限变窄，这时只要生产过程稍有变化，就会使一些点超出控制限。反之，当 n 过小时，生产过程的变异又不易被发现。因此，当不合格率很小，而又不能增大 n 时，可以从控制目的出发严格检查标准的方法来解决；③控制界限随 n 大小而变化，如果各样本的 n 不同，控制界限也随之变化，出现明显的凹凸形。一般应尽量使 n 固定不变。在实际工作中，即使每群产品数量有波动，但总可以取定一定大小的样本，这样就可以应用 p 控制图。

（六）控制图的观察分析

做控制图的目的是为了使工作过程处于"控制状态"。"控制状态"的标准可归纳为两条：一是控制图上的点不超过控制界限；二是控制图上点的排列分布没有缺陷。符合下面情况可以认为该过程处于控制状态：①连续 25 点以上处于控制界限内；②连续 35 点中，仅有 1 点超出控制界限；③连续 100 点中，不多于 2 点超出控制限。

虽满足第一条标准，但若点的排列有缺陷，也不能判定该过程处于控制状态。排列缺陷有以下几点。

1. 链

连续出现在中心线 CL 一侧的现象称为链，链的长度用链内所含点数来判定。当出现 5 点链时，应注意发展情况；出现 6 点链时，应开始调查原因；出现 7 点链时，判定为异常，应采取措施，见图 1-16。

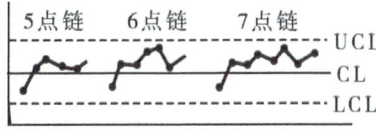

图 1-16　链

2. 偏离

较多的点出现在中心线的一侧时称为偏离。以下情况可判为异常：①连续 11 点中至少有 10 点出现在一侧；②连续 14 点中至少有 12 点出现在一侧；③连续 17 点中至少有 14 点出现在一侧；④连续 20 点中至少有 16 点出现在一侧，见图 1-17。

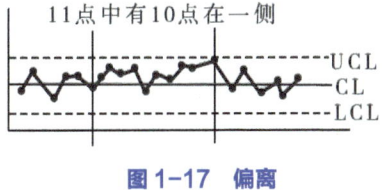

图 1-17　偏离

3. 倾向

若干点连续上升或下降的情况称为倾向。其判断准则为：①连续 5 点上升或下降时，要注意工序的操作方法；②连续 6 点上升或下降时，要开始调查原因；③连续 7 点上升或下降时，判为异常，需采取措施。

4. 周期

点的上升或下降出现明显的一定的间隔时称为周期。包括阶梯形周期变动、波状周期变动、大小波动及合成波动，见图 1-18。

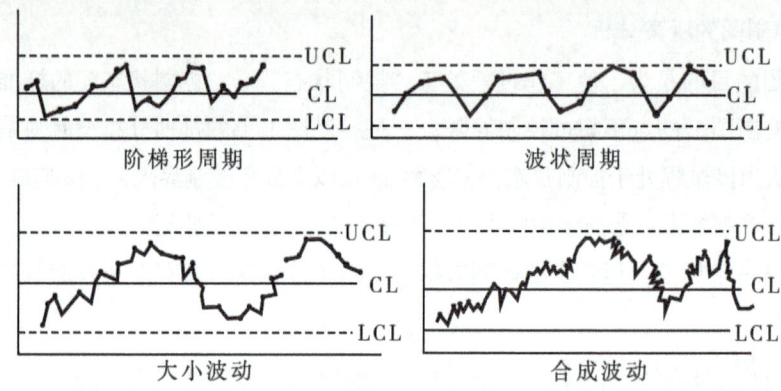

图 1-18　周期

5. 接近

图上的点接近中心线或上下控制限的现象称为接近。这说明组内混进不同种类的数据。这时常常需要重新进行分组或分层并重作控制图。接近中心线的判定：在中心线与控制限间画等分线，如果点子大部分靠近中心线两侧，即可判定为异常状态。接近控制限判定：在中心线与控制限间作 3 等分线，如果在外侧的 1/3 带状区间内存在下述情况可判定为异常。①连续 3 点中有 2 点在外侧 1/3 带状区间内；②连续 7 点中有 3 点在外侧 1/3 带状区间内；③连续 10 点中有 4 点在外侧 1/3 带状区间内，见图 1-19。

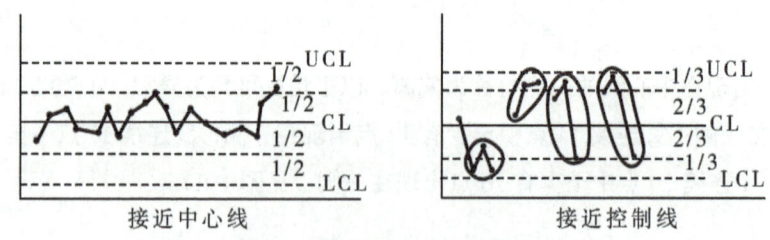

图 1-19　接近中心线和控制限

五、制定计划指标（或目标值）

国家、企事业等部门，年年都要制定计划（规划），医院也不例外。每年第 4 季度，医院有关部门就着手制定下一年度的工作计划。要使计划订得科学、难度很大。一个好的计划，对医院的工作是一个很大的促进；如果计划偏高或偏低，将会挫伤群众的积极性，就不能达到预期的目的。因此订好计划至关重要。在制定医院计划指标（目标值）时，要根据上级下达的任务和意图，紧密结合医院的实际，吸取国内外医院的先进经验，在充分发动群众参与的基础上，采用先进的手段、先进的方法、制订出一个切实可行的计划。制订医院医疗计划（指标或目标值），应掌握以下原则。

（一）正确评价医疗工作强度

医疗工作强度的评价，是一个细致复杂的工作，正确评价医疗工作强度，对激发医护人员的积极性，有着重要的意义。

在医疗工作中，如果手术不分大、中、小均统计为1例；检验不分临检、生化、微生物，均统计为1件，门诊患者不分急诊、普通门诊，都统计为1次；收治患者不分疑难，一般患者均统计为1人。又如放射诊断科有透视、照相、CT扫描、各种造影，病理科有活检、尸检、细胞学检查，理疗科有电疗、磁疗、蜡疗、体疗；麻醉科有全麻、硬膜外、低温、静脉麻，放射治疗科有直线加速器治疗、X线治疗、后装腔内治疗；胃镜室有纤维胃镜检查、纤维结肠镜检查；供应室有治疗包、注射器、纱布、方巾、手套、器械包等等。这些工作的强度，各有不同。以手术为例，大手术有的几个小时，有的只二三十分钟或更短，将大、中、小三种强度不一样的手术混在一起计算，显然是很不科学的。

我们根据手术部位和操作技术的难度，将手术分为大中小三类。凡处于要害部位（重要脏器），操作难度大的手术则视为大手术。如心脏瓣膜置换术、肾移植术、显微外科手术等；凡处于非要害部位、操作简单的手术，则视为小手术，如活检术，包块切除术等；凡处于大手术和小手术之间的一些手术，则视为中手术。在一般情况下评价工作量大小用的是总量指标，即手术例数，但这仅仅是反映手术量的总水平，不能反映工作中实际负荷程度，不便于年与年和科与科之间对比。在实际工作中，超负荷和负荷量太低是不正常的，这就需要对工作负荷量作出正确的评价。我们根据大、中、小手术的工作负荷量不同，分别给以相应的权数，即大手术3、中手术2、小手术1，然后将所给的不同权数乘以相应的手术例烽，即得手术工作负荷量。其计算公式：

$$X=(AX_1+AX_2+AX_3)/\Sigma A$$

用工作负荷量评价一个科室或某年的工作量大小，便于对比，比较客观，在目前医院管理中有着独特的作用。

举例：甲医院1985年手术850例，其中大手术450例，中手术200例，小手术200例，乙医院1985年手术也是850例，其中大手术350例，中手术250例，小手术250例。试计算甲乙二医院的手术负荷量。

甲医院手术负荷量＝（450×3+200×2+200×1）/6=325

乙医院手术负荷量＝（350×3+250×2+250×1）/6=300

可以明显看出，甲医院手术负荷量较乙医院大。

评价其他医疗工作强度，亦可用这种方法，但设定的权数一定要适当。

（二）合理设置病床

患者收容量的多少，与病床利用有着密切的关系。病床利用指标一是病床使用率，二是病床周转次数。人们常说患者收容量、病床使用率和病床周转次数为医疗工作中的"三项主要指标"。为了便于医院和临床科室了解和掌握，有利于科学地设置病床数量，弄清了三者的关系和计算方法，有着现实的意义。

1. "患者收容量""病床使用率"和"病床周转次数"指标含义

（1）患者收容量：又叫"收容患者数"。这一指标是从总工作量上反映医院工作效率的。收容的患者愈多，表示完成的任务愈多，发挥人力、技术、设备的效能愈高。

（2）病床使用率：反映平均每天使用病床数与实际病床数的比率，正常最高使用率以93%为宜。如过高，对医疗质量不利；过低，病床空闲，潜力不能充分发挥。

（3）病床周转次数：衡量病床周转速度的指标。周转次数低，说明病室管理和诊治效果较差；周转次数过多，说明患者住院时间短，判定这种现象是否合理，必须与医疗质量结合起来衡量。

2. "患者收容量""病床使用率"和"病床周转次数"指标的计算公式

（1）收容患者数 = 新入人数 + 转入人数。

（2）病床使用度 = 平均每天占用病床数 / 实有病床数 × 100%。

（3）病床周转次数 = 出院人数 / 平均每天占用病床数。

（4）计划收容患者数 = 实有病床数 × 病床使用率 × 病床周转次数。

3. "患者收容量""病床使用率""病床周转次数"的相互关系

三指标是互相联系又互相制约的指标。特别是病床使用率和病床周转次数更为明显。欲多收患者，必须充分利用病床，加快病床周转。提高病床使用率容易做到，而要病床周转快就比较难，唯一的办法就是要加快出院。出院患者有五种情况：一是治愈出院，二是好转出院，三是转院（科），四是病死，五是其他情况出院，后三种的很少，只占出院患者的百分之几，而前两者的比重较大，占90%以上，这很显然，要使出院患者多，主要就是加快病床周转，要使病床周转快，必须要在提高医疗质量上下功夫，也就是说要提高治愈率、有效率，缩短治疗、有效者的住院时间。要做到这一点，前提必须是：外科开展了新手术，内科应用了新疗法、新药物，辅助诊疗科增加了新项目，科室管理水平有了提高。

病床使用率高，病床周转快，可以多收患者，但不能越高越好，而且两者必须保持一个适当的比例关系，不能突出哪一个，两者过高过低都不宜。目前各类型医院的病床使用率和病床周转次数常数见表1-63。

表 1-63 各类型医院病床利用常数

医院类型	病床使用度（%）	病床周转次数
三级医院	85～93	≥17
二级医院	85～90	≥20
一级医院	≥60	≥32

（三）科学确定项目的权数

在目标管理过程中，正确确定目标项目的权数，是保持目标整体有序的基本要求。但由于目标项目往往是定性描述，确定其权数比较困难。在实际工作中，大都用专家调查法和群众评价法等作定性分析。本节介绍两种定量的打分方法作为定性分析的补充和参考。

1. 强制打分法

这是将所在的目标项目排列起来，按"一对一"的方式逐个加以比较评定。在每次比较中，重要的一方得一分，次要的一方得零分，然后把各项目的得分累计起来，除以所以目标项目得分的总和，就是某一目标项目的权数。如表 1-64。所示。

表 1-64 目标项目权数计算（强制打分法）

项目代号	A	B	C	D	E	累计得分	权数
A	×	1	1	1	0	3	0.30
B	0	×	1	1	0	2	0.20
C	0	0	×	1	0	1	0.10
D	0	0	0	×	0	0	0.00
E	1	1	1	1	×	4	0.40
合计	1	1	3	4	0	10	1.00

强制打分法简单明了，在确定目标项目重要性的次序上是行之有效的。但这种打分方法比较粗糙，准确度较差，并且有时会出现目标项目权数等于零的不合理现象（如表 1-64 中 D 项）。为了避免这种现象，在实际工作中常由若干有经验的人各自打分，或将本单位职工分为若干组集体讨论打分，然后取各自评定结果的平均值来计算权数。表 1-65 是由 8 名有经验的人员分别取平均值后确定的目标项目权数。

表 1-65 目标项目权数计算（按平均得分计算）

项目代号	评分员代号								平均得分	权数
	1	2	3	4	5	6	7	8		
A	3	3	3	4	3	4	3	3	3250	0.325 0
B	2	1	2	2	1	2	2	1	1.625	0.162 5
C	1	2	0	1	2	0	1	2	1.125	0.112 5
D	0	0	1	0	0	1	0	0	0.250	0.025 0
E	4	4	4	3	4	3	4	4	3.750	0.375 0
合计	10	10	10	10	10	10	10	10	10.000	1.00 0

采用平均得分计算出的目标项目权数，相对来说比较准确，一般还可以避免某一目标项目权数等于零的不合理现象。

2. 直接打分法

直接打分法吸取了强制打分法的基本思路，而且简便易行。它的基本步骤也是对各目标的重要程度进行比较打分，但不是简单地打 0 分或 1 分，而是按 4 分、3 分、2 分、1 分、0 分进行评分。如 E 比 A 重要得多，则给 E 打 4 分，给 A 打 0 分；如 C 比 A 重要，则给 C 打 3 分，给 A 打 1 分；如 A 与 B 同等重要，则各打 2 分，具体打分计算方法如表 1-66 所示。

表 1-66 目标项目权数计算（直接打分法）

项目代号	A	B	C	D	E	累计得分	权数
A	x	2	1	1	0	4	0.100
B	2	×	1	1	1	5	0.125
C	3	3	×	1	1	8	0.200
D	3	3	3	×	2	11	0.275
E	4	3	3	2	×	12	0.300
合计	12	11	8	5	4	40	1.000

（四）选准制定计划指标（目标值）的计算方法

制订计划指标（目标值），常用的方法有：滑动平均法（算术平均法）、指数平均法（加权移动平均法）、先进平均数法、三点估计法、大中取小法、小中取大法等。计算的方法很多，选用计算方法的依据：一是要医院工作的现状，也就是对管理技术资源的综合能力，要有一个正确的评价；二是要考虑上级下达任务的要求；三是要考虑到市场经济的发展，医院改革的需要。如医院的工作处于蓬勃发展的时期，工作数质量逐年增加，而且资源潜力还有待开发，以"选择"指数平均法（加权移动平均法）为宜。用这种方法制订计划指标（目标值）比较先进，易于被人们接受，且操作简单易于掌握，值得推广。

（徐杰文）

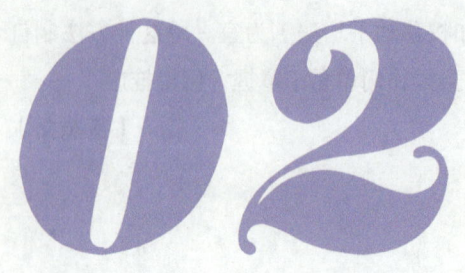

第二章　医院信息管理

医院信息管理是通过对医院内外相关信息进行收集、加工、分析、整理、决策的循环过程，是实现现代化医院管理的基础和手段，是医院全面提高医疗、教学、科研和管理水平的途径，是为患者提供优质、安全、快捷服务的方法。医院信息系统已经是现代化医院开展各项医疗、护理、管理工作的基础设施和技术环境，是现代医院运行和经营的基本保障和支撑。因此，医院信息管理是现代医院管理不可或缺的组成部分。

第一节　概述

一、医院信息

（一）医院信息的概念

医院信息包括医院内部各部门，各环节所产生的信息，如工作计划、数据、报表、体征、症状、检验报告、疗效和经验教训等；还包括院外环境所产生的信息，如国家方针政策、指令、上级指示和社会反应等，所有这些构成医院的社会功能。它好比医院的神经系统，如果功能失调，就会使整体和局部控制失灵、不能很好地完成医院的任务。

（二）医院信息的分类

医院信息可分为医疗业务信息、医院管理信息和医学咨询信息三大类。医疗业务信息主要是患者的临床诊疗信息，包括临床诊断信息、医学影像检查信息、护理信息、营养配餐信息、治疗信息、药物检测信息、重症监护信息等；医院管理信息主要包括医院决策辅助信息、医疗管理信息、护理管理信息、科教管理信息、药品管理信息、器械设备管理信息、物资材料管理信息、环境卫生管理信息、情报资料管理信息、财会管理信息、医院经营管理信息、人事工资管理信息；医学咨询信息包括医学情报、科技情报、各种文字、视听检索资料、病案、图书、期刊和文献资料等。其中最重要的是医疗业务信息。

1. 医疗业务信息

医疗业务信息指医护人员从患者及其家属身上获取的关于病情发生发展变化的信息，包括采集病史、体格检查、实验室报、技术检查等。诊疗护理的过程就是医护人员以自身的知识、经验结合这些信息来作出判断和决策的过程。

2. 医疗业务信息分类

（1）诊疗信息：门（急）诊诊断治疗记录；住院患者诊断治疗记录（包括病历、会诊、病例讨论等记录）；临床检验送检单和检验报告单、登记记录检索；医学影像检查；临床病例送检单和病例诊断报告、登记记录检索；内镜检查申请、报告、登记记录检索；电生理检查申请、报告、登记记录检索；药物处方（医嘱单）和临床药学信息；手术通知单、手术记录；麻醉记录、术后复苏记录；输血申请、配血单、输血记录和血库信息；营养医嘱（处方）、饮食护理记录和营养治疗信息；康复医疗处方、治疗记录，假肢、支具和辅助器具处方及安装记录；核医学检查申请单、检查报告、登记检索；放射疗法申请单、治疗记录；其他医疗检查、治疗处方、记录；各专业学科诊疗操作规范和技术常规。

（2）护理信息：护理检查、诊断和护理计划；各种对患者的护理观察记录；责任制护理、整体护理执行情况记录；医嘱执行情况记录；护理值班、交接班病情观察记录，护理方式、患者心理、护理并发症记录；对患者进行咨询指导和预防知识教育情况记录；病房护理评价记录；护理操作常规和技术规范；护理质量、差错事故情况记录和讨论情况登记、上报材料等。

3. 医疗业务信息的特点

（1）信息的类型多样且复杂：不仅包括患者生理方面的信息，还有心理、社会、家庭等方面的信息。

（2）信息获取比较困难：医疗信息能够直接获得的很少，往往要结合医务人员自身的知识和经验等进行判断。比如一些内脏病变、脑部病变等，很多信息需要医务人员耐心仔细地询问才能得到。

（3）信息往往不太准确：医疗信息在获取过程中往往带有较强的主观性，医务人员自身的技术和经验会影响到信息的判断，不同的医师可能对同一检查结果有不同结论；不同患者在描述相同程度的症状时可能会有不同的感觉，如疼痛到底痛到什么程度，不同痛阈的患者有不同描述。凡此种特定性指标很难有确定标准。

（4）时效性要求高：医疗信息有较强的时效性，患者几个小时前的病情和症状可能与现在的情况有所不同，医务人员要及时利用医疗信息作出判断和治疗处理决策并付诸实施。

（5）医疗信息要求连续性：患者病情的发生发展变化是一个连续的过程，医务人员必须连续观察这一过程，从而帮助理解病情的发生发展规律，有助于医务人员的诊疗工作。

（三）医院信息的作用

1. 医院信息是医院管理的基础

在医院这个系统里，人流、物流、信息流贯穿在整个医疗经营活动中。人流、物流是医院活动的基本流程，但是要使人流、物流成为系统的、有序的、有组织的、符合客观规律的活动，达到较好的医疗经济效果，就必须加以科学地计划、组织和协调，这就要借助于信息的流通。医院的医疗经营管理过程，也就是信息传递和处理的过程。医院信息又是医院管理必要的资源，医院在经营管理过程中，一切活动都离不开信息的支持。医院信息既是医院管理的对象，又是医院管理的手段。

2. 医院信息是医院工作计划和决策的依据

计划本身就是个信息，是从任务到实施的桥梁，是管理的首要职能。要使计划和决策符合实际，行之有效，在实施中少走弯路，就必须以必要的信息作为依据。这些必要的信息有院内的信息，如医院的设施、人员、业务信息、工作经验等；也有院外信息，如上级指示、人物、方针政策、社会反应等。收集、掌握的信息越多，计划和决策就越具有科学性、准确性、可行性和针对性。

3. 医院信息是组织手段

组织是根据确定的目标，设立系统和有效的管理规范，建立均衡的职务划分，应用适当的方法使系统运转起来。医院作为一个总系统，它包含着很多子系统，各子系统中又设立了一定的科室和岗位。这些科室和岗位之间彼此就是靠信息来联系和沟通的，处理好它们之间的关系，协调好它们之间的活动，信息将起着组织作用。

4. 信息是对工作过程有效的控制工具

控制是管理的重要职能之一。控制就是按规定的任务和目标，使医院医疗及各项工作按规定标准、规章制度、常规程序等有控制地运转。信息的流通与反馈是达到控制的首要条件。

5. 医院信息是指导工作保证系统协调运行的纽带

医院部门众多，工作比较繁杂，如无密切协调合作，易发生脱节、步伐不齐、效率降低，使人流、物流不畅。领导者必须从整体角度协调各部门的工作，而进行协调的基本条件就是及时掌握情况，取得管理信息。另外，各部门之间信息通畅，也是保证医院工作协调运行的重要因素。

二、医院信息管理

（一）医院信息管理的概念

医院信息管理，就是把医院管理过程作为医院信息的收集、处理、应用和反馈的过程，通过信息为管理服务，把管理决策建立在信息的充分利用的基础上。医院信息管理有双重含义，即可以分别理解为"医院信息的管理"和"医院的信息管理"。前者指对医院信息进行的管理，包括信息的收集、处理、存储、传输、反馈等；后者指一种管理模式，指有别于传统经验管理的一种基于信息利用的管理模式。前者是后者的基础，后者是前者的目的和应用。

（二）医院信息管理的内容

1. 全面、系统、深入地研究管理、监督医院日常运转所需的信息内容

利用这些信息，对医院服务的全过程进行监督和控制，并分析影响因素，以期能改进医院服务的质量和效率，促进医院全面发展。

2. 建立健全信息制度

保证医院信息处理全过程的效果和效率，为信息的及时、有效、准确地利用提供保证。

3. 探索更有效的信息处理方式

传统的手工操作方式只能处理非常有限的信息，效果和效率都比较低下，当前应加强医院信息系统的建设和开发，提供技术支持。

4. 普及信息和新管理知识，提高管理者素质

在医院信息管理中，归根结底的因素是人的因素，如资料要由人输入计算机、信息的分析决策要由人来进行。因此，在全院普及信息和信息管理的相关知识，提高职工和管理者的素质，则是提高医院信息管理水平的关键因素。

（三）医院信息管理的意义和作用

信息管理是医院现代化发展方向的客观要求。随着现代医学科技的发展，医院分工越来越细，科室之间的合作要求也越来越高，对病情信息的挖掘也日趋深广，信息的流动量和流动频率也不断增加，客观上要求医院实施现代化的信息管理，能通过对信息的充分利用来提高诊疗工作的水平。信息管理能帮助提高医院的工作效率。充分、合理利用信息为医院服务的能力是衡量医院管理水平和判断医院管理者素质的重要指标之一。

（四）我国目前医院信息管理存在的问题

医院信息管理遵循信息获取、加工、存储、传输、应用和反馈这样的一种信息处理的一般过程。通过信息的管理为管理决策和临床决策服务。目前，我国医院信息管理中存在不少共性的问题，主要表现在以下几个方面。

1. 利用的信息内容优先

这一点主要是由于医院管理者本身素质有限造成的，通常只是收集上级部门要求的一些常规统计数据，而对于如何有效利用信息来为医院决策服务没有明确的认识，不懂得应收集哪些资料来为医院管理服务；同时在资料收集中又存在重复和浪费现象，往往不同部门多次收集同一资料，没有从医院全局的角度来综合分析和利用信息。

2. 信息处理的手段相对落后、效率低下

目前我国的医院信息系统建设正方兴未艾，在很大程度上改变了原先以手工操作为主的信息处理方式，但从总体上来说信息处理的效率还不是很高，管理者一般无法在任何需要的时候都能随时得到他所需要的信息，只能得到定期的一些报表资料。

（黄东辉）

第二节　医院信息系统的技术基础

一、数据通信基本知识

（一）传输介质

所有计算机之间通过计算机网络的通信都涉及由传输介质（Transmission Media）传输某种形式的数据编码信号。传输介质在计算机、计算机网络设备间起互联和通信作用，为数据信号提供从一个节点传送到另一个节点的物理通路。

计算机与计算机网络中采用的传输介质可分为：有线和无线传输介质两大类。

1. 有线传输介质

有线传输介质在数据传输中只作为传输介质，而非信号载体。计算机网络中流行使用的有线传输介质为：铜线和玻璃纤维。

（1）铜线。铜线由于具有较低的电阻率、价廉和容易安装等优点因而成为最早用于计算机网络中的传输介质，它以介质中传输的电流作为数据信号的载体。为了尽可能减小铜线所传输信号之间的相互干涉，我们使用两种基本的铜线类型：双绞线和同轴电缆。

双绞线：双绞线是把两条互相绝缘的铜导线扭绞起来组成一条通信线路，它既可减小流过电流所辐射的能量，也可防止来自其他通信线路上信号的干涉，分屏蔽和无屏蔽两种。双绞线的线路损耗较大，传输速率低，但价格便宜，容易安装，常用于对通信速率要求不高的网络连接中。

同轴电缆：同轴电缆由一对同轴导线组成。同轴电缆频带宽，损耗小，具有比双绞线更强的抗干扰能力和更好的传输性能。按特性阻抗值不同，同轴电缆可分为基带（用于传输单路信号）和宽带（用于同时传输多路信号）两种。同轴电缆是目前局域网与有线电视网中普遍采用的比较理想的传输介质。

（2）玻璃纤维。目前，在计算机网络中十分流行使用易弯曲的石英玻璃纤维来作为传输介质，它以介质中传输的光波（光脉冲信号）作为信息载体，因此我们又将之称为光导纤维，简称光纤或光缆。

光缆由能传导光波的石英玻璃纤维（纤芯），外加包层（硅橡胶）和保护层构成。在光缆一头的发射器使用 LED 光发射二极管或激光来发射光脉冲,在光缆另一头的接收器使用光敏半导体管探测光脉冲。

2. 无线传输介质

有线传输并不是在任何时候都能实现的。例如,通信线路要通过一些高山、岛屿或公司临时在一个场地做宣传而需要联网时这样就很难施工。即使是在城市中,挖开马路敷设电缆也不是一件容易的事。当通信距离很远时,敷设电缆既昂贵又费时。而且,我们的社会正处于一个信息时代,人们无论何时何地都需要及时的信息,这就不可避免地要用到无线传输。利用无线电短波电台进行数据通信是可行的。一般来说,短波的信号频率低于 100 MHz,它主要靠电离层的反射来实现通信,而电离层的不稳定所产生的衰落现象和离层反射所产生的多径效应使得短波信道的通信质量较差。因此,当必须使用短波无线台传输数据时,一般都是低速传输,速率为一个模拟话路时每秒传几十至几百个比特。只在采用复杂的调制解调技术后,才能使数据的传输速率达到几千比特。

无线电微波通信在数据通信中占有重要地位。微波的频率范围为 300 MHz ~ 300 GHz,但主要是使用 2 ~ 40 GHz 的频率范围。由于微波在空间主要是直线传播,且能穿透电离层而进入宇宙空间,因此它不像短波那样可以经电离层反射传播到地面上很远的地方。这样,微波通信就有两种主要的方式:地面微波接力通信和卫星通信。

由于微波在空间是直线传输,而地球表面是个曲面,因此其传输距离受到限制,一般只有 50 km 左右。但若采用 100 m 的天线塔,则距离可增大至 100 km。为了实现远距离通信,必须在一条无线电通信信道的两个终端之间建立若干中继站。中继站把前一站送来信号经过放大后再送到下一站,故称为"接力"。微波接力通信可传输电话、电报、图像、数据等信息,其主要特点有以下几点。

第一,微波波段频率很高,其频段范围也很宽,因此其通信信道的容量很大。

第二,因为工业干扰和天气干扰的主要频谱成分比微波频率低得多,对微波通信的危害比对短波通信小得多,因而微波传输质量较高。

第三,微波接力信道能够通过有线线路难于通过或不易架设的地区(如高山、水面等),故有较大的机动灵活性,抗自然灾害的能力也较强,因而可靠性较高。

第四,相邻站之间必须直视,不能有障碍物。

第五,隐蔽性和保密性较差。

卫星通信是在地球站之间利用位于 36 000 km 高空的人造同步地球卫星作为中继器的一种微波接力通信。通信卫星发出的电磁波覆盖范围广,跨度可达 18 000 km,覆盖了地球表面 1/3 的面积,三个这样的通信卫星就可以覆盖地球上的全部通信区域,这样地球各地面站间就可以任意通信。

在卫星上可以安装多个转发装置,它按一种频率范围接收地面发来的信号,用另一频率范围向地面站发出，其数据传输率约为 50 Mbps。国际上常用的频段为 6/4 GHz，也是 3.7 ～ 4.2 GHz 和 5.925 ～ 6.425 GHz 分别作为远程通信卫星向地面发送（下行）地面站向上发送（上行）的频段，其频宽都是 500 MHz。由于这个频段已非常拥挤，因此也使用频率更高些的 14/12 GHz 频段。每一路卫星信道的容量约等于 10 万条话频线路，可以将它看成大容量的电缆，且和发送站与接收站之间的距离无关。由于通信卫星是在太空的无人值守的微波通信中继站，因而其主要特点与地面微波通信类似，但有较长的传播延迟。

此外，也可使用红外线、毫米波或光波进行通信，但它们频率太高，波长太短，不能透固体物体，且很大程度上受天气的影响，因而只能在室内和近距离使用。

（二）模拟数据通信与数字数据通信

1. 通信信道与信道容量

通信信道（Communication Channel）是数据传输的通路，在计算机网络中信道分为物理信道和逻辑信道。物理信道指用于传输数据信号的物理通路，它由传输介质与有关通信设备组成；逻辑信道指在物理信道的基础上，发送与接收数据信号的双方通过中间结点所实现的逻辑联系，由此为传输数据信号形成的逻辑通路。逻辑信道可以是有连接的，也可以是无连接的。

物理信道还可根据传输介质的不同而分为有线信道和无线信道，也可按传输数据类型的不同分为数字信道和模拟信道。信道容量（Channel Capacity）指信道传输信息的最大能力：对于数字信道一般用单位时间可以传输的最大二进制位（比特 bit）数来表示，对于模拟信道则由信道的带宽表示。信道容量的大小还受信道质量和可使用时间的影响，当信道质量较差时，实际传输速率将降低。

2. 模拟数据通信和数字数据通信

（1）模拟数据与数字数据。我们一般将数据分为模拟数据和数字数据两大类。

模拟数据（Analog Data）是由传感器采集得到的连续变化的值，如温度、压力，以及目前在电话、无线电和电视广播中的声音和图像。

数字数据（Digital Data）则是模拟数据经量化后得到的离散的值，如在计算机中用二进制代码表示的字符、图形、音频与视频数据。目前，ASCII 码（美国信息交换标准码）已为 ISO 国际标准化组织和 CCITT 国际电报电话咨询委员会所采纳，成为国际通用的信息交换标准代码，使用 7 位二进制数来表示一个英文字母、数字、标点或控制符号。图形、音频与视频数据则可分别采用多种编码格式。

（2）模拟信号与数字信号。不同的数据必须转换为相应的信号才能进行传输：模拟数据一般采用模拟信号，如用一系列连续变化的电磁波（如无线电与电视广播中的电磁波），或电压信号（如电话传输中的音频电压信号）来表示；数字数据则采用数字信号，如用一系列断续变化的电压脉冲（如我们可用恒定的正电压表示二进制数 1，用恒定的负电压表示二进制数 0），或光脉冲来表示。

当模拟信号采用连续变化的电磁波来表示时，电磁波本身既是信号载体，同时作为传输介质，而当模拟信号采用连续变化的信号电压来表示时，它一般通过传统的模拟信号传输线路（如电话网、有线电视网）来传输。

当数字信号采用断续变化的电压或光脉冲来表示时，一般则需要用双绞线、电缆或光纤介质将通信双方连接起来，才能将信号从一个节点传到另一个节点。

模拟信号和数字信号之间可以相互转换：模拟信号一般通过 PCM 脉码调制方法量化为数字信号，即让模拟信号的不同幅度分别对应不同的二进制值，如采用 8 位编码可将模拟信号量化为 $2^8 = 256$ 个量级，实用中常采取 24 位或 30 位编码，数字信号一般通过对载波进行移相的方法转换为模拟信号。计算机、计算机局域网与城域网中均使用二进制数字信号，目前在计算机广域网中实际传送的则既有二进制数字信号，也有由数字信号转换而得的模拟信号。但是更具应用发展前景的是数字信号。

（3）模拟数据通信与数字数据通信。

①模拟数据通信。用来传输模拟数据或数字数据对应的模拟信号，如目前我们广泛使用公用电话线路来传输语音或计算机数字数据对应的模拟信号，我们也可以使用公共有线电视网来传输视频和计算机数字数据对应的模拟信号，而微波与卫星通信传输的也可以是模拟数据或数字数据对应的模拟信号。

为了用模拟数据通信的方法实现模拟数据和数字数据的远距离传输，我们一般不直接传输模拟信号（包括由数字信号转换而来的模拟信号），而是在发送方使用某一频率的电磁波作为载波，然后用模拟信号或数字信号对其进行调制，调制后的载波信号（为模拟信号）占有以该载波频率为中心的一段频谱，并能在适于该载波频率的介质上传输，而在接收方则通过解调制还原叠加于载波上的模拟信号或数字信号。我们将可同时完成调制和解调的装置称为调制解调器。

②数字数据通信。数字数据通信指直接利用数字传输技术在数字设备之间传输数字数据，或模拟数据对应的数字信号。由于计算机使用二进制数字信号，因而计算机与其外部设备之间，以及计算机局域网、城域网大多直接采用数字数据通信。此外，目前北美采用的 24 路 PCM 脉码调制（速率为 1.544 Mbps），以及欧洲和我国采用的 30 路 PCM 脉码调制（速率为 2.048 Mbps）电话系统均是数字数据通信系统。由于数字数据通信传送的是离散的数字信号，即逐位传送二进制数字代码，因此要求系统应能确知传输线上正在传送的数位是 0 还是 1。

③数字数据通信的优点。与模拟数据通信相比较，数字数据通信具有下列优点。

第一，来自声音、视频和其他数据源的各类数据均可统一为数字信号的形式，并通过数字通信系统传输。

第二，以数据帧为单位传输数据，并通过检错编码和重发数据帧来发现与纠正通信错误，从而有效保证通信的可靠性。

第三，在长距离数字通信中可通过中继器放大和整形来保证数字信号的完整及不累积噪音。

第四，使用加密技术可有效增强通信的安全性。

第五，数字技术比模拟技术发展更快，数字设备很容易通过集成电路来实现，并与计算机相结合，而由于超大规模集成电路技术的迅速发展，数字设备的体积与成本的下降速度大大超过模拟设备，性能价格比高。

第六，多路光纤技术的发展大大提高了数字通信的效率。

需要指出，鉴于传统公用电话网已在世界范围普及，目前家庭个人计算机用户大都通过电话线路与计算机网络相连。此外，随着卫星通信的发展，高容量、高宽带的多路复用传输也大大提高了模拟通信的传输效率。但是，如果在两台计算机的通信线路之间，只有部分电路采用数字通信，则数字通信的优点并不能充分地得到发挥。因此，为了提高通信效率，有条件的用户应安装数字数据通信专线，或直接接入局域网。此外，应大力发展陆上和海底的洲际光缆。

近几年来，数字数据通信技术已开始发展并得到广泛应用。目前，数字通信已开始在长距离话音和数字数据领域逐渐替代传统的模拟通信。计算机网络技术的应用发展，则大大推动了数字通信技术的迅速发展。可以预言，数字数据通信最终将取代模拟数据通信。

（三）数据通信的主要技术指标

在数字通信中，我们一般使用比特率和误码率来分别描述数据信号传输速率的大小和传输质量的好坏等；在模拟通信中，我们常使用带宽和波特率来描述通信传输能力和数据信号对载波的调制速率。

1. 带宽

在模拟信道中，我们常用带宽表示信道传输信息的能力，带宽即传输信号的最高频率与最低频率之差。理论分析表明，模拟信道的带宽或信噪比越大，信道的极限传输速率也越高。这也是为什么我们总是努力提高通信信道带宽的原因。

2. 比特率

在数字信道中，比特率是数字信号的传输速率，它用单位时间内传输的二进制代码的有效位（bit）数来表示，其单位为每秒比特数 bit/s（bps）、每秒千比特数（kbps）或每秒兆比特数（Mbps）来表示（此处 k 和 M 分别为 1000 和 1 000 000，而不是涉及计算机存储器容量时的 1024 和 1 048 576）。

3. 波特率

波特率指数据信号对载波的调制速率，它用单位时间内载波调制状态改变次数来表示,其单位为波特(Baud)。

波特率与比特率的关系为:比特率 = 波特率 × 单个调制状态对应的二进制位数。

显然,两相调制(单个调制状态对应 1 个二进制位)的比特率等于波特率;四相调制(单个调制状态对应 2 个二进制位)的比特率为波特率的两倍;八相调制(单个调制状态对应 3 个二进制位)的比特率为波特率的三倍;以此类推。

4. 误码率

误码率指在数据传输中的错误率。在计算机网络中一般要求数字信号误码率低于 10^{-6}。

(四)数据传输方式

1. 基带信号与宽带信号及它们的传输

(1)基带信号与基带传输。基带信号直接用两种不同的电压来表示数字信号 1 和 0,因此我们将对应矩形电脉冲信号的固有频率称为"基带",相应的信号称为基带信号。基带传输指通过有线信道直接传输基带信号,一般用于传输距离较近的数字通信系统,如基带局域网系统。

(2)宽带信号。宽带信号用多组基带信号 1 和 0 分别调制不同频率的载波,并由这些分别占用不同频段的调制载波组成。

(3)多路复用。为了充分利用通信干线的通信能力,人们广泛使用多路复用技术,即让多路通信信道同时共用一条线路。多路复用可分为频分多路复用和时分多路复用。

频分多路复用:当我们采用宽带信号时,由于同一线路上不同频率的各路信道互不干扰的同时传输各自的信号,我们称之为频分多路复用。频分多路复用常用于宽带网络中。

时分多路复用:当我们采用基带信号时,如让各路通信按时间顺序瞬时地分别占有线路的整个频带,并周期性地重复此过程,该线路就按时间分隔成了多个逻辑信道,我们称之为时分多路复用。时分多路复用常用于基带网络中。

2. 并行与串行方式

根据一次传输数位的多少可将基带传输分为并行(Parallel)方式和串行(Serial)方式,前者是通过一组传输线多位同时传输数字数据,后者是通过一对传输线逐位传输数字代码。通常,计算机内部及计算机与并行打印机之间采用并行方式,而传输距离较远的数字通信系统多采用串行方式。

并行传输方式要求并行的各条线路同步,因此需要传输定时和控制信号,而并行的各路信号在经过转发与放大处理时,将引起不同的延迟与畸变,故较难实现并行同步。若采用更复杂的技术、设备与线路,其成本会显著上升。故在远距离数字通信中一般不使用并行方式。

串行通信双方常以数据帧为单位传输信息,但由于串行方式只能逐位传输数据,因此，在发送方需要进行信号的并/串转换，而接收方则需要进行信号的串/并转换。

3. 单工、半双工和全双工方式

根据通信双方的分工和信号传输方向可将通信分为三种方式：单工、半双工与全双工。在计算机网络中主要采用双工方式，其中：局域网采用半双工方式，城域网和广域网采用全双工方式。

（1）单工（Simplex）方式：通信双方设备中发送器与接收器分工明确，只能在由发送器向接收器的单一固定方向上传送数据。采用单工通信的典型发送设备如早期计算机的读卡器，典型的接收设备如打印机。

（2）半双工（Half Duplex）方式：通信双方设备既是发送器，也是接收器，两台设备可以相互传送数据，但某一时刻则只能向一个方向传送数据。例如，步话机是半双工设备，因为在一个时刻只能有一方说话。

（3）全双工（Full Duplex）方式：通信双方设备既是发送器，也是接收器，两台设备可以同时在两个方向上传送数据。例如，电话是全双工设备，因为双方可同时说话。

4. 异步传输与同步传输

（1）同步问题的重要性：在数字通信中，同步是十分重要的。当发送器通过传输介质向接收器传输数据信息时，如每次发出一个字符（或一个数据帧）的数据信号，接收器必须识别出该字符（或该帧）数据信号的开始位和结束位，以便在适当的时刻正确地读取该字符（或该帧）数据信号的每一位信息，这就是接收器与发送器之间的基本同步问题。当以数据帧传输数据信号时，为了保证传输信号的完整性和准确性，除了要求接收器应能识别每个字符（或数据帧）对应信号的起止，以保证在正确的时刻开始和结束读取信号，也即保持传输信号的完整性外；还要求使其时钟与发送器保持相同的频率，以保证单位时间读取的信号单元数相同，也即保证传输信号的准确性。

因此，当以数据帧传输数据信号时，要求发送器应对所发送的信号采取以下两个措施：①在每帧数据对应信号的前面和后面分别添加有别于数据信号的开始信号和停止信号；②在每帧数据信号的前面添加时钟同步信号，以控制接收器的时钟同步。

（2）异步传输与同步传输：异步传输与同步传输均存在上述基本同步问题：一般采用字符同步或帧同步信号来识别传输字符信号或数据帧信号的开始和结束。两者之间的主要区别在于发送器或接收器之一是否向对方发送时钟同步信号。

异步传输以字符为单位传输数据，采用位形式的字符同步信号，发送器和接收器具有相互独立的时钟（频率相差不能太多），并且两者中任一方都不向对方提供时钟同步信号。异步传输的发送器与接收器双方在数据可以传送之前不需要协调：发送器可以在任何时刻发送数据，而接收器必须随时都处于准备接收数据的状态。计算机主机与输入、输出设备之间一般采用异步传输方式，如键盘、鼠标。发送方可以在任何时刻发送一个字符（由一个开始位引导，然后连续发完该字符的各位，后跟一个位长以上的哑位）。同步传输以数据帧为单位传输数据，可采用字符形式或位组合形式的帧同步信号（后者的传输效率和可靠性高），由发送器或接收器提供专用于同步的时钟信号。在短距离的高速传输中，该时钟信号可由专门的时钟线路传输；计算机网络采用同步传输方式时，常将时钟同步信号植入数据信号帧中，以实现接收器与发送器的时钟同步。

（五）错误检测与修正

在数字数据通信中，由发送器发送的数据信号帧（Frame）在经由网络传到接收器后，由于多种原因可能导致错误位（bit errors）的出现，因此必须由接收器采取一定的措施探测出所有的错误位，并进而采取一定的措施予以修正，此过程为错误检测与修正（Error Check & Correct）过程。

1. 错误检测的基本原理

发送器向所发送的数据信号帧添加错误检验码（Check Bits），并取该错误检测码作为该被传输数据信号的函数。接收器根据该函数的定义进行同样的计算，然后将两个结果进行比较：如果结果相同，则认为无错误位，否则认为该数据帧存在有错误位。一般说来，错误检测可能出现三种结果。

第一，在所传输的数据帧中未探测到，也不存在错误位。

第二，所传输的数据帧中有一个或多个被探测到的错误位，但不存在未探测到的错误位。

第三，被传输的数据帧中有一个或多个没有被探测到的错误位。

显然我们希望尽可能好地选择该检测函数，使检测结果可靠，即所有的错误最好都能被检测出来，如检测出现无错结果，则应不再存在任何未被检测出来的错误。

实际采用的错误检测方法主要有两类：奇偶校验（Parity）和CRC循环冗余校验（Cyclic Redundancy Check）。

2. 奇偶校验

（1）单向奇偶校验。单向奇偶校验（Row Parity）由于一次只采用单个校验位，因此又称为单个位奇偶校验。发送器在数据帧每个字符的信号位后添一个奇偶校验位，接收器对该奇偶校验位进行检查，典型的例子是面向ASCII码的数据信号帧的传输，由于ASCII码是七位码，因此用第八个位码作为奇偶校验位。

单向奇偶校验又分为奇校验和偶校验，发送器通过校验位对所传输信号值的校验方法如下：奇校验保证所传输每个字符的8个位中1的总数为奇数，偶校验则保证每个字符的8个位中1的总数为偶数。

显然，如果被传输字符的7个信号位中同时有奇数个（如1，3，5，7）位出现错误，均可以被检测出来；但如果同时有偶数个（如2，4，6）位出现错误，单向奇偶校验是检查不出来的。

一般在同步传输方式中常采用奇校验,而在异步传输方式中常采用偶校验。

(2)双向奇偶校验。为了提高奇偶校验的检错能力,可采用双向奇偶校验(Row and Column Parity),也可称为双向冗余校验。

3. CRC 循环冗余校验

(1)CRC 循环冗余校验的基本原理。发送器和接收器约定选择同一个由 n+1 个位组成的二进制位列 P 作为校验列,发送器在数据帧的 K 个位信号后添加 n 个位(n < K)组成的 FCS 帧检验列,以保证新组成的全部信号列值可以被预订的校验二进制位列 P 的值对二取模整除;接收器检验所接收到数据信号列值(含有数据信号帧和 FCS 帧检验列)是否能被校验列 P 对二取模整除,如果不能,则存在传输错误位。P 被称为 CRC 循环冗余校验列。正确选择 P 可以提高 CRC 冗余校验的能力,(注:对二取模的四则运算指参与运算的两个二进制数各位之间凡涉及加减运算时均进行 XOR 异或运算,即 1 XOR 1 = 0,0 XOR 0 = 1,1 XOR 0 = 1)。可以证明,只要数据帧信号列 M 和校验列 P 是确定的,则可以唯一确定 FCS 帧检验列(也称为 CRC 冗余检验值)的各个位。

(2)CRC 循环冗余校验标准多项式的检错能力。CRC 循环冗余校验具有比奇偶校验强得多的检错能力。可以证明:它可以检测出所有的单个位错、几乎所有的双个位错、低于 P(X)对应二进制校验列位数的所有连续位错、大于或等于 P(X)对应二进制校验列位数的绝大多数连续位错。

4. 错误修正

对数据信号帧传输过程中的位错进行修正的方法主要有两种。

第一,由发送器提供错误修正码,然后由接收器自己修正错误。

第二,在接收器发现接收到的错误帧中有位错误时,通知发送器重新发送数据信号帧。

前一种方法中的错误修正码需要发送器由被传送数据信号帧计算得到,然后添加到数据帧的后面,其长度几乎等于数据位数,导致效率降低 50%,实际采用不多;一般采用后一种较为有效的重发送方法。

(六)数据交换技术

在数据通信线路中,最简单的形式是在由某种传输介质直接连接的两台设备之间进行通信。但在长距离通信中,从源站发出的数据一般还需要经过网络中一个或多个用作交换设备的中间结点,由相应结点的交换设备把数据从一个结点传送到另一个结点,直至到达目的站。通常我们将交换网络中所有通信的发送方与接收方的主机均简称为站,而将通信交换设备简称为结点。这些结点以不规则的网状结构用传输线路互相连接起来,而每个站点都连接到某个结点上。

在交换网络中,站点之间需要通过有关结点之间的数据交换才能实现数据通信,基本的交换技术有两类：电路交换与存储转发。存储转发又可以分为报文交换和分组交换，分组交换则可分为面向连接的虚电路传输和无连接的数据传输。目前，最具有发展前景的是高速分组交换技术。

1. 电路交换

电路交换（Circuit Switching）是在两个站点之间通过通信子网的结点建立一条专用的通信线路，这些结点通常是一台采用机电与电子技术的交换设备（如程控交换机）。也就是说，在两个通信站点之间需要建立实际的物理连接，其典型实例是两台电话之间通过公共电话网络的互联实现通话。

电路交换实现数据通信需经过下列三个步骤：首先是建立连接，即建立端到端（站点到站点）的线路连接；其次是数据传送，所传输数据可以是数字数据（如远程终端到计算机），也可以是模拟数据（如声音）；最后是拆除连接，通常在数据传送完毕后由两个站点之一终止连接。

电路交换的优点是实时性好，但将电话采用的电路交换技术用于传送计算机或远程终端的数据时，会出现下列问题：①用于建立连接的呼叫时间大大长于数据传送时间（这是因为在建立连接的过程中，会涉及一系列硬件开关动作，时间延迟较长，如某段线路被其他站点占用或物理断路，将导致连接失败，并需重新呼叫）；②通信带宽不能充分利用，效率低（这是因为两个站点之间一旦建立起连接，就独自占用实际连通的通信线路，而计算机通信时真正用来传送数据的时间一般不到10%，甚至可低到1%）；③由于不同计算机和远程终端的传输速率不同，因此必须采取一些措施才能实现通信，如不直接连通终端和计算机，而设置数据缓存器等。

2. 报文交换

报文交换（Message switching）是通过通信子网上的结点采用存储转发的方式来传输数据，它不需要在两个站点之间建立一条专用的通信线路。报文交换中传输数据的逻辑单元称为报文，其长度一般不受限制，可随数据不同而改变。一般它将接收报文站点的地址附加于报文一起发出，每个中间结点接收报文后暂存报文，然后根据其中的地址选择线路再把它传到下一个结点，直至到达目的站点。

实现报文交换的结点通常是一台计算机，它具有足够的存储容量来缓存所接收的报文。一个报文在每个结点的延迟时间等于接收报文的全部位码所需时间、等待时间，以及传到下一个结点的排队延迟时间之和。

报文交换的主要优点是线路利用率较高，多个报文可以分时共享结点间的同一条通道。此外，该系统很容易把一个报文送到多个目的站点。报文交换的主要缺点是报文传输延迟较长（特别是在发生传输错误后），而且随报文长度变化，因而不能满足实时或交互式通信的要求，不能用于声音连接，也不适于远程终端与计算机之间的交互通信。

3. 分组交换

分组交换（Packet Switching）的基本思想包括：数据分组、路由选择与存储转发。它类似于报文交换，但它限制每次所传输数据单位的长度（典型的最大长度为数千位），对于超过规定长度的数据必须分成若干个等长的小单位，称为分组。从通信站点的角度来看，每次只能发送其中一个分组。

各站点将要传送的大块数据信号分成若干等长而较小的数据分组，然后顺序发送。通信子网中的各个结点按照一定的算法建立路由表（各目标站点各自对应的下一个应发往的结点），同时负责将收到的分组存储于缓存区中（而不使用速度较慢的外存储器），再根据路由表确定各分组下一步应发向哪个结点，在线路空闲时再转发，以此类推，直到各分组传到目标站点。由于分组交换在各个通信路段上传送的分组不大，故只需很短的传输时间（通常仅为 ms 数量级），传输延迟小，故非常适合远程终端与计算机之间的交互通信，也有利于多对时分复用通信线路，此外由于采取了错误检测措施，故可保证非常高的可靠性，而在线路误码率一定的情况下，小的分组还可减少重新传输出错分组的开销，与电路交换相比，分组交换带给用户的优点则是费用低。

根据通信子网的不同内部机制，分组交换子网又可分为面向连接和无连接两类。前者要求建立称为虚电路的连接，一对主机之间一旦建立虚电路，分组即可按虚电路号传输，而不必给出每个分组的显式目标站点地址，在传输过程中也无须为之单独寻址，虚电路在关闭连接时撤销。后者不建立连接，数据报带有目标站点地址，在传输过程中需要为之单独寻址。分组交换的灵活性高，可以根据需要实现面向连接或无连接的通信，并能充分利用通信线路，因此现有的公共数据交换网都采用分组交换技术。LAN 局域网也采用分组交换技术。但在局域网中，从源站到目的站只有一条单一的通信线路，因此，不需要公用数据网中的路由选择和交换功能。

4. 高速分组交换技术

由于网络的应用越来越广泛，人们对通信线路带宽的需求越来越高，现有的交换技术，已经不能满足日益增长的网络应用的要求，如交互式的会话对实时性要求很高，延迟要很小；高清晰度电视图像及多媒体实时数据的传送都要求高速宽带的通信网。

（1）帧中继。帧中继（Frame Relay）是目前开始流行的一种高速分组技术。典型的帧中继通信系统以帧中继交换机作为结点组成高速帧中继网，再将各个计算机网络通过路由器与帧中继网络中的某一结点相连。与一般分组交换在每个结点均要对组成分组的各个数据帧进行检错等处理不同的是：帧中继交换结点在接收到一个帧时就转发该帧，并大大减少（并不完全取消）接收该帧过程中的检错步骤，从而将结点对帧的处理时间缩短一个数量级，因此称为高速分组交换。当某结点发现错误则立即中止该帧的传输，并由源站申请重发该帧。显然，只有当帧中继网络中的错误率非常低时，帧中继技术才是可行的。

帧中继的帧长是可以改变的，可以按需要分配带宽，帧中继网络的传输速率可达 64 kbps～45 Mbps，适用于局域网、城域网和广域网。

（2）ATM 异步传输模式。最有发展前途的高速分组交换技术是 ATM 异步传输模式（Asynchronous Transfer Mode），它是建立在电路交换与分组交换基础上的一种新的交换技术，并由基于光纤网络的 B-ISDN 宽带综合业务数字网所采用；用户主机所在网络通过 ATM 交换结点再与光纤数字网络相连。

ATM 异步传输模式的主要特点如下。

①模式中的分组称为信元（Cell），其长度是固定的，由 5 个字节首部和 48 个字节的信息字组成，因此在各结点可采用硬件对信元进行处理，而缩短信元处理时间。

②交换设备可按网络最大速度设置，而不同类型的服务可复用在一起，各通信信道对应信元根据业务量的大小按先到先服务的原则占用各分时段，速率高的信源占用较多时段，因而可支持各种业务的不同速率。

③保留电路交换以满足传输从语音到高清晰度电视图像等各种实时性很强的业务需要。

利用光纤通信误码率低的优点将差错控制由数据链路层改到高层，而提高信元在网络中的传输速率。

二、计算机网络基础知识

当前计算机网络在全世界迅猛发展，它已经成为现代信息社会的重要标志之一。它可以把跨省、跨国、跨洲的计算机互联起来，实现资源共享通信。掌握网络基础知识已成为计算机应用的一个重要方面。

（一）计算机网络的概念和分类

1. 概述

顾名思义，计算机网络由计算机和通信两部分组成，计算机是通信网络的终端或信源，通信网络为计算机之间的数据交换提供了必要的手段，同时，计算机技术不断地渗透到通信技术中，又提高了通信网络的性能。两者的紧密结合，促进了计算机网络的发展和繁荣，并对人类社会的发展和进步产生了巨大影响。计算机网络，到现在还没有形成一个统一的概念，一般认为"凡是地理位置不同、并具有独立功能的多个计算机系统，通过通信设备和线路相互连接，并且配以功能完善的网络软件，实现数据通信和网络资源共享的系统，称为计算机网络系统"。

2. 计算机网络的历史

在 1946 年世界上第一台电子数字计算机在美国诞生时，计算机在通信之间并没有什么关系。早期的计算机系统是高度集中的，所有的设备安装在单独的大房间中，开始时一台计算机只能供一个用户使用。后来发展了批处理和分时系统，一台计算机虽然可同时为多个用户服务，但若不和通信相结合，分时系统所连接的多个终端都必须紧挨着主机，用户都必须到计算中心的终端室去使用，显然仍是不方便的。20世纪50年代中，美国半自动地面防空系统开始进行计算机技术和通信技术相结合的尝试，将远距离的雷达和其他测量控制设备的信息通过通信线路汇集到一台IBM计算机里进行集中的处理和控制。接着，许多系统都将地理上分散的多个终端通过通信线路连接到一台中心计算机上。用户可以在自己办公室内的终端上键入程序，通过通信线路送入中心计算机，分时访问和使用其资源进行处理，处理结果再通过通信线路送回到用户的终端上显示或打印出来。这样就出现了第一代的计算机网络。

第一代计算机网络实际上是以单个计算机为中心的远程联机系统。这样的系统中除了一台中心计算机，其余的终端都不具备自主处理的功能，在系统中主要存在的是终端和中心计算机间的通信。虽然历史上也曾称为计算机网络，但现在为了更明确地与后来出现的多个计算机互联的计算机网络相区分，也称为面向终端的计算机网络。60年代初期美国航空公司投入使用的由一台中心计算机和全美范围内2000多个终端组成的顶定飞机票系统就是这种远程联机系统的一个代表。

第二代计算机网络是多个主计算机通过通信线路互联起来，为用户提供服务。是60年代后期开始兴起的。它和以单个计算机为中心的远程联机系统的显著区别在于，这里的多个主计算机都是具有自主处理能力的，它们之间不存在主从关系。这样的多个主计算机互联的网络才是我们目前常称的计算机网络。这种系统中，终端和中心计算机的通信已发展到计算机和计算机间的通信，用单台中心计算机为所有用户需求服务的模式被大量分散而又互联在一起的多台主计算机共同完成的模式所替代。

第三代计算机网络是国际标准化的网络。它具有统一的网络体系结构、遵循国际标准化的协议，使得不同的计算机能方便地互联在一起。现在已广泛应用于世界各地的Internet，就是较具有代表性。

第四代计算机网络将是信息高速公路时代。这一阶段，计算机网络发展的特点是：互联、高速、智能和更为广泛的作用。进入20世纪90年代以来，信息产业已成为经济社会中的支柱产业之一。1993年美国提出"国家信息基础设施"的NⅡ计划，即人们通常所说的"信息高速公路"（Super Highway）。克林顿政府宣布从1997年开始实施下一代互联网络建设计划，并且要求由政府和企业界共同参与。这个项目的目标就是在现有的商业化Internet之外重新建立一个连接美国100所主要大学和50所国家实验室的新型计算机网络，形成美国先进教育和科研的Internet，以保持美国在教育和科研信息基础建设设施方面的全球领导地位。其他国家也相继提出自己的信息高速公路计划，为网络的飞速发展提供有力支持。

3. 计算机网络的功能

建立计算机网络的目的是为了实现数据通信和资源共享。计算机网络的主要功能有以下几点。

（1）对分散对象的实时集中控制与管理功能。数据传输和通信是计算机网络的基本功能。无论是办公自动化的管理信息系统（MIS）、工厂自动化中的计算机集成制造系统（CIMS）、商业信息管理系统、银行信息管理系统，以及国家、部委宏观经济决策系统，都是典型的对分散信息与对象的集中控制与管理问题，也是网络的主要应用领域。计算机网络提供的通信服务包括电子邮件、电子数据交换、电子公告牌、远程登录和传真等。

（2）资源共享功能。计算机资源主要指计算机的硬件、软件和数据资源。资源共享功能是组建计算机网络目的之一，使得网络用户可以克服地理位置的差异性，共享网中计算机资源。共享硬件资源可以避免贵重硬件设备的重复购置，提高硬件设备的利用率。共享软件资源，可以避免软件开发的重复劳动与大型软件的重复购置，进而实现分布式计算的目标，共享数据资源，可以避免大型数据库的重复设置，达到充分利用信息资源的目的。

（3）均衡负荷与分布式处理功能。在网中某个计算机系统负荷过重时，可以将某些作业送到网中其他计算机系统去处理。在幅员辽阔的国家，可以利用时差来均衡日夜负荷，提高系统利用率。对于综合性大型科学计算和信息处理问题，可以采用适当的算法，将任务分散到不同的计算机上进行分布处理。同时，也可以通过网络，集中各地区人员与计算机，协作完成重大科学研究与软件开发任务。

（4）通过可替代资源达到高度可靠性和可用性。用户非常重要的文件可以复制到网上的其他机器上。当某台机器出了故障，可以使用其他机器上的拷贝，或是其他机器来替代它的工作，从而提高系统的可靠性。而当某台计算机任务负荷过重时，网络可以将一些任务交给网中其他计算机来完成，均衡负荷，以此提高系统的可用性。

（5）综合信息服务功能。当今的社会是信息化社会，无论是商业、金融、文化、新闻、图书馆、学校，每时每刻都在产生大量的信息并在大量处理信息，计算机网络就是支持文字、数字、图像、语音信息传输、收集、处理的基础信息设施，因此综合信息服务成为计算机网络的基本服务功能。Internet 就是最好的实例。

4. 计算机网络的结构与组成

现代计算机网络都要完成数据处理和数据通信两大基本功能，从它结构上也相应采用分层的两级结构，即把整个网络系统分成通信子网和资源子网。

（1）资源子网。资源子网由计算机（Host）系统、终端（Terminal）、终端控制器、联网外设、各种软件资源与数据资源组成。资源子网负责全网的数据处理功能，向用户提供各种网络与网络服务。

主计算机在网络中可以是大型机、中型机、小型机、工作站或是微机。主计算机是资源子网的主要组成部分，它通过通信线路与通信子网的通信控制处理相连接。普通用户终端通过主计算机入网。主计算机要为用户访问网络其他主计算机设备、共享资源提供服务，同时要为网中其他用户共享本地资源提供服务。

终端是用户访问网络的设备。终端可以是简单的输入输出终端，也可以是带有微处理器机的终端。这种终端除具有输入输出信息的功能外，本身具有存储和处理信息的能力。终端通过主机、终端控制器等设备连入网内。

（2）通信子网。通信子网由网络通信控制处理机、通信线路及其他通信设备组成，共同完成网络数据传输、转发等通信处理功能。

通信控制处理机是一种在数据通信系统与计算机网络中处理通信控制功能的专用计算机，一般由小型机或微机配置通信控制硬件和软件构成。按照它的功能和用途，可以分为：存储转发处理机、集中器、网络协议变换器、报文分组组装/拆卸设备等。通信控制处理机在网络拓扑中被称为网络结点。它一方面用为与资源子网的主机、终端的接口结点，将主机和终端连入网内，另一方面它又作为通信子网中的报文分组存储转发点，完成报文分组的接收、校验、存储、转发功能，实现将源主机报文准确发送到目的主机的作用。通信线路主要为通信控制处理机与通信控制处理机、通信控制处理机与主机之间提供通信信道，让计算机网络中可以采用多种通信线路，如双绞线、同轴电缆、光纤、无线通信信道、微波与卫星通信信道等。

5. 计算机网络的分类

从不同的角度看，计算机网络有不同的分类方法。主要有：按通信距离分为广域网、城域网、局域网；按信息交换方式分类有线路交换网络、分组交换网络及综合交换网；按网络拓扑结构可分为星形网、树型网、环形网及总线网等；按传输介质带宽分类有基带网络和宽带网络之分；按通信方式可分为双绞线网、同轴电缆网、光纤网、无线网及卫星网等；按使用目标分类有专用计算机网络和公共计算机网络。

较为常见的分类是以通信距离来划分为二种：局域网、城域网、广域网。

（1）局域网。局域网（LAN）是一种在小区域内（如一个实验室、一幢大楼、一个校园）使用的、由多个计算机、终端与外部设备互联组成的网络。距离较近的都可以使用局域网。局部网络技术发展迅速，按通信协议可分为：总线网、令牌环网和令牌总线网。按照采用的技术、应用范围和协议标准的不同分为三类：局部地区网络 LAN（Local Area Network）、高速局部网络 HSLN（High Speed Local Network）和计算机交换分机 CBX（Computor Branch Exchange）。目前局部地区网络（简称局域网）LAN 技术发展迅速，应用日益广泛，是计算机网络中最活跃的领域之一。

局域网具有如下特点：①数据传送速度高，每秒 0.1～100 m（/km）。②传送距离比较短，0.1 m～2.5 km。③传送误码率低，一般为 10^{-11}～10^{-8}。④网络结构比较规范，有星型、总线型和环型等几种连接方法。当前个人微机的主要组成网形式是局域网，如以太网、NOVELL 网等。随着网络技术的发展，局域网正在突破距离的限制。

（2）城域网。城市地区网络常简称为城域网（Metropolitan Area Network，MAN）。城

域网是介于广域网与局域网络之间的一种大范围的高速网络。城域网设计的目标是满足几十千米范围的大量企业、机关、公司与社会服务部门的计算机联网需求，实现大量用户、多种信息（数据、语音、图形与图像）传输的综合信息网络。城域网将采用 IEEE802.6 委员会提出的分布队列双总线\光纤分布数据接口及交换多兆数据服务作为其主要的协议标准与技术规范。

城域网的作用范围在 WAN 和 LAN 之间，其运行方式与 LAN 相似，但距离可以到 5～50 km。

（3）广域网。广域网（WAN）有时也称为远程网。它所覆盖的地理范围从几十千米到几千千米，覆盖一个国家、地区，或横跨几个洲，形成国际性的远程网络。在通信子网中，主要使用分组交换技术，利用邮电部门提供的公用分组交换网、微波通信、卫星通信信道和无线分组交换网，将分布在不同地区的计算机系统互联起来，达到资源共享的目的。我国的电话交换网、公用数字数据网、公用分组交换数据网等都是广域网。

广域网的特点：①传送距离长，几十千米到几千千米。②传送速率一般每秒小于 100 kb。③传送误码率为 10^{-4}～10^{6}。④网络结构不规整，可以根据用户需要随意组网。

（二）通信协议和网络标准

通信协议是通信双方共同遵守的一套规则或标准，这样通信双方才能理解对方的"语言"。现代计算机网络间的通信协议，一般通过网络标准来体现。目前的网络标准主要有 ISO/OSI、X.25、TCP/IP 和 IPX/SPX 等等。

1. 开放系统互联标准

为了实现计算机网络的标准化，国际标准化组织（ISO）和国际电报电话咨询委员会（CCITT）做了大量工作，并提出了"开放系统互联参考模型"，也是通常所说的 ISO/OSI 参考模型。

OSI 模型代表了在两台要进行通信的计算机上必须存在的功能区域。区域可理解为通信的层次。层次之间进行间接通信是通过一系列的标题来完成的。客户机和服务器的物理之间直接通过连接电缆、电话线路或无线传送进行通信。

（1）物理层。物理层（Physical Layer）处于 OSI 参考模型的最底层，物理层的主要功能是利用物理传输介质为数据链路提供物理连接，以透明地传送比特流。

（2）数据链路层。在物理层提供比特流传输服务的基础上，通信的实体之间建立数据链路层（Date Link Layer）连接，传送以帧为单位，通过差错控制、流量控制等方法，使有差错的物理线路变为无差错的数据链路。

（3）网络层。网络层（Network Layer）主要任务是通过执行路由算法，为报文分组通过通信子网选择最适当的路径，网络层要执行路径选择、拥挤控制与网络互联等功能，是 OSI 参考模型中最复杂的一层。

（4）传输层。传输层（Transport Layer）的目的是向用户提供可靠的端到端服务，透明地传送报文，它向高层屏蔽了下层数据通信的细节，因而是计算机通信体系结构中最关键的一层。

（5）会话层。会话层（Session Layer）主要是组织和同步在两个通信的会话服务用户之间的对话，并管理数据的交换。

（6）表示层。表示层（Presentation Layer）主要用于处理在两个通信系统中交换信息的表示方式，它包括数据格式变换，数据加密与解密，数据压缩与恢复等功能。

（7）应用层。应用层（Appreciation layer）是 OSI 参考中的最高层，应用层确定过程之间通信的性质，以满足用户的需要。应用层不仅要提供应用进程所需要的信息交换和远程操作，而且还要作为应用进程的用户代理来完成一些为进行信息交换所必需的功能。它包括：文件传送访问和管理、虚拟终端、事务处理、远程数据库访问、制造业报文规范、目录服务等协议。

2. CITT X2.5 建议

由国际电报电话咨询委员会（CITT）研制的公共数据通信网络标准 X2.5 建议，它定义了数据终端设备和数据电路端接设备之间的接口标准，它共定义成三级，即物理级、链路级和分组级。他们分别与 OSI 标准的物理层、数据链路层及网络层相对应并兼容。

3. IEEE802 标准

美国电气电子工程师协会（IEEE）于 1980 年 2 月成立了 IEEE802 标准委员会，并开始研究局域网络标准。1985 年正式颁布 IEEE802 标准。该标准是由一系列协议组成。之后，被美国 ANSI 接收为国家标准，接着又被 ISO 作了修改并批准为国际标准，称为 ISO8802 标准。

IEEE802.1 标准：它包括局域体系结构、网络互联，以及网络管理与性能测量。

IEEE802.2 标准：定义了逻辑链路控制层功能与服务。

IEEE802.3 标准：定义了 CSMA/CD 总线介质访问控制方法与物理层规范。

IEEE802.4 标准：定义了令牌总线介质访问控制方法与物理层规范。

IEEE802.5 标准：定义了令牌环介质访问控制方法与物理层规范。

IEEE802.6 标准：定义了城域网 MAN 介质访问控制方法与物理层规范。

IEEE802.7 标准：定义了宽带技术。

IEEE802.8 标准：定义了光纤技术。

IEEE802.9 标准：定义了语音与数据综合局域网技术。

IEEE802.10 标准：定义了可互操作的局域网安全性规范。

IEEE802.11 标准：定义了无线局域网技术。

其中 IEEE802.1 ~ IEEE802.6 已经成为 ISO 的国际标准。

4. TCP/IP 协议

TCP/IP 协议是传输控制协议和网际协议（Transmission Control Protocol/Internet Protocol）的简称。TCP/IP 是一组国际网络协议，用于实现不同的硬件体系结构和各种操作系统的互联。它使得数据能在连入同一个网络上的计算机之间进行传输。TCP/IP 协议最早是由斯坦福大学的两名研究员于 1973 年提出的。1983 年该协议被 UNIX 系统采用。由于 UNIX 的成功，TCP/IP 逐步成为 UNIX 的标准网协议。Internet 的前身 ARPANet 最初使用 NCP（Network Control Protocol）协议，由于 TCP/IP 具有跨平台的性能，ARPANet 的实验人员在经过改进后，规定连入 ARPANet 计算机都使用 TCP/IP 协议。ARPANet 逐渐发展成为 Internet，TCP/IP 协议就成为 Internet 的标准连接协议。TCP/IP 协议实际上是由两个不同层次的标准组成，TCP/IP 代表传输控制协议 / 网际协议，IP 是基本，TCP 建立在 IP 之上。TCP 协议用于在应用程序之间传送数据，IP 协议用于在程序、主机之间传送数据。

TCP/IP 协议分为如下 4 层。①网络接口层：负责接收和发送物理帧；②网络层：负责相邻节点之间的通信；③传输层：负责起点到终端的通信；④应用层：提供诸如文件传输、电子邮件等应用程序，把数据以 TCP/IP 协议方式从一台计算机传送到另一台计算机。

数据需经过上述通信软件的处理才能在物理网络中传输。

TCP/IP 协议虽然较为陈旧，但已被广泛使用，支持 TCP/IP 的软硬件产品也很多。同时，TCP/IP 本身也包括电子邮件、远程登录和文件传输等功能，满足了计算机入网的主要功能要求，也解决了兼容性问题。所以，TCP/IP 协议已被业界公认是异种计算机、异种网络彼此通信的重要协议。按照这个协议，在不同的计算机之间可以互相交流信息，构成更大更复杂的计算机网络。这种计算机可以建立在一个地区，一个国家，甚至在整个地球中。把世界各地区的不同类型的计算机网都连在一起，就形成了今天的 Internet。

5. IPX/SPX 协议

网际报文分组交换是 Xerox 公司的网络标准 XNS 的改进版本。这是 Novell Netware 的基本协议。IPX 是非连接方式的协立，不需建议连接就可以与 IPX 的合作者进行通信。但不保证传输的成功，报文到达目的地的顺序也不确定，IPX 支持报文的广播。

顺序报文分组交换协议是面向连接的、位于 IPX 之上的通信协议。它提供顺序的、应答式的、无滑动窗口的通信。Novell 中打印服务 \ 远程打印 \ 远程控制等使用了 SPX。

（三）计算机局域网

局域网具有结构简单、成本低、速度快、可靠性高等优点，近年来发展极为迅速。局域网技术也成为当前计算机网络研究与应用的一个热点问题。

1. 局域网（LAN）的定义

随着局域网体系结构、协议标准研究的进展，局域网操作系统的发展，光纤电缆的应用，以及高速局域网、交换局域网技术的发展，局域网技术特征与技术参数发生很大的变化。早期对局域网的定义与分类目前已发生了很大的变化。一般认为：

局域网是由两个以上的计算机通过可靠的高速连接而形成的在小地理范围内的计算机网络。局域网运行速度相对较高，其范围自 1～10 Mb/s，近来已经达到 100 Mb/s、1 000 Mb/s、10 000 Mb/s，且误码率极低（10^{-8}）。

决定局域网特性的主要技术要素有：网络拓扑、传输介质与介质访问控制方法。局域网在设计上，主要考虑的因素是能够在较小的地理范围内更好地运行，如办公室环境，建筑物内的通信量，提高资源和信息的安全性，减少管理者的维护操作等，从而提高局域网的性能。

其通信方式包括主机－终端方式、计算机－外设方式等。在主机－终端方式下，主机查询终端的每个输入，信息在主机上进行处理，在终端上显示。在计算机－外设方式下，一个或多个计算机与特定外部设备之间进行数据收、发操作，如打印机、Modem 等，处理过程在计算机中完成，而与外设之间仅进行必要的互操作。

局域网的用途非常广泛。最初，局域网用于多个用户对昂贵资源的共享使用（如激光打印机、高速 Modem、大容量硬盘等）从而降低每个用户的开销。

由于大量的网络应用程序可以在局域网中运行，因而出现了许多重要的局域网应用。其中一个主要方面在于个人计算机之间的通信，可称为 CSCW 或组件，包括电子报文和交互多媒体公告板等，这些应用可以大幅度地提高通信效率，起到不可替代的作用。

客户－服务应用是现代局域网的又一个重要应用方面。目前主要用于数据库系统中。客户程序在工作站中运行，它申请使用网络服务器中 SQL－数据库中的信息，服务器响应这些请求，并回送信息。

2. 局域网的拓扑结构

拓扑（Topology）是几何学的一个分支，是一种研究与大小、形状无关的线和面的特性和方法。在计算机网络中，拓扑结构是指网络中的线路和结点的几何排列，反映网络的整体结构及各模块间的组合关系。无论局域网还是广域网，一般都有五种基本的网络拓扑结构。它们就是：星型、树型、环型、分布式及总线型结构。

实际上，计算机网络拓扑定义了网络资源（工作站、服务器、外部设备等）在逻辑上或物理上的连接方式。用于局域网中的主要有三种拓扑结构：总线型、环型、星型。

（1）总线型拓扑。总线型拓扑是将网络中的各个节点和一根总线相连，网络中的所有节点都通过总线进行信息交换。任何一个节点发出的信号都沿着传输线路传送，而且能被所有节点接收。最早国内企业所建成的网络系统多采用这种拓扑结构，目前已逐渐为星型拓扑结构所替代。

总线拓扑结构的优点是：总线结构简单灵活，扩充性好，可靠性高，节点间响应速度快，所需的通信线的长度少。

总线拓扑的缺点是：由于通信线路的问题，总线的长度不能太长，故障诊断困难，共用一条总线，数据通信量较大。

（2）环型拓扑。在环型拓扑结构中的各个节点通过一条首尾相连的通信线路连接起来形成一个闭合的环型结构，网络中的信息沿着固定的方向单向流动。

环型拓扑结构的优点是通信线路短，增加或减少工作站时仅需要简单的连接。环型拓扑结构的缺点是由于通信结构的封闭性，当一个节点发生故障时可引起全网的故障，且检测故障困难。

（3）星型拓扑。星型拓扑结构的网络是各个工作站以星形方式连接起来的。网络中有一个中心节点，其他节点设备都以中心节点为中心，通过连接与中心节点相连。当网络中的任意两个节点进行通信时，发送节点都必须先将数据发向中心节点，然后由中心节点再发向接收节点。由此可见在星型拓扑结构中，中心节点是控制中心。

星型拓扑结构的优点：控制简单，网络的故障容易发现，在网络中通信容量不大的情况下，通信速度较快。

星型拓扑结构的缺点：网络的可靠性差，中心节点的负担过重，所需通信线路较长且安装时的工作量较大。

3. 局域网的组成及主要设备

局域网是一个复杂的系统。组成一个局域网要有网络硬件系统和网络软件系统，以及通信协议标准。

（1）网络硬件。常用的网络设备主要有服务器、工作站（终端）、网络适配器、中继器、集线器、网桥、路由器和网关等，此外还应包括传输介质。

①服务器。网络服务器分为文件服务器、通信服务器和数据库服务器等。这些服务器可分别使用多台计算机安装相应的软件构成，也可合用一台计算机将相应软件装入而构成。文件服务器是局域网上关键设备。它是一台高性能的微型计算机，在该机内插上相应的网卡，并安装相应的网络操作系统、系统管理工具软件和各种实用程序软件。其作用是：控制和管理网络、协调来自工作站的各种请求、管理工作站及共享网络资源的方式、提供打印服务及处理各种通信等。

通信服务器是专门用于网络通信处理和管理、提供网络通信服务器的设备，称为通信服务器。如果网络上连接远程工作站或主机，应当配置一台微机专门用于通信处理。打印服务器是用于管理和控制打印任务，为打印任务提供打印服务的设备并控制打印全过程。

②工作站。工作站是连接在局域网上的供用户使用网络的微机。它通过网卡和传输介质连接至文件服务器上。每个工作站一定要有自己独立的操作系统及相应的网络软件。工作站可分为有盘工作站和无盘工作站。

有盘工作站是装上有相应的网络软件及相应网卡的一台带有软/硬盘的微型机。无盘工作站是装上相应的网络软件及相应网卡的、不带任何磁盘驱动器的微型机。其网卡上必须有一块远程复位 EPROM 芯片，当无盘工作站加电后，EPROM 把位于文件服务器 SYS\Login 目录中的引导文件启动。该引导文件的执行，完成无盘工作站的联网启动。

③网络适配器。要使计算机连接到网络中，需要在计算机的主板上插入一块网络适配器（Network Adapter，简称网卡），它一方面通过总线接口与计算机设备相连，另一方面又通过电缆接口与网络传输媒介相连。在 PC 机中使用的网卡主要有 PCI 和 ISA 总线两种，前者适合于 586 以上的主板，后者适用于主板为 ISA 插槽的接口上。

④中继器。中继器（Repeater）用来延长网络距离。在对网络进行规划时，若网段已超过规定的最大距离，就要用中继器来延伸，一个中继器可以连接两个以上的网段。用它连接的各网段，仍属于一个网络整体。各网段不单独配置文件服务器，各网段上的工作站可以共享一个文件服务器。中继器又有信号放大和再生功能，它不需要智能和算法的支持，只是将一端的信号转发到另一端，或者是将来自一个端口的信号转发到多个端口。

⑤集线器。集线器（HUB）是一种特殊的中继器，可以用作网络传输介质间的中央节点，是一个信号转发的设备。多个用户通过集线器端口用双绞线与网络设备连接，一个集线器通常具有 8 个以上的连接端口，每个端口相互独立，即一个端口的故障不会影响其他端口的状态。

⑥网桥。网桥是（Network Bridge）用来连接两个相同的网络操作系统的网络，当一个网络在距离和功能上不能满足用户需要时，用户可再配置一个网络，以扩展距离和功能。网桥有内桥和外桥两种，内桥由文件服务器兼任，外桥是采用专门的一台微机来做两个网络的连接设备。目前广泛使用的局网交换机也是网桥的一种。

⑦路由器。当两个以上的同类网络互相连接时，必须用路由器（Router），它不仅具有网桥的全部功能，还可以根据传输费用、网络拥塞情况及信息源与距离等不同因素自动选择最佳路径来传送数据包。

⑧网关。当需要将采用不同网络互相连接时，需要网关（Gateway）来完成不同协议之间的转换，所以网关又称是协议转换器。网关一般是用某一台计算机和协议转换软件来完成。

⑨传输介质。传输介质是用于计算机网络进行数据通信的电缆。按其性质可分为：线通信、光纤通信、无线通信和卫星通信四种。在局域网中，经常使用双绞线、同轴电缆、光纤传输介质等。

⑩调制解调器。调制解调器（Modem）是调制器和解调器的全称。它是一种能够使计算机通过电话线同其他计算机进行通信的设备，其作用有：一方面把计算机的数字信号变换成可以在用户电话线上传送的模拟信号，称为"调制"过程；另一方面，把电话线传输的模拟信号转换成计算机所能接收的数字信号，称为"解调"过程。根据它的接口形式可

分为外置式、内置式（卡式）、机架式三类。

传输速率是 Modem 的一个主要技术指标。传输速率的单位是 bps，即每秒可传输的数据位数。一般 9~10 个 bps 可以传送一个英文字母，大约 20 个 bps 传达一个汉字。如果是一个 14 400 bps（14.4 K）的调制调解器每秒钟可以传送约 700 个汉字。现在市场上的 Modem 有 14.4 K，28.8 K，33.6 K，56 K 等不同规格，在选购 Modem 时速率越高越好。对于使用调制调解器联入因特网的计算机，最好选择 28.8 kbs 以上传输速率的 Modem。但必须注意一点，传输速率还与电话线的质量有关，因而单纯靠提高 Modem 的 bps 不一定能够提高在因特网上的传输速率。

（2）网络软件。不同的局域网络有不同的网络软件。网络软件包括网络操作系统（NOS）、编程语言及网络数据库管理系统、网络通信软件、网络协议软件及其他应用软件。网络操作系统是对计算机网络自动进行管理的机构，它使用户无须管理网上的资源，就实现网上资源共享。网络操作系统应具备的功能是：多道程序处理的能力、能实现网络中各主机之间的进程同步、能够进行远程的高度、支持网络的资源共享。

网络操作系统目前主要有：UNIX 系统，Novell 网络操作系统，OS/2，Windows NT。编程语言及数据库管理系统是用户编程时或通信时或通信软件工作所需要调用的部分，它是用户可以远程使用的网络软件资源。

网络通信软件主要用于管理各个计算机之间的信息传输，如实现传输层与网络层功能的网络驱动程序等，网络协议软件主要用来实现物理层和数据链路层的某些功能，如局域网中各种网卡上实现的软件。

网络应用软件是根据用户的需要，用开发工具开发出来的应用软件。如医院信息系统等软件。

三、数据库技术基础

（一）数据库系统的概念

数据库系统是一个实际可运行的存储、维护和为应用系统提供数据的软件系统，是存储介质、处理对象和管理系统的集合体。它通常由软件、数据库和数据管理员组成。其软件主要包括操作系统、各种宿主语言、实用程序及数据库管理系统。数据库是依照某种数据模型组织起来并存放二级存储器中的数据集合。这些数据为多个应用服务，独立于具体的应用程序。数据库由数据库管理系统统一管理，数据的插入、修改和检索均要通过数据库管理系统进行。数据库管理系统是一种系统软件，它的主要功能是维护数据库并有效地访问数据库中任意部分数据。对数据库的维护包括保持数据的完整性、一致性和安全性，数据管理员负责创建、监控和维护整个数据库，使数据能被任何有权使用的人有效使用。数据库管理员一般是由业务水平较高、资历较深的人员担任。

数据库系统的个体含义是指一个具体的数据库管理系统软件和用它建立起来的数据

库。它的学科含义是指研究、开发、建立、维护和应用数据库系统所涉及的理论、方法、技术所构成的学科。在这一含义下,数据库系统是软件研究领域的一个重要分支,常称为数据库领域。数据库研究跨越于计算机应用、系统软件和理论三个领域,其中应用促进新系统的研制开发。新系统带来新的理论研究,而理论研究又对前两个领域起着指导作用。数据库系统的出现是计算机应用的一个里程碑,它使得计算机应用从以科学计算为主转向以数据处理为主,并从而使计算机得以在各行各业乃至家庭普遍使用。在它之前的文件系统虽然也能处理持久数据,但是文件系统不提供对任意部分数据的快速访问,而这对数据量不断增大的应用来说是至关重要的。为了实现对任意部分数据的快速访问,就要研究许多优化技术。这些优化技术往往很复杂,是普通用户难以实现的,所以就由系统软件(数据库管理系统)来完成,而提供给用户的是简单易用的数据库语言。由于对数据库的操作都由数据库管理系统完成,所以数据库就可以独立于具体的应用程序而存在,从而数据库又可以为多个用户所共享。因此,数据的独立性和共享性是数据库系统的重要特征。数据共享节省了大量人力物力,为数据库系统的广泛应用奠定了基础。数据库系统的出现使得普通用户能够方便地将日常数据存入计算机并在需要的时候快速访问它们,从而使得计算机走出科研机构进入各行各业、进入家庭。

(二)数据库系统的发展

1969年美国的IBM公司开发了第一个数据库系统IMS。这是一个层次数据库系统,在数据库系统发展史上有着重要的地位。同年,美国的数据系统语言委员会下属的数据库任务组提出了著名的DBTG报告,并在1970年提出了该报告的修订版。这份报告定义了数据库操纵语言、模式定义语言和子模式定义语言的概念。数据库操纵语言用于编写操纵概念视图的应用程序,模式定义语言用来编写概念视图和内部视图相结合的模式程序。在20世纪70年代,开发了许多遵循DBTG报告的网状数据库系统,如IDMS,IDS等。20世纪70年代初,E.F.Codd提出了关系数据模型的概念,提出了关系代数和关系演算。在整个20世纪70年代,关系数据库从理论到实践都取得了辉煌成果。在理论上,确立了完整的关系理论、数据依赖理论及关系数据库的设计理论等等。在实践上,开发了许多著名的关系数据库系统,如System R,ORACLE等。1986年美国国家标准协会通过了关系数据库查询语言SQL的文本标准。进入20世纪80年代以后,随着计算机硬件技术的提高,使得计算机应用不断深入,产生了许多新的应用领域,如计算机辅助设计、计算机辅助教学、计算机辅助制造、计算机辅助工程、计算机集成制造、办公自动化、地理信息处理、智能信息处理等等。这些新的应用领域对数据库系统提出了新要求。由于没能设计出一个统一的数据模型来表示这些新型数据及其相互联系,所以出现了百家争鸣的局面,产生了演绎数据库(逻辑数据库,知识库)、面向对象数据库、工程数据库、时态数据库、地理数据库、模糊数据库、积极数据库等新型数据库的研究。到20世纪80年代后期和90年代初期,出现了面向对象数据库系统，如 xBASE，ORION 等。到目前为止，真正的新一代数据库系统还没有出现。

（三）数据库的研究内容

数据库系统作为一门学科，其主要的研究内容为：数据库理论、数据模型、数据库语言、数据的安全性（存取控制、可恢复性）、事务管理（并发控制）。

1. 数据库理论

主要内容为关系数据库理论（依赖理论、泛关系理论、超图理论等）、事务理论、逻辑与数据库、面向对象数据库理论。关系数据库理论开始于 E.F.Codd 1970 年的论文。数据依赖是定义在关系上的约束条件，或者说数据依赖用于定义合法的数据库，以维护数据的完整性和一致性。泛关系理论将数据库中的所有关系都看作为包含所有属性的大关系的投影，这隐含了这样的假设脱离具体的关系讨论属性是有意义的。泛关系思想为关系模式规范化提供了基础，而规范化是关系数据库设计的依据。但是，泛关系数据库系统的含义是：用户对数据库的操作都是在泛关系上进行的。到目前为止还没有出现商品化的泛关系数据库系统。超图理论将数据库模式描述为超图，其主要目的为研究有效的查询处理算法，如把无环超图用于分布式数据库的查询优化。事务理论的研究内容是如何维护数据的一致性。当某些操作被意外中断后会造成数据的不一致，如同一数据在某关系中作了修改而在另一关系中却没改。为了避免这种情况，引入了事务。一个事务是一组数据库操作命令，它们或者没有执行或者全部执行完毕。在有多个用户同时访问数据库的情况下，就要考虑并发控制，如二段加锁、事务的串行化。逻辑与数据库理论主要研究如何将逻辑程序设计技术与数据库技术有机结合，如演绎数据库系统的研究。面向对象数据库理论主要处理大规模的复杂对象。

2. 数据模型

任何一个数据库管理系统都至少提供一种数据模型。因此，数据模型是数据库研究的基础。根据某种数据模型，人们可以用数据世界来合理表示现实世界的某一部分，并且将数据世界映射成一个意识世界（用户界面）。数据模型有两方面含义：数据以何种形式存储、用户以何种形式看待数据。常见的数据模型有层次模型、网状模型、关系模型、逻辑模型、实体联系模型和面向对象模型等。

3. 数据库语言

与通常的程序设计语言不同，在数据库语言中，描述性部分和过程性部分是分开的。其过程性部分是一个通用的程序设计语言，称为宿主语言，而描述性部分包括数据定义语言和数据操纵语言。数据定义语言用于说明数据库的逻辑模式，数据操纵语言，亦称为查询语言，用于说明对数据库的操作。为了提高对数据库操作的效率，采用了大量的查询优化的技术。从而查询处理及其优化技术的研究就成为数据库研究的重要内容。这方面的工作主要包括索引技术和连接技术。对传统的数据库而言这两项技术已趋完善。由于数据库查询语言和宿主语言之间存在阻抗不匹配问题，所以在新型数据库系统中（如面向对象数据库系统和知识库系统），倾向于二者的有机集成，而构成了一个数据库程序设计语言或持久性程序设计语言。

4. 数据的安全性（存取控制、可恢复性）

数据安全性是指数据不被非法使用、在意外事件中不被破坏或丢失，这分别是存取控制和可恢复性的研究内容。存取控制的通常做法是为不同用户设置不同的数据存取特权并设立视图机制，使得每个用户只能访问到允许他访问的数据。可恢复性是指在意外事件（软件或硬件方面）破坏了当前数据库状态后，系统有能力恢复数据库，使损失减少到最低限度。数据恢复采用的方法通常是建日志和经常性地做数据库的备份。

5. 事务管理（并发控制）

在多用户共享的系统中，许多事务可能同时对同一数据进行操作（并发操作），这样数据库的完整性就可能遭到破坏。主要有丢失更新问题、不一致分析问题和尚未提交的更新问题等。因此，要对事务进行管理、控制并发操作。其基本做法是对数据实行加锁及事务调度。

（四）数据库研究的难点与展望

1. 深度（智能化）

计算机科学主要目标是使计算机与人的界面尽量人性化。因此，要尽量提高计算机的智能水平。智能化是计算机科学各个分支的研究前沿。在数据库方面，智能化的工作是将人工智能技术与数据库技术相结合，即演绎数据库、知识库研究。目前的主要困难在于递归查询处理无法取得满意的性能，硬件技术的革命（大内存、并行机、高速存取的外存储器）将是提高知识库查询效率的重要因素。

2. 广度（多媒体）

多媒体数据处理的困难很多，即使是一般的复杂对象目前也还不能很好地处理。多媒体数据的建模、存储和多媒体数据库的查询及查询处理等都是困难的研究内容。分布（网络）信息方面主要是分布式数据库系统的研究。分布式数据库从20世纪70年代开始研究，但是一直没有出现商品化的分布式数据库系统，这说明了它的难度。当前比较好的具有数据分布特征的数据库管理系统是 Client/Server 体系结构的系统（如 SYBASE，ORACLE 等）。但新的计算机应用又对它提出了新的要求，智能化、新型事务模型、多媒体数据的处理、高速信息通信、数据源的高度透明性等将是新型的分布式数据库系统的重要研究内容。

3. 宿主语言与查询语言的集成

查询语言与宿主语言之间的"阻抗不匹配"问题长期以来一直困扰着"数据库操纵语

言 + 宿主语言"形式的数据库系统。阻抗不匹配问题主要是指二者支持不同的编程风范和数据类型。编程风范的不匹配将导致用户必须学会使用两种完全不同的语言，并领会二者之间的连接规则，这对用户是一个负担。数据类型的不匹配将导致用户必须处理不同数据类型间的转换，并且这种转换的工作将由系统的接口程序来实现，这对于数据密集型应用来说是一个沉重的负担。有机地将操纵语言与宿主语言集成是知识库系统和面向对象数据库系统研究的初始原因之一，但问题还远没有解决。

4. 各种数据库间的数据转换

这种转换有两方面的需要：数据库管理系统软件的更新和计算机网络上不同数据库间的数据共享。当数据库管理系统软件更新时，希望将原先的数据库直接转到新系统中来，以保护以前的投资。在计算机网络上，常常运行着多种类型的数据库系统，它们是在不同时间不同地点建立的，联网后这些投资要保护，所以要进行数据库转换。

5. 数据库性能评价

一个好的数据库应该是：数据冗余尽可能少、数据库访问效率尽可能高并且数据库易于维护。这涉及数据语义和许多人为因素，因此定量的评价非常困难。良好的评价方法或衡量模型将产生一个好的数据库设计方法，因此意义重大。

6. 与软件工程的结合

到目前为止，数据库设计与应用程序设计是分离的，并且在具体的应用系统开发中，往往由两个小组各行其是。其后果是一方面的优良设计不得不放弃，导致系统性能低下或用户要求无法满足。面向对象技术是二者结合的有效手段，但是，良好的结合还需要很长时间的努力。

处理的数据越来越庞大、计算机网络越来越复杂、系统的智能水平越来越高是计算机系统发展的总趋势。因此，未来的信息管理系统的特征将是处理复杂对象、分布、智能。在复杂对象处理方面，面向对象数据库、多媒体数据库将会由于广泛的应用背景和强大系统实验而迅速发展。在数据分布方面，客户/服务器数据库系统将快速发展，并在应用上取得良好效果。在智能化方面，数据库和人工智能将在各自的领域不断发展、不断取得新的成果。二者结合方面的研究将不断地利用二者的成果研制出新型的系统。任何时候两方面的结合都是必要的。

四、医院信息系统的输入输出技术

医院信息系统中用户首先接触到的是人机交互界面，所以良好的人机交互界面是系统成功与否的要素之一。而在人机交互技术中，主要是输入、输出技术。输入/输出技术的应用，创造良好的用户界面，这是系统设计能否为用户承认的关键（充分体现了系统的实用性）。

（一）良好的人机交互界面是系统给用户的第一印象

计算机程序的执行，最终是由人来控制的，人的主观作用必不可少，又往往得不到用户预期的结果。因而，合理地确定人机界面，确定何处应由人来控制，何处应由计算机连续执行，对系统的运行效果非常重要，是系统实用性的直接体现。

1. 人–机界面的确定

人–机界面的确定，既要考虑系统结构及计算机处理的特点，又要考虑用户的特点，一般来说应遵循如下原则。

（1）人工干预应尽量减少。一来人工干预计算机停下等待人机对话影响速度，二来如果干预错误，会产生错误的运行结果。

（2）业务中要人工输入信息的环节必须设置人–机接口。如基础数据、查询条件的输入等。

（3）系统运行的关键环节必须由人来控制。如功能调用的选择，关键数据或结果的检验，数据更新前的确认等。

（4）人–机界面的确定应适合于用户的特点，使用方便。

2. 人–机对话的方式

（1）菜单式：系统通过屏幕显示出各项可供选择的内容，用户根据内容选择其中的项目，可输入项目的有关代号，也可通过光标键将反差显示块移至选择的项目处，程序按用户选择的项目执行。这种方式好像点菜单，供选择的项目一目了然，回答方便，容易掌握。菜单式在控制功能中大量使用。

（2）填表式：将需要输入的项目先显示在屏幕上，用户根据项目输入相应的数据。这种方式类似于填表，使用户不致遗漏项目并由系统控制了输入格式。

（3）回答式：当程序执行到一定阶段，屏幕上进行提问待用户回答后根据回答进入下一阶段运行，回答时，根据提示键入有关字符，常常输入的字符是"Y"和"N"，确定"是"和"否"。

（4）提问式：用户询问计算机，让机器回答所需内容。用户提问时，采用的语言必须是规定的，计算机可以识别的格式。

3. 人–机对话设计的原则

人–机对话往往是通过屏幕来完成，它是面向用户的窗口，用户通过人–机对话来完成相应的功能和操作。因此，对话设计的好坏，直接影响系统的实用性。在对话设计时，除了考虑对用户友好和对话设备的特点外，应遵循如下原则。

（1）对话要清楚、简洁，不能具有多义性，让用户看了一目了然。

（2）对话必须让用户使用方便，输入量要少。如果可以用数字替代汉字输入的，应以数字替代汉字输入，经程序处理后再复原为汉字。如果输入量过大，会严重影响系统的运行效率，也会给用户带来极大的不便，应尽量避免。

（3）对话要适于用户水平，使用户容易掌握，尽量设置相关的具有一定的指导用户操作的提示，但应避免提示过多而导致屏幕太花。

（4）对话应尽量使用用户熟悉的业务用语和习惯等，使用户有亲切感。

（5）在对话中设置检查和容错设施，对话完毕能马上给用户反馈信息，不能让用户犹豫或等待。

（6）应认真考虑对话过程的保密性。

（7）对话应适合用户的环境和具体情况，设计过程中要与用户协商，听取用户的意见和建议。

（8）对话屏幕设计应该布局合理，显示美观，如表格形式对话、加强色或闪烁提示、图案分割或色彩装饰等。

(二) 主要的输入技术

数据输入是人–机对话的接口，由于医院信息量是非常的庞大，因此把握好输入的设计原则是解决输入问题的关键。

1. 输入设计的原则

输入量应保持在能满足处理要求的最低限度。输入量越少，错误率越低，输入速度越快。

输入的过程应尽量容易地进行。如用"0"和"1"代表"男"和"女"，不仅击键次数少速度快，而且减低了错误发生率。

在输入环节应采取尽量多的容错和校验措施。如上例，如果输入的资料不在指定范围里（"0"或"1"），应立即提示并重新录入。

2. 输入设备和介质的选择

输入设备介质的选择应考虑以下因素：①输入的数据量与频率；②信息的来源与形式；③输入的速度与准确性要求；④允许错误率与纠正的难易程度；⑤数据记录的要求、特点与保密性。

以门诊患者资料录入为例，通常采用的录入形式为键盘/磁卡读卡机。当患者首次就诊时，需填写门诊病历，其资料只能通过键盘录入并录制磁卡。当患者复诊时，由于资料已保留于信息系统中，因此可使用读卡机读取或键盘输入患者的门诊病历号来取得资料，以减少录入量，提高工作效率。此例中选择的录入设备是键盘和磁卡读卡机，对比其他录入工具如扫描仪，更符合上述设备选择因素。

3. 常用输入设备的介绍与输入设备的展望

（1）常用的输入设备。

键盘：经历时间最长而应用最广泛使用的输入设备。它可以完成除图形以外的任何资料的输入。

条码阅读器：利用扫描器扫描一组条形码符号，根据条和空的宽度经变换、译码后进入计算机，它的输入速度快，也较经济可靠，但由于必须把要输入的东西预先制成条码，作为一个通用的随机输入手段，受到很大限制。在 HIS 中，对于药品及卫生材料等库房的管理、病历、X 光片管理、血源和血库管理、医学图书资料管理等较为适宜。

磁卡读卡机（POS 机）：通过读取磁卡中保留的关键资料后作用于信息检索，减少资料录入的错误。在 HIS 中多用于身份标识（如患者身份标识）。POS 机也是磁卡读卡机的一种，多用于与银行系统联网的实时非现金交易，在 HIS 系统中多用于患者交费。

扫描仪：图形/图像输入工具。高精度的扫描仪可以作为 X 光、CT、MR 片的输入工具，同时也是手写病历电子阅读的输入工具。

汉字手写板：适用于使用中文的国家和地区，有机会取代键盘输入资料的输入设备，作用与键盘相似。该设备目前已处于开始成熟的阶段，多数采用人机交互式汉字识别的方法，目前对楷书的识别率较高，但输入速度较慢，适用于对不懂汉字输入法的人员使用。

光标输入：光标输入含有鼠标、轨迹球、光笔、触摸屏等多种方式。它们利用各自的方式通知计算机目前屏幕上光标所指向的某个位置，其共同特点是只适应于对屏幕上预先设置好的内容进行选择，而对于范围较大，内容上有适当随意性（如要输入患者姓名、住址等）的情况则难以应用。在 HIS 中，用作导医、住院患者账目查询、物价查询等方面较为合适。

（2）输入设备展望。

CPU 卡阅读器：用于读取 CPU 卡的资料。由于 CPU 卡存储容量比磁卡大，且有很强的加密功能，特别适用于存储需加密的资料。同时 CPU 卡有非接触式读取功能，有利于对卡的保护，因此该设备有望取代磁卡成为 HIS 中作为患者身份的标识和存储关键的资料（如保存患者的血型、药物过敏史等资料）。

CD/DVD ROM：随着技术的不断发展和材料成本的降低，CD/DVD 盘片的价格下降很快，名片般形状、大小的 CD 盘片已推出市场，由于其容量大，保存时间长，对存储患者较为完整的资料有着重要的意义。

高速高精度扫描仪：旧式扫描仪的更新产品，由于扫描速度和精度的提高，使得医学图像的数字化存储多了一条输入途径。

语音识别设备：通过对人的语音进行识别，还原为计算机系统可以识别的资料，以减少输入量的一种输入设备。可分为特定人语音识别和非特定人语音识别，按输入方式又可以分为单音节字的识别和多音节词或连续语音的识别。目前对语音识别的方法有多种，如动态时间规正法、矢量量化法、时延神经元网络模型法、模糊逻辑算法等等。由于目前该种设备对语音的识别率还不高，因此在实际应用中还不多，但随着硬件水平的快速发展，相信在不远的将来将会成为 HIS 中广泛使用的输入工具。

（三）主要的输出技术

在信息系统中，资料的输出占有很重要的地位。因为用户最终需要的是经过系统处理后的结果而不是其他的原始资料或中间数据。从另一方面来看，输出决定输入，即输入信息只有根据输出要求才能确定。

1. 输出设计的原则

（1）输出量应保持在能满足用户要求的最低限度。

（2）同源数据在各种形式下输出的一致性和资料的完整性。

（3）输出的速度、资料的机密和安全性要求。

2. 输出设备、介质的选择应考虑的因素

（1）输出的数据量与频率。

（2）输出的速度、资料的保密和安全性要求。

（3）输出资料的使用对象要求（黑白/彩色）。

以住院患者费用一日清单为例，资料输出可以有两种选择，明细账目和分类账目，明细账目清晰但成本较高，分类账目可以知道本日发生的总费用但欠明细，成本相对下降50%以上，输出的速度以1000病床、3台打印机同时打印计算，分类账需要3个小时完成，明细账需要的时间是分类账的十倍，在患者希望得到的信息和成本、时间之间做出平衡，根据上述设计原则，应该选用分类账的形式。又如在住院患者资料查询的触摸屏系统中，为了保障患者的隐私，除了使用磁卡作为患者查询的标识外，还必须增加密码的核对，以确保资料不会泄密。

3. 常用输出设备的介绍与输出设备的展望

（1）常用的输出设备。

显示器：显示图形和文字，反应速度快，多用于人-机对话。

打印机：将结果输出到纸介质上的输出设备。打印机可分为击打式和非击打式两种。击打式打印机主要采用点阵和菊花轮技术，非击打式打印机采用的是喷射墨水和热敏/热转印技术。针式打印机多用于常规报表的输出，其特点是成本低廉，保存时间长，缺点是噪音大，除行式打印机打印速度很高外，其他打印机的打印速度都比较低。喷墨式打印机的优点是使用时比较安静且可以打印出彩色图形，缺点是消耗品成本较高。采用热敏/热转印技术的打印机多用于条码的打印，在HIS系统中多用于药房配/发药，检验子系统的仪器检测上。

磁卡写卡机：将计算机系统输出的一些关键资料写入磁卡的输出设备。

绘图仪：将计算机系统的图形结果精确地记录在纸介质之上的输出设备。

缩微胶卷输出器：将计算机系统输出结果缩微（COM）并记录在平片或胶卷上的输出设备。存储在COM上的图形与打印在纸上的输出格式一样，但经COM记录处理所产生的字符比打印出来的字符小 24～48 倍。信息记录在缩微平片或 16 mm，35 mm，105 mm 的胶卷上，经过冲洗后，可以在阅读机上阅读。

（2）输出设备展望。

CPU 卡写卡器：用于将计算机的资料写入 CPU 卡。利用 CPU 卡存储容量大、保密性强、易于携带等特点，取代磁卡成为 HIS 中作为患者身份的标识和存储关键的资料（如保存患者的血型、药物过敏史等资料）。

CD/DVD ROM：用于将计算机的资料写入 CD/DVD 盘片，这些盘片比 CPU 卡有着更高的存储量，保存时间长。随着其销售价格的下降和数字化放射设备的流行，在今后将是取代胶片的最好的介质。

Internet 的浏览器：利用网络技术在 Internet 网上发布资料是现在非常流行的方法，针对医疗行业对患者隐私的保密要求，网上发布患者的医疗信息（如检验、结果）目前还没有被广泛应用。但随着"数字证书"技术的发展和认证机构的成立，该技术将会得到广泛的使用。

五、OLTP，OLAP 与 DSS

医院信息系统属于当今世界上现存的企业级信息系统中最为复杂的一类，它除了实现管理信息系统（MIS）的企业管理功能外，同时还要支持以患者信息为中心的整个医疗、教学、科研活动。所以建设 HIS 要围绕管理和临床医学这两大目标。无论对于医院经营者、管理者、HIS 建设者来讲，明确系统的总体结构是十分关键的问题。

（一）医院信息系统的总体结构

如本书前所阐述的，建设 HIS 的首要问题就是理解和确立以管理决策支持和临床决策支持为塔尖的"双金字塔"概念模型。在此指引下，再分层细述两个面向的数据处理特点。

为了方便叙述把模型相互重叠的左右两个金字塔结构划分为 8 个组成部分（图 2-1）。

1. 第一层次——联机事务处理（OLTP）

概念模型中的业务系统层包含了所有支持医院运作的业务子系统，所以在计算机系统中，把它进一步明确为联机事务处理层。从信息流的角度讲，这一层次子系统的主要作用是全面地收集信息，信息的收集应该是最小粒度的，为以后建设上两个层次的子系统奠定基础，从建设的先后顺序上，应当首先建设这一层次子系统。

2. 第二层次——联机事务分析（OLAP）

概念模型中对信息的实质性处理是在知识管理层，在计算机系统中，把它进一步明确为联机事务分析层，OLAP 是针对特定问题的联机数据访问和数据分析而产生的一种技术，是信息工程实践的必然产物，是人们对信息处理的客观要求。在 HIS 发展的初级阶段，尚未采用数据仓库，OLAP 与 OLTP 的运作共用由 OLTP 生成的业务数据库、致使 OLAP 的效果大打折扣，如果对业务数据库直接查询跨越多张数据表的月报表、年报表等等复杂的查询，不仅查询速度非常慢，影响 DSS 的实现，而且，这些查询还会影响 OLTP 业务系统的性能，造成业务系统的阻塞，甚至会压垮整个系统，这就需要与业务数据库分离的数据仓库来实现这种要求。目前认为 OLAP 如果没有数据仓库技术的支持，难以达到对海量数据的查询效果，也就是说难以将数据转化为知识，从而出现"数据丰富、知识贫乏"的情况。

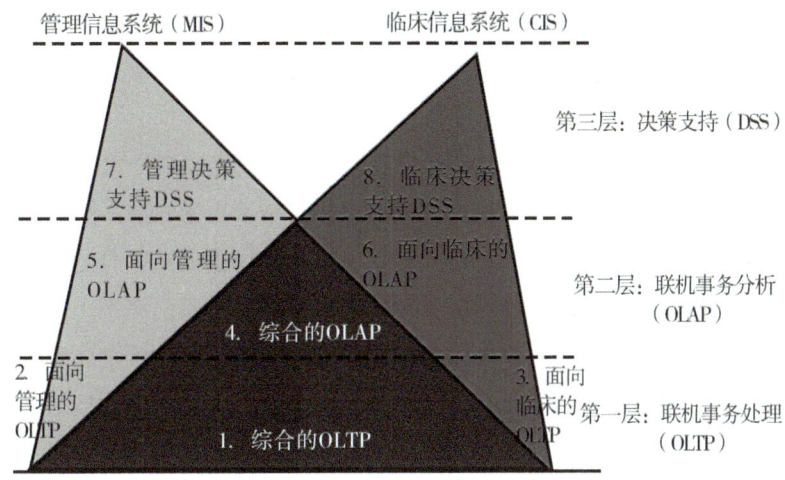

图 2-1　医院信息系统功能结构示意图

3. 第三层次——决策支持（DSS）

决策支持系统（DSS）是 HIS 的指挥中心，它是在管理信息系统的管理决策支持子系统的概念基础上发展起来的。在包容了临床决策这庞大的数据集时，必须考虑 DSS 是以数据仓库技术为基础（这也是当今信息系统发展的新概念新技术），以联机分析处理和数据挖掘工具为手段实施的一整套解决方案。DSS 的设计目标是通过建立基于数据仓库的联机分析处理和数据挖掘，实现对面向主题的就某领域问题趋势做出未来的预测，以便决策者能够根据大量事实数据进行正确的决策和判断。

（二）HIS 中 OLTP 与 OLAP、DSS 的关系

1. OLTP 与 OLAP 的关系

从面向用户的角度来说，OLTP 面向医院窗口部门，为患者（顾客）服务，用于事务处理和简单的查询，要求实时性强。OLAP 面向管理和市场，为管理者服务，用于较复杂的数据分析。从数据的内容和类型来说，OLTP 管理当前数据，数据粒度较小；OLAP 管理大量历史数据，提供汇总和聚集机制，数据粒度较大。从信息处理的方式来说，OLTP 用于收集数据，要求信息的来源广泛、全面；OLAP 用于分析数据，通过数据挖掘，支持知识发现，并找出隐藏的模式和关联，构造分析模型，进行分类和预测，并用可视化工具提供分析结果。

2. DSS 的新技术

在数据仓库、OLAP 技术和数据挖掘工具出现以前，所谓 DSS 是在业务数据库上实现

的，在应用过程中暴露出许多问题。首先，业务数据库（DB）只能对原始数据进行一般的加工和汇总，支持原始数据的查询，往往处理数据的粒度较小，综合性不够，致使决策所需信息不足，难以满足 DSS 的需要，做出的决策也往往不准确。其次，业务数据库在多年的应用中已经积累大量数据，而且数据库的数量和规模还在不断地增加和扩大，业务数据库系统是为已知的任务和负载设计的，而支持 DSS 的综合查询通常是复杂的，历史跨度较长，涉及大量数据在汇总级的计算，在业务数据库系统上处理 OLAP 查询，可能会大大降低操作性业务的性能，因此必须将支持"窗口"业务的数据库系统与支持 DSS 综合查询的数据库系统分离。

20 世纪 90 年代后期，信息技术界悄然掀起数据仓库和 OLAP 技术及数据采掘技术的研究和开发热潮，这为克服传统 DSS 存在的问题提供了技术上的支持，使 DSS 的发展跃上一个新的台阶，也为 DSS 开辟了一条新的途径。一般决策所需的数据总是与一些维数（每一维代表对数据的一个特定的观察视角，如地区、时间等）和不同级别（如部门、单位、地区和国家）的统计和计算有关。以多维数据为核心的多维数据分析是决策的主要内容，数据仓库的多维特征满足 DSS 对数据的分析要求，并且克服数据库的数据组织性差、利用率低的缺点。而这些对于数据仓库正是它强于一般数据库的优势所在。数据库不具有多维特征，但却是多维数据构建的基础。

在数据仓库基础上挖掘的知识通常以图表、可视化、类自然语言等形式表示出来，但所挖掘的知识并不都是有意义的，必须进行评价、筛选和验证，把有意义的知识放到知识库中，随着时间的推移将积累更多的知识。知识库根据挖掘的知识类型包括总结性知识、关联性知识、分类模型知识、聚类模型知识，这些知识通过相应挖掘算法得到。

（三）数据仓库的应用和设计原则

数据仓库与以往很多技术不同的是，它更多的是一种概念，在此概念指导下完成系统的构造。既没有可以直接购买到的现成产品，也缺乏具体的分析规范和实现方法，也就是说没有成熟、可靠且被广泛接受的数据仓库标准。近年来，众多数据库管理软件产品都开始加入形形色色的数据仓库建模工具、表现工具；但它们与设计人员的个人经验和素质有很重要的关系。

1. 数据仓库的概念

数据仓库是面向主题的、一致的、不同时间的、稳定的数据集合，从历史的角度组织和存储数据，并能集成地进行数据分析，用于支持经营管理和临床的决策支持过程。数据仓库在 HIS 中的应用可以说是以患者为中心对门诊、住院、急诊等主题进行数据分析、趋势预测的应用，以管理为中心对库房、核算、财务、人事等领域进行数据分析、趋势预测的应用。

2. 数据仓库的应用

数据仓库在 HIS 中应用在对业务报表的分析方面，面向医院各级领导提供统计分析报表，实现全方位查询、检索。主要有：患者信息查询、费用查询、电子病历查询、卫生统计、公费医疗和社保患者门诊住院费用查询、药品进货查询，药品销货查询，贵重药品查询、门诊科室工作量统计、门诊科室收入分析、门诊收入月变动分析、病区收入情况、病区各种费用收入情况、病区床位使用情况、出院患者费用情况，还可以查询全院及各部门人员基本情况、各类专业医护人员和行政人员的组成结构、查询每位员工在院完成工作量信息及各月出勤情况等等。

作为医院的决策层，不仅需要宏观的、汇总的数据，往往还需要明细的数据，他们往往要求综合查询系统可以实现统计报表由大到小、从粗到细、分层逐级地得到各类信息，使医院各级人员从不同角度了解到医院各部门的情况。

3. HIS 中数据仓库的设计原则

（1）数据采集原则。数据的采集经过校验数据、数据清洗、转换数据等步骤。设计数据仓库系统通常都需要对业务数据库的原始数据进行采集，把数据从业务数据库系统中迁移到数据仓库系统中。一般数据采集需要经过如下处理步骤。①校验数据：在从业务数据库提取数据之前，确保数据完全有效是非常重要的，这个过程称为校验数据。可以通过存储过程检查数据的字段完整性从而自动完成校验过程。此外，根据逻辑判断进行人工校验也是必要的。②清洗数据：清洗数据的作用就是使数据达到一致性。在多个业务数据库中，可能有相同数据被作为两个不同的数据进行处理，所以必须要清洗数据。③转换数据：在数据的迁移进程中，经常需要把数据转换成一种特有的格式，以便适应数据仓库的设计。

（2）体系结构原则。以一所大型综合医院 HIS 的综合查询子系统设计体系结构为例来说，采集进入数据仓库的数据分别来自不同的业务数据库，这些数据都通过数据验证、数据清洗、数据转换从而使数据达到高质量、有价值，然后将这些数据插入到根据主题需要而设计的事实表中；数据采集部分是通过开发人员编写的应用程序在每天每时自动执行采集任务，事实表所采集的范围由主题确定，如门诊主题可包括门诊收费、门诊医生效益、门诊医生工作量、门诊医疗质量、门诊挂号、门诊西药处方、门诊中草药处方、门诊中成药处方、门诊其他项目收费等等。

六、医院信息系统的信息整合、系统集成和系统智能化

无论多么全面、多么精细的系统设计，当信息系统运作起来后，就会发现系统中的数据有许多新的应用，也会发现数据集结构上的一些缺陷，特别当系统促进医院的业务和管理有了新的进展，这种问题就越来越突出。事实上也不存在一劳永逸的方法（和工程）。因此，经过一段时间的使用，信息系统必定面临着对系统及其信息的重新整合和优化。另一方面，随着医疗工作越来越依赖于信息系统，如何为系统制定其行为准则并据此对系统

进行有效监控是极其重要的问题，解决这一问题的落脚处就是系统智能化。

（一）医院信息系统的信息整合与系统优化

HIS 的数据库和数据表设计首先是基于数据源和底层的应用，而从管理和综合应用的需求，就提出了面向应用的信息整合问题；如建立电子病历，就必须整合来自医技、影像子系统和医生工作站的不同源数据。

1. 信息的整合

可以这样认为，信息的整合就是对信息系统中存在的具有相同/相当含义的资料进行合并，或对某个含有超过一种含义的资料进行分解，使信息系统中的资料更为合理、更容易被运用，从而提高系统效率的过程。

如当对住院管理、检验、收费子系统进行合并时，我们可以看到，每个子系统都含有患者的基本资料，但三个子系统的侧重点又有所不同。住院、检验子系统中的患者资料相对偏向于医疗，收费子系统偏向于患者的交费类别等与财务相关的信息。如果不对他们进行整合，则不但系统的数据大量冗余，而且由于资料源不唯一很容易造成数据的不一致，从而可能导致系统提供的信息矛盾。在同一信息系统中，由于应用的不断增加，用户的要求不断的细化，如假设病案系统中原来将疾病编码与感染编码同时存放，但随着用户在教学、科研资料不断要求准确、快速的情况下，为提高系统的效率，需要对该资料进行分解。

系统信息的整合与计算机硬件的发展有着必然的联系。随着计算机技术的不断发展，性价比越来越高，已经为我们提供了对系统信息进行整合环境。例如，存储空间与检索速度是一对矛盾，索引越多检索速度越快，空间开销越大。在计算机硬件昂贵的年代，人们为了节省投资而牺牲速度，但在性价比越来越高的今天，存储设备已经不是障碍，只需增加少许成本就可提高系统的性能。

信息整合需要投入不少的人力，花费许多的精力。我们认为，当系统扩展或应用进行大规模更新时是系统信息整合的最好时机。另外当新增加子系统或系统的新功能时，也必须把信息整合作为扩充设计的重要内容。

2. 数据库性能的优化

数据库性能调整很复杂，因为这不仅与主机性能和数据库配置参数有关，而且在很大程度上取决于应用系统。两者之间的关系为 2∶8，即 20% 与主机性能、数据库配置参数有关，80% 与应用系统相关。曾经有一个试验，对一个含有近 400 万记录的表进行有条件查询，未加索引时需要几百秒，而加上索引后仅需几秒。可见，数据库设计是否合理、程序是否规范，对整个应用系统的性能有巨大的影响。因此，经过一段时间的使用，特别是前台应用更新后，应该对系统中数据库的性能进行优化，以达到高效率。

3. 信息系统应留有外部接口

系统应该考虑与其他信息系统（外部和内部）和计算机网络的连接，通盘考虑必须留有接口。例如，一个医院管理信息系统需要考虑与当地的社会医疗保险系统、全国/地区性的商业医疗保险信息系统的连接；与数据采集系统的连接，如与检验系统中的仪器数据采集功能的连接，与后勤支援子系统的连接等。此外，还需要考虑与上一级计算机网络的连接（如用血管理系统属条状管理）。

4. 信息互换的标准化问题

在信息系统中存在着内部和外部的信息交换，因此在信息整合中必须注意标准化的问题。只有符合标准化，信息的交换才能畅通。如医疗机构中信息相互交换需要遵循 HL-7（Health Level-7）标准，内部信息交换需要遵循国家或行业标准。

（二）系统集成

系统集成是在总体规划的基础上，在统一的组织指挥、管理下，经过一段时间，在统一的软件平台和网络环境下对医院的全部或大部分主要的应用子系统进行系统效能的评价，并对存在的诸如数据拥塞瓶颈问题、数据安全性或其他问题进行分析，以实现通过系统资源的集成以改善系统的品质和能力。

1. 系统集成的设计原则

先进性原则：在保留原有的特定功能的基础上，采用国内、国际上最先进和成熟的计算机软硬件技术，使系统集成后能够最大限度地适应今后技术发展变化和业务发展变化的需要。

实用性原则：实用性就是能够最大限度地满足实际工作要求。如全部人机操作设计均应充分考虑不同用户的实际需要，用户接口及界面设计应充分考虑视觉特征进行优化设计，界面尽可能美观大方，操作简便实用。

可扩充、可维护性原则：应用软件应采用结构和程序模块化构造，以参数化方式设置系统管理软件平台，系统地管理并配置应用软件。

可靠性原则：一个中大型信息系统每天处理数据量一般都较大，因此，任一时刻的系统故障都有可能给用户带来不可估量的损失，这就要求系统具有高度的可靠性。如采用具有容错功能的服务器及网络设备，出现故障时能够迅速恢复并有适当的应急措施，采用数据备份恢复、数据日志、故障处理等系统故障对策功能。

安全保密原则：医院信息系统的任何数据都牵涉到患者的隐私，因此安全保密性对其显得尤其重要。进行系统集成时必须充分考虑这一点。

经济性原则：在满足系统需求的前提下，应尽可能选用价格便宜的设备，以便节省投资，即选用性能价格比优的设备。

2. 系统集成的步骤和方法

系统集成强调的是"系统"，是系统的内在联系，系统的一致与协调。因此特别注重各个方面的统一。

（1）统一组织、严密分工。系统集成要对多个子系统进行调研、修正、磨合，有很多人参与开发，需要组织一支阵容强大的队伍，需要有统一的组织和严密的分工。最好在开始时就把各子系统的接口资料和开发人员固定下来，从调查、设计到开发都是原班人马，不要轻易更换，否则还要重新了解和熟悉情况，造成时间和精力的浪费。同时，按子系统的大小和难易程度及人员对业务开发工具的熟练程度进行合理搭配，以保证各子系统开发的同步进行。每个子系统开发组都要配备一名较有开发经验的人员参与系统分析和设计，以保证整个系统开发任务按时完成。

（2）尽量统一开发平台。系统集成要求要有统一的系统平台，特别要有统一的数据库平台，以保证数据格式的一致性，避免过多的数据接口和数据转换，提高工作效率和应用效率。根据目前国内、外医院管理系统和医院业务运作系统的现实，存在着优秀系统使用不同数据库的情况，在集成中允许保留不同种类的数据库，但以越少越好为原则。在数据库的选择上，大型医院应选用大型数据库，如 Oracle，xBase，SQL，Server 等，小型医院可选用 Visual-FoxPro 等中小型数据库。在条件允许的情况下要统一开发工具，可选用 VB6.0，Power Builder 等开发工具，以提高开发效率，尽量保证用户界面风格一致，便于相互交流。当然，对于原有比较成熟的不同平台上的应用系统也可以保留，通过接口程序进行数据转换。

（3）统一代码和界面设计。作为一个整体，应保持整个医院信息系统中代码和界面风格的一致性，要进行代码和界面的设计。

（4）统一的数据环境。系统集成的核心和关键是数据集成，只有实现了数据集成才是真正意义上的系统集成。如果只是做到在统一的平台上开发很多彼此独立的子系统，或界面风格的相对统一，这不是系统集成。数据集成主要包括以下几方面的内容。

建立主题数据库：美国学者詹姆斯·马丁提出了"数据环境"的概念，认为企业计算机应用有四类数据环境。第一类是数据文件，第二类是应用数据库，第三类是主题数据库，第四类是信息检索系统。医院信息系统集成的目标是达到高档次的数据环境–主题数据库，以利于今后向数据仓库的过渡。

合理设计共享数据库：设计共享数据库是数据集成的重要环节。共享数据库设计不好，各子系统间数据调用接口会随着应用项目的增加而猛增，最后导致系统的臃肿和瘫痪。医院信息系统中共享数据库（表）的一个典型的例子就是建立患者基本情况数据库（表），医嘱子系统、药房子系统、收费子系统、检验子系统等等及其他医疗业务子系统等系统都要用到该数据库，把它建成一个共享数据库（表），可以减少大量的数据冗余，避免同源数据出现多义性，提高系统效率。

建立数据关联：数据集成的另一个重要方面就是各子系统之间正常的直接数据调用，即建立各子系统之间的数据关联，以构成一个完整的应用系统，保证数据的唯一性和一致性。数据关联是在详细调查各子系统数据输入和输出的基础上建立的，可以建立数据调用表或数据关联图，说明调入数据的路径、库（表）名和字段名，关联双方的数据类型和长度要保持一致，并在程序中实现数据调用。

如果做好了以上几个方面的工作，可以认为基本上实现了数据集成。

（5）统一的施工管理。医院信息系统集成是一项浩大的系统工程，时间跨度长，涉及多种业务知识，涉及整体的配合和协调，因此要按工程的规律进行管理。像对待其他建设工程一样经常召开平衡会议，协调各子系统的进度，监督和检查工程质量，解决存在的问题，使工程健康发展。

（6）做好文档内容和格式的统一。在进行系统集成工程时，各子系统文档的内容和格式都要求统一规范，要严格按照软件文档规范进行编制，不要弄得五花八门，各行其是。

总之，系统集成，特别是数据集成，是医院信息系统建设成败的关键。

（三）系统智能化

计算机智能在 HIS 中的应用一方面是计算机科学技术发展提供了可能性，同时也是人们过于依赖信息系统，而必然提出的新问题，即如何向用户提供计算机系统的科学性和可靠性。

1. HIS 智能化的内涵

信息系统智能化主要包含系统的容错能力、数据监控和知识的提取和应用。我国目前在医院信息系统中实现智能化的还不多，处于起步的阶段，单个的、独立的专家系统也有存在，可喜的是行业正向这方面迈进。比较普遍的是实现了检验仪器与信息系统的连接，通过网络向一线的医务人员提供患者的检验结果，提高了工作效率。另外药品的配伍禁忌子系统国内、外都有这方面的软件，国内有些单位已将它逐步集成到信息系统中。它的被集成，提高了医师、特别是低年资医师的用药安全。一些医疗单位设计了抗生素使用回顾子系统，定期对全院使用的抗生素进行检测和回顾，为医师合理使用抗生素提出了指导性的意见。有的医疗单位根据以往历年的数据，结合当前的门诊挂号量，给出患者求诊人数趋势，为医院管理层对门诊医生人数调配提供参考资料。这些智能化子系统的应用，造福了患者，使 HIS 向智能化迈出了一大步。

2. 逐步提高医院信息系统的智能化

医院信息系统的智能化并不是一蹴而就的，它涉及庞大的投资和众多的信息设备，因此应根据医院现有的设备配置、投资力度和人员素质分步而行。首先，应对现有的设备状况进行调查，掌握设备是否具有可连接性（接口与接口标准）和智能化程度。然后，对现状进行评估后进行整体规划并进行子系统的划分，按实际需求排列各子系统的轻重缓急，并按现行的国际/国家标准，规范各子系统的接口。

七、医院信息系统的安全性和保密性

(一)计算机系统安全性的内涵及基本对策

1. 计算机系统安全性的定义

国际标准化组织(ISO)将"计算机安全"定义为:"为数据处理系统建立和采取的技术和管理的安全保护。保护计算机硬件、软件数据不因偶然和恶意的原因而遭到破坏、更改和泄露"。据此可以给"计算机网络系统安全"做如下定义:"保护计算机网络系统中的硬件、软件及其数据不受偶然或者恶意原因而遭到破坏、更改、泄露,保障系统连续可靠地正常运行,网络服务不中断。"

2. 计算机系统安全的内涵

计算机系统安全的根本目的就是防止通过计算机网络传输的信息被非法使用。如果医院信息系统的数据遭到窃取、更改或破坏,将涉及患者个人隐私、医院经济效益、病历资料的完整性和真实性等。甚至会引起法律纠纷。所以,对网上信息过滤、防堵和保护将是网络运行管理中极其重要的内容。有时网络信息安全的不利影响甚至超过信息共享所带来的巨大效益。

安全问题是一个动态过程,不能用静止的观点去看待,不仅仅是计算机硬件存在形式上的安全,计算机软件也存在着特殊形式的安全问题,因为运行有故障的软件同非法存取数据一样对计算机的安全构成威胁。人为的有意或无意的操作、计算机病毒的发作、不可预知的系统故障和运行错误,都可能造成计算机中数据的丢失。

因此,计算机安全的内容应包括两方面,即物理安全和逻辑安全。物理安全指系统设备及相关设施受到物理保护,免于系统破坏、信息丢失等。逻辑安全包括信息的完整性、保密性和可用性。完整性指信息不会被非授权修改及信息保持一致性等,保密性指仅在授权情况下高级别信息可以流向低级别的客体与主体,可用性指合法用户的正常请求能及时、正确、安全地得到服务或回应。

3. 系统安全的基本对策

系统安全的基本对策涉及社会生活的方方面面,从使用防火墙、防病毒、信息加密、身份确认与授权等技术,到企业的规章制度、网络安全教育和国家的法律政策,直至采用必要的实时监控手段、应用检查安全漏洞的仿真系统和制定灵活有效的安全策略及应变措施,加强网络安全的审计与管理等。

(二)一般网络操作系统的安全策略

1. 计算机网络安全的基本要求

计算机系统要防止资源和数据被独占,防止数据和程序被非法修改、删除及泄露,从一定意义上讲,提高系统的封闭性有利于保证信息的安全。但过度封闭的系统又不利于技术的发展和用户的使用。因此，如何在保持网络开放灵活性的同时保证系统的安全性，已经成为国际计算机界研究的热点。目前看来，使用TCP/IP技术构建的网络上的安全措施及其相应的网络安全产品主要有两大类：开放型（如数据加密）及被动防卫型（如防火墙）。他们主要是根据以下方面的安全需求而设计和应用的。

（1）数据的保密性：数据的保密性是指数据不泄露给非授权用户，而数据加密就是用来实现这一目标的。加密后的数据能够保证在传输、使用和转换过程中不被第三方非法获取。数据保密可以说是许多安全措施的基本保证，它分为网络传输保密和数据存储保密。

（2）数据的完整性：数据的完整性是指数据未经授权不能进行改变的特性，即只有得到允许的人才能修改数据，并且能够判别出数据是否已被非法篡改。系统需要一种方法来确认数据在存储和传输过程中没有被改变，这种改变可能来源于自然灾难、人为因素、设备故障、环境影响及不可预知的软件错误等方面。显然，要保证数据的完整性还应综合运用故障应急方案和多种预防性技术，诸如归档、备份、镜像、监控、转储、崩溃恢复和故障前兆分析等手段来保证数据的完整性。

（3）数据的可用性：数据的可用性是指能随时被授权实体访问并按需求使用的特性。如果一个合法用户需要得到系统或网络正常服务时，而系统和网络不能提供，那么和文件资料被锁在保险柜里，开关和密码系统因混乱而不能取出一样，虽然数据完好无损地存在于系统之中，却眼看着拿不出来。

（4）数据的可控性：数据的可控性是指可以控制授权范围内的信息流向及行为方式，如对数据的访问、传播及内容具有控制能力。

（5）其他需求：不可抵赖和不可否认，是指用户不能抵赖自己曾做出的行为，也不能否认曾经接到对方的信息，这在网络交易系统中十分重要。另外，保护网络硬件资源不被非法占有，软件资源免受病毒的侵害，都构成了整个信息网络上的安全需求。

2. 计算机网络安全的管理策略

（1）管理策略的定义：安全管理策略是指在一个特定的环境里，为保证提供一定级别的安全保护所必须遵守的规则。制定安全管理策略模型包括以下三部分，即：威严的法律、先进的技术和严格的管理。

（2）管理策略的内容：制定安全管理策略要综合权衡各种因素，包括立法、技术、管理、使用、系统本身、数据信息量等许多方面。故每个内部网要根据具体情况制定自己的安全管理策略，要在理论的指导下，实事求是．防止出现盲目赶时髦，追求大而全。一般可包括：确定网络资源的职责划分；明确用户的权利与责任；网络使用的级别限制；严格管理系统管理员；制定应急措施；本网络对其他相连网络的职责。

根据上述内容制定的网络安全对策一定要发送至网络的每一个使用者手中，对付安全问题最有效的手段是教育、提高每个使用者的安全意识，从而提高整体网络的安全免疫力。

(三)网络防病毒系统

1. 计算机病毒的定义

对于计算机病毒的定义,不同的国家、不同的专家从不同的角度给出的定义也不尽相同。我国1994年2月18日颁布的《中华人民共和国计算机信息系统安全保护条例》第28条中指出:"计算机病毒,是指编制或者在计算机程序中插入的破坏计算机功能或者毁坏数据,影响计算机使用,并能自我复制的一组计算机指令或者程序代码。"此定义在我国具有法律性、权威性。

2. 计算机病毒的特性

计算机病毒一般具有以下特性。

程序性(可执行性):计算机病毒是一段可执行程序,但它不是一个完整的程序,而是寄生在其他可执行程序上。因此它享有一切程序所能得到的权力。病毒运行时,与合法程序争夺系统的控制权。

传染性:传染性是病毒的基本特征。计算机病毒会通过各种渠道从已被感染的计算机扩散到未被感染的计算机,在某些情况下造成被感染的计算机或网络工作失常甚至瘫痪。

寄生性(依附性):病毒程序通过修改磁盘扇区信息或文件内容并把自身嵌入到其中的方法达到病毒的传染和扩散,被嵌入的程序叫作宿主程序。病毒依赖于宿主程序的执行而生存,这就是计算机病毒的寄生性。病毒侵入宿主程序中后,对其进行一定的修改。宿主程序一旦执行,病毒程序就被激活,从而可以进行自我复制和繁衍。

隐蔽性:计算机病毒一般是具有很高编程技巧、短小精悍的程序。通常附在正常程序中或磁盘较隐蔽的地方,也有个别的以隐含文件形式出现。

潜伏性:一个编制精巧的计算机病毒程序,可以长时间隐藏在合法文件中,对其他系统进行传染,而不被发现。

触发性:病毒因某个事件或数值的出现,诱使病毒实施感染或进行攻击的特性称为可触发性,病毒具有预定的触发条件,这些条件可能是时间、日期、文件类型或某些特定数据等。

破坏性:所有的计算机病毒都存在一个共同的危害,即降低计算机系统的工作效率,占用系统资源,其具体情况取决于入侵系统的病毒程序。

变种性(衍生性):一种病毒可以被其他掌握原理的人以其个人的企图进行任意改动,从而又衍生出一种不同于原版本的新的计算机病毒。这就是计算机病毒的变种性。

3. 计算机病毒的预防和清除

了解了计算机病毒的特性后,就要提高对病毒的警觉,针对其特性防患于未然。计算机病毒的预防可分为两种:管理上的预防和技术上的预防,这两种方法是相辅相成的。

(1)管理上的预防。对计算机病毒的预防最重要的是思想上要重视,计算机用户和单位领导都应保持忧患意识，健全并严格遵守防病毒的制度和管理措施，以下几点应重视：①制定相应的规章制度，采取必要的措施，如所有在医疗信息网上的工作站不安装软驱、光驱，禁止使用移动性存储设备，整个院内医疗信息网不能与外部网有物理上的联结等；②对新购进的计算机系统或计算机软件用检测病毒软件检测，证实没有病毒传染和破坏迹象再实际使用；③常备一张真正"干净"的引导盘，以备今后查、杀病毒或相应场合启动引导盘；④定期备份系统重要数据和重要文件。即使在清除病毒时，也应先备份系统重要数据和要杀毒的文件，以备杀毒失败，使系统恢复原貌；⑤对重点保护的机器应做到专机、专人、专盘、专用，封闭的使用环境中是不会自然产生计算机病毒的。

（2）技术上的预防。选择使用公认质量最好、升级服务最及时、对新病毒响应和跟踪最迅速有效的驻留式防/杀病毒产品，定期对计算机系统进行维护和检测，有效、及时地控制和阻断可能发生的病毒入侵、感染行为。尤其是网络上的计算机更应安装具有实时防病毒功能的网络版防病毒软件。另外，近期兴起的防毒墙也以其完善的对木马、蠕虫、ARP 欺骗等的防护功能得到使用者的信任。

（四）防火墙技术

近年来，随着网络技术的飞速发展，网络信息量在逐渐扩大，开放性在增强，网上的许多重要信息和保密数据随时有可能遭到各种有意或无意的攻击，如果不采取必要的安全措施加以自我保护，后果不堪设想。人们采用了许多安全技术来提高网络的安全性，最具代表性的安全技术有：数据加密、容错技术、端口保护与主体验证及防火墙技术。其中，防火墙技术是近年来提出并推广的一项网络安全技术。

1. 防火墙的概念

网络安全上讲，防火墙是一种安全有效的防范技术，是访问控制机制、安全策略和防入侵措施。它是通过在内部网和外部网之间的界面上建立起来一个相应网络安全监测系统来隔离内部和外部网络，强制所有的访问或连接都必须经过这一监测系统的检查和连接，以确定哪些内部服务允许外部访问，以及允许哪些外部服务访问内部服务，只有被授权的通信才能通过，从而阻挡外部网络的非法入侵，达到保护内部网的目的。

2. 防火墙的类型

不同类型的防火墙采用了不同的工作原理和实现技术，在选择时，应根据自己内部网的具体系统情况和现实的服务需求，确定所需防火墙的安全准则并了解相关产品的工作原理。下面介绍几种常用的类型。

（1）包过滤。包过滤技术是在网络层中对数据包实施有选择的通过。包过滤器是一种基于过滤规则的数据包过滤设备，安装在路由器上，能检查、限定外部网流向内部网的数据包。目前多数路由器设备都具有一定的包过滤功能。如果防火墙设定某一 IP 地址的站点为不适宜访问的话，从这个地址来的所有信息都会被防火墙屏蔽掉，实际上它控制的是内部网服务器可直接访问外部网,而外部网上的主机对内部网的访问则要受到限制。包过滤一个关键的弱点就是不能在用户级别上进行过滤,没有用户的使用记录,即不能记录网络内部的访问,不能鉴别不同的用户和防止 IP 地址盗用,因此安全性较差。

(2)应用网关技术。应用网关技术是建立在网络应用层上的协议过滤、转发技术,主要采用应用协议代理服务来实施安全策略。应用网关有时也被称为代理服务器,通过在服务器上运行代理的服务程序,直接对特定的应用层进行服务,其核心是运行于防火墙主机上的代理服务器进程。

应用级网关比单一的包过滤更为可靠,能完全控制网络信息的交换,控制会话过程,具有很高的安全性。但该方法对每一个请求都必须建立两个连接(一个到客户端,一个到服务器),会严重影响网络的性能。

(3)状态监控技术。状态监控技术是第三代网络安全技术(包过滤、路由器为第一代,应用网关、代理服务为第二代),克服了以上两种方法的缺点。这种防火墙具有非常好的安全特性,它使用了一个在网关上执行网络安全策略的软件模块,称之为监测引擎。监测引擎在不影响网络正常运行的前提下,以抽取数据的方式对网络通信的各层实施监测,抽取状态信息,并动态地保存起来作为以后执行安全决策的参考。

这种防火墙的优点是一旦某个访问违反安全规定,就会拒绝该访问,并报告有关状态做日志记录。另一个优点是它会监测无连接状态的远程过程调用(RPC)和用户数据报(UDP)之类的端口信息,通过对各层进行监测,保证网络安全。但是它会降低网络的速度,而且配置也比较复杂。

3. 防火墙的选择

防火墙系统可以说是网络的第一道防线,用户在购买或配置防火墙时,先要对自己的安全需求做出分析,明确自己将要安装的防火墙系统应具备的哪些基本的功能。选择防火墙时,主要有如下因素值得考虑。

(1)优良的性能。防火墙系统不仅应该能够更好地保护内部网络的安全,而且应该具有更为优良的整体性能,把高速的数据通过和最大限度的安全有机结合在一起,有效地消除瓶颈。

(2)可扩展的结构和功能。应该具有可扩展的内驻应用层代理,除了支持常见的网络服务以外,还应能够按照用户的需求提供扩展的代理服务。

(3)方便的安装与管理。防火墙产品配置和管理的难易程度是防火墙能否达到目的的主要考虑因素之一。实践证明,许多防火墙产品未起到预期作用的一个不容忽视的原因在于配置和实现上的错误。

(4)防火墙自身的安全性。防火墙也是网络上的主机之一,也可能存在着安全问题,因此防火墙自身应有相当高的安全保护。

防火墙产品市场的主流仍为国外产品,近年来国产防火墙作为新兴的产品正在追赶国外先进水平。另外,是否具有获得的国内有关部门许可证类别及号码,是防火墙合格与销售的关键要素。其中包括:公安部的销售许可证、国家信息安全测评中心的认证证书、总参的国防通信入网证和国家保密局的推荐证明等。

(五)建立完善的立体的安全保障体系

计算机网络不安全因素涉及方方面面,从其表现形式上看,自然灾害、意外事故、硬件故障、软件漏洞、人为失误、计算机犯罪、"黑客"攻击、内部泄露、外部泄密、信息丢失、电子谍报、信息战、网络协议中的缺陷等人为和非人为的情况,都是对计算机网络安全的重要威胁,所以单一的安全措施是不能完成网络安全保障的,必须建立一套立体的安全体系。该体系包括:设备安全系统、防火墙系统、防病毒系统、数据备份和恢复系统、访问控制系统、安全管理制度等,防火墙及病毒前面已介绍过,这里简单介绍其他几种。

1. 设备安全系统

所有的中央设备应设置两套,如服务器、主交换机等,要保证在紧急情况下能够依靠备用设备运行。设备安全保护还包括设备的防雷、防电磁信息泄漏、防线路截获、抗电磁干扰及电源保护等方面。本节主要介绍电源保护、接地系统、防雷系统。

(1)电源保护的安全。计算机系统对所供电源的质量和连接性要求是很高的,为了保持电源的可靠性,应当采用不间断电源(UPS)或备用发电机组。一旦断电,UPS利用自身的电池给计算机系统继续供电。

(2)静电防护。防静电是计算机房建设不可忽视的问题,静电会影响磁盘设备故障,严重损坏磁媒介上所存储的数据。机房要求有一个良好的接地系统,要求与大多数电子设备接地要求相似,其接地电阻要求在4欧姆以下。

(3)防雷系统。雷害是计算机网络系统不可忽视的灾害,特别是南方地区。雷侵入计算机信息系统的途径主要有三条:电源馈线侵入、信息传输通道线侵入和地电位反击。要防止计算机信息系统遭到雷害,不能指望避雷针,因为避雷针不但不能保护计算机系统,反而增加了计算机系统的雷害。

要根据被保护设备的特点和雷电侵入的不同途径,采用相应的防护措施,分别安装通信接口防雷保安器、电源防雷保安器及接地线处理。

2. 数据库备份与恢复

数据库的备份与恢复是数据库管理员维护数据库安全性和完整性的重要操作。针对不同数据库系统的实际情况,大致有三种主要备份策略,分别是只备份数据库、备份数据库和事务日志、增量备份。

(1)备份数据库。根据关系数据库的特点,用户不难判断如果只备份数据库而不备份事务日志,则当数据库出现意外以后,用户最多能够把数据库恢复到上一次备份操作结束时的状态。上次备份结束以后的所有数据库修改将会丢失。

（2）备份数据库和事务日志。通过备份数据库和事务日志可以在意外发生时有效地实现数据库的恢复。所有在意外发生时已经完成的事务都将恢复，而且可以要求精确恢复数据库状态到意外发生前多少分钟的情况。

（3）增量备份。增量备份是一种可以增加备份操作速度，从而减少备份时间的备份策略。增量备份同全面备份不一样，增量备份只备份自上次全面备份以来，数据库又发生的一系列新的变化。

增量备份与数据日志也有所不同，增量备份无法将数据库恢复到出现意外前某一指定的时刻，它只能将数据库恢复到上一次增量备份结束的时刻。

（4）综合数据备份方案。一般说来，综合使用全面数据库备份、增量备份和事务日志备份可以大大提高数据库系统的安全性，将丢失数据的风险降低到最小。

3. 访问控制系统

访问控制是网络安全防范和保护的主要策略，其目的是防止对网络资源进行未授权的访问。如在院患者的病程记录只有经管医师和上级医师有权书写、修改，而且一旦患者出院，任何人无权再修改病历，因此只授予医生管理在院患者的权利。

通常是通过系统管理员根据用户的使用权限进行不同等级的划分，每个用户有自己口令，通过口令对用户身份进行鉴别。

4. 建立安全管理制度

建立信息网络安全管理制度是一切网络安全技术应用的基础和根本保障，实践证明建立一套可完整实施的制度是非常必要的。

计算机信息网络安全管理人员要定期检查各种安全防范措施，在检查过程中要特别注意安全防护设备的可靠性、防灾、减灾设备的功能完好性，安全保卫部门的应变能力等等。对检查结果应当及时进行认真科学地评估，指出不安全因素，提出防治措施，限期消除。

5. 增加资金投入，强化安全建设

逐步增加资金投入，进行必要的基础安全设施建设，是保证计算机信息网络安全的基础。

安全防护设施滞后于安全要求的客观事实，要求计算机信息网络应用单位不断投入资金，逐步强化安全设施，资金投入要视情况量力而行。

（黄东辉）

第三节 医院信息系统建设的标准化

一、医院信息标准化与国际疾病分类

(一)医院信息标准化概述

医院信息来源复杂多样、数量庞大,增长更新快,用计算机进行处理比较困难。首先,医学问题不同于工程问题,各种变量及其相互关系难以用数学语言表述,常是不太精确甚至杂乱无章,概念性信息多,量化信息少。其次,医院各部门对数据的需求差异很大,同一类数据对不同的疾病也常有不同的表达和解释,同一种药常有各种不同名称和剂量。最后,医院信息数据种类繁多,包括图像、声音、数值等,不同的医疗诊断设备提供的数据常常标准不一、单位紊乱,病历、记录、医嘱、处方等多采用自然语言,加以医师各人习惯不同,有用英文、拉丁文、中文等不同文种或几种文字混合书写。过去用手工处理信息,只能采集和处理极少一部分,而且收集起来的少量信息可用程度很小。例如,很多医院病案库中大量的病案,可供利用的效率极低,个人病史许多来自门诊的项目,在几年以后进行回顾性研究的时候,几乎都是无用的。以上诸多因素都是出于信息采集和存储时标准不一所致。由于标准不一致,同行之间无法沟通交流,院之间难以协调,国际合作更为困难,因此需要信息标准化。这个问题已引起许多国家的高度重视,一些国家在开展医院信息系统研究时,都花费很多力量于信息标准化的工作。例如,英国,NHS 在建立医院信息系统前,曾花费多年时间于建立医院信息的数据模式、数据标准和数据定义上。

所谓标准化,就是利用科学原理和实践经验,对医院信息的产生、识别、获取、检测、交换、传输、存储、显示、处理、印刷等技术进行统一化、规范化的处理。它实际上包括两项内容,即对医院各种信息进行分类和编码,所谓分类就是将具有某些共同属性特征的信息归并在一起,而把不具有上述共性的信息区分开来,所谓编码就是将表示信息的某种符号体系转换成便于人或计算机识别和处理的另一种符号体系的过程。

根据中国标准化法,针对信息系统的要求,我国卫健委门已组织一些单位开始就医疗信息的若干领域进行研究和编码。

(二)国际疾病分类

国际疾病分类(ICD)是世界卫生组织对国际统计学研究所提出的"国际死亡原因表"经过多次修订后发表的。其应用范围除传统的流行病学外,还用于病案索引的编制和检索、有关卫生服务的计划、检查和评估的统计等多个方面。世界各国都据此向 WHO 提出报告。ICD 对疾病原因归类较为严格精细,其分类已扩展到非致命疾病,对查询病因很有帮助。它以病因、解剖、病理症状等为基准、归类十分灵活,并将疾病分为 17 大类,106 个小类，共903个病种，其编号从001—999，中间留有若干空号，除了3位数类目表外，还有内容类目表和4位数亚目。

疾病名称国际上通用为ICD-9码，1990年5月世界卫生大会讨论并通过国际疾病分类的第十次修改本——国际疾病与有关卫生问题的统计分类，简称ICD-10。它对于死因统计和疾病统计的规则和定义更为明确，编码也略有改变。如编码的第一位数字改为英文字母。鉴于我国刚刚开始使用ICD-9，ICD-10的使用计划将推迟。对于ICD-9各国差不多都采取相同的态度，即用ICD-9原文向WHO作死亡统计报告，而为了兼顾临床的需要，都有不同形式的版本和扩充。在我国则建立了CCD，它也经过多次修订，并依据解剖病因分两大基准分类。CCD弥补了ICD的检查方法中没有中医诊断名称等缺陷。CCD系统包括：CCD-D现代医学诊断名称、CCD-T传统医学诊断名称，CCD-S麻醉手术名称，CCD-P检验、诊断、治疗方法名称等。

为了与ICD接轨又编制了ICD-9-CCD联合编目系统，它有一个包含万余词条的疾病名称字库表，包括中英文疾病名、ICD-9码、CCD码和卫健委病因、死亡统计码。其正文按CCD码排列，但附有ICD-9、中文及英文词条排序的索引，便于对照查询。

药品名称方面，在新的分类编码方案出台以前，多采用国家中医药管理局和医药工业总公司联合制定的医药工业产品词典 Version 90.00（MPPU901223）。其化学原料药将维生素、生化药品、五官科、皮肤科、麻醉用药、消毒防腐、放射性同位素等用药各成为一大类。共分成24个大类303种。化学药品制剂分为抗生素、针剂、片剂、大输液、胶囊5大类共75种制剂。中成药分成蜜丸、水剂、片剂、针剂等13个大类50种。其编码方案为13位码。

二、医院信息系统通信的相关标准

（一）医疗设备的国际标准通信协议

医疗设备的国际标准通信协议（DI-COM），是医学图像的数据通信都遵循的标准。目前，国外的医疗设备厂商一般都以许可证方式提供符合DICOM标准的医疗设备，以解决不同厂商的各种医疗设备的互联问题。由于DI-COM相当庞大，各厂商的医疗设备遵循的标准基本上只是DICOM标准的子集，而且其自定义字段一般都是加密的，不公开。现在广泛使用的标准是DICOM3.0，它具有以下特点。

1. 广泛适用于网络环境

DICOM的早期版本只适用于点到点的数据传送，而DICOM3.0支持基于OSI和TCP/IP等通向工业标准的网络环境。从而为远程医疗创造了条件。

2. 规定了医疗设备对数据交换及相关指令做出反应

DICOM早期版本只局限于数据传送，而DICOM3.0利用服务类别的概念具体规定了有关指令及数据的语义。

3. 定义了规范标准的级别

早期版本只规定了医疗设备遵循 DICOM 规范标准的最低要求。DICOM3.0 则明确描述了为达到特定级别而必需的规范声明。

4. 可扩展性

DICOM3.0 支持对新特性的扩展。

5. 引入了广义的信息对象概念

信息对象不仅包括图形和图像，还包括检查（study）、报告（report）等广义上的各种信息对象。

6. 建立了唯一标识各种信息对象的方法

这对在网络环境下清晰定义信息对象之间的关系具有关键意义。

DICOM3.0 标准的制定使得医学图像及各种数字信息在计算机间的传送有了一个统一的标准。DICOM3.0 同时也是通用 PACS（picture archiving and communications system）系统接收设备数据所遵循的标准协议。PACS 系统作为通用的医疗图像数据的管理系统，涉及不同厂家的各种医疗设备间的通信，也可能涉及 PACS 系统之间的通信。事实上，DICOM 通信接口是 PACS 系统非常重要的功能之一，其作用是解决不同厂商的各种符合 DICOM 标准的医疗设备的通信问题。随着越来越多的医院对 PACS 系统的认识和应用，大中型医院在购置新的 CT、MR 等医疗设备时，把能否提供符合 DICOM 标准的网关看作一个重要的选购指标。

（二）HL7 标准简介

HL7（health level seven）是基于国际标准化组织（ISO）所公布的网络开放系统互联模型（OSI）第 7 层（应用层）的医学信息交换协议。它自 1987 年第一版诞生以来，发展迅速，1988 年通过 V2.0 版，1994 年出版 V2.2 版。这个版本得到了美国国家标准化协会（ANSI）的认可，并逐渐在北美、欧洲、日本和澳大利亚等一些医院中使用。1996 年又发布了 V2.3 版，而 V3.3 版是一个面向未来的概念化版本。通过这个版本，我们可以看到 HL7 发展及未来变化的方向，其主要功能包括以下内容。

（1）HL7 通信协议汇集了不同厂商用来设计应用软件间接口的标准格式，它允许医疗机构不同的应用系统间进行一些重要资料的沟通。通俗地说，HL7 就像火车轮，医疗信息就像一节节车厢，通过 HL7 这个车轮将医疗机构的一个个信息传递到各个医疗单位、保险单位、其他机构及患者本人手上。

（2）HL7 适用于医院内部不同医疗信息系统之间交换病历资料、临床检验结果、财务信息，同时也适用于医院之间、医院与保险公司、医院与上级主管部门之间大量的信息交换需求。HL7 的使命就是为了达成临床上跨平台的应用，支持医疗服务和临床患者护理、管理，提供信息交换，管理和整合的标准，让各医疗信息系统间的信息交换变得更加简单畅通。

（3）HL7正在引起一场深刻的医学信息管理模式的改革，使得医疗服务在更高水平和更大程度上实现医疗信息的自动化，整个医疗环境将发展成一个全球化的虚拟医院。V3.0版本展现给我们一个全新的、面向未来的医疗信息交换协议。我们应该加快对HL7的研究和应用，一方面与国际标准接轨，另一方面加强本地化的工作。尽快建立起中国化的HL7标准，以满足自身的需要，并在国际HL7发展中占有一席之地。

三、医院信息系统基本功能规范

为加快卫生信息化建设，规范管理，提高医院信息系统软件质量，保护用户利益，卫健委于1997年公布了《医院信息系统软件基本功能规范》。它对推动医院计算机应用的健康发展，起到了重要的作用。

为适应新形势的需要，卫健委信息化工作领导小组办公室于2001年3月着手修订，2002年4月正式发布了新的《医院信息系统基本功能规范》。该规范不仅是对开发厂商的评审标准和依据，同时也是各级医院进行信息化建设的指导性文件，以及用于评估医院信息化建设程度的基本标准。

（黄东辉）

第四节　医院办公自动化系统

一、办公和办公自动化概述

办公自动化就是借助计算机和网络通信技术来处理公务。它是满足人们需求的一种技术手段，也是一项系统工程。其核心就在于为办公室提供先进的信息处理手段和信息传输手段，以及完备的信息管理手段。近年来，也有人对办公自动化提出了不同的见解。他们认为，现代办公的核心是3 C，即Communication（沟通）、Cooperation（协调）和Control（控制）。计算机仅仅是在这3个环节提供辅助手段。办公实际上是一个管理过程，管理的核心是人，所以办公效率的提高不是靠自动化，而是靠人的主观能动性。因此，他们提出，"办公并不需要自动化，办公也无法自动化"。所谓OA，不应是Office Automation（办公自动化），而应是Office Administration（办公管理）。

办公自动化绝不是用机器来代替人的思维，也不只是简单地免除办公中的手工操作。实际上，人类借助这一先进的技术手段，是为了使办公过程更加规范、高效，管理更为严密。办公自动化是社会发展的必然产物，其根本目的是提高办公效率和管理水平，解放生产力。这也是实现办公自动化的意义所在。

从经济角度讲，办公的无纸化似乎可因减少办公用品的消耗而创造经济效益。但是，这并非办公自动化的根本目的。且不说目前尚无计算机网络和终端的建设及维护费用与办公无纸化所节约费用之间翔实可靠的对比资料，而且办公自动化所带来节约的效果在很大程度上也取决于办公人员应用计算机的水平。实际上，应用人员的层次对高新技术能否成功应用有着极其重要的影响。应用成功时，是技术解放了人，反之人就可能变成技术的奴隶。如今，仅就计算机的应用来说，办公人员不仅需要掌握电脑的基本常识和网络的基本知识，并且需要掌握办公软件的使用，还需要具备信息安全方面的知识。如果他们无法尽快掌握新的技能，或者学习使用这一工具的时间比实际使用它的时间还长，提高办公效率就可能变成一句空话。有时为了美观，对字体、格式等反复修改比较，结果可能比平时消耗了更多的时间和材料，这样也就未必能够带来直接的经济效益。

二、医院办公自动化的现状

与发达国家相比，我国办公自动化的发展较为滞后。目前，国内的办公自动化大多停留在使用单机处理文书报表的水平上，仅大、中城市的部分公司、企事业单位、大专院校及政府机关实现了网络化办公。其主要原因是信息产业的发展水平不同。目前在我国，除大、中城市外，大部分地区，特别是欠发达的地区和单位，计算机网络的普及程度还很低，尚不具备网络化办公的条件。并且，管理者的思维方式，以及办公人员计算机的应用水平存在差异。无纸的协同办公方式还未得到普遍认同，传统的办公模式仍有很大的惯性。此外，国内对电子签名缺乏相应的立法，导致电子文本的凭证作用过弱，不足以取代有形文本也是一个重要原因。由此可见，在国内推行办公的网络化还有很长的路要走。

至于业务十分复杂的医院就更是如此。由于医院业务的特殊性，导致其信息化进程，特别是办公自动化进程往往落后于其他行业。目前国内多数医院还处于以财务核算为中心的管理信息系统的建设阶段，部分起步较早的医院已经实施面向医疗的临床信息系统，绝大多数医院均未系统地推行过办公自动化系统。当然，由于医院办公自动化包含的内容很多，特别是随着互联网的飞速发展，不少医院的信息化工作也包括了部门办公自动化的内容：如在医院局部地实施了档案管理、人事管理甚至科研和教学管理，引进了图书管理系统及医学情报检索系统，实现了与互联网的连接等。但就全局而言，目前医院的办公自动化还是分散的、局部的，尚未成为医院信息系统的重要组成部分。从发展的角度来看，办公自动化系统在医院信息系统中的地位仍有上升的趋势。一方面，随着医院信息系统中与财务管理和临床医疗有关的部分日益完善，开发重点自然会向与办公自动化有关的内容倾斜；另一方面，我国已经加入了世界贸易组织，为适应经济全球化的需要，国家正积极推动电子商务和电子政务的实施。这些无疑会加速人们办公观念的转变，也使医院对办公自动化的需求更加迫切。而互联网的飞速发展，以及有关法律法规的健全和完善，客观上也将促进信息的共享，推动办公自动化的进程。

三、医院办公自动化系统的主要功能

同一般的企、事业单位不同，医院是一个特殊的机构，医院的办公自动化系统除应具备一般办公自动化系统的功能之外，还会有一些特殊的功能需求。通常应包括的功能模块有：公文档案管理、人事信息管理、信息服务和个人事务处理。对于规模较大的医院，特别是医学院校的附属医院，还应包括科研和教学管理。电子会议系统也属于办公自动化的范畴，尽管这一技术也被用于远程医疗系统。此外，图书馆系统和情报检索系统也可以列入办公自动化系统。

（一）公文档案管理

公文处理是办公自动化的核心内容之一，也是办公自动化系统不可缺少的子系统。包括收、发公文的登记和审阅，请示报告的起草、审批、催办、回复和查询，修改、传送和审批过程的追踪等。会议记录也可算作公文处理的一种，包括各种会议的主持人和参加人、会议议程安排、发言和决议摘要及会议总结等。

与此密切相关的是对各类档案资料的处理，包括对各部门提交的文件档案依其提交部门、主题、类型、日期等进行归类管理。各种公文、资料一旦归档将不允许再行修改，而各部门用户可从终端处查看已归类文档的索引目录，并按其权限直接检索、调阅。

（二）人事信息管理

人事信息管理也是办公自动化系统中的重要组成部分，许多职能部门的工作均牵涉人事信息的管理。譬如人事部门需要掌握本单位在职职工的相关信息，负责有关人事资料的统计分析和汇总上报；党、团组织需要掌握党、团机构和成员，甚至包括费用交纳和使用的相关信息；保卫部门需要掌握出入境人员、外来人口和临时雇佣人员的相关信息，有时还可能负责本单位机动车驾驶员的管理等。

人事信息管理的另一项内容是职工考勤记录和值班安排表，程序能根据职工的考勤记录自动生成考勤表及各种分类资料（如出勤率、在岗率等）。

（三）信息服务

主要功能是信息发布和信息交流。包括医院新闻发布、科室近期活动安排、会议通知、值班安排通知、医院规章制度查询、医院电话号码查询及电子公告板系统等。此外，各单位建立的互联网网站本质上也属于信息服务的范畴。

（四）个人事务处理

包括电子邮件系统、私人通信录和名片系统、出差声明和自动转发系统（可自动给发件人回复"收件人已出差"之类的函件，并依事先的委托，将公文转给指定的代理人处理），以及个人日程安排、待办事项提示、备忘录和私人资料库等。

（五）科研信息管理

科研信息管理对于大型医院，特别是医学院校的附属医院是十分重要的。主要内容包

括各种科研基金（国家自然科学基金、卫健委基金、教育部基金、出国回国人员启动基金、地区卫生基金及各类国际交流基金等）的管理、各类科研成果的申报登记及各科室科研论文记录等，还应当包括与科研相关的统计分析，以及依据发表论文的数量、期刊的影响因子、所获成果的数量和级别等对科研人员的能力进行评估等功能。

（六）教学信息管理

对有教学任务的医学院校附属医院，教学信息管理占有相当重要的地位。教学信息系统应当包括学生管理、教室和课程的安排、网上考试和试题库系统，以及教师代课数量和学生反馈意见和对教师的教学质量进行评估等功能。此外，硕士、博士研究生的管理如研究生的招生、选课、考核、分配，以及研究生经费的使用登记等和职工的继续教育管理及远程教学系统，都可纳入教学信息管理部分。

（七）电子会议系统

实际上这是一种远程通信和视频传输系统，可谓办公自动化的重要进展之一。在许多地方，这种技术也被用于远程医疗系统。它使位于不同地方的人能像面对面那样进行交流，从而避免了交通、住宿等环节的困扰，也节省了大量的时间和金钱，提高了办事的效率。

（八）图书馆系统

图书馆系统也逐步实现办公自动化。典型的图书馆系统包括以下功能：图书、期刊的购买登记，馆藏图书、期刊的查阅、预约、借阅、续借、归还及核销，图书、期刊的库存管理及分项统计。还可以有借阅催还（自动监控借阅状态，并在借期将至时自动给借阅人发送提示邮件）及超期罚款（自动计算超期天数并计算罚款数目）等功能。

（九）情报检索系统

医学情报检索可为医疗、科研和教学提供医学信息支持，受到广大医务工作者的普遍欢迎。情报检索系统可视为图书馆系统的子系统，但也可独立存在。常见的网上医学情报检索有两种方式，一种是借助互联网；另一种是在局域网上检索已出版的各种光盘库，最具代表性的如美国 Silver Platter 公司出版的《美国全科医学文献数据库》（MEDLINE）、中国医学科学院医学信息研究所出版的《中国生物医学文献数据库》（CBMdisc）和中国学术期刊（光盘版）电子杂志社出版的《中国学术期刊（光盘版）全文库》（CAJCD）等。

（十）其他

还有一些应用系统也可以归入办公自动化系统，尽管它们在办公自动化系统中并不占据重要地位。譬如医院用于收集患者意见的问卷调查及统计系统、职工代表大会及工会代表大会议案管理系统、消防器材管理系统等。

总之，医院办公自动化系统的覆盖面较广，牵涉的部门众多。从某种意义上讲，它是处理医院中除财务和医疗信息以外各种信息的管理信息系统的集合。由于它与经济管理为核心的管理信息系统和医疗为核心的临床信息系统之间的联系并不十分紧密，因此，我们既可以将医院办公自动化系统归于管理信息系统的范畴，也可将它看作医院信息系统中独立的一部分。

四、医院办公自动化系统实施的注意事项

前几年国内推行办公自动化系统，却是成功案例不多，失败案例不少。十分重要的原因就是，对办公自动化系统缺乏深入的了解，对环境条件盲目乐观，而对实施中的困难估计不足。因此，我们在正确认识办公自动化系统的同时，也要做好系统评估、人员配备等多方面的准备工作，才能保证系统实施的成功。

（一）系统评估

我们必须认识到，办公自动化系统的实施绝不仅仅是个技术问题，企业文化、有无经济收益及企业的政策等因素均对它有着重要的影响。曾经有人提出过一个评估企业能否成功运用办公自动化系统的公式：办公自动化系统的成功运用 = $1\times$ 技术 $+2\times$ 企业文化 $+3\times$ 经济效益 $+4\times$ 企业政策。

等号右侧是影响办公自动化系统可否成功的 4 个主要因素，每个因素均以满分为 10 分计算，且越往右其影响权重越大。我们可以根据企业的实际情况，按上式计算一个分数。分数越高，办公自动化系统成功推行的可能性越大。总分超过 80 分时很可能成功，60 ~ 80 分时可能成功，总分不足 60 分时不易成功。

尽管医院与企业有着很大的不同，但我们仍可借助这个公式对医院能否成功推行办公自动化系统进行粗略评估。现以某医院为例：鉴于现有的办公自动化技术比较成熟，所以技术分给 8 分；医院职工对原有的交流方式很不满意，有加强协作的愿望，所以企业文化分给 6 分；此医院在同行中位居前列，通过实施办公自动化获得经济效益的意念不强，所以经济效益分给 3 分；医院领导之间虽有矛盾，但尚能顾全大局，政策有一定稳定性，所以企业政策分给 6 分。此医院的总分为 $1\times 8+2\times 6+3\times 3+4\times 6 = 53$。由此可见，目前在该院推行办公自动化系统的时机尚不成熟，项目不易取得成功。

从以上这个例子也可看出，系统能否给医院带来经济上的好处对于医院办公自动化系统的实施有着重要的影响。但是，与以财务管理为核心的管理信息系统不同，衡量办公系统自动化究竟能给医院带来何种投资回报是一个非常困难的事，因为现在并没一个量化的体系可以对此加以评估。实际上，对于偏重流程控制的办公自动化系统，要确定其定量标准是一个可以列入专题研究的课题。或许，像信息化究竟对提高医院的竞争力有多大的贡献一类的问题，原本就是无法定量的。但是，办公自动化系统能够规范流程、提高效率，进而增加医院的综合实力，增强医院的竞争力也是毋庸置疑的。

（二）一把手原则

与医院信息系统中的其他系统一样，实施医院办公自动化系统也必须遵循"一把手工

程"的基本原则,即务必取得医院最高层领导的支持。当然,由于医院办公自动化牵涉众多的职能部门,因此中层干部的协作也很重要。如果能让医院的管理层直接感受到办公自动化带来的便利,将会大大增加系统的推进力度。

(三)人员准备

医院办公自动化系统将直接影响医院管理部门的日常工作,因此,不但需要有具备专业知识的管理人才负责项目的实施,而且需要有足够的专业技术人员确保项目的培训和日常的维护。这也是系统实施的必备条件。

医院可以从一个易于见成效的项目开始,尽量选择既懂技术、又支持革新的职工参与项目实施。要使大家充分认识到办公自动化系统的复杂性和不成熟性,要理解人和系统都是有缺陷和不完美的。重要的是要建立解决问题的机制,而不是一有问题便大惊小怪、怨天尤人。

综上所述,医院办公自动化系统的建设是一项系统工程,只有端正认识,明确目标,详细规划,勇于探索才有可能取得好的效果。办公自动化系统的建设,重在规划,贵在实践,难在管理,关键在领导。

(黄东辉)

第五节 药事信息管理系统

药事信息系统也常被称之为药品信息系统,是医院信息系统的重要组成部分,是基础性的系统。由于它对整个医院管理、医疗实践活动和医学教学和研究的全面支持,所以,在医院信息系统发展的各个阶段,药事信息管理系统始终都拥有最高的优先级。换句话说,没有完善的药事信息管理的支持,院内其他业务领域信息系统的开发与应用就是一句空话。

我国药事信息管理系统大约是从20世纪80年代中期起步,最先成功的是在PC机上实现药库管理和临床药物咨询系统。北京协和医院基于微机的药库管理信息系统,率先实现了在一个大型综合性医院药库管理的计算机化,在卫健委医政司的支持下,成为中美合作医院管理信息化项目的支持系统,在几百家医院得到推广,并且在20世纪80年代末获得了卫健委颁发的科技进步三等奖,成为我国第一个获得卫健委嘉奖的医院管理信息化项目。

目前,在三级医院,用计算机进行药品管理(药库和药房)已经得到普及,应用普及率90%以上(根据CHIMA 2018~2019年度调查报告)。当今药事信息系统有两个重要的发展方向:一个是与企业资源计划系统(enterprise resource planning,ERP;hospital resource planning,HRP)和供应链系统(supply chain information system,SCIS)相结合,在管理上向经济计划与核算、零库存、物联网的方向发展;另一个是向支持临床决策、支持临床路径、支持 EMR/EHR 的方向发展。

一、药事信息管理的重要性

随着国家基本药物制度、医院改革等一系列新医改政策的启动和实施，国家及省市卫生行政部门对医疗机构药事管理和医院药学学科建设与发展，提出了更加严格的标准和要求，尤其对静脉用药调配、临床合理用药、毒麻药品等的监控和检查力度逐步加大，发布了一系列规范药事管理和药物临床应用管理的法规、规章，颁布了新的《医疗机构药事管理规定》《抗菌药物临床应用管理办法》。在此形势下，加强医院药事管理工作成为医院工作的重点之一。药事管理具体是指医院药剂科或药学部对促进临床科学、合理用药的药学技术服务和相关的药品管理工作，充分认识药事管理信息化、科学化的必要性和重要性，切实搞好医院药事管理信息化建设工作，对医院的长远发展具有重要意义。

信息化技术的介入改变了传统的纷繁复杂的药事管理模式，使得药事管理人员摆脱了繁重的管理事务。药事管理的信息化，其重点是开展药品的信息化管理。药品的信息化管理是实现医院药事管理系统化、规范化、科学化的必然趋势，是数字化医院必不可少的基础设施与技术支撑。通过建立医院药库、药房、静脉用药调配中心。合理用药监测系统、自动药房和毒麻药柜等的信息化来逐步实现医院药事管理的信息化建设。

（一）药品的院内流通管理在医院管理中的重要性

目前在中国，药品管理在各种类型医院中均占据着十分重要的位置。药事信息系统在医院信息系统中举足轻重。

（1）药品费用是患者医疗花费的主要部分，是医院收费、成本和利润构成中的主要部分。药品费用在患者医疗消费中，要占到45%～50%。在医院的成本构成中，要占到30%以上，而在利润构成中，越是基层医院/诊所，占的比例越高，有的高达70%～80%。如何加强对药品的管理，减少库存，减少跑冒滴漏，降低采购价格，合理监督控制医生的处方行为，成了医院信息化进程中首先关注的问题。有些研究报道，仅仅是有效地控制库存，对一个1000床位的医院，把药品一个月的库存量降低为半个月，就可能为医院节约上千万的流动资金。

（2）药事管理系统是医院 ERP 的主要部分。医疗卫生信息业界近年来的一个新的流行术语叫 ERP，企业资源规划，或者叫 HRP，医院资源规划。这是将企业经营管理理念、方法，与信息系统相结合的产物。药品的采购、供销存、计划、结算、核算、评估是 HRP 的基本构件。

（3）因为要把药品直接送到患者手中，因此医院是全社会药品流通中最关键的环节。药品作为产品，从生产厂商到消费者手中，有着复杂的供应链：不同级别的批发商、进口商，到零售商、再到药店、医院，最后到消费者手中。医院在这一复杂的供应链中，扮演着最重要的角色。它要管理购销存的物流、要管理药品的质量、要严格管理毒麻、贵重等特殊类型的药品，药品的有效期、安全性、医保属性、常用药物、特效药物、稀缺药物的不间断供应等，信息化是这些精细化管理必然采取的手段。

（4）是药品追踪管理最复杂的关键环节。对药品的全程追踪能力是对患者负责，是保证用药安全的重要手段。新医改的重要内容之一就是加强对药品流通的监管，医院责任重大。

（5）对各种药品管理政策行政管理的支持，例如基本药物制度，总量控制、结构调整，例如单次就诊药品数量、费用的控制，自费药的告知规定，统一药品报销规则的繁复规定。

（二）药品管理全面支持临床业务活动

（1）药品管理是所有临床活动的基础。几乎所有的临床活动都离不开药事信息系统的支持。

（2）药品管理信息系统是门诊、病房医嘱处理、住院管理等多个系统所赖以支撑的核心系统。这里介绍的是一个完整的药品管理系统，实现对分布于医院各药库、药房、制剂室、病房等各个部门各类药品的物流和相应财流的一体化管理。因此，在统一规划医院的信息系统时，毫无疑问的都对药事信息管理系统给予最高一级的开发优先级。

（3）中国医院临床使用的药物种类是世界之最，医生迫切需要药物咨询系统为医生提供联机的临床药物咨询服务，内容包括：药品的成分、分子结构、各种名称、产品说明书、用法用量、适应证、禁忌证、不良反应、过敏、相互作用、疗效、案例……一个有上百人维护的药品知识库，可能同时浏览和选择录用成百、上千的医学、药学期刊中的相关知识条目，其知识的拥有量和及时性会远远超过任何有经验的高年资医师。

（4）临床业务与医保的关系。中国医保条款之复杂也是世界之最。单是用药，能否报销和能报销的比例，与参保医保种类、被保人员级别、疾病、治疗过程、医生级别、医院级别、药品种类都有关系，医生难以掌握完全。将医保政策条例嵌套在药事信息管理系统中，适时地应答医生的询问和提供提醒各警告服务，是所有医生迫切需要的功能。

（5）用于科研与教学。药事信息管理系统收集的信息，与其他临床信息系统相结合，可以有力支持临床科研与教学。新药的临床验证，药代动力学模型的建立与计算，疗效的评估同样需要药事信息系统的支持。

（三）药品信息与临床决策减少医疗差错，保障医疗安全

医院信息系统不断得到深入广泛应用的驱动力在于它能够保障医疗安全、有效避免医疗事故与差错，提高医护质量，药事信息系统在其中扮演了不可或缺的角色。

绝大多数导致患者受到伤害的医疗错误往往是由于医疗系统中存在的一系列潜在的小问题共同造成的，往往不是由某一个明显的失误直接造成的。深入支持临床应用的药事信息系统，可以有效地减少医疗差错，提高医护质量。

药事信息系统能够直接用于保障医疗安全、减少医疗差错、提高医护质量的功能、措施就有以下几点。

（1）联机处方录入和信息传递减少因人工识别手工处方潦草字迹而发生的错误。

（2）如果使用摆药机，可杜绝人工摆药错误。

（3）药品条形码的普遍使用减少药品人工识别的错误。

（4）杜绝已通知停用药品、问题药品、过期药品的滥用。

（5）计算机自动识别和严格控制生产批号敏感药品的合理使用年。

（6）严格控制毒麻类药品的发放、使用。

（7）药品合理剂量的控制。

（8）药品毒副反应相互作用的自动检查与提醒。

（9）在正确的时间、对正确的患者、给予正确的药物的一系列流程控制。

（10）患者与药物相关信息（过敏、在服药物、肝肾功能等）的及时获取。

（11）药物不良事件（ADE）的跟踪、报告系统。

（四）医疗体制改革与药事信息管理

1. 与国家基本药物制度、医疗保险和新型农村合作医疗政策的关系

（1）基本药物概述：为保障群众基本用药，减轻医药费用负担，根据《中共中央国务院关于深化医药卫生体制改革的意见》，卫健委等九部委制订并颁布了国家基本药物制度。并按照防治必需、安全有效、价格合理、使用方便、中西药并重、基本保障、临床首选的原则，合理确定了我国基本药物品种（剂型）和数量。

基本药物全部纳入基本医疗保障药品报销目录，报销比例明显高于非基本药物。公立基层医疗卫生机构全部配备和使用基本药物，要将基本药物作为首选药物并达到一定使用比例。其他各类医疗机构也都必须按规定使用基本药物。

国家基本药物制度是对基本药物的遴选、生产、流通、使用、定价、报销、监测评价等环节实施有效管理的制度，与公共卫生、医疗服务、医疗保障体系相衔接。

（2）医院药品管理系统必须全方位支持基本药品制度的实施：为了使医院信息管理系统适应国家基本药品制度的实施，必须在药品管理系统中采购、库管、临床用药、药房发药等各个环节，嵌入基本药品制度的内容。

（3）医院药品管理系统必须全方位支持医疗保险和新型农村合作医疗政策：在药品管理系统中必须嵌入有关医疗保险政策内容，住院患者医嘱处理、门诊医生工作站，以及收费系统可链接到药品主库相关药品记录，予以醒目提示其医保政策属性，标明其支付比例，算出支付金额。

各地基本医疗保险和新型农村合作医疗政策对药品的品种和支付比例会有些差异，甚至同一地区的不同类别的保险的药品政策也有差异。几乎在所有医院，不同的就医患者会

属于不同的医疗保险体系，按不同政策计算支付。所以药品管理系统中嵌入本医院有关的所有类别的医疗保险政策的内容不是一件轻松的任务。

2. 加强药品流通监督

加强药品流通领域的监督管理是医疗改革特别给予强调的内容。监督什么？一个是药品的费用，防止药价虚高、盘剥百姓。一个是药品安全性，防止假冒伪劣产品流入市场，引起医疗安全事件，祸害百姓。药物不良反应事件是经常发生的，如何追踪已服用的，到病患手中的，在药库药房的，在分销商手中的不良问题药品，关系到患者的身心健康甚至生命，医院药事信息系统就是要用现代信息化的技术与手段，对任意一片药跟踪到底。

3. 改变以药养医的传统医疗服务补偿政策

尽管医疗卫生改革的各利益相关者对"医药分家"的说法有着许多尖锐的不同意见，但根据党中央、国务院的文件，政府要逐步改变我国行之多年的"以药养医"的对卫生服务提供方的补偿政策，是一项既定的方针。这一方针一旦实施，所谓"药品零差价"也好，"药房与医院分离"也好，"药品收支两条线"也好，对于医院管理，对于药事管理，对于药事管理信息系统，都是极大的挑战。这包括：

（1）如何降低药品院内流通的成本，药品在院内流通是需要成本的。无论是药委会选择和评估临床的药品准入，药库、药房的入、出、存管理，对医生、护士和患者药品咨询服务的提供，为患者摆药和发药等，均需要人力、物力、时间等资源成本。药事信息系统要在保证服务质量的情况下，大幅度降低这些已经成为医院的纯消费费用的成本。

（2）支持实现零库存：实现零库存，就是将药品供应商的库房向前延伸到医院，这不但立即为医院节约了一大笔流动资金，而且可以大大减少药品院内管理负担。为实现零库存，医院药事管理信息系统都要在这个新的理念下大幅度的改造。

（3）实现药品条码定位和规格管理：可以精细到出厂批号和效期管理，这些精细管理可以大大减少药品报废、报损和丢失。

（4）方便患者是医院的核心竞争力：如果"医药分家"，如何实现处方药方与院外药品供应链衔接，也会成为医改环境下，药事信息管理系统必须满足的需求。

4. 临床路径

作为提高医疗质量、控制医疗费用的有效手段，医改大潮中，受到各级卫生行政管理部门的重视，大力推广应用。卫健委已经制订并发布了100多种疾病的临床路径文档。医院信息系统对临床路径的支持很快成为医院信息系统必备的功能。

药事信息系统对临床路径的支持，可以有以下两个方面。

（1）直接支持临床路径的实施：几乎任何一种疾病的临床路径都与药品有关。如何对临床路径知识库中用药规则的知识性描述，进行正确的理解与转换，这是所有支持临床路径功能的药事信息系统必须妥善解决的问题。系统要能够解析知识库中的条目，与药品库中的实有药品相结合，转化成一条条可执行的用药医嘱，或者用这些可执行的规则去提醒或评估医生用药医嘱的正确性。

药事信息系统和医生工作站（电子病历）、临床路径知识库如何在临床路径的服务与控制下融为一体，如何解释临床路径知识，应用的方法（全自动还是人工干预），应用的时机（事先规则式的转换、实时转换还是批处理式的转换），三系统集成的方法（平台、接口、紧耦合、松耦合、SOA），如何保证系统的正确、灵活、可扩展、对不同医院和不同时期需求满足的可伸缩性，所有这些，在设计支持临床路径功能的药事信息管理系统时都要统筹计划、精细设计。无论如何，有两条要求是要确保的，不能因为临床路径的实施导致更多的医疗错误，不能导致医生、护士、药剂师大幅度地降低工作效率。

（2）支持临床路径的研究、制订、改进与评估：药品数据是医院宝贵的资源财富。对药品数据的分析挖掘，是研究和制订临床路径中药物治疗计划的极好素材和重要依据，对医疗质量的提高有直接的影响。

利用海量的用药医嘱、处方，医生和药剂师可找出针对某类疾病的最佳的、最经济的用药方案，即临床途径中药物治疗计划，从而规范治疗、合理用药、提高药物治疗效果和安全性、了解潜在的不合理用药问题，防止和杜绝用药差错和事故。这将使临床途径的研究和制订更加科学、客观。

5. 患者用药信息的区域共享

随着我国区域卫生信息平台的发展，患者用药信息在标准化基础上的跨机构、区域性共享是必然趋势，具有重大意义。当前许多地区区域卫生信息化和居民健康档案的建设已经提到议事日程，可共享的居民健康档案中，用药记录是一个重要的内容。用药记录的提供方和使用方绝不仅仅是医院，还包括社区、公共卫生服务机构、CDC、卫生行政管理机构、医疗保险机构等。

（1）患者的用药现状与用药历史的信息，能够实时地跨医疗机构共享，这对于医生是十分重要的，直接关联到合理用药、用药安全、过度医疗、费用控制。

（2）可促进医院、社区、公共卫生和管理等各部门的医疗卫生业务协同。

（3）有利于药品各流通环节的宏观管理和监控。

（4）对平台采集、存储的海量数据，构建数据仓库，进行数据挖掘与知识发现工作，将数据转化为辅助决策的信息，将大力促进药学信息资源的开发利用，推动整个药学事业的快速发展。

（5）为医政、药政管理部门的药品宏观科学管理提供平台、数据和工具。

二、医院药库药房工作流程

（一）医院药库药房组成结构

医院药库药房是由3个层次组成，这3个层次组成了医院药品三级管理体系，或称三级库管理模式。

一级库（第一层）：是指医院药品的大库房，它主要负责完成全院药品采购、存储、发放和管理等工作。它主要针对医院各级药房和临床科室进行药品发放，一般不直接对患者发药。一级库是医院药品管理的"龙头"，药品的品种、价格的确定和数量的调剂等均应由一级库管理来完成。医院药品一级库由西药库房、中成药库房、中草药库房、制剂库房等组成。

二级库（第二层）：是指医院门诊和住院药房的库房，它是一级库和三级库之间的"管道"，主要完成从一级库领取药品，通过分装等处理向三级库发放，同时确定相应的三级库的药品种类。原则上二级库只对三级药房和临床科室发药，而不直接对患者发药。二级库通常由住院药房、门诊药房、急诊药房、大输液药房等组成。

三级库（第三层）：是二级库的延伸或窗口，三级库直接面对门（急）诊或住院患者发药，是医院药品收入的主要来源，是医院药品最终"出口"。三级库通常由住院药房发药组、门（急）诊药房发药窗口等组成。

一、二、三级库有着严格的上下级关系，二级库必须服从一级库的调配，而三级库必须服从二级库的调配。

多年来许多医院管理专家们都想实现医院药品三级库管理模式，但用传统手工管理方法很难实现，特别是对第三级药品窗口单元管理尤其困难。通过先进的计算机技术完全可做到药品三级库管理，医院药品一体化管理信息系统完全可做到对每种药从采购入库直至使用到患者身上的全过程进行跟踪，准确、动态地反映出某种药品在一、二、三级库中出、入库和盘存等状态。

（二）一体化药品管理系统内容

药品管理信息系统是门诊系统、医生工作站、住院管理系统等多个系统所赖以支撑的核心系统之一，我们在这里介绍的药品管理系统是一个完整的药品管理系统，实现对分布于医院各药库、药房、病房等部门各类药品的物流和相应财流的一体化管理。

（三）医院药库药房工作流程

下面介绍的药事管理系统分二级管理，适合中小型的医院，系统把二级库和三级库统称为药房，一级库称为药库。整个药事管理系统分为药房和药库两大模块的管理，药库指的就是药品的大库房，医院对外采购完药品必须做入库处理，药库的日常工作主要是面向医院的工作人员，而药房则是面向患者，药房的药品应来源于药库，院内科室如果想要领药也要通过药库领取。

药库：药品入库→药品出库、药品调拨。

药房：药品进入药房→药房发药、患者退药。

药库中的药品调拨到药房：药房提交药房请领单→药库根据药房的请领单做药库调拨。

药房之间的调拨：在要调出的药房，做业务类型为"药房调拨"的药房出库单即可。

药房退药到药库：药房做业务类型为"药房退库"的药房出库单。

三、合理用药监测系统

（一）合理用药管理

1. 功能

利用合理用药知识库，实现医嘱自动审查、实时提醒、在线查询，及时发现不合理用药问题。具体功能包括：合理用药知识库管理、智能获取信息（如病历病史信息、疾病诊断信息、医嘱信息、用药信息、过敏信息等）、智能审查、实时提醒等。

2. 应用场景

（1）门（急）诊医生站：门（急）诊医生给患者开具处方选择药品时，合理用药结合患者病史、疾病诊断、过敏情况、已选药品等因素，分析药品之间是否存在不良相互作用、注射液体配伍禁忌、患者的年龄性别与选择的药品不适宜、疾病诊断与选择的药品存在适应证、禁忌证、患者过敏与用药冲突等情况，并立即提醒医生。医生在完成药品的用药途径、单次剂量、用药频次等信息的录入后，合理用药可以进一步分析药品的使用量是否合理、药品的用药途径是否准确等情况，并立即提醒医生。

（2）门（急）诊药房：门（急）诊药房药师发药前，合理用药会结合患者病史、疾病诊断、过敏情况、已选药品等因素，分析药品之间是否存在不良相互作用、注射液体配伍禁忌、患者的年龄性别与选择的药品不适宜、疾病诊断与选择的药品存在禁忌、患者过敏与用药冲突、药品的使用量不合理、药品的用药途径不准确等情况。并立即提醒药师，药师可参考提醒内容进行审方工作。

（3）住院医生站：住院医生给患者开具医嘱选择药品时，合理用药结合患者病史、疾病诊断、过敏情况、未停医嘱、已选药品等因素，分析药品之间是否存在不良相互作用、注射液体配伍禁忌，患者的年龄、性别与选择的药品不适宜，疾病诊断与选择的药品存在禁忌，患者过敏用药冲突等情况，并立即提醒医生。医生在完成药品的用药途径、单次剂量、用药频次等信息的录入后，合理用药系统可以进一步分析药品的使用量是否合理，药品的用药途径是否准确等情况，并立即提醒医生。

（4）住院药房：药师发药前，合理用药会结合患者病史、疾病诊断、过敏情况、已选药品等因素，批量分析药品之间是否存在不良相互作用、注射液体配伍禁忌、患者的年龄性别与选择的药品不适宜、疾病诊断与选择的药品存在禁忌、患者过敏与用药冲突、药品的使用量不合理、药品的用药途径不准确等情况，并在药师待发药医嘱清单中，显示预审结果。药师可依据预审内容对医嘱进行审核。

3. 业务流程

（1）门诊业务流程。

①门（急）诊医生根据患者的病情给患者开具处方选择药品时，合理用药结合患者病史、疾病诊断、过敏情况、已选药品等因素，做用药方法提醒。

②医生在完成药品的用药信息的录入后，提交处方。

③门（急）诊合理用药审核通过后，门（急）诊药师获得处方信息并进行合理用药审核，若门（急）诊药师审核不通过，填写审核意见，将审核意见反馈给门（急）诊医生，门（急）诊医生修改处方。门（急）诊药师审核通过方可给患者发药。

④门（急）诊合理用药药品审核不通过，立即提醒医生，并根据患者情况修改处方，门（急）诊医生修改或重新开立处方。

（2）住院业务流程。

①合理用药结合患者病史、疾病诊断、过敏情况、已选药品等因素，住院医生批量分析并开立医嘱，并做用量方法提醒，提交医嘱。合理用药医嘱审核不通过，修改医嘱。

②若合理用药医嘱审核通过，住院药房药师读取医嘱信息，作出合理用药提示，住院药师根据合理用药信息管理结合患者信息审核进行医嘱审核，审核不通过，药师填写审核意见，将审核意见反馈给住院医生。

4. 功能设计

（1）合理用药知识库管理：通过可视化药物规则管理工具维护、扩展药物相互作用、配伍禁忌、药物与诊断冲突等多种合理用药等相关信息，在门（急）诊医生站、门（急）诊药房、住院医生站、住院药房对处方、医嘱进行审核时，提供完整的决策支持能力。

（2）智能获取信息：通过平台或其他系统获取患者基本信息，病历数据中疾病史、诊断、医嘱、用药、过敏信息，处方及医嘱信息等。

（3）智能审查：医生、药师在开立与审核药品医嘱时，能够自动检测药物医嘱中可能存在的药物与药物的相互作用、配伍禁忌、重复用药、过敏药物、禁忌证、不良反应、用法用量和特殊人群用药等潜在的不合理用药问题。

用户通过审查模式的自定义功能，根据不同需求，对合理用药系统中审查的项目、审查级别和采纳文献范围进行设置。

（4）实时提醒：医生或药师在开立或审核药品医嘱时，能够实时地获取用药分析结果。支持发生不合理用药的实时提醒。

（二）合理用药的监测系统

合理用药监测系统（PASS）是一套安全用药监测计算机应用系统，它根据临床合理用药专业工作的基本特点和要求，运用信息技术对科学、权威和不断涌现的医药学及其相关学科知识进行标准结构化处理，可实现医嘱自动审查和医药信息在线查询，及时发现潜在的不合理用药问题，帮助医生、药师等临床专业人员在用药过程中及时有效地掌握和利用医药知识，预防药物不良事件的发生、促进临床合理用药工作的数据库应用系统的完善。

1. 合理用药监测系统业务流程

医生开处方、医嘱前需要对药物信息进行了解时，一般有两方式：①医生主动对药物进行查询了解，查询药物的各种名称、组成成分、临床应用、药理、注意事项、不良反应、药物相互作用、给药说明、用法与用量、制剂与规格等信息；②选择某药品后系统自动反馈药物信息，如药物要点提示。

医生在开处方、医嘱的过程中，系统自动对所开药物的相互作用、注射液体外配伍、剂量、药物过敏史、禁忌证、不良反应、重复用药、给药途径、特殊病种或人群用药等方面进行监测，实时给予警告和提醒。

处方、医嘱确认（收费）后发送到药房或静脉输液配制工作站，合理用药监测系统在药师配发药时再次进行监测。

合理用药监测系统在进行用药监测时，对监测结果的数据进行自动采集和保存，并提供全面的药物监测结果的统计和分析。医院根据需要设定统计条件和统计范围，显示问题医嘱的发生情况、问题类型、分布科室、严重程度和发生频率，为医院的相关部门提供医院合理用药分析研究和管理的数据信息。

2. 合理用药监测系统的功能

合理用药监测系统主要嵌入在门诊医生工作站、住院医生工作站、护士工作站、静脉输液配制工作站等 HIS 平台上运行，除此之外，还有独立研发的临床药师工作站，可以为药师提供一个合理用药监控的工作平台。

合理用药监测系统采用计算机数据库等技术，按照医学、药学的专业审查原理，以医学、药学专业知识为标准，在录入医嘱时能提供相关药品资料信息，并对医嘱进行药物过敏史、药物相互作用、禁忌证、不良反应、注射剂体外配伍等审查来协助医生正确地筛选药物和确定医嘱，并在发现问题时能及时进行提醒和警示，以减少错误发生的可能。PASS 系统功能模块主要分为用药实时监控、药物信息查询、审查结果的统计和分析功能 3 大部分。

（1）用药实时监控：是合理用药监测系统对药物的相互作用、注射液体外配伍、剂量、药物过敏史、禁忌证、不良反应、重复用药、给药途径、特殊病种或人群用药等方面进行监测，实时给予警告和提醒。用药实时监控功能以控件形式嵌入医院信息系统中，在电子处方和医嘱环节上借鉴杀毒软件思路，建立起一套用药安全监测系统，实时警告、提示、显示，避免药物事故的发生。监控内容包括用药物要点提示功能、药物相互作用审查功能、注射药物配伍审查功能、药物过敏史审查功能、儿童用药审查功能、老年人用药审查功能、妊娠期妇女用药审查功能、哺乳期妇女用药审查功能、给药方式审查功能、用药剂量审查功能、不良反应审查功能、重复用药审查功能。

完善的药物字典是用药监控的基础，字典的积累、更新必须跟上医药科技发展的脚步。药物字典包括药物信息字典、药品说明书字典、药物相互作用字典、注射液配伍禁忌字典、疾病病症字典、药物过敏原字典等。

①药物要点提示功能：该功能是在医生输入药品时将该药品说明书中一些较重要信息（如禁用、慎用、注意事项等）即时显示给医生，医生在查阅要点信息后再决定是否继续用药。要点提示作为医生用药的第一道预警门槛，起到很好的辅助作用。但作为系统设计者，在设计这些功能时应该考虑到使用者的习惯和实用性，哪些药品应该显示要点提示，采用何种方式显示，这些问题都应该考虑。医生每天需要花大量的时间录入处方或医嘱，如果每录入一个药品都提示其要点，那么在起到预防用药错误作用的同时，也让医生觉得操作烦琐；为了解决这个问题，通常采用灵活的设置方式以满足不同用户的要求，例如用户在使用过程中可灵活地设置自己不需要提示的药品，对于常用药品不需要再提示时可设置其下次不再提示；设置提示信息显示的时间，显示时间过后信息自动隐藏以不影响用户继续操作，但用户可通过手工提取方式再次查看提示信息。

②药物相互作用审查功能：药物相互作用审查是指两种药物联用可能产生的不良相互作用。这些相互作用可能导致毒性增强、药效降低等变化，使药品的实际使用效果发生改变，导致不良反应的发生，是临床用药中需要密切关注的问题。药物相互作用审查功能是对当前处方、医嘱进行检测，例如当前处方、医嘱中同时存在"异烟肼片"和"利福平胶囊"这两种药品，则提示医生两药同用会产生肝毒性发生率增加的可能性。

③注射药物配伍审查功能：注射液配伍审查是指系统监测到医生录入的同一组注射剂在体外配伍会出现物理或化学变化，则进行报警。配伍禁忌，是指两种以上药物混合使用或药物制成制剂时发生体外的相互作用，出现使药物中和、水解、破坏失效等理化反应，这时可能发生混浊、沉淀、产生气体及变色等外观异常现象。计算机系统应该如何判断一组药品是配伍禁忌？首先要将存在配伍禁忌的药品信息维护在表里，医生在开同组药品时，与配伍表进行比较，判断当前药品是否存在配伍禁忌的情况。例如输入药品"硫酸庆大霉素注射液"和"呋塞米注射液"，给药途径"静脉滴注"，当医生开出这样的医嘱时，系统判断该组用药存在配伍禁忌。

④用药剂量审查功能：剂量审查是检查用户输入的药品用法用量是否处于参考资料所提示的正确范围内。能对最大、最小剂量（次剂量、日剂量）、极量（次极量、日极量）、用药频率、用药持续时间、终身累积量进行审查，但只是提供一个药品的正常使用范围，不考虑适应证和用药类型。

⑤药物过敏史审查功能：药物过敏也称为药物变态反应，是因用药引起的过敏反应，如常见的药物过敏有青霉素过敏。药物过敏史审查功能是在获取患者既往过敏原或过敏类信息的基础上提示患者用药处方中是否存在与患者既往过敏物质相关的、可能导致类似过敏反应的药品。

⑥老年人用药审查功能：根据患者年龄，本功能提示处方中是否存在老年人应禁忌或慎用的药品。

⑦儿童用药审查功能：儿童作为一个特殊年龄段的群体，在用药方面有严格控制，如果当前患者是儿童，而医生输入的药品是儿童应禁忌或慎用的，系统会给予警告和提醒。

⑧妊娠期妇女用药审查功能：提示妊娠期妇女的处方药品中是否存在不适于妊娠期使用的药品，从而帮助医生或药师在患者妊娠期间合理用药，提高妊娠用药安全性。

⑨哺乳期妇女用药审查功能：哺乳期妇女用药时，药物除对母亲产生影响外。还可通过乳汁进入婴儿体内，从而对婴儿产生影响。本功能可提示医生或药师处方中是否有哺乳期妇女不宜使用的药物，从而减少针对哺乳期妇女的不良医疗事件发生。

⑩给药方式审查功能：提示处方药品中可能存在的剂型与给药方式不匹配的问题，如片剂不可注射、滴眼液不可口服；并收集某些药物不能用于某些给药方式的数据，如胰岛素注射液不能用于口服、氯化钾注射液不能静脉推注等。临床上如果有此类用药不规范的情况，即予以提示，并提示用户可能有处方录入错误。

⑪不良反应审查功能：本功能将患者的疾病情况与药物的不良反应关联起来，如果医生处方中的药物可能引起某种不良反应，而患者恰好存在相似的疾病情况，系统会发出警告，以提醒医生注意药物的不良反应可能使患者原有病情加重。

⑫重复用药（重复成分、重复治疗）审查功能：①重复成分审查。提示患者用药处方中的两个或多个药品是否存在相同的药物成分，可能导致重复用药问题；②重复治疗审查，提示处方中的两个或多个药品（带给药途径）同属某个药物治疗分类（即具有同一种治疗目的），可能存在重复用药的问题。

（2）药物信息查询：合理用药监测系统是一个超大型药物信息库，它包括药品基本信息、说明书、药典、医药计算公式等信息。主要提供以下信息的查询。

①《MCDEX药物临床信息参考》：以通用药物为主线的药物临床应用专论，提供药物临床应用的各种详细信息，包括药物的各种名称、组成成分、临床应用、药理、注意事项、不良反应、药物相互作用、给药说明、用法与用量、制剂与规格等信息。

②药品说明书：包括国家食品药品监督管理局批准发布的药品标准说明书，以及各厂家的药品说明书。

③《中华人民共和国药典》：包含《中华人民共和国药典》的全部内容，另外还收录了1500多幅中草药图片。

④临床检验信息参考：收录了药物在治疗监测、基因诊断技术、血液学检查、血液生化检查、免疫学检查、内分泌学检查、脑脊液检查、尿液检查、其他分泌物和排泄物检验、肿瘤相关检查10个大项359个小项的临床检验值信息，以及可能导致检验值发生变化的1082组通用药物检验值信息，以辅助临床进行疾病诊治时排除药物对检验值测定的干扰。

⑤抗生素临床应用指导原则：主要内容包括：抗生素临床应用的基本原则、临床应用的管理、各类抗生素的适应证和注意事项、各类细菌性感染的治疗原则等。此外，还收录了 20 余篇各地方的抗生素应用指导细则。

⑥医药学常用计算公式：包括心脏学、肺脏学、肾脏学、血液学、神经学、儿科学、妇产科学公式，烧伤补液公式、各种电解质和液体补充公式、给药体重和体表面积换算公式、基础代谢计算公式、胰岛素用量计算公式等 95 项常用的计算公式。

⑦医药法规：包括了国家颁布的多项关于医疗机构管理、药品管理、医疗器械管理、医疗事故管理、传染病防治、卫生检疫、食品卫生、中医药条例、知识产权保护等多个方面的 388 篇医药学法律法规。

⑧专项信息查询：包括药物–食物相互作用查询、药物–药物相互作用查询、国内注射剂体外配伍、国外注射剂体外配伍、禁忌证、不良反应、老年人用药警告、儿童用药警告、妊娠期用药警告、哺乳期用药警告等。

⑨药物分类查询和关键词自由检索：PASS 内置的搜索引擎提供了以药理分类、适应证分类、禁忌证分类、不良反应分类、FDA 妊娠安全性分级等不同的分类方式进行的药物信息查询；还可以通过药物名称、适应证、禁忌证、不良反应、相互作用等不同的关键词进行药物相关信息的自由检索。

⑩药品简要信息浮动窗口：PASS 简要信息功能模块的目的是将药物重要的安全性信息通过简明扼要的浮动窗口形式及时地呈现给用户，以供临床用药参考。PASS 简要信息的内容定义为部分重要的用药安全性信息，如禁忌证、妊娠/哺乳、皮试、特别警示等，用户可以对简要信息的显示方式做自定义设置。

（3）审查结果的统计和分析功能：合理用药监测系统在进行用药监测时，可以对监测结果的数据进行自动采集和保存，并能提供全面的药物监测结果的统计和分析。医院可以根据需要设定统计条件和统计范围，显示问题医嘱的发生情况、问题类型、分布科室、严重程度和发生频率，并可以科室、医生、药品、时间、监测类型、警示级别等多种关键字对患者用药处方进行监测结果的全方位统计和分析，能生成各种统计结果报表并可以 Excel 文件的形式导出，为医院的相关部门提供医院合理用药分析研究和管理的数据信息。

用药监测到的每个问题均可追溯到原始处方信息，能查看患者的基本情况、诊断、检验信息、处方的所有药品等信息，以及监测到的问题的详细信息，方便药师进行分析评估。

（黄东辉）

第六节 远程医疗与远程教育

一、远程医疗的产生与发展

（一）远程医疗的定义

远程医疗亦称之为远程医学、遥医学、遥距离医疗和远距离医疗等。随着远程医疗的不断发展，目前已基本统一为远程医疗。

从狭义上讲，远程医疗是指研究怎样利用现代化多媒体通信技术进行医疗活动的一门学科。近年来，随着科学和电子技术的不断发展，通过各种网络进行的医疗活动已经越来越多。远程医疗的产生使地域不再是患者能够及时就医并得到高质量的医疗诊治服务的障碍。从广义上讲，远程医疗是远程医学的应用方面之一。远程医学是指多媒体通信技术和医学信息（如高分辨率的静态和动态图像、声音、数据和文字等）相结合而产生的一种新的医学科学。利用各种诸如卫星线路、公用数据网、因特网和电话线路等通信介质作为载体，可以进行远程医学的多种医疗卫生活动，如远程医疗、远程放射、远程病理、远程外科、远程教育、医院管理及远程医学的其他应用方面。

（二）远程医疗的发展历史

1. 远程医疗的起源

据记载，最早的远程医疗应用是创立于1935年为远航船舶上的海员及乘客提供的应急医疗咨询服务。这种服务是通过无线电台的方式提供的，历经数十年，目前仍在使用。20世纪50年代末，美国学者Wittson首先将双向电视系统用于医疗；同年，Jutra等人创立了远程放射医学。此后，美国相继有人利用通信和电子技术进行医学活动，并出现了Telemedicine一词。我国的广州远洋航运公司自1986年对远洋货轮船员急症患者进行了电报跨海会诊，有人认为这是我国最早的远程医疗活动。

2. 远程医疗的发展阶段

远程医疗的发展历程可以划分为四个阶段，按照各个发展阶段的特征，我们分别称之为初始阶段、交流阶段、革新阶段和热潮阶段。

（1）初始阶段：20世纪60年代中至60年代末。在此期间美国航空航天管理局（NASA）为了监测在航天飞行器中执行任务的宇航员的生命指标建立了一套远程监测系统。1964年由美国国家心理健康研究所资助的项目在相距112英里的Nebraska精神病院和Norfolk州立医院之间通过建立闭路电视网实现了远程医疗。该项目旨在研究双向临床诊断信息通过视频设备和微波链路传播的可行性。5年以后，同样是这家诊所，使用了112英里的闭路电视与Norfolk州立医院相连接，向普通医生提供咨询服务，有时也进行一些会诊工作。此后，1967年由美国公共卫生服务部门资助的第二个交互式电视环路在麻省总医院和波士顿的Logan国际机场建成。可以说，这一系统的建成是第一个将远程医疗用于临床诊断和治疗的实例，它证实了利用远程通信手段可以进行基于远程放射学、远程会诊、精神和皮肤状况分析等方面的有效诊治。60年代后期，远程医疗的倡导者之一，Kenneth Bird博士在波士顿国际机场的简易诊所里与麻省总医院之间建立了微波视频线路的远程医疗系统。这一系统主要用于与现场的护士会诊，并且也用于远程医疗各种应用方面的试验研究，包括远程放射学、远程病理学和远程皮肤病学等。

（2）交流阶段：20世纪60年代末至70年代中期。此阶段的特点在于医务工作者开始采用远程通信的方式交换信息和交流经验。在此期间，美国卫生、教育、福利部和美国国家基金会先后资助了7个项目重点研究远程医疗的组织形式、实施环境、人力需求，以及非医护人员在远程医疗中所起的作用，并进一步对远程医疗进行了可行性评估，包括其对于整个社会的作用等。1971年，美国国立医学图书馆承接了通过ATS-6卫星进行的远程医疗项目。在这个项目中，卫星可以进行双向的黑白图像传输。这也是人类首次尝试利用卫星来介入远程医疗的服务当中。这个项目形成了一个覆盖阿拉斯加州26个地区的远程医疗网，其目的是为农村及一些偏远地区提供医疗保健服务。项目完成后，经斯坦福（Stanford）大学通信研究所鉴定，认为该卫星系统的工作是有效和可靠的。

1972—1975年，美国航空航天管理局实施了名为STARPAHC项目。研究这个项目的主要目的是为亚里那州印第安居留地的土著居民提供远程医疗服务。当地的两名印第安医生配备了心电和X线等设备，用双向微波线路和无线电传输设备与公共健康服务中心及另一家医院进行信息的传送。

（3）革新阶段：20世纪70年代中期至90年代初。这一阶段的工作大部分是在政府的资助下进行的。一些发达国家开始立项研究远程医疗的运作模式及可行性，其主要目的是将远程医疗作为医疗革新的途径，通过试点评估其可行性和相关经济政策。美国和欧洲相继建立了多个远程医疗试点网，通过这些试点网络的运作探索经验，具体应用包括急救、教育和面对边远地区的医疗咨询等。

1987年，美国航空航天管理局实施了第一个国际远程医疗计划——Armenia/ufa空间桥计划。美国航空航天管理局在美苏空间生物联合小组的协助下，将受到地震灾害的亚美尼亚的一家医院与美国的一家医院用卫星和传真等媒介相联系，为受害灾民提供了远程医疗咨询服务，使现场救灾医生与美国医疗中心的医生进行了远程会诊和远程咨询等活动。这个项目的成功实施使人们认识到卫星远程医疗网络完全能够在不同的国家、不同的政治制度、不同的文化氛围、不同的经济社会体制之间成功合作和运行，为将来远程医疗网络的大规模建立与实施提供了宝贵的经验，打下了良好的理论和实践基础。

1987—1991年间，日本利用高清晰度数字电视技术和计算机广域网建立了"国立大学医院医疗信息远程传输网络系统",实现了医学信息、医学图像的远程传输和远程会诊、远程病理诊断及远程外科手术指导等功能。

(4)热潮阶段:20世纪90年代初起。随着世界范围内信息化水平的不断发展和网络功能的不断提高,远程医疗被很多国家列为信息基础设施建设计划,从而步入了热潮阶段。通过美国国立医学图书馆的医学文献检索得到如下结论:1974年Telemedicine一词首次出现,直至1991年,18年间仅被49篇文献收录和引用。此后,1992年全年收录了39篇,1995年更是达到了143篇。由此可以看出远程医疗在世界范围内的发展呈直线增长趋势。

这个阶段的远程医疗主要有以下几个特征:传输介质方面主要为局域网络和广域网络相结合的模式。有线通信主要采用公共电话网技术、ISDN技术和ATM技术等。无线技术主要包括卫星远距离通信等。在传输内容方面,实现了实时动态图像和高分辨率静态图像的传送。在应用方式上,也从最早的点对点发展成为点对多点,以及多点对多点的方式。可以说,这个阶段的远程医疗发展十分迅速,是远程医疗发展的较为高级的阶段。

(三)远程医疗的研究现状

1. 国外远程医疗的研究现状

(1)美国远程医疗的研究现状。美国是最早将远程医疗用于具体应用领域的国家之一。90年代初期,美国就将远程医疗作为了国家信息高速公路的一个重要的应用项目,成立了由国家通信工业部、信息管理局、健康和人类服务部、美国国立医学图书馆等10多个大型权威机构组成的联邦远程医疗联合工作组(JWGT),并投入大量的资金,在国内40多个州开展了远程医疗的研究工作。美国远程医疗的设备大多采用的是电视会议系统,利用ISDN专线和卫星通信相结合的手段,也有的国家和地区使用ATM,DDN和帧中继等专线作为通信的手段,这些主要是根据各国家和地区不同的外部环境和条件所决定的。电视会议系统一般都需要配置高档的摄像设备、音响和高分辨率的显示设备,能够提供广角度的大会场会议实播功能。通过一套电视会议系统能够同时显示多会场和多会议的画面,还能按实际需要远程控制摄像头的角度和方向,切换主会场和各子会场之间的多幅对话场景,对于声音和图像的质量也要求很高。在配备了这些高档的设备之后,远程医疗的很多应用功能就可以发挥得淋漓尽致了。以美国南加利福尼亚大学医学院为例,他们以该校校园网为骨干网,再连接8个大型医院、20多个其他医院和医疗中心,组成了由6000多个医生参加的远程医疗会诊网络,负责美国西南地区的远程医疗工作。以如此庞大和健全的网络,再加上这些高性能的配套设备,使得该地区的远程医疗项目开展的十分顺畅,至今已经完成了上万个病例的远程治疗处理。

(2)英国和西欧国家远程医疗的研究现状。同样作为发达国家和地区的代表之一,英国和西欧等国家远程医疗项目使用的系统与美国的系统有所不同。这些国家和地区主要采用的是桌面型电视会议系统,虽然同为电视会议系统,但这种桌面型电视会议系统和美国所使用的普通电视会议系统还是存在着一定的区别的。桌面电视会议系统是一种基于微型计算机的会议系统，一般不具备独立的摄像、音响和显示设备等，必须要通过多媒体电脑来完成远程医疗所要求的视频需求，从而保证基本的图像质量。桌面型电视会议系统主要以 ISDN 专线作为通信媒体在局域网中运行，规模较之美国的电视会议系统要小一些，但也能够满足远程治疗应用的基本需求。

不同的视频会议系统尽管具有不同的性能，但都遵循国际电信联盟（ITU）颁布制定的一整套标准。不同制造商开发的视频会议系统产品实行统一的规范标准，这也保证了各系统之间的图像、声音等多媒体信息在通信过程中能够达到资源和信息的完全共享。

（3）加拿大远程医疗的研究现状。加拿大在远程医疗方面的研究发展一直处于世界的前列。加拿大地域广阔，人口稀疏，发展远程医疗对其更加具有重要的意义。成立于 1982 年的加拿大远程医疗网络覆盖了加拿大任何一个地区，并延伸到美国及世界各地。这个远程医疗网络是属于加拿大政府的一个非营利性机构，由多伦多大学、多伦多医院联合组建，目前已经成为了世界上最大、最有影响的远程医疗网络之一，每年接受数百万次的访问，大大促进不同地区医学信息的交流，充分发挥了远程医疗的优势。

（4）日本远程医疗的研究现状。日本是在近年才开始广泛关注远程医疗的。由于日本的科技水平较高，所以，虽然他们起步较晚，但正在这个重要的领域中追赶着美国。日本发展远程医疗的重点主要定位在远程放射学方面。日本的一个放射学研究中心集中了许多的放射学专家，并通过专线传输线路连接了 40 多家医院，形成了规模宏伟的远程放射学应用网络。另外日本还依靠其强大的经济基础，在远程医疗的研究项目中加大了投入，一个较有影响的远程医疗项目就是以高带宽的 ATM 网络连接了 250 多家医院，该项目直接由日本国家癌症中心负责，涵盖面几乎为整个日本。

（5）澳大利亚远程医疗的研究现状。澳大利亚政府对远程医疗项目一直非常重视。他们投资了 200 万美元用于开发和研究远程医疗项目。该项目于 1996 年就已经覆盖到了澳洲最边远的地区，整个洲的 31 个卫生机构都纳入了这个计划。

澳大利亚的远程医疗项目主要是开展各种远程医疗的专科服务。其计划的主要内容为：用于产科诊断的超音速会诊；远程眼科服务；远程医疗会诊；西部远程精神病治疗计划；西南 NSW 远程精神卫生网络；NSW 远程精神卫生计划；新英格兰远程医疗会诊；远程病理学诊断；悉尼健康服务中心与土著区医疗机构的连接；远程儿科学；远程肿瘤学等。项目的分科非常详细，并根据各地区的不同情况开展跨区域的远程医疗专科服务。该项目自实施以来，收到了很好的成效。

2. 我国远程医疗的研究现状

我国现代意义的远程医疗活动开始于 20 世纪 80 年代。1988 年，解放军总医院通过卫星与德国的一家医院进行了神经外科远程病例讨论活动。1994 年，上海医科大学华山医院与上海交通大学利用电话线作为通信方式进行了远程医疗会诊的演示。一年以后，上海教育科研网、上海医科大学远程医疗会诊项目正式启动。

1995年3月，山东姑娘杨晓霞身患奇病，来到首都北京就医。参加会诊的医生采取了一定的措施，但依然无法完全遏制和根除疾病的发展。专家们在科技人员的帮助下，通过Internet向国际社会求援。很快，200余条信息从世界各地传送到了北京，病因最终被确诊为是一种名为噬肌肉的病菌。由于发现了具体的病因，采取了相应的对策，杨晓霞的病情很快地得到了控制，病程也大大地缩短了。同年4月10日，一封紧急求助（SOS）的电子邮件通过Internet从北京大学发往了全世界，邮件的主题内容是希望通过这种方式来挽救一位患有非常严重而又不明病因的年轻女大学生的生命。这名女大学生就是后来与杨晓霞同样备受关注的北京大学学生朱玲。求助信件发出后的10日内，收到了来自世界各地的E-mail近1000封，其中相当多的意见认为是重金属中毒。这种意见在日后的临床检验中得到了证实（铊中毒）。这两例远程医疗会诊，使更多的中国人认识了Internet和远程医疗会诊，远程医疗会诊的事业随之得到了很好的发展。1996年10月，上海华山医院开通了卫星远程医疗会诊；1997年11月上海医科大学儿童医院利用ISDN作为通信方式与香港大学玛丽医院进行了疑难病例的讨论。另外，根据国家卫生信息化的总体规划，解放军总后勤部卫健委提出了军队卫生系统信息化建设的"三大工程"，并分别被列为国家"金卫工程"军字1，2，3号工程，开始着手建设全军医药卫生信息网络和远程医疗会诊系统。1995年底，北京国防科工委514医院利用卫星系统与美国进行了远程病例的讨论；1996年5月解放军总医院通过电子邮件方式与原济南军区150家医院进行了远程医疗会诊，并于1997年8月正式成立了远程医疗会诊中心，开展以电子邮件、可视电话、ISDN专线为主要技术手段的各种形式的远程医疗活动；1996年8月原南京军区总医院成立了远程医疗会诊中心。空军总医院也利用可视电话系统开展了远程病理会诊服务。1997年9月，中国医学基金会成立了国际医学中国互联网委员会（IMNC），该组织准备经过十余年的时间逐步在我国开展医学信息及远程医疗工作。

二、医院远程医疗信息系统的建立

（一）构建医院远程医疗信息系统的必要条件

1. 硬件条件

（1）计算机。远程医疗的特点是患者在远地，医生通过计算机网络传送的音频和视频信号与患者及患者的主管医师进行交流，从而达到远程咨询的目的。因此，构建医院远程医疗信息系统必须通过计算机来实现。

（2）诊疗仪器。对于医院与院外层次上的应用而言，其技术关键不仅在于医院的网络和信息技术的水平，还在于是否具有适于院外医疗服务需求者使用的医疗设备，这些设备在性能、价格及使用的便利性都对现有的诊疗工作技术提出了新的要求。

（3）视频采集和捕获设备。由于医院间开展远程医疗有时需要进行实时的音频和视频传输，普通计算机的配置无法满足这种需求，必须安装相应的音频和视频设备，如视频捕获卡、摄像头、声卡、音箱和麦克等才能使远程医疗在良好的条件下进行，才能达到预期的咨询效果。

（4）网络设备。无论远程医疗是以实时还是非实时的方式进行，其工作的开展均离不开网络。因此，必要的网络设备是远程医疗成功开展的保证。

2. 网络条件

医疗保健技术、远程通信技术和信息学技术是构成远程医疗的三大支撑技术，其中远程通信技术为远程医疗应用提供了强有力的技术支持。远程医疗中传送的医学信息主要有数据（Data）、文字（Text）、视频（Video）、音频（Audio）和图像（Image）等。数据和文字信息的数据量较小，对通信要求不高。而音频和视频信号数据量较大，而且在远程会诊和交互式会议中需要实时传送视频和音频信号，因此对通信要求较高。但无论·传送何种信息，均需要医院有网络的支持，远程医疗的网络通信方式大体上可分为卫星、专线和电话线传输，这些将在后面的内容中具体论述。

3. 软件条件

实现远程医疗除了必须具备上述各种硬件条件和网络条件外，还需要具备一套远程医疗会诊软件，通过这种软件的工作界面来发送和接收信息，达到与对方交流的目的。同时，随着信息技术的发展，各种数据库作为远程医疗工作信息存储的工具也逐渐广泛应用起来。

（二）医院开展远程医疗的典型工作环境

典型的远程医疗工作环境，必须包括地理位置处于两地医院的工作站（Workstation）及连接两个工作站之间的通信系统。其中两地医院的工作站还必须提供参加会诊的相关人员，包括：

（1）医疗服务的提供者（以下简称提供方），即参加会诊方机构中具有丰富的医学经验和较高临床水平的医学专家。

（2）寻求远程医疗服务的需求方（以下简称需求方），即异地医院不具备足够医疗能力或条件的医务人员。

（3）具备了构建医院远程医疗信息系统的必要条件，同时又具有典型的远程医疗工作环境，医院间即可通过远程医疗信息系统开展医疗咨询活动。

（三）医院开展远程医疗的通信方式

医院开展远程医疗活动的通信方式大致上分为三种类型，即利用卫星信道开展的远程医疗服务、利用各种通信专线进行的远程医疗服务和利用普通电话线路从事的远程医疗服务。尽管利用上述这些通信方式手段都可以开展远程医疗工作，但实现远程医疗的方式、效果以及会诊所需要的费用等各方面的因素，都存在着很大的区别。

1. 以卫星为通信方式开展的远程医疗服务

这种远程医疗方式就是利用通信卫星来接收和传递远程医疗的需求方和提供方两地交换的信号。应该说，这种方式是目前开展远程医疗所使用的最高级的通信方式。之所以将卫星通信称为远程医疗的最高级通信方式，是因为利用卫星作为通信媒介，可以在通信性能上满足目前远程医疗活动所需要的一切要求和条件。使用卫星信道不仅可以在很短的时间内，将远隔千山万水的人们的图像和声音几乎同步地传送到另一方，大大降低了网络的延时性，同时各种医学影像资料如 CT、磁共振成像，X 光片、血管造影等都可以利用基于卫星信道的数码转换技术清晰地在另一方再现。这些都为远程医疗的工作提供了非常优越的条件和良好的物质基础。

以卫星为通信方式的远程医疗网络由于其优良的性能，因而能够实现多种功能，满足医学上的多种需求，主要作用如下。

第一，卫星通信远程医疗网络最主要的功能仍然是为了满足远程疑难病症会诊的需要，即利用卫星、有线网络、无线通信和计算机多媒体网络技术，将身处异地的患者的各种医学资料，包括病历资料、各种医学影像资料、各种检查和化验结果等，通过各地的网站传送给远方的上级医院远程医疗会诊中心的专家，使远隔千山万水的患者与医学专家之间能够进行"面对面"的实时动态双向电视直播会诊。

第二，卫星通信远程医疗网络是进行电视会议的有力手段之一。利用卫星网络开展电视会议，能够达到充分利用网络的时空优势，节约时间，减少费用，提高效率的结果。

第三，卫星通信远程医疗网络还可以进行远程医疗教育和各种远程培训。各医学专家及著名的医学教学和科研单位，可通过卫星通信远程医疗网络开展各种远程医疗教育和远程培训活动，为被地域分开的教师和学员提供实时双向交互式或实时非交互式的教学课程，使广大卫生工作者和卫生技术人员及时获得新信息、新理论、新知识、新技术和新方法。卫星通信远程医疗网络的远程医疗教育和远程培训覆盖面广，受益人多，教学水平可适合不同层次的需求，如果根据各地的条件适度地加以利用，一定会产生较好的经济效益和社会效益，是完成医学继续教育的重要辅助手段，同时还可以在一定程度上缓解某些地区医学教学资源偏态分布的情况。

第四，卫星通信远程医疗网络是实现国际间交流的重要媒介之一。通过卫星通信远程医疗网络与国际互联网相连通，能够使世界各国的医学专家和学者之间的信息交流更加便利、快捷，有利于医疗卫生的临床和科研工作者及时追踪世界上先进的医疗工作、掌握世界医学发展动态，吸取其他国家先进的技术经验。

第五，卫星通信远程医疗网络及相关技术是各种医学影像资料实现信息化和数字化的重要保障。目前，医院为提高诊断水平，广泛地使用很多先进的医学影像设备，如大型的 X 光机、CT、磁共振成像、血管造影、结构重建等，所有这些医学影像资料都能够随时从医院的大型数据库中调用，进一步转化为数字信息，并通过卫星通信远程医疗网络传送到任何网员医院，充分实现了资源共享。

以卫星信道作为远程医疗通信方式较之其他几种方式在技术上具有非常大的优势，但是也同样存在以下一些问题。

第一，建立卫星通信远程医疗网络耗资巨大，不仅租用卫星线路的年租费用十分昂贵，而且，成为卫星通信远程医疗网络的网员医院还必须投入巨资配备各种高档的相关设备，包括 KU 卫星天线、4 W 室外单元 ODU、四信道室内单元、IDU 微机（控制终端）、系统设置和主控制软件、100 M 共享交换电视会议系统、微机（会议数据处理）、平板式扫描仪、多功能传真机、各类缆线和配件、摄像头、打印机等，或与以上设备相匹配的同档次的配件。这些对于大部分希望开展远程医疗工作的医院来说是一个沉重的负担。

第二，由于建设卫星通信远程医疗网络投入了大量的资金，因此，为尽快回收成本、创造效益，同时还要保证能够负担每年的卫星信道租用费用，因此，以卫星信道作为通信方式开展的远程医疗活动单次收取的费用很高，一般为上千元。这样高的费用会使大部分普通百姓望而却步。

选用卫星信道作为远程医疗的通信方式必须慎重考虑，权衡利弊，并根据医院的实际情况再作出选择。

2. 利用各种通信专线开展的远程医疗服务

随着通信事业的不断发展和更新，各种高性能的专用线路已经越来越贴近百姓的生活。由于卫生信息化的水平不断提高，很多通信专线都作为了远程医疗的通信方式。而各种专线的性能也不尽相同。主要用于远程会诊的通信专线有光纤、帧中继、ISDN、DDN 等。

（1）光纤。光纤是上述这几种通信专线中性能最为优良的一种，使用光纤开展远程医疗工作，与使用卫星信道作为通信方式的远程医疗的相同之处在于，它同样能够做到点对点和点对多点的会诊方式，同时也完全能够满足医生和患者之间的实时的面对面地交流。光纤的带宽通常能够达到几兆至几百兆，由于其他专线的带宽基本上都是以 K 为数量级，因此，光纤的带宽从数量级的角度上来说，是其他专线带宽的上千倍。光纤的传输速率和传输效果在如此高带宽的保障下能够达到相对很高的水平。

以光纤作为通信方式开展远程医疗十分便利。需求方和提供方除了能够实时地交流之外，还可以利用光纤网络和视频电视会议系统在多个大医院之间开展会诊和研讨，共同分析病例，为患者提供优良的医疗卫生服务。

尽管光纤的性能十分优越，但是，它的造价并不如想象中的昂贵。以光纤作为通信方式的远程医疗在资金方面的投入甚至不及以卫星为通信方式的千分之一。比之其他专线的通信方式，也不过是略有差距，投资大约是其他专线投资的几倍，但其通信效果和信息传送质量，以及开展远程医疗的其他相关条件和环境等是不可同日而语的。因此，对于一些有条件、或远程医疗开展较频繁的医疗机构选用光纤作为远程医疗的通信方式是较适当的。

（2）帧中继。帧中继是各种专线通信方式中很重要、也是性能非常优良的一种。帧中继是从分组交换技术中发展起来的，采用的是一种被称为虚电路的技术，对分组交换技术进行了一定的简化，具有吞吐量大、时延小，适合突发性业务等特点，同时还能够充分地利用网络资源。帧中继是一种在逻辑"虚拟"电路尚采取带宽按需分配原则而构成的共享网络，用户可以在帧中继接入器件中选择一种端口速率来接入帧中继网，这种速率就是数据接入网络的速率。

帧中继网络是为适应各类网络的互联，大容量通信面而发展起来的。其主要的业务功能包括：

第一，为数据通信的其他公网提供高速中继电路，提高整个公用数据网的水平。

第二，为日益增长的局域网及广域网互联提供高速电路。

第三，社会各部门可利用帧中继网建立自己的高速虚拟专用网。

第四，提供高速的多媒体、会议电视、远程医疗、远程教学等业务。

那么，什么情况比较适用于帧中继网呢？下面论述的几种情况可以作为考虑的方面：

第一，当用户需要数据通信，同时对带宽的要求较高，而通信的节点又多于两个的时候，使用帧中继是种理想的解决方案。

第二，当通信距离较长的时候，应首先考虑使用帧中继。因为帧中继作为一种网络，它的高效性能够使用户享受到较好的经济性。

第三，当数据业务量为突发性时，由于帧中继具有动态分配带宽的功能，选用帧中继可以有效地处理各种突发性的数据。

第四，帧中继的灵活计费方式非常适用于突发性的数据通信。

帧中继网以其优良的性能，具有一定的优势。主要体现在：

第一，组网比较简单：组成帧中继网的各网点一般只需要一个物理端口，就可以接入帧中继公网。

第二，寻址灵活：帧中继寻址灵活的特点大大方便了多点之间的连接。

第三，经济实惠：在相同的带宽条件下，帧中继的月租费用仅仅是 DDN 的 40%，能够节约一定的经费投入。

第四，动态带宽分配：如前文所述，帧中继具有动态带宽分配功能，因而能够更有效地分配和使用带宽资源。

可见，以帧中继作为远程医疗的通信方式，是帧中继网的重要应用方面之一。远程医疗能够成功进行的重要保障之一就是图像和声音等信息的实时和无损的传送功能。在远程会诊时，对于各种医学影像资料、活动图像、语音及文字资料等的传送要求非常高。在传送上述信息时如使用电路交换网，传送费用往往很高，而使用分组网传送则会出现延时过长的现象，用户难以接受。使用帧中继网进行远程医疗诊断时的通信工具则可以在一定程度上解决这些问题。另外，帧中继网还具有高效性、经济性、可靠性、灵活性和长远性等特点。

尽管帧中继网具有很多的特点和优势，但仍然也存在着一些目前尚未解决的问题。比如，由于帧中继网并不十分普及，因此有些地区的帧中继网仍处于不断地建设和研究中，无法提供完善的服务，在利用帧中继传送语音信号时会出现一些障碍。如果没有补偿带宽限制和网络阻塞的机制，结果就会形成语音信号分组出现较长的延时和延时的变化，甚至会出现部分语音信号的丢失，造成语音不能理解或理解严重错误。

（3）ISDN和DDN。ISDN是综合业务数字网的简称，是一种较为先进的网络技术；ISDN是以综合数字电话网，即IDN为基础发展而成的，能够提供点到点的数字连接。ISDN将从一个用户到另一个用户终端之间的传输全部数字化，包括用户线部分，以数字形式统一处理各种业务。

ISDN能够为用户提供各种通信业务，包括：语音、数据、传真、可视图文、电子信箱、可视电话、电视会议等。当然也能够在一定程度上满足远程医疗的需求。ISDN能够综合现有的各种公用网的业务，并为用户提供许多综合性的方便的新业务，这些业务在传统上是由一系列专业网络分别提供的。

ISDN可处理多种类型的信息，因此，它的应用范围也是十分广泛的，如计算机联网、远程通信、文件交换、工作站语音通信、图像传送、多媒体信息存取、警报系统、有效里程测量、能源管理等，当然也包括远程医疗。

ISDN还可以同时执行多个通信任务，在作为普通电话使用的时候，能够获得高速度的数字通信，对于普通百姓上网是一种很好的选择。

由于带宽等条件的限制，ISDN作为远程医疗的通信方式，其效果无法和卫星、光纤等相提并论，但满足一些要求并不是很高的会诊还是完全可以做到的。而且，现在通信技术已经能够达到将多条ISDN进行捆绑，有效地弥补了ISDN在带宽方面的不足。

DDN是数字数据网的简称，与ISDN相类似，也是各种专线通信中的一种，是利用数字通道提供半永久性连接和永久性电路，以数字信号为主的数字传输网络。DDN可以向用户提供各种灵活的数据接口，其协议简单，速率较高，应用灵活，可以提供中高档的速率，用户到用户之间传输差错甚至低于某些高质量的专用电路。同时，DDN还能够提供点对点、点对多点的专用线路业务。

DDN的这些性能也使之完全能够满足中等水平的远程医疗工作，是一种与ISDN同等效果和水平的专用通信线路。

3. 以普通电话线为通信方式开展的远程医疗服务

这种远程医疗方式是远程医疗的初级阶段。由于受到条件的限制，普通电话线显然无法满足大量的动态信息传送,而只能在相对较长的时间里传送一些静态的图像和文字信息,供需求方和提供方的专家做参考。这种方式的远程医疗只是节约了需求方和提供方在路途上往返奔波的时间,却无法提供优良的远程医疗环境和条件。但是,以普通电话线作为通信方式的远程医疗,其最大的优点在于经费的节约,使用很少的一点费用就可以开展远程医疗,对一些条件相对落后的医院和地区是非常适用的,很好地加以利用能够解决老百姓实际生活中的很多困难。

三、医院开展远程医疗的工作流程

1. 需求方准备患者情况

需求方在申请会诊之前必须先将患者的各项资料准备好,并将患者的资料根据病种的分类和会诊专科的具体情况有所侧重。其中,患者递交的资料中应该包括:系统的简要病史、完整的临床检查(包括常规检查、生化检查、影像检查、病理及其他医技科室等特殊项目检查报告单)、数据及图像等资料。患者资料的准备工作力求完整、详尽,为提供方专家提供良好的诊断和咨询依据。

递交会诊的资料应该按照病史文字、临床检查报告单和影像资料等顺序排列。

需求方的医生随资料提出具体的会诊目的和要求。

需求方提出会诊申请并与提供方商定会诊专家和会诊时间。

2. 会诊前准备

每次会诊前双方的技术或操作人员应检查本方的会诊设备是否能够正常工作,并提前连通会诊设备,进入正常工作状态。

所有参加会诊的人员应该在会诊正式开始前 15 分钟到位,包括:双方的技术人员、需求方的主管医师和上级医师、患者及家属、提供方的会诊专家等。

3. 会诊过程

需求方的主管医师介绍患者的病史、各种检验结果及会诊需要解决的问题等,提供方直接询问患者主诉及症状。

提供方研究检验结果并与需求方的主管医师及上级医师讨论病情。

提供方做出初步诊断和治疗方案。

会诊结束后,提供方将会诊咨询意见反馈给需求方,供患者的主管医师参考。需求方与提供方的工作人员将所有与会诊有关的资料存档备案。

四、用于远程医疗的医学信息系统

医学信息系统和远程医疗的结合使得在人员稀少和边远地区能够应用医学信息学提高当地的医疗水平。此外,使用计算机技术能够实现复杂医学知识库的建构,医疗资源不丰富地区的医生也能够远程获取大量的计算机化信息。计算机化的病历记录使全社会范围内患者的基础信息电子化和跟踪随访成为可能，进而实现数据自动医嘱系统及诊治过程的标准化。

用于远程医疗的医学信息系统通常可以分为临床医学信息系统、医学咨询信息系统和医院信息系统三大类。

（一）临床医学信息系统

临床信息是一切医学信息的基础，医学信息系统应以患者为中心，面向一线临床医务工作者。随着现代医学技术的发展，各种监护、检测、记录患者病情变化和诊疗计划的信息量越来越大，内容越来越复杂。实现临床医学信息系统，可以大大提高医护人员的工作效率，避免重复劳动，减少差错。同时，实现数据共享，可有效地避免患者的重复检查，数据共享也是实现远程医疗的基础。利用临床信息系统积累的大量临床信息可通过计算机查询分析，有利于总结临床经验，开展临床科研工作。

临床医学信息系统可分为临床科室信息系统、辅助科室信息系统和临床护理信息系统等。

（二）医学咨询信息系统

医学咨询信息系统由医学决策支持系统和医学专家系统组成。决策支持系统（DSS）的概念提出已有40多年，随着决策理论、信息技术、数据库技术、专家系统等相关技术的发展，DSS取得了长足的进展。近年来，医学机构等部门业务处理及信息管理系统的广泛使用，既为医学决策支持系统的建立提供了基础，也为它的应用产生了强大的推动力。

专家系统是模拟专家"做决定"的计算机智能软件系统。它具有相当数量和权威性的知识来代替或协助专家分析解决复杂的问题。专家系统是人工智能的一个重要分支。目前，专家系统已在很多领域得到广泛应用，如医疗诊断、基因工程、语言识别等。专家系统的主要优点：既能储存数据和管理数据，又能储存专家的知识和运用这些知识进行科学研究。

（三）医院信息系统

1990年以后，医院信息系统的职能由以财务为核心逐渐转变为以患者为核心的全面参与医疗服务过程的信息系统。在新一代医院信息系统中，由于计算机在数据表达、知识获取、通信等方面的重要作用，医务人员能够并且希望通过医学应用软件获取和处理医学信息与病案。

以上两种医学信息系统与远程医疗的结合将会丰富远程医疗的内容，进一步提高远程医疗的服务质量。

五、远程医疗工作的管理

（一）卫健委关于远程医疗会诊管理的规定

由于我国对于远程医疗的管理尚不十分规范，在实际工作中暴露出一些问题。为保证医疗秩序、规范医疗行为、维护医患双方权益，同时提高有限的卫生资源利用效率，满足人民群众日益增长的卫生服务需求，中华人民共和国卫健委于1999年颁布了《关于加强远程医疗会诊管理的通知》（以下简称《通知》）。《通知》中明确规定了医院开展远程医疗工作的申请程序和相关注意事项，主要体现在以下几个方面。

第一，远程医疗信息系统的建设要遵循"统筹规划、加强调控、统一标准、互联互通、分级管理、逐步发展"的原则。

第二，对远程医疗系统实行分级管理。在一个省、自治区、直辖市范围内建立远程医疗系统与网络管理中心，要报经省级卫生行政主管部门审批；涉及跨省以至全国范围的网络系统及卫星专网要报卫健委主管部门审批。未经卫健委批准，任何单位建设的远程医疗网络系统，均不得冠以"中国""中华""全国"或其他暗含跨省、区的名称。

第三，远程医疗属于医疗行为，必须在取得《医疗机构执业许可证》的医疗机构内进行。各级卫生行政部门依据管理权限，审定入网医疗机构。

第四，各级卫生行政部门依据管理权限，对提供远程医疗服务的设备与网络设施进行监督管理。有关操作技术人员须经业务培训方能上岗。

第五，开设远程医疗系统的医疗机构要组织好专科会诊医师，具有副高职称以上的医疗卫生专业技术人员方可利用远程医疗信息系统提供咨询服务。

第六，医疗单位在开展远程医疗会诊前须向患者或亲属解释远程医疗的目的，并征得患者及其亲属的同意。会诊后应向患者或其亲属报告远程医疗会诊结果。远程医疗的收费标准由各省级卫生行政部门与物价部门共同制定。

第七，会诊医师与申请会诊医师之间的关系属于医学知识的咨询关系，而申请会诊医师与患者之间则属于法律范围内的医患关系，对患者的诊断与治疗的决定权属于收治患者的医疗机构，若出现医疗纠纷仍由申请会诊的医疗机构负责。

第八，远程医疗会诊网络建设要从实际出发，可在多种途径中选择。凡是选择频段医疗卫生卫星通信专用网或卫星通信进行远程医疗的单位，须向卫健委信息化工作领导小组办公室提出申请。

（二）医院关于开展远程医疗工作的管理内容

作为计划建立远程医疗工作的医院，必须建立一套完善的管理体系，远程医疗工作才能成功开展。

1. 医院建立远程医疗系统的相关工作

（1）选择适当形式的远程医疗系统。选择符合医院具体情况的远程医疗信息系统是医院开展此项工作的前提和基础。作为医院的管理层必须根据信息化的发展趋势、网络的性能、医院的经济基础、开展远程医疗工作的预期效果和会诊等诸多因素斟酌决定，以选择对于本医院的实际情况性价比较好的通信方式建立远程医疗系统。

（2）培训专业技术人员。为保证远程医疗系统的正常运转和日常维护工作，医院培训一些专业技术人员是非常必要的。

（3）认真贯彻《通知》中的内容。在正式开展远程医疗工作之前，上报省级以上卫生行政主管部门批准。

以北京地区为例，即需上报至北京市卫生局，由北京市卫生局医政处和北京市卫生局信息化办公室进行业务和技术审批后方可正式开展。

2. 医院开展远程医疗工作的管理内容

（1）建立远程医疗工作管理部门。医院应建立一个远程医疗工作的主管部门，以统一管理远程医疗的相关工作，包括业务工作管理和技术工作管理等。

（2）建立远程医疗工作的相关管理规定。医院开展远程医疗工作必须建立医院内部完整的规章制度，一般包括：

《远程医疗工作程序》：详细论述医院开展远程医疗工作的流程。

《远程医疗会诊申请表》：由需求方填写，包括需求方医院的基本信息、患者的基本情况、病史、初步诊断、家族史、过敏史等相关临床诊断信息、所作检查和化验结果、申请内容等。填写申请表须由需求方的医生签字。

《远程医疗会诊结果表》：由提供方填写，包括提供方的咨询意见、建议治疗和用药方案等，并由提供方的医生签字。

《远程医疗工作记录表》：需求方和提供方均应建立《远程医疗工作记录表》，对各自的远程医疗工作进行记录和备案。

3. 远程医疗工作的档案管理

医院的远程医疗工作管理部门应对上述各种远程医疗的相关资料进行整理和归档，并将对远程医疗的工作资料管理纳入医院的档案管理的工作制度中。

六、远程教育概述

1. 定义

此处论述的远程教育特指"远程医学教育"，即利用医学教育或医疗机构的网络条件，开展与医学有关的各种教育活动。远程教育与远程医疗、远程放射和远程病理等相同，是远程医学的重要应用领域之一。

2. 远程教育的应用范畴

远程教育包括对医护人员的专业教育（基础教育和继续教育）、获取远地信息（数据库、文献和专家）以及社区医疗保健教育三部分。

远程教育通过远程通信网络提供多种多样的医学资源，如远程放射学和PACS等。目前迅速发展的虚拟现实技术的解剖学、生理学和病理学教学，对急救医护人员的培训及在缩短外科医生实习期等方面具有重要作用。远程教育为医护人员提供了继续教育的机会，有利于他们学习新的医疗知识，掌握新的医疗技术。

对一般居民的医学教育和保健教育，从疾病的一次预防的观点看是非常重要的，从疾病的二次预防或三次预防的观点看也非常重要。因此，国外开发了采用多媒体技术的家庭医疗，护理的教育系统。系统具有针对家庭患者、高危疾病患者、老年人的疾病预防和防止疾病恶化的健康生活教育、针对家庭患者进行护理人员的护理教育。

可见，远程教育具有广泛的服务对象，既可以给医护人员提供继续教育的机会，提高医护人员特别是边远地区医护人员的医疗水平，也可以为普通患者和健康人群提供一个学习医学知识的机会，提高全民的健康保健水平和预防疾病的能力。

网上医学研究大大地促进并方便了医学专家间的医学技术讨论，也为当前的一些世界性的医学病症难题提供了一个集思广益的交流方式，医学信息的网上传输也为医学专家进行医学研究提供了第一手资料。正因为如此，一些医学技术进展有了一个新的突破和飞跃。

七、远程教育的具体应用

（一）面对医护人员的远程教育

医学是一个博大精深而又发展迅速的学科。无论是在校医学生还是医务工作者都需要不断地充实自己的医学知识，不断地与外界交流，接受其他专家学者的最新理论和思想，才能够更好地尽到医护人员的责任，为患者提供优质的医疗服务。

远程教育可以减少从事医护工作的学生和教师为接受高质量医学教育进行的长途跋涉和专门的学习。应用计算机网络进行的远距离电化教学便打破了空间甚至时间的限制，为教学提供了方便。

这种网络教学多见于大学教育，在这方面英国和阿联酋的应用处于世界比较领先的地位。

1. 远程教育与医学生基础教育

利用信息化的手段开展对医学生的基础教育是十分重要的，这也是远程医学教育的重要应用方面之一。我国目前教育体制的设立，使医学在校教育多为一过性，即医学生只能在课堂就某一课程按照固定时间听讲一次，如果因某种原因错过授课时间，则很难来弥补。即使能够跟随其他班级听取这方面的内容，但也无法达到根据自己的需要随时收听、反复研究的目的。而作为自学的学生更是在没有老师辅导的情况下无法保证学习的质量。远程教育的开展就可以解决这方面的问题。

在医学院校针对医学生开展远程教育可以分为两种方式：即基于局域网的远程教育和基于广域网的远程教育。

（1）基于校园局域网的远程教育。这种方式主要是充分开发和利用校内的医学资源，将各种医学基础和临床课程的授课内容制作成各种音频和视频信息，并将其放置到学校的网站上，医学生可以根据自己的需要在任意时间点播某一课程，同时还可以反复收看（收听)以加深对课程的理解。除此之外,利用校园的局域网络还可以丰富和充实远程教育的内容。比如对课程具体章节的重点内容加以标记,明确教学的具体要求;开设试题库,建立一些如阶段测验、单项测验之类的内容,供学生自我检测学习成果。对于有条件的学校,还可以将远程教育制作成交互式的形式,教师与学生可以在某些固定时间进行面对面的交流,并及时解答学生的一些问题。总之,在医学院校开展远程教育是对现有教育机制的有益补充。

(2)基于广域网的远程教育。从工作原理上讲,基于局域网和基于广域网的远程教育是相同的,只是信息源有所不同。利用广域网开展远程教育可以进一步发挥互联网的优势,除了本校的信息资源外,还可以与外界进行交流,医学生可以通过咨询和研讨的方式达到获取知识的目的。

2. 远程教育与医学继续教育

不仅远程教育对医科大学生的教学的应用起到了非常积极的效果,而在科技水平日益提高的今天,临床医生也需要接受定期培训来提高医术,跟上科技发展,为患者提供高质量的服务。

医务人员每年都要参加定时间的继续教育,不断充实自己的理论和业务水平。通常的医学继续教育方式为某一医疗机构或医学学术研究团体组织各种科目的医学继续教育活动,地处各医院的医务工作者选择与自己所从事的专业和自己感兴趣的内容有关的科目到继续教育活动所在地参加交流和学习。这种方式的继续教育的主要问题在于固定时间、固定地点,参加学习的医务人员只能根据主办方的安排被动参加,而无法自行选择时间和地点。

远程教育的方式正好弥补了这方面的不足。在卫生行政主管部门的认可下,利用Internet网络邀请医学各学科的专家开展讲座或学术交流活动,各医院(特别是地处边远地区的医院)可以组织医生在当地统一进行学习,不仅节约了路途上大量的时间,并能够与主讲专家进行双方或多方的交流,医院也可以将专家的报告通过辅助设备存储下来,供医生在适当的时候学习。

要使分散在各地的临床医生都能接受培训而又不影响正常工作,发展远程教育是一种最好的方式,英国实现的通过称为 Mercury 的网络的外科训练是一个典范。同时,放射学、心脏病学研讨和远程会诊也可以在网上进行。Mercury Switchband 系统采用 2 Mbps 的速度以确保图像清晰,它是英国唯一提供拨号上网服务并快速提供高品质图像传送的系统,已成为英国最大的外科训练网。

在微创手术演示中,Mercury 系统起到了举足轻重的作用,使人们看到了电信与医疗事业相结合的理想开端。这种图像传输技术使远地的观众能看到手术中外科医生所看到的一切。

(二)远程教育与医学学术交流

学术交流是医学教育的另一种重要形式。医学的发展日新月异,特别是分子生物工程技术的发展,使医学进入了一个更高新的时代-后基因时代。作为医务工作者,更需要不断地与外界交流、不断吸取先进的理念,才能够为人民提供优质的医护服务。获取外界信息、开展医学学术交流活动的途径通常包括与专家的直接交流、访问医学数据库和检索相关文献等。互联网技术的不断发展,使这些途径变得更加方便快捷。目前互联网上开设了越来越多的各种免费医学专科数据库,而诸如美国国立医学图书馆、中国医学科学院医学信息研究所等机构也纷纷开设了网站,为广大网民提供医学文献的检索查询,电子邮件更是与专家进行交流的有效方法之一。所有这些现代化、信息化的技术为采用远程教育的方式开展医学学术交流活动提供了技术上的有力保障。

(三)远程社区医疗保健教育

针对社区居民的健康教育是提高全民健康水平的基础工作之一。随着智能化社区的不断建立,宽带网络接入普通居民家庭,信息化和网络化的概念越来越为广大人民群众所接受,利用远程网络开展社区医疗保健教育是非常具有发展前景的。

2001年中华人民共和国卫健委颁布了《互联网医疗卫生信息服务管理办法》,要求各地卫生信息化主管部门协同卫健委对互联网上的卫生信息资源进行管理和监督,有效地整顿了互联网上卫生信息的混乱状况,同时也保证了各种符合政策规定、具有真实性、可靠性和实用性的卫生信息能够为广大人民所使用。其中很重要的方面就是针对社区居民的健康教育。

利用远程网络开展社区医疗保健教育主要可以包括养生保健、救护常识、常见病防治、美容知识和饮食疗法等丰富的内容。在此基础上,还可以开设百姓信箱,解答社区居民提出的问题。这样一方面能够向社区居民提供贴近生活的医学基本知识,另一方面还能够强化居民预防为主的意识,从而达到养生保健,提高健康水平的目的。

(黄东辉)

第三章 医院经济管理

第一节 概述

一、医院经济管理的作用

现代医院的管理目标是通过科学、合理、有效地使用卫生资源，向社会提供优质的医疗服务，满足人民群众的医疗需求。医院的医疗、科研、教学等活动最终都可以反映到经济活动上来。通过对医院经济的管理活动，可以最大限度地增收节支，提高社会及经济效益，也可以检验、衡量医院管理的水平，促进医院管理系统的改善。

我国医院经济运行管理长期以来缺乏系统性、规范性的培训，加之新的《医院财务制度》只是概念性框架，在实际的业务中，许多医院在经济管理方面还存在许多问题，以至于每家医院有每家医院的做法。为了使经济管理工作的各项具体操作及部门内部管理井然有序、有据可依，医院必须建立、健全经济运行体系。医院经济运行涉及的内容很多，要想将所有的工作都落到实处，就必须将管理工作精细化，构建规范化、格式化、标准化、统一的经济运行管理体系。

精细化管理是一种理念，一种文化。它是源于发达国家（20世纪50年代）的一种企业管理理念，它是社会分工的精细化，以及服务质量的精细化对现代管理的必然要求，它是一种管理理念和管理技术，是通过规则的系统化和细化，运用程序化、标准化、数据化和信息化的手段，组织管理各单元精确、高效、协同和持续运行，以获得更高效率、更高效益和更强竞争力。"精"就是切中要点，抓住运营管理中的关键环节；"细"就是管理标准的具体量化、考核、督促和执行。精细化管理的核心在于，实行刚性的制度，规范人的行为，强化责任的落实，以形成优良的执行文化。

实施精细化管理对于促进医院的发展具有重要作用，表现在有以下几点。

（1）通过精细化管理，可以进一步落实医院的经济管理目标，细化医院成本费用指标管理，量化医院成本费用标准，实现责、权、利相结合的考核，实现医院经营目标。

（2）实施精细化管理，可以促进医院实现人力、资金、物资、信息、技术等资源全方位的优化组合，科学整合、高效利用医疗卫生资源。

（3）实施精细化管理，可以提高医院员工的节约意识，加大医院内部挖潜、开源节流、增收节支的力度，降低医疗成本，提高经济效益，提升医院的赢利能力和市场竞争力。

（4）实施资金周转和现金流量的精细化管理，可以抵御和防范医院财务风险，避免因现金匮乏，或因资金周转不灵影响医院正常运行。

（5）实施精细化管理，可以拓展医院管理工作的广度和深度，以科学的管理制度和管理手段为平台，制定和实施各项管理制度和措施，建立起切实可行的工作规范和督察机制，细化岗位职责和健全医院内部管理制度。

二、医院经济管理的原则

精细化管理是建立在常规管理的基础上，并将常规管理引向深入的基本思想和管理模式，是一种以最大限度地减少管理所占用的资源和降低管理成本为主要目标的管理方式。精细管理的本质意义就在于它是一种对战略和目标分解细化和落实的过程，是让医院的战略规划能有效贯彻到每个环节并发挥作用的过程，同时也是提升医院整体执行能力的一个重要途径。

1. 全面性原则

经济运行精细化管理的全面性原则体现在四个层面。

一是全方位覆盖，就是要把精细化管理覆盖到医院全部经济活动范围，从医院的预算、收入、支出、物资等到绩效、项目等多环节各方面都能网络化覆盖，没有盲点，不留空白，确保任务落到实处，工作取得实效。

二是全过程管控，就是对医院经济运行的全过程进行有效的管理和控制，精细化不是个别环节、个别程序的特殊规定，应贯穿于一切工作的始终，在时间上实现事前科学决策、事中有效掌控、事后及时总结提炼升华的全过程精细。建立从预算执行、药品及材料供应、收入、成本、绩效评价等一整套的管理控制体系，对每一个环节都严格把关，进而达到控制成本、保证质量、提高效益的目的。

三是全体系联动，就是医院内的各个科室、部门都能有机衔接、顺畅沟通、相互协同，在宏观上能够统筹规划、整合资源，在管理上能够协调运作、优势互补，在服务上能够营造环境、保驾护航。

四是全院动员，全员参与。只有突出每个员工在精细化管理中的主体地位，激发每个员工的工作激情，才能实现精细化管理的全方位、全领域、全覆盖。

2. 细化原则

经济运行精细化管理具体是把工作做细，管理做细，流程管细，其主要体现在三个层面。

一是要做到目标清晰化。就是清晰地设定医院总体目标、中期目标、年度目标、阶段目标，并通过细化、量化和标准化，分解为具体的、可操作的子目标，落实到每个部门、每个科室、每个成员，纵向到底横向到边，不留死角。

二是指标系统化。就是系统地设置医院经济运行的各项指标，全面反映考核对象的主要内容，通过各项指标之间的有机联系，达到统筹兼顾，整体最优，促使医院实现发展目标。

三是操作精细化。就是要用具体明确的量化标准取代笼统、模糊的管理要求，把管理内容逐一分解、量化为具体数字、程序、责任，使每项工作都能看得见、摸得着、说得准。

3. 创新性原则

创新是医院发展的不竭动力。精细化管理的创新主要是理念创新、技术创新、方法创新，要步步领先，追求卓越。要建立完善医院经济管理的创新体系，充分利用互联网技术实现医院经济管理过程的信息化、自动化管理。同时要充分相信群众，尊重群众的首创精神，并积极重视、支持、鼓励员工创新成果的传播、推广。

4. 严肃性原则

精细化管理严肃性原则主要体现对管理制度和流程的执行与控制要严格考核，严明纪律、严谨作风。严格考核就是要根据经济管理的目标来量化指标，根据指标来科学制定考核办法，动态监控，奖罚分明，严格兑现，将干部的使用与考核挂钩，将员工的薪酬与绩效挂钩，最大限度地克服考核中的主观性，坚决避免随意性。严明纪律，就是要从严治院，加强组织性、计划性、准确性和纪律性，严格执行经济管理法规、制度、规定、流程等，坚决纠正管理松懈、作风松散、纪律松弛等现象。严谨作风，就是对待工作要认真细致、周到严谨，完成任务兢兢业业、高度负责，处理事务秉公办事、坚持原则，从事管理要恪尽职守、执行标准。

5. 持续性原则

精细化管理的本质意义就在于它是一种对战略和目标分解细化和落实的过程，是让医院的战略规划能有效贯彻到每个环节并发挥作用的过程，同时也是提升医院整体执行能力的一个重要途径。因此，精细化管理始终不能停歇、间断，要形成连续性的规范动作与良好习惯，达到制度化、程序化、规范化。

三、医院经济管理框架体系

医院在开展医疗、科研、教学的过程中，需要耗费一定的人、财、物等资源，医院的医疗、科研、教学等活动最终都可以反映到经济活动上来。医院功能发挥的过程也就是资源耗费的过程，有效利用卫生资源就是医院经济管理的主要内容。精细化经济管理的本质意义就在于它是一种对战略和目标分解细化和落实的过程，是让医院的战略规划能有效贯彻到每个环节并发挥作用的过程。一所医院在确立了建设"精细管理工程"这一带有方向性的思路后，重要的就是结合医院的现状，按照"精细"的思路，找准关键问题、薄弱环节，分阶段进行，每阶段性完成一个体系，便实施运转、完善一个体系，并牵动修改相关体系，只有这样才能最终整合全部体系，实现精细管理工程在医院发展中的功能、效果、作用。

医院经济管理所包含的内容很多，从经济管理的过程来看，包括资源的获取、使用与产出的效果，如药品、卫生材料、设备等的购置与使用，基本设施的建设、人员的配置等，以及所投入的资源的使用效果及其合规、合法性。医院经济的精细化管理应该涵盖整个经济运行的全过程。按照新的《医院财务制度》与《会计制度》及卫健委《关于加强医疗机构财务部门管理职能、规范医院经济核算与分配管理的规定》，结合医院经济管理的具体要求，医院经济精细化管理应包括以下内容：预算管理、资金管理、卫生耗材管理、药品管理、招标采购及经济合同管理、固定资产管理、收入管理、成本管理、支出管理、投资管理、物价收费管理、医疗保险管理、绩效管理、内部审计管理、财务报告与分析管理、经济运行精细化管理信息系统构建，如图3-1所示。

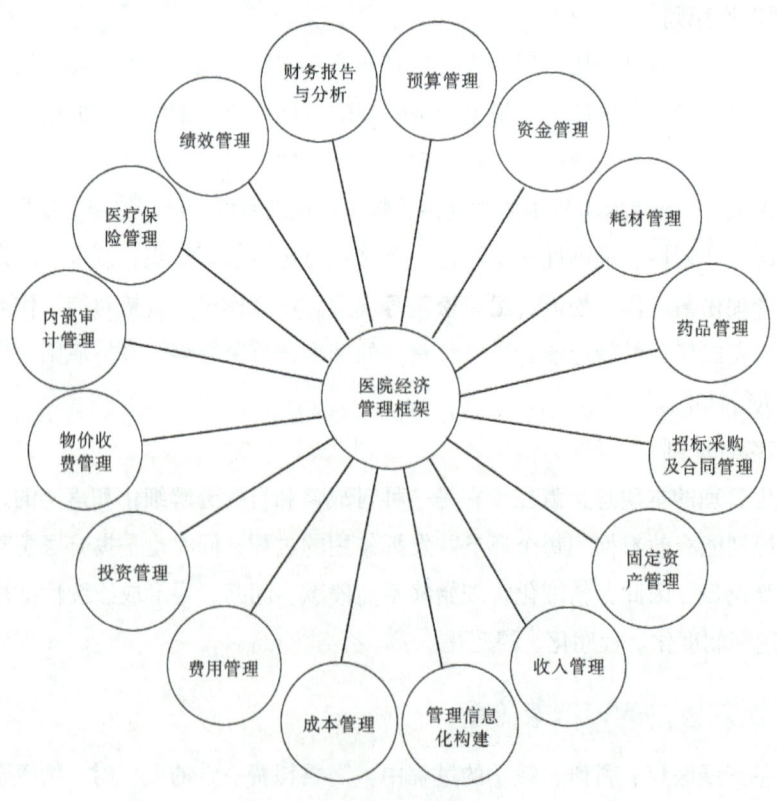

图3-1　医院经济管理框架

四、医院经济管理维度设计

精细化管理，它是一种管理理念和管理技术，是通过规则的系统化和细化，运用程序化、标准化、数据化和信息化的手段，组织管理各单元精确、高效、协同和持续运行，以获得更高效率、更高效益和更强竞争力。"精"就是切中要点，抓住运营管理中的关键环节；"细"就是管理标准的具体量化、考核、督促和执行。精细化管理的核心在于实行刚性的制度，规范人的行为，强化责任的落实，以形成优良的执行文化。因此，按照精细化概念的精髓，医院经济管理的构建应该从以下六个维度来展开。如图 3-2 所示。

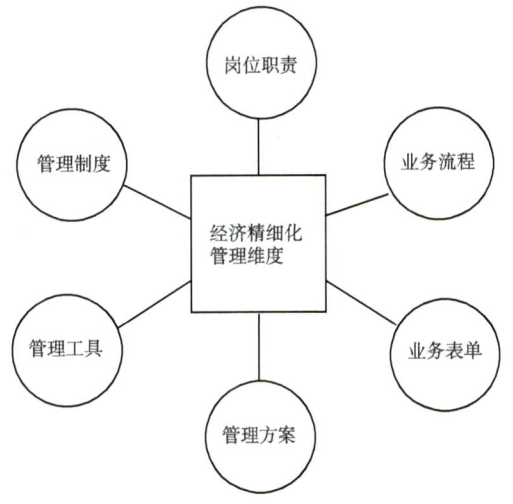

图 3-2　经济运行精细化的管理维度

1. 岗位职责

岗位职责指一个岗位所要求的需要去完成的工作内容及应当承担的责任范围。岗位是医院为完成某项任务而确立的，由工种、职务、职称和等级内容组成。职责是职务与责任的统一，由授权范围和相应的责任两部分组成。岗位职责是医院考核的依据，有助于规范操作行为，有效地防止因职务重叠而发生的工作扯皮现象，提高工作效率和工作质量。

2. 管理制度

管理制度是医院对管理活动的制度安排，是医院员工在医院医疗活动中共同遵守的规则和准则的总称。良好的医院管理制度不仅可以保障医院经济运行的有序、规范，降低医院的运作成本，而且可以使经济管理有据可依，防止管理的随意性，实现医院的经营目标。

3. 业务流程

业务流程是为达到特定的价值目标而由不同的人共同完成的一系列活动。活动之间不仅有严格的先后顺序，而且活动的内容、方式、责任等也都有明确的界定，以使不同挥动在不同岗位角色之间转手交接成为可能。业务流程是对医院经济管理业务的一种描述，设计时主要以流程图的方式进行。业务流程图则是以适当的符号表示全部工作事项，来描述工作活动流向顺序的。业务流程图由一个开始节点、一个结束阶段及若干中间环节组成，中间环节的每个分支要设有明确的分支判断条件。

4. 管理工具

管理工具是指管理思想、处理方法、创新思维等，是医院处理经济管理问题的有效方法。医院成功的关键在于科学的管理，强化医院的管理已经成为人们的共识，医院的管理需要高素质的管理者，而具备先进管理思想和掌握科学管理方法的人备受青睐。管理工具的本质是管理规律发生作用所需条件的物化准备，是管理者人体功能器官的延伸和放大。管理工具是管理者最好的帮手，是管理者管理水平高低的标志。

5. 业务表单

业务表单是指医院在经济管理过程中需要用到的各项表单。做好表单管理是使医院经济管理标准化、规范化、流程化最基本的步骤，做好表单管理也便于监控，便于实施管理。

6. 管理方案

管理方案是医院进行经济管理工作的具体计划或对某一问题制定的规划。一般有指导思想、主要目标、工作重点、实施步骤、相关措施、具体要求等项目，是对医院经济管理工作做出的全面、具体而又明确安排的计划类文件。

（贾　娜）

第二节　医院支出和成本核算管理

一、医院支出管理体系设计

（一）医院支出及分类

支出是指医院开展医疗服务及其他业务活动过程中发生的资产、资金耗费和损失，包括医疗业务成本、财政项目补助支出、科教项目支出、管理费用和其他支出。

按照支出的功能分类，医院的支出分为医疗业务成本、财政项目补助支出、科教项目支出、管理费用和其他支出。

1. 医疗业务成本

医疗业务成本是指医院开展医疗服务及其辅助活动发生的支出，包括人员经费、耗用的药品及卫生材料费、固定资产折旧费、无形资产摊销费、提取医疗风险基金和其他支出，不包括财政补助收入和科教项目收入形成的固定资产折旧和无形资产摊销。

医疗业务成本是医院为了提供医疗服务而发生，按照成本项目、医疗科室等进行归集的直接支出。

2. 财政项目补助支出

财政项目补助支出是指医院利用财政项目补助收入发生的项目支出。

3. 科教项目支出

科教项目支出是指医院使用财政补助收入以外的科研、教学项目收入开展科研、教学活动所发生的各项支出。

4. 管理费用

管理费用是指医院行政及后勤管理部门为组织、管理医疗、科研、教学业务活动所发生的各项支出，包括医院行政及后勤管理部门发生的人员经费、公用经费、资产折旧（摊销）费等支出，以及医院统一负担的离退休人员经费、坏账损失、银行借款利息支出、银行手续费支出、汇兑损益、聘请中介机构费、印花税、房产税、车船使用税等。

管理费用属于期间支出，即为医院发生的、不能合理地归属于具体项目或对象，而且只能按照一定会计期间归集的支出。

5. 其他支出

其他支出是指医院上述项目以外的支出，为本期发生的，无法归属到医疗业务成本、财政项目补助支出、科教项目支出、管理费用中的支出，包括出租固定资产的折旧及维修费、食堂支出、罚没支出、捐赠支出、财产物资盘亏和毁损损失等。

医院支出管理是指为了保证支出业务活动规范有序，提高利用效率，保护资产的安全、完整，防止、发现、纠正错误与舞弊，确保医院支出控制目标的实现，而对支出的各个工作岗位在授权批准、分工负责的前提下，采用一系列具有控制职能的方法、措施和程序，明确行政领导和职能部门有关人员在处理支出业务活动过程中的职责分工，相互联系、相互制约，对支出业务活动进行有效组织、制约、考核和调节，组成一个严密控制管理体系。

（二）医院支出管理体系

医院支出管理应实行统一领导，集中管理，总会计师/分管院领导负责本院的财务支出控制工作，医院法定代表人对支出控制的建立和有效实施负责，财务部门具体负责支出控制措施的落实。医院建立健全完善的内部管理控制体系，并得以很好地执行，不仅会对控制支出、防范风险起到较大的作用，也会促使医院整体效益提高。

设计支出管理体系的目的有以下两点。

（1）规范医院支出的核算及管理工作。

（2）提升医院财务管理能力，使医院支出报销处理过程规范化，控制医院内耗，节约成本，不断完善财务制度体系。

医院支出管理是对所有支出的整个活动过程的控制，相关部门和各个环节的支出控制工作既相对独立，各项控制措施又贯穿于整个医院经济业务活动全过程之中，支出管理处于医院管理的重要地位。医院支出业务包括预算、支付、审核、核算、分析与考核等基本环节，这些基本环节都是支出控制的要点。如图3-3所示。

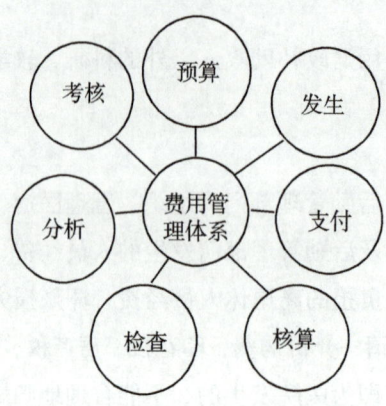

图 3-3 支出管理体系

（三）医院支出精细化管理设计维度及要素

医院支出的精细化管理的本质是医院要加强对成本支出的管理，合理控制成本的支出和使用，掌握成本支出管理中可能存在的各类风险，并在成本支出管理中加以预防。要实现精、准、细、严四个特征，精是目标精确，准是信息准确，细是执行细化，严是监控严格。医院支出精细化管理体系要素见表3-1。

表 3-1 支出管理体系设计要素

设计维度	设计要素	设计维度	设计要素
岗位职责	支出审批人员岗位职责 经办支出人员岗位职责 财务部会计人员岗位职责	管理工具	支出确认原则与方法 支出控制方法
管理制度	医院支出管理制度 医院经费审批制度	业务表单	支出报销单 支出申请单 出差费报销单 电费分配表 材料采购成本计算表
业务流程	支出管理流程 差旅费报销流程 科研经费报销流程	管理方案	支出控制管理方案 日常公用支出管理方案 维修费管理方案 差旅费管理方案 科研经费管理方案

二、医院支出管理岗位职责设计

（一）支出审批人员岗位职责（表3-2）

表3-2　支出审批人员岗位职责

支出审批人员岗位职责
·审核支出定额、预算、制度和流程
·复核支出计划，审批定额范围内的支出
·审核定额范围外的支出
·审查、审阅支出管理主要财务报表
·审核支出管理科目的增减和调整申请

（二）经办支出人员岗位职责（表3-3）

表3-3　经办支出人员岗位职责

经办支出人员岗位职责
·负责审核支出报销原始凭证手续及审批是否齐全
·认真审查原始凭证后，办理医院支出的日常报销业务
·每日记录现金日记账和银行存款日记账

（三）财务部门会计人员岗位职责（表3-4）

表3-4　财务部门会计人员岗位职责

财务部门会计人员岗位职责
·复核原始单据的真实性和金额的正确性
·编制记账凭证和明细账，进行账务处理
·定期对支出执行情况进行分析
·编制支出报表，为各级领导的经济决策提供准确的会计资料和经济信息

三、医院支出管理制度设计

（一）医院支出管理制度

为了加强医院支出管理，严格开支标准及开支范围，正确划分资金渠道，合理归集相关支出，依据卫健委《医院财务制度》《医院会计制度》及《医疗机构财务会计内部控制规定（试行）》等相关文件，制定本制度。

1. 医院支出的确认

第1条　医院经济活动的支出包括：人员支出；药品采购支出；卫生材料、其他材料、低值易耗品采购支出；办公用品采购支出；设备采购支出；专项支出；各项基金支出；修缮项目支出；列入年度预算的基本建设工程项目支出；单位维持日常运转的其他支出等。

第2条 严格执行国家的法律法规及有关政策，遵守财务制度和财经纪律，各项支出均应符合财务制度规定的开支标准和开支范围。

第3条 各项资金的使用，应正确划分资金渠道，按照制度规定科目分别核算。

2. 医院支出的审批

第4条 医院法定代表人或授权的相关部门负责人按照审批权限履行审批职责，根据单位财务计划、年度预算及经济合同（协议），负责审批相关权限范围内的支出。各项支出审批程序必须遵循各级归口管理部门负责制，不得办理越级审批。

第5条 医院支出应由各归口管理部门负责，按照批复的年度预算提出分月用款计划。财务部门根据批复的年度预算，核准部门用款计划。实行预算指标控制，各项支出均应由归口管理部门负责人按照审批程序执行。

第6条 医院进行设备采购、大型修缮项目，应严格按照财政部门发布的最新政府采购目录标准及限额执行，并经过集体招标、审计、询价后履行相关政府采购程序。

第7条 医院用款计划应在财务部门备案，并由其具体监督实施。

3. 医院支出的审核

医院的各项支出必须由财务部门进行审核。审核支出是否在年度预算控制额度内；审核支出签批手续是否齐全；审核原始凭证项目的真实性、完整性、合法性；审核支出是否符合会计制度规定等项内容。

第8条 审核原始票据。

（1）审核票据是否由国家税务或财政部门统一监制的正式票据。

（2）审核票据的项目大、小写金额是否相符、是否有涂改或挖补、是否加盖出票单位财务专用章等。

（3）审核是否按照审批权限的范围审批签字。

第9条 审核支出项目是否在年度预算范围内。

第10条 设备购置结算付款时，应审核设备购置清单、合同、设备验收单等。

第11条 工程项目结算付款时，应审核相关经济合同（协议）原件、工程进度报告、工程项目完工验收单、结算审计报告等。

第12条 其他相关审核要求。

（1）人员经费支出及对个人和家庭补助支出应严格按照国家和人事部门规定的标准执行，不得任意扩大支出标准。

（2）公用经费支出应严格按照预算核定的数额，采用定额管理，严格控制执行。

（3）专项资金支出应根据量入为出的原则，专款专用，按照相关项目资金使用规定的用途和开支范围执行。

（4）事业基金、专用基金，应严格按照有关开支范围和开支用途专项列支。

4. 医院支出的结算付款

第13条 医院一切支出必须凭经审核批准的支出申请、协议、合同、发票及有关凭证办理。支付款项所需的主要资料有以下几点。

（1）原始发票。

（2）年度预算批复文件（含预算追加批复文件）。

（3）审批权限范围的责任人签字。

（4）经济合同（协议）原件。

（5）其他（工程项目结算付款须有工程进度报告、工程项目完工验收单、结算审计报告等；设备购置结算付款须有设备购置清单、设备验收单等）。

第14条 财务部门付款要求。

（1）财务部门应按照医院财务管理规定，严格审核相关原始单据。

（2）财务人员应按照医院的支出审批程序，确认相应审批签字手续完备后，方可付款。

（3）签发支票时，必须填写收款单位名称（与发票一致）、出票日期、金额、用途及密码，并由领用人签字确认，方可领取。

（4）需支付现金时，应严格按照国家现金管理条例的规定办理。

5. 附则

第15条 本制度自20××年××月××日起实施。

（二）医院支出审批制度

为规范财务管理，充分发挥财务核算、监督职能，最大程度发挥社会效益和经济效益，明确资金使用权限和支付职责，根据《会计法》《医院财务制度》《医院会计制度》等制度，特制订本制度。

1. 总则

第1条 严格执行国家规定的各项财务规章制度，维护财经纪律。医院各部门应当认真执行国家的法律、法规，各项开支均要符合国家规定的标准和范围。

第2条 严格执行经批准的支出预算。严格按照批准的预算执行，避免支出的盲目性和随机性，确保医院有限的资金在开展各项业务活动过程中得到合理的分配和使用。

第3条 节约支出，提高资金使用效益。医院在支出管理中，要精打细算，厉行节约，反对铺张浪费，争取用较少资金办更多的事。

第4条 建立有效的制约机制，严格执行内部控制制度。一项经济业务不能仅由同一部门或同一人办理全过程，经办、审批、审验应由不同部门或不同人承担。物品的采购入库、出库都要由当事人确认。现金、票据的领取和付出要按照分工，由执行不同职能的财务人员共同办理。

第5条 严格管理程序。各类经济业务应根据种类、属性分别由相关职能部门把关，并根据不同审批权限，经医院各级领导批准，由财务部门执行。

2. 设备购置支出

第6条 各部门购置设备（包括医疗器械、家具、被服、器械、车辆等）要严格执行医院预算管理制度，编制购置计划，由采购部门、设备处、总务后勤部门等部门汇总上报主管院长，经院长办公会研讨后，根据轻重缓急结合财力的可能，与财务部门共同编制年度购置预算计划，并下达到有关部门严格执行。

第7条 执行时应按下列权限审批。

（1）单价在500元以下的预算内购置费，要填制设备购置申请单，经所在科室负责人提出购置理由，采购部门、设备处、总务后勤部门负责人审批即可办理。

（2）单价在500元~1万元的预算内设备购置费，首先使用科室填报购置申请单，经采购部门、设备处、总务后勤部门确认后，报请主管院长批准后购置。

（3）单价在1万元以上10万元以下的计划内设备购置费，购置前必须根据申报的内容召开专门论证会，对产品质量、规格、性能、价格、主要用途、使用技术、安装条件、维修保养、成本、成本回收期等写出可行性论证报告，经院审计部门审计，院长批准后方能购买。

（4）单价在10万元以上的计划内设备购置费，需经院长办公会讨论通过、院长签批后，方可购置。相关院长办公会纪要需在财务部门备案。

（5）购买仪器设备等凡单价在1000元以上者，均需有两个人经手洽商；1万元以上者，应由采购部门、审计处、主管院长参与，并应签订购货合同。

（6）凡预算外开支项目，单价2000元以下的设备购置，比照上述第2条执行。单价2000元以上的，按第4条执行，要经院长办公会讨论研究批准后执行。

第8条 各科室新购置设备，原则上实行有偿占用制度，按成本计算回收期限，签订按期偿还协议，由人事部门、财务部门照章执行。更新改造等基建项目、由财政拨款/科室基金/课题费购置、新设科室购置必需基本设备等，不扣科室成本。

第9条 严格控制各类仪器设备"先试用后购买"的做法，如必须试用，事前要经主管院长同意，试用合格需购入时，按规定履行各项手续，不得先斩后奏。

第10条 凡预付货款，应控制在30%以内，并按年度预算安排签订合同协议，附购置设备申请单。结算时，一定要经设备使用科室与物资管理部门专人验收合格并签字确认后，方能支付。国内预付订货款报账期限不得超过三个月，国外不得超过半年，在此期限内，经办负责人必须主动到财务部门办理结账手续。

3. 修缮费及设备维修费支出

第 11 条 凡修缮和设备维修及零星基建项目要在年度 12 月 20 日前由总务后勤部门、设备处分别提出下年度计划，经院长办公会集体研究后，与财务部门根据所列项目，结合经费状况，妥善确定急需的重点，编入年度预算，审批权限如下。

（1）单项工程在 10 000 元以内的修缮和仪器维修经办部门负责人要对支出、质量进行实际考察，根据要求签订合同、协议，报主管院长批准后，方可按合同、协议内容施工。

（2）单项工程在 10 000 元以上（包括零星基建）要由总务后勤部门、设备处提出立项计划，通过招标进行支出比较和调研情况，写出书面报告，经院长办公会讨论通过，院长审批。工程预算必须经由医院审计处审计，出具审计意见后，方可预付工程款施工，30 万元以上的维修工程送主管部门审计事务所审计后执行。

（3）因业务需要必须送院外修理的设备（包括车辆），送出前要写出外送修理理由及预计支出的报告，经主管领导携同有关人员进行实地验证批准后，方能外送修理。

第 12 条 各项工程修缮、修理，如需预付款时，最多不得超过合同总标的的 30%，否则按工程进度分段付款，所有签订的合同应附工程预算单及工程项目清单，经办处室负责人首先审查签章，经审计处出具审计意见后，送交院领导批准。工程结算时，经工程科和使用部门专人验收并出具验收合格报告，审计处出具审计报告后，按合同规定结算付款。

4. 库房物资支出

第 13 条 库房要在各部门主管领导下，于年度 12 月 20 日前根据当年的购入情况、实际消耗、年末结存，结合下一年度的业务发展，本着减少库存、加快周转的原则，编制采购计划表，并列出各项增减百分比，注明主要原因，报主管院长审批后，编入下年度预算，本着勤俭办事业的原则，精打细算，不得超支。科室如遇计划外的特殊开支，要填写购置申请书，各有关部门签署意见，处领导同意，主管院长批准，方可办理。各科室领用物资消耗与科室成本核算密切挂钩。

第 14 条 采购员应严格执行医院物资采购流程的规定，保证所购物资的质量，防止购入伪劣商品，库管员验收入库要严格把关，拒绝不符合要求的商品入库。

第 15 条 发票必须盖有报销专用章，采购经办人、库房验收人与各部门负责人签字，入库单有物资会计签章（电子）方与报销，结合《物资赊购流程》（附件）与《医院支付结算办法》办理物资款项结算业务。

第 16 条 库存药品如遇价格变动（上浮或下调）应分类列示调价药品的数量、金额，药品采购及药房主任签字确认后报会计室做调账处理。

第 17 条 要坚持盘点制度，对盘盈、盘亏无论数字多少，均需填制"盘点表"，如为合理损耗，"盘点表"经实物管理部门负责人、库管员、监盘员签字确认后报会计室作为调账依据；如为管理不善造成的盈亏，应交由主管院长审批，签署处理意见后报会计室作为调账依据，金额较大者需报请院长办公会签署处理意见后报会计室作为调账依据。

第18条　物资会计按月与财务部门会计核对账面余额，发现差错及时更正，确保账账相符。

第19条　为节约各种消耗品的开支，购入要有计划，库存要有限额，消耗要有规律和定额，严格执行有关制度，坚决杜绝有章不循的错误做法，防止浪费和漏洞，加强各库房的信息共享，做好库存物资的调配工作，最大限度地降低库存量，提高物资周转率。

5. 人员经费支出

第20条　全院各类各项人员经费开支（非教育类），均由人事部门审核批准后方可支取。基职工资、各项津贴、补贴等按人事部门通知的标准范围定期核算、发放。新增调入人员、离退休人员、调出人员、出国人员、科室间人员调动等凭人事部门通知做工资变更。

第21条　交通补贴、取暖补贴、卫生材料、夜餐费、拖班费、加班费等在上级规定范围标准内，经人事部门核定后发放。

第22条　临时工、返聘人员工资，用人科室制表，报人事部门审批、主管院领导批准后到会计室支取。清洁公司、服务公司等支出按合同规定执行，要通过人事部门审核、主管院长批准后支取。干部职务津贴，以月度为单位按医院规定的标准，由人事部门、财务部门负责人审批后发放。

第23条　节日补贴、出勤补贴、清凉饮料费等由人事部门通知按根据医院规定定期统一发放。

第24条　抚恤金、丧葬费、临时或定期福利补助等均凭人事部门通知的标准发放。

第25条　奖金、集体福利等开支，根据医院相关政策按月核算，统一制表，人事部门审核，经财务部门负责人、主管院长、院长审批，于次月底发放。

第26条　关于周六、日加班、外出会诊、挂牌提成等，客服部、会计室奖金岗制表，经人事部门、主管院长、院长批准后，随奖金发放。

第27条　逢年过节及特殊情况的单项奖励，经院务会讨论，制定出发放的范围和标准，各科申报名单，人事部门复核，经院领导批准后发放。

6. 公用经费支出

第28条　差旅费：凡到外地出差凭申请单、会议通知单经科主任签注意见，学术性会议经科研处审批，培训出差经教育处审批，工作出差经院办审批后，报主管院长批准，方可借款。返院后三日内凭原始发票，相关领导审批后，按国家统一规定报销；学术性会议还需经科教处审批后方与报销。

第29条　宣传学习费、老干部活动经费、退休人员活动经费、青年活动经费、福利费，均按照上级规定的标准，每月分别提取转账，由各分管部门负责人及主管院领导根据所提经费使用，合理安排支出并审批签字。

第30条 邮电费、通信费、水电费、热力费、养路费、排污费、生活垃圾清运费等均通过银行无承付托收，由总务后勤部门及相关工作人员分清各自所属支出，发票经签字确认报主管院长批准后交会计室做账务处理。购买冬煤、汽油、融雪剂，总务后勤部门经办，按规定审批后报销。

第31条 凡购买彩卷、色带、幻灯片、扩印等，由科室申请，电教室主任审批，并登记签字后方可报销。如预算内一次开支超过500元时，则需报请主管院长批准。

第32条 职工培训费要严格掌握，不得超支，无论是脱产或业余，到本市或外地进修学习，均由本人申请，科主任签注意见，科教处登记备案，主管院长批准后方能报账。

第33条 出租车费仅用于公干，报销时需当事人、科主任签字，并经车房负责人确认当时无法派车，由主管院长批准后方能报账。

第34条 餐费报销时，需注明用途，500元以下由主管院长审批，500元以上必须经院长批准。

第35条 各科室使用公用饭卡、客饭需遵守《医院客饭管理规定》。

7. 职工公费医疗支出

根据本院职工公费医疗管理办法，明确以下报销范围、标准及时间。

第36条 门诊药费由个人先行垫付现金，每季度报销时按市公疗办规定的比例报销。

第37条 门诊检查、化验、治疗支出仍使用记账单，自负20%，单项计费500元以上的材料费要自负50%。

第38条 急诊所有支出，现金垫付，报销时自负部分同上。

第39条 全部住院支出自付支出参照"本院职工门诊及住院医药费报销比例"。

第40条 在职职工药费按季度报销，各科室医疗费负责人将药费收据汇集后交公费医疗办公室审核，确认后输机，会计室将报销金额打入职工工资账户。

第41条 离、退休职工急诊药费及外院就诊所发生的医药费每两个月经院公费医疗办公室审核后，由会计室报销现金；在本院发生的医药费，先由院公费医疗办公室审核后，使用记账单，在门诊收费处交自负部分。

8. 科研教学经费支出

第42条 医院科研基金和课题经费支出，来自上级拨款及医院专用基金，主要用于医院的科研事业支出，按照科研费支出的项目计划使用时，课题负责人签字确认后，交科教处签字登记，按审批权限报主管院长、院长批准，准予报销。

第43条 上级主管部门拨来科研专款必须专款专用，500元以内的开支由经手人签字，课题负责人审批，科研办签字，超过500元者再报主管院长批准后报销，10 000元以上者报院长批准后报销。

第44条 教学经费，只能用于与教学直接相关的项目开支。500元以下的开支由教育处主任审批,超过 500 元者报主管教学院长批准后方能报销,10 000 元以上还需报院长批准。

9. 附则

第 45 条 报销时,发货票应按"签字专用章"上的内容,由经办人、经办负责人、验收人、验收负责人、主管院领导、院长、财务审核人等签批意见,并标明用途和经费来源。特别强调:必须要有经办人签字,而且验收人与经办人不能是同一人。

第 46 条 部分经济事项的签批环节可适当简化。

(1) 同一事项先申请、又借款、后报销的,在事项内容保持不变、金额确定、不超支的条件下,可省略相重合的签批环节。

(2) 常规性、周期性开支,事先由医院订立标准者,需相关部门确认数量的合理性后,可提高一级授权额度。例如,伙食补贴,人事部门可根据考勤核算出应付金额,主管院长签批即可。

(3) 已订立的合同开支,每月均有发生且金额固定者,可提高一级授权额度。

第 47 条 医院业务多,开支项目杂,本制度中未能详尽列示者或实施后新发生的开支业务,比照相关规定办理。

第 48 条 本管理办法自公布之日起实施。

第 49 条 本制度解释权在财务部门。

第 50 条 本制度自 20×× 年 ×× 月 ×× 日起实施。

四、医院支出管理流程设计

(一)支出管理流程图(表 3-5、图 3-4)

表 3-5 医院支出管理关键节点说明

医院支出管理说明
支出申请人应按照相应的批示文件申请支出
各部门领导负责审核支出申请;经审核内容合法、数字无误后,在支出申请上签字确认并报上级领导审批
财务部门负责人根据各部门的预算,核查各项支出申请的合理性,对预算内的各项支出申请进行审批并签字
对预算外或超预算的支出申请,财务部门负责人签署意见后交院长审批
出纳人员编制记账凭证,将款项支付给申请部门
出纳人员按支付的现金或支票,分别登记现金日记账或银行存款日记账
会计人员登记明细分类账及总账
会计人员将各种支出纳入财务报表的对应项目中,确保账账相符、账表对应

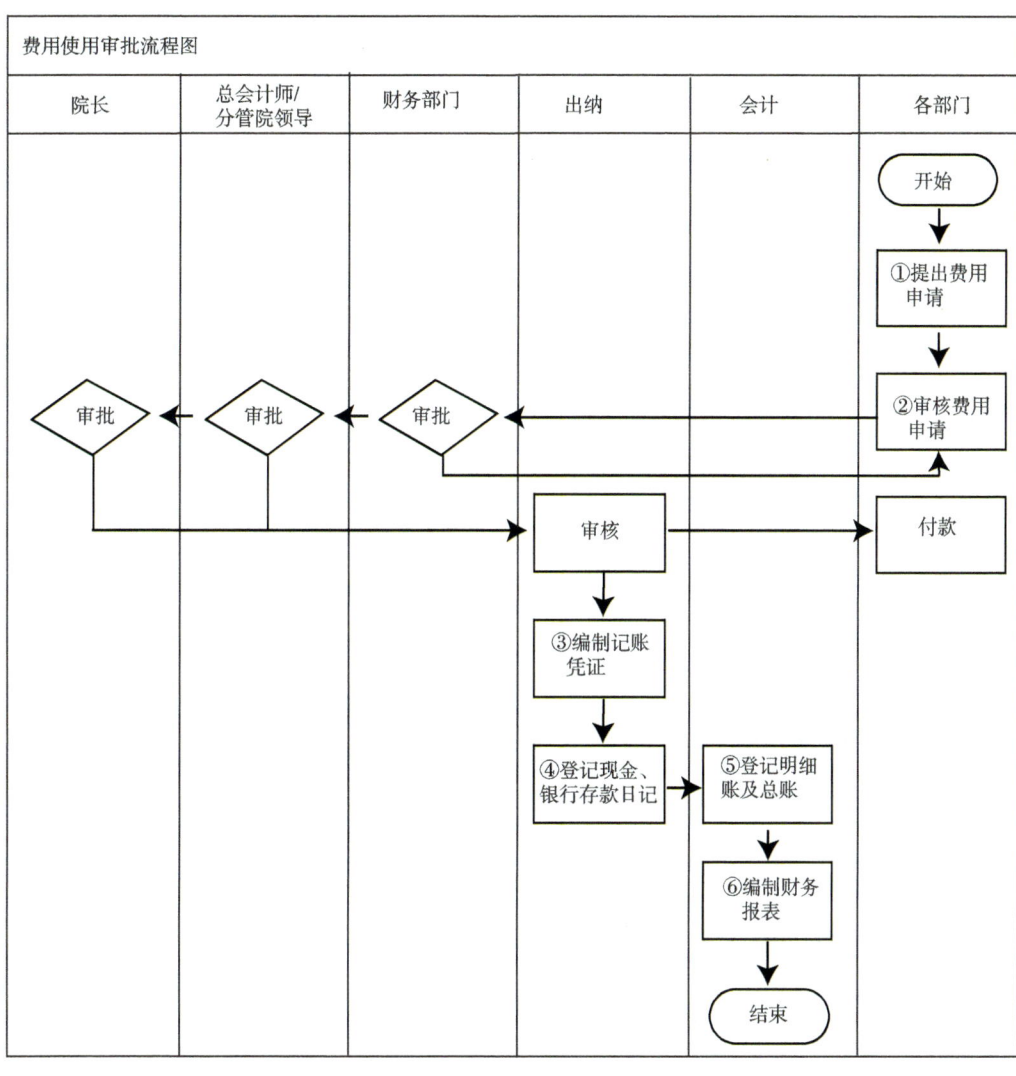

图 3-4　医院支出管理流程图

（二）差旅费报销流程图（图3-5、表3-6）

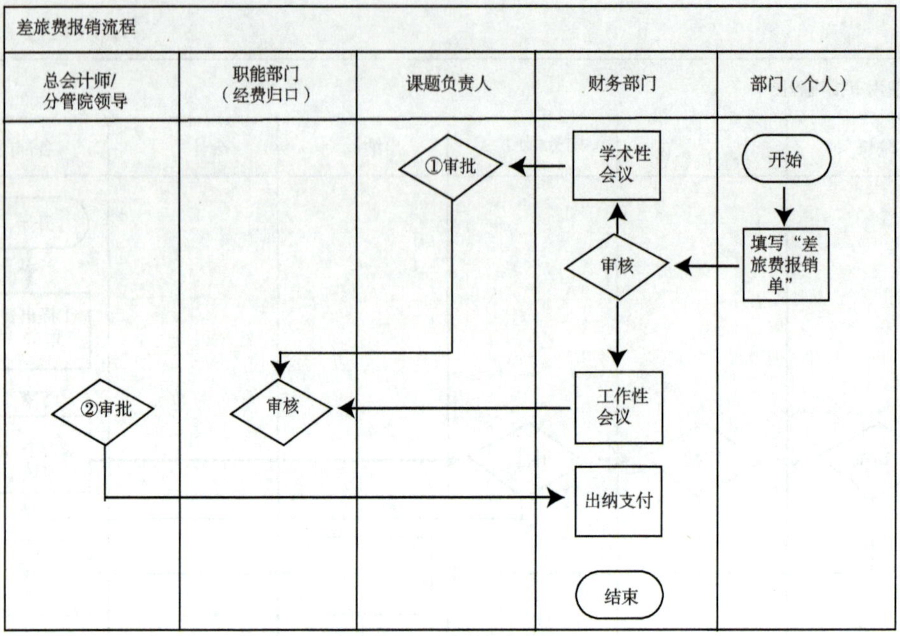

图3-5 差旅费报销流程图

表3-6 差旅费报销关键节点说明

关键节点	差旅费报销关键节点说明
①	审批流程详见"科研经费报销流程图"
②	审批流程详见"支出管理流程图"

（三）科研经费报销流程图（图3-6、表3-7）

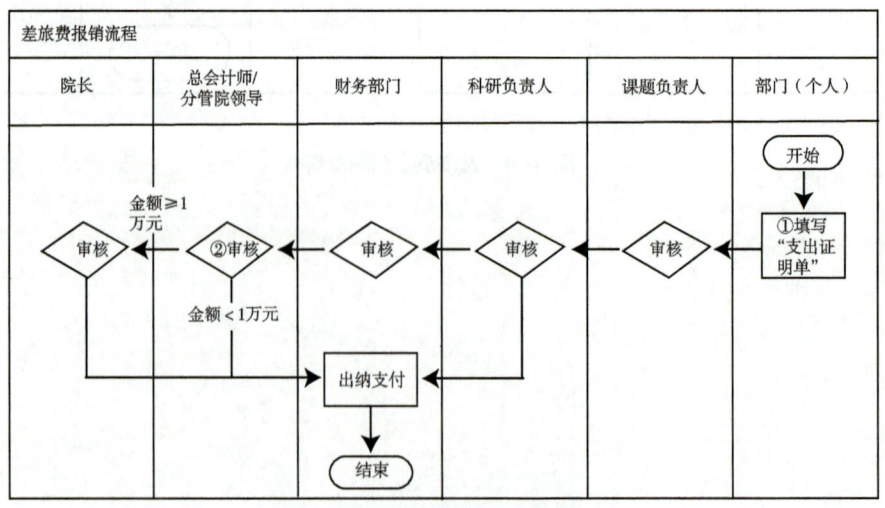

图3-6 科研经费报销流程图

表 3-7　科研经费报销关键节点说明

关键节点	科研经费报销关键节点说明
①	填写"支出证明单",并附相关发票
②	金额小于 1 万元由总会计师/分管院领导审批后,财务直接支付;金额大于等于 1 万元,报院长审批

五、医院成本管理的内容与意义

通过成本核算能更新医院经营管理理念,提高全体员工的成本意识,有效地控制支出,节能减耗,降低医疗运营成本,从而增强医院生存和竞争能力。为了保证成本核算的准确性,医院要加强财务管理,细化各部门职责和制度,严格按照权责发生制原则计算成本与收入数据,建立内部服务价格,最终达到财务核算与成本核算并轨,全面、真实、准确地反映医院成本信息。

(一)医院成本的构成

成本是指医院在提供医疗服务过程中,所消耗的物化劳动和活劳动的货币表现。医院的成本构成主要有工资福利支出成本、商品和服务支出成本、对个人和家庭的补助支出成本、固定资产和大修理发生的成本及管理费用等。

1. 工资福利支出成本

工资福利支出成本,是指医院在医疗运营过程中发生的人员支出,包括在职职工和临时聘用人员的支出,如各类人员的基本工资、津贴补贴、奖金、社会保险缴费等用于个人部分的各项支出。

2. 商品和服务支出成本

商品和服务支出成本,是指医院在医疗运营过程中,因购买商品、药品、卫生材料、低值易耗品和支付劳务费、维修费用(设备、房屋)、物业管理、其他工资福利而发生的支出,如办公费、水、电、汽、租赁、培训等各项公用支出的成本。

3. 对个人和家庭的补助支出成本

对个人和家庭的补助支出成本,是指医院在医疗运营过程中发生的对医院职工个人和家庭的补助支出,包括离休费、退休费、退职费、生活补助、救济费、抚恤费、医疗费、住房公积金、购房补贴等。

4. 固定资产和大修理发生的成本

固定资产和大修理发生的成本,是指医院在医疗运营过程中,购置、自行建造固定资产的支出,及固定资产折旧和大修理费用等。如建筑物购置费、办公设备购置费、专用设备购置费、交通工具购置费、基础设施购置费、大修理和固定资产折旧费等。

（二）医院成本的分类

在会计实务和医院管理实务中，由于成本核算目的和管理的需要不同，成本的分类也不同。只有确定了成本核算对象，才能根据不同核算对象的特点，选择合适的成本核算方法。在医院成本核算中涉及的成本种类如表 3-8 所示。

表 3-8　医院成本核算涉及的成本种类

成本分类	成本	作用	局限性
按成本计算对象划分	医院总成本（含医疗、药品成本）	反映一定时期医院耗费总和，能直接反映医院经营状况，是经营预测、决策、补偿的依据	不能充分披露医院内部科室、项目等更细的成本状况，不利于医院精细化管理
	科室成本	反映科室、部门的责任成本，能为科室提供经营决策依据，指导加强对成本的控制，实现全员管理	对医院总的经营决策还需要再加工、挖掘
	项目成本	是医疗收费的定价依据和价值补偿尺度，是医院成本管理的基础	不能满足医院经营预测、决策的需要
	病种成本	反映最终医疗成果的费用总和，是病种付费的依据	不能满足医院经营预测、决策的需要
按成本习性划分	固定成本 变动成本	对医院成本的预测、决策、分析，特别是对控制和寻求降低成本途径有重要作用	不能作为定价和补偿的依据，不能取代全成本
按与特定成本对象的关系划分	直接成本 间接成本	对组织成本核算有重要意义，直接成本按原始凭证计入，间接成本分配后计入。分配后计入对成本影响较大	不能作为定价、补偿和决策的依据
按成本可控性划分	可控成本 不可控成本	对评价成本责任中心非常重要，能增强该中心成本意识，加强考核	主要用于内部管理

（三）医院成本管理的职能定位

随着成本核算、成本控制与医院内部管理活动日益紧密结合，成本管理的技术方法日趋成熟，医院管理者对成本核算与成本控制工作的要求也越来越明确。成本管理工作信息成为医院管理工作众多信息中的一个重要组成部分，最终体现在成本核算与成本控制工作的职能定位上。

1. 成本测算职能

成本管理人员运用科学的技术方法，具体分析各种因素，获取并利用质量较高、可信度较好的成本信息，做好成本核算的基础工作，并将收集到的相关信息，采用正确的成本归集与分配方法，据以计算各科室或各诊疗项目的成本，这是成本核算与成本控制工作的首要职能，也是决定其他职能要素的基础。同时，成本特征决定医院内部核算方法不是唯一的，可根据管理者的需要，采用多种核算方法。

2. 辅助决策职能

通过分析可控成本与不可控成本、直接成本与间接成本、相关成本与不相关成本等不同的成本特性，确定各个成本要素的重要程度及控制策略，初步框定备选方案；并对各个备选方案进行成本效益分析，选择收益最大、成本最低的方案。

3. 成本计划职能

根据成本决策所确定的目标，编制医院成本计划，规定各科室或各诊疗项目的成本水平，提出达到成本计划规定的成本水平应采取的措施及行动方案。成本管理的计划职能是建立在医院整体管理水平和成本管理工作责任制的基础上，对内部各科室控制成本、挖掘降低成本的潜力，提供了制度上的支持。

4. 成本控制职能

在医院成本核算和成本控制过程中，需要对成本发生和形成过程进行控制与干预。同时，对影响成本的各种因素和条件施加主动影响，以达到最大限度地降低成本消耗，使医院在向社会提供医疗服务过程中发生的成本能得到合理补偿。

（四）医院成本管理的意义

成本管理是以降低成本，提高经济效益，增加社会财富为目标而进行的各项管理工作的总称。医院成本管理是对医疗服务成本投入的计划、实施、反馈、评价、调整和控制等各环节和全过程的管理，成本管理对提高医院经济效益起决定性作用，具有重要的现实意义。

1. 成本管理是生财聚财的手段

在医疗运营过程中各个环节耗费和支出的节约，最终的受惠者是医院和患者。一方面，医院以合理的劳动消耗，为社会成员提供更多优质、高效的医疗、保健服务，既减轻患者和社会的负担，又为医院带来良好的口碑，医疗市场份额也随之提高；另一方面，医院作为一个独立核算的经济实体，强化成本管理与控制是加强管理的一种重要手段，是非常必要的。医院增加收入是提高收支结余的手段，降低成本同样是提高收支结余的手段，但后者付出的代价和消耗的资源远远小于前者。

2. 成本管理事关医院的生存与发展

近二十年来医院环境发生了急剧的变化，全球性竞争日益激烈，为了适应竞争的需要，成本管理应运而生。成本是决定医院优质服务在竞争中能否取得份额，以及占有多少份额的关键因素，要求医院不仅要以质优取胜，而且要以价廉取胜。物美价廉是赢得市场信誉的条件。只有在保证安全医疗的前提下，降低不必要的成本支出，才能为降低医疗服务收费创造条件。因此，成本管理是关系医院经营发展和前途的大事，决不可掉以轻心。

3. 成本管理的加强有利于推动其他方面的工作

医院成本管理是对医疗运营过程中的耗费和支出实行科学的管理，是各环节和全过程的管理。成本管理是否有效，取决于医院其他管理工作的配合。如果没有健全的材料物资管理制度，就难以降低平均成本；没有严格的质量成本控制和服务流程优化，就不可能在成本和效率上优于竞争对手，以低成本、低价格取得竞争优势。因此，医院要通过成本管理工作的健全和加强，推动其他方面各项管理工作的健全和加强，努力改变医院自身状况，减少环境对医院的不利影响，实现医院可持续发展的战略目标。

六、医院成本控制与管理

成本控制与管理是医院经营管理中的一项重要内容，现代成本管理的内容不仅仅是孤立地降低成本，而是要在获取最大利益的前提下，相对降低成本支出。成本管理应该是成本效益的管理，其目的是从成本与效益的对比中寻求成本最小化。

（一）成本控制与管理的意义

造成群众看病难、看病贵的原因很多，医疗费用居高不下、药价虚高等就是重要的原因之一。从医院管理的层面，通过加强成本控制与管理，可以使医院各项管理制度及成本控制措施落到实处，改变原来只能在会计核算后由医院管理层做事后控制的被动局面，全成本核算信息的应用，将对医院经营管理模式产生重大的影响。

1. 成本控制与管理是保证医院完成既定管理目标的重要手段

为了保证高质量、高标准地完成医疗服务任务，实现医院发展战略目标规定的效益指标及成本控制目标，医院应将医疗运营过程中的实际成本与成本控制目标值进行比较，了解其差距，分析差异形成的原因，进而采取有效的控制措施；通过标准成本的建立、成本差异的揭示、对成本控制效果进行评价，将成本控制目标值锁定在适度范围内，达到成本控制的目的。

（1）控制费用。从物资的计划、采购等方面着手，健全审批手续，严格执行开支标准，控制不合理费用开支。

（2）控制消耗。在采购、仓储、保管、领取等环节有明确的制度规定，严格执行消耗定额控制与管理，提高物资利用率。

（3）经营控制。对医院来说就是对医疗服务过程的环节控制，抓重点环节，加强对薄弱环节的管理，提高医疗服务质量，减少或杜绝浪费，提高效率和效益。

2. 成本控制与管理是医院增加经济效益的最佳途径

在目前社会主义市场经济不成熟、医疗补偿机制不健全、医疗服务价格主要受国家政策干预的情况下，医院在夹缝中生存的现状，促使医院依靠增加收入来支撑收支平衡。但是，医院增加医疗收入受到诸多条件限制，社会经济的实际支付能力也制约着医院的收入。因此，医院必须将收支平衡的重点转向自身的成本控制，只有降低成本，才是增加医院经济效益的最佳途径。

3. 成本控制与管理是医院在市场竞争中求得生存的保障

在医疗市场进一步开放的形势下，外资、合资和各种股份制医院参与到瓜分医疗市场的行列，国有医院将面临来自多方面的压力和挑战。医院要想保持或占有更多的市场份额，求得可持续发展，不仅需要精湛的医疗技术和良好的医疗服务，还需要对经营策略、经营手段进行调整，加强内部成本核算的控制与管理，把成本控制在同类医院的先进水平上，才能提高自身的安全边际和成本收益率，增强核心竞争能力，在医疗服务市场中立于不败之地。

4. 成本控制与管理是医院内部管理的需要

医院通过研究资源、成本、医疗、质量、工作效率、价格与环境因素之间的关系，配合医院内部控制，提高效率，尽可能获取更多效益。医疗市场的竞争，集中体现在价格和质量的竞争上，价格与成本之间的差额是市场价格竞争的经济界限，如果价格不变，成本降低，医院就能获得更多的盈利；如果医院成本降低不追求增加盈利，可以让利于患者。因此，医院经营管理必须以成本控制为主，开展资源节约工作，这既是落实全面、协调、可持续的科学发展观的要求，也是降低医疗运行成本、实现医院可持续发展的要求。

（二）成本控制与管理必须处理好几种关系

医院成本控制是指经过科学论证成本预测方案所产生的成本目标和成本计划，对构成成本的耗费进行严格的计算、分析、考核和监督，及时揭示偏差，并采取有效措施，纠正不利差异，发展有利差异，使实际成本被限制在预定的目标范围之内的一系列管理活动。

新医改将取消医院的药品加成收入，面对补偿来源出现的新情况、新问题，在解决今后的经济补偿问题上，医院应把立足点放在挖掘内部潜力、优化内部资源结构、有效利用资源、加快建设节约型医院上来。为此，医院在实行成本控制与管理过程中必须处理好以下关系。

1. 理论与实践的关系

医院成本核算、控制与管理是一项实践性很强的工作，除需要有相应的理论作指导外,最重要的是如何将已有的先进管理理论和相关管理程序运用于微观经济管理实践,使其在医院成本管理和控制活动中发挥作用;还需要一大批有志于医院管理,能将理论与实践有机结合,并在实践的过程中不断创新理论的实干家和开拓者。

2. 变革与过渡的关系

医院正面临着宏观经济体制、医疗保险制度、医院补偿机制、现代医学模式的"四大变革",以及产权体制、经营机制、服务模式和竞争方式的"四大转变"。原有的传统管理模式已不能适应新形势的要求,必须努力做到理念现代化、体制市场化、行业标准化、方式科学化、运营高效化、行为规范化,逐步向法制化管理、社会化服务过渡。当前医院的改制与成本管理方式直接相关,加速医院改制是成本控制与管理变革过渡的当务之急。

3. 理念与动力的关系

在市场经济环境中,优胜劣汰的竞争理念、开源节流的效益理念、货币的时间价值理念、投资收益的风险理念、经营资本的保值增值理念,以及"以人为本"的管理理念等共同构成了新医院成本理念。社会主义市场经济理念及机制的形成、建立和完善,是推行、实现、强化医院成本核算管理与控制的基础动力。当前我国医疗服务价格体系,基本上不是由成本核算结果决定体制现状,因而使医院缺乏成本核算管理的原动力;人力资源的非市场化调节,也使医院的间接管理费用很难分摊到位;补偿机制不尽完善,又使医院的全成本核算举步维艰。

4. 标准与目标的关系

规范医疗行为、医疗质量标准、办医方向、服务言行是小康社会目标对卫生事业提出的要求。卫生诊疗项目成本标准化,则是规范医生行为、认真执行医疗服务价格的前提条件;是医院成本核算、控制与管理不可或缺的基础性工作,舍此很难使一切与成本相关的研究与测定具有科学性。卫生诊疗项目成本标准化的主要研究目标:一是形成与我国 HIS 网络相配套的"卫生诊疗项目标准化成本分析系统";二是利用信息网络技术,进一步形成"疾病标准化成本测定系统";三是建立随地区物价差异与变动而动态平衡变化的我国"医疗卫生标准化价格体系"。

5. 管理与创新的关系

管理创新的关键是要适应形势并注意适时。医院管理的人性化与实践性特征,要求我们在成本核算、控制与管理的实践中"以患者为中心";在完善制度、实现标准、简化流程、合理成本、改善环境、构建医院文化、财务风险防范的过程中不断努力创新。注重医院效益与医疗服务质量目标的有机统一、互动发展和双重实现。在继承标准成本、比较分析、最小费用、绩效评估、本量利分析等成本管理技术的同时,借鉴当今良性循环、价值形态、自我完善等新经济定律,适时应用药物经济学方法、技术性能价格比、准时化、计算机集成制造控制法等医院成本控制与管理新技术。

6. 接轨与发展的关系

医疗体制改革的一个核心问题，就是医院管理机制的现代化及与国际医疗管理规范的接轨。我们必须充分利用"后发优势"，学习并借鉴国内外医院成本核算、控制与管理等方面的先进管理方法和国际化管理理念，学习他们对成本控制的系统性、全方位和多角度，重视全面预算管理、有效实行材料物资集中采供、推行"JIT"和"零库存"管理、重视对费用成本和主要开支项目的成本控制等。从而尽快从财务、人力资源、市场开发、质量控制、信息技术等诸方面全面提升医院成本核算、控制与管理的水平，有效融入世界卫生经济的大舞台，以适应当前激烈的竞争环境和复杂的医疗市场氛围，使医院健康、快速地发展。

（三）成本控制分类

在医疗运营过程中，加强医院成本控制比单纯的成本计算更为重要，是医院经济管理最重要和最有效的手段之一。医院成本控制的核心是：将医疗运营过程中发生的实际成本与成本控制目标数值进行比较，了解其差距，分析其原因，进而采取有效的控制措施。通过标准成本的建立、成本差异的揭示、成本控制效果的评估等一系列工作，达到成本控制的目的。医院成本控制分类，主要有以下几种。

1. 按时间不同分类

成本控制按时间不同，可分为事前控制、事中控制和事后控制。

（1）事前控制，是指医院在医疗服务项目执行之前，对影响项目成本的经济活动进行事前的调查、研究、规划、预测和决策，采取降低成本的最佳措施。确定未来期间医疗服务项目的目标成本，以此编制成本计划，作为医院成本控制的依据。

（2）事中控制，是指对医疗服务项目成本的形成、偏离成本计划的差异及其形成原因进行披露，并及时采取适当的措施予以改进，保证成本预算目标的实现。

（3）事后控制，是指在医疗服务项目发生之后，对此期间发生的差异及其形成的原因进行汇总、分析、研究，寻找医疗服务项目成本升降的规律性，提出改进措施，达到不断降低医疗服务项目成本的目的。

2. 按范围不同分类

成本控制按控制的范围不同，可分为广义的成本控制和狭义的成本控制。

（1）广义的成本控制，是指除对日常的医疗服务项目成本进行控制外，还要对事前成本和事后成本进行控制。

（2）狭义的成本控制，仅指对日常的医疗服务项目成本的事中控制，即对其过程的日常控制。

3. 按控制手段不同分类

成本控制按控制手段不同，可分为绝对成本控制和相对成本控制。

（1）绝对成本控制，是指医院在医疗运营过程中，单纯采取精打细算、勤俭节约等措施，对医疗服务项目进行成本控制。

（2）相对成本控制，是指医院在医疗运营过程中，采取开源节流双管齐下的方法，既勤俭节约，又以本量利分析等方法掌握成本、工作量与收支结余之间的关系。挖掘成本最低、工作量最佳、结余最好的成本控制方法。充分利用现有的人、财、物和职能分工，达到控制医疗服务项目成本的目的。

（四）成本控制三步骤

成本核算的最终目的是为了成本控制，从理论上讲，最理想的成本控制方法就是通过测算单项医疗服务项目的标准成本和单病种的标准成本，确定科室的标准成本。但由于医院成本核算还没有发展到全部以单项医疗服务项目为核算单位，所以暂时难以做到。目前不少医院探索运用成本控制三步骤来控制医疗服务成本。

1. 建立成本控制标准

（1）标准成本法，是指医院在充分调查、分析和技术测定的基础上，根据目前已达到的技术水平，在确定有效经营条件下，提供某种医疗服务应当发生的成本。制定标准成本，应确定选择什么水平的成本目标作为现行标准成本。可供选择的标准成本种类很多，主要有三种。

①理想标准成本，是指以现有医疗技术、仪器设备和医院管理处于最佳状态为基础制定的标准成本。它在排除设备故障、工作停顿等一切失误、浪费和耽搁的基础上，只有设备和人员均处于最佳状态下尽最大努力才能实现。由于理想标准成本过于严格，即使对最优秀的医务人员也非易事，会使员工丧失信心，按此所揭示的成本差异会失去实际意义，难以进行日常成本控制与考核。

②基本标准成本，是以某一年的成本为基础制定出来的标准成本。它一经制定，多年保持不变，在较长时期内都使用这种标准作为计算成本的基础。基本标准成本只说明过去而不适应未来的要求，在成本控制与管理中不能直接发挥作用。所以，基本标准成本在实际工作中较少采用。

③正常标准成本，是指根据目前已经达到的医疗技术水平，以有效地利用现有条件为基础所确定的标准成本。在制定时考虑了仪器故障的时间、医务人员所需的停顿，以及正常损耗等一些不可避免的不利因素，充分体现了成本控制的先进性与现实性的统一，在实际工作中得到广泛的应用。

（2）目标成本法，是一种以市场为导向，对独立医疗服务过程，通过市场调查和竞争对手分析，根据客户认可的价值和竞争者的预期反应，估算出未来某一时点预计可实现的医疗收入，扣除目标收益后得到目标成本。计算目标收益的方法有两种。

①目标收益率法。目标收益＝预计业务收入×同类医院先进（或平均）收益率。这种

方法成立的理由是：医院必须达到同类医院的平均收益水平，才能在医疗市场的竞争中求得生存。有的医院使用同行业先进水平的收益率预计目标成本，其理由是别人能办到的事情我们也应该能办到。

②上年收益基数法。目标收益＝上年收益×收益增长率。这种方法成立的理由是：未来是历史的继续，应考虑现有基础（上年收益）；未来不会重复历史，要预计未来的变化（收益增长率），包括环境的改变和自身的进步。有时上级主管部门或医院自身对收益增长率会有明确的要求。另外，政府对医疗服务价格的控制政策，对收益增长率有至关重要的影响。

对目标成本的可行性分析，主要是根据医院实际成本的变动趋势、同类医院的成本水平，充分考虑医院增收节支的潜力，对某一时期的成本总水平作出预计，看其与目标成本的水平是否大体一致。

2. 成本差异分析

医院成本差异分析标准一经制定，必须作为各方面共同遵守的准则和依据，并加以贯彻执行。医院往往在年初制定目标成本，随着工作的开展，实际发生的成本经常与确定的目标成本不符，这两者之间的差额即为成本差异。对于成本差异的分析可以采用变动成本差异分析和固定成本差异分析的方法。

（1）变动成本的高低取决于用量和价格，其成本差异可以归结为价格脱离标准造成的价格差异和用量脱离标准造成的数量差异两类。

①价格差异。价格差异是在物资（药品、器材、医用材料等，下同）采购过程中形成的，应由物资采购部门负责。在按目标价格核算采购物资成本时，根据物资核算分类账户，采用公式：

变动成本差异＝价格差异＋数量差异＝实际数量×（实际价格－目标价格）＋（实际数量－目标数量）×目标价格

变动成本价格差异＝实际数量×（实际价格－目标价格）

变动成本数量差异＝（实际数量－目标数量）×目标价格

计算的结果即为变动成本差异。如果存在不利价格差异，主要从以下几方面分析：a. 价格提高，是否质量提高；b. 是国家政策性提价，还是市场行情发生变化；c. 每批次采购数量是否符合"经济批量"原则。

在分析清楚发生不利差异原因后，应通过以下几方面加以控制：a. 采用公开询价和公开招标的方式，尽可能采购到质优价廉的物资；b. 按照"经济批量"原则，科学组织物资供应与储存，减少不必要的采购成本和储存费用；c. 在保证医疗服务质量的前提下，积极采购价格相对低廉的替代品。

②数量差异。数量差异是在使用过程中形成的，能反映使用物资科室的成本控制情

况。揭示变动成本数量差异的关键，是在医院内部建立一套科学、实用的物资领发制度，使之既能随时反映物资实际数量与目标数量之间的差异，用于日常数量的差异控制，又简便易行，适合医院内部管理的要求。

（2）固定费用总额，在相关范围内不会因服务量的变化而发生变动。但是，在完全成本法下，单位固定费用与服务量的增减成反比例变动。对于与服务量无关的固定费用，只需编制固定费用预算，并以此为基数对实际费用显示的差异进行揭示和控制。其成本差异包括两种。

①预算差异。预算差异是指医院在医疗运营过程中，固定成本的实际数与预算数之间的差额。它不计服务量变动情况，以原来的固定成本预算为标准，当实际数超过预算数即视为耗费过多。

在医疗运营过程中，虽然固定费用总额与服务量无关，但其单位服务量的固定费用却随服务量的变动而反比例变动。因而对于与服务量无关的固定费用差异，要按总额进行差异分析。采用公式：

固定成本预算差异 = 固定成本实际发生数 – 固定成本预算数

固定成本预算差异发生的原因：计划外购置固定资产，超计划雇用辅助人员，工资变动，某些酌量性固定成本（职工培训费、差旅费等）受到医院有关政策影响有所增减。在成本控制方面，医院要严格执行年度财务预算，切实控制费用开支。尤其对某些重大开支，要事先预测和做好效益分析，将费用按项目实行分级归口管理，严格控制部门费用预算。

②能量差异。能量差异是指固定费用预算与固定费用标准之间的差额。其反映医疗运营过程中，未能充分利用现有的卫生资源和服务能力而造成的损失。

由于固定费用特有的形态，在实际工作中，服务量多，则单位服务量分担的此项费用就少。反之，则分担此项费用就多。采用公式：

固定成本能量差异 = 固定成本预算数 – 固定成本目标成本

固定成本能量差异主要是由服务量不足的各种因素引发的，如有质量因素、价格因素、服务因素和情感因素等。发生固定成本能量差异，医院管理者应积极查明原因，采取相应的对策，充分利用现有的医疗资源，提高使用效率，降低单位成本，减少能量差异。

3. 业绩考核及纠正差异

通常把被评价对象按其在成本控制中所要负的责任和控制范围，分为成本中心和收支结余中心。

（1）成本中心。成本中心通常不直接创造医疗收入，所以，在评价其成本控制业绩时，不考核其收入，而着重考核其所发生的成本和费用。成本中心有两种类型，即标准成本中心和费用中心。

（2）收支结余中心。收支结余中心指能直接创造医疗收入，既要对成本负责，又要对收入负责的科室。医院可以根据收支结余情况来评价其成本管理与控制的成效。收支结余中心有两种类型,自然收支结余中心和人为收支结余中心。

七、医院成本分析

成本分析是以财务报表和其他有关资料为依据,对经济活动的收支状况及其结果进行剖析,从而反映医院经济活动过程中存在的利与弊,对改善财务管理、优化经济决策提供重要的成本信息,也是医院实行成本目标管理和分级归口管理的基础。只有经过分析,才能发现成本高低的真实原因,扬长避短,降低成本,提高效益。

(一)成本分析的原则与作用

医院要以马克思主义唯物辩证法为理论基础,以党和国家有关的方针、政策、法规为依据,以目标成本和定额为标准,以健全的成本信息系统为手段,以提高经济效益为核心,全面、系统、及时地对医疗运营成本和效益进行分析,并给予正确的评价。

1. 成本分析的原则

(1)定量分析与定性分析相结合。医院成本状况及其变动,既有质的特征,又有量的界限。所以,医院成本分析应该包括定性与定量两个方面。

对成本变动性质的分析,称为定性分析,目的在于揭示影响资金耗费各因素的性质、内在联系及其变动趋势。对成本变动数量的分析,称为定量分析,目的在于确定成本指标变动幅度及其各因素的影响程度。定性分析是定量分析的基础,定量分析是定性分析的深化。仅有定量分析结果而无定性分析说明,或者仅有定性分析说明而无定量分析资料作为依据,都不能充分发挥成本分析应有的作用。因此,定性分析与定量分析是相辅相成、互为补充的。

(2)全面分析与重点分析相结合。所谓全面分析并非完全指分析内容的全面性,而是说成本分析要着眼于整体,树立全局观念,切忌片面性;必须将成本效益与社会效益结合起来进行分析,运用一分为二的观点,对取得的成绩和存在的问题、有利因素和不利因素、主流和支流等加以区分和正确认识,不能强调一个方面而忽视另一个方面。此外,要以成本费用归集形成的全过程为对象,结合医疗服务各阶段的不同性质和特点进行成本分析。

(3)专业分析与群众分析相结合。成本分析涉及医院所有科室及全体员工的工作业绩,为了使成本分析能够做到经常性和有效性,真正达到成本分析的目的,必须让员工积极参与,使成本分析成为员工的自觉行动。医院在进行成本分析时要上下结合,专业技术人员与一般人员相结合,充分发挥每个科室和广大员工分析成本、降低成本的积极性,把专业分析建立在群众分析的基础上,充分揭露矛盾,深挖提高成本效益的潜力,把成本分析做得有声有色,充分发挥其应有的作用。

(4)经济分析与技术分析相结合。在一定程度上,技术因素起决定性作用,成本分析如果只停留在对经济指标进行分析,不深入到技术领域,结合技术指标进行分析,就不能达到目的。为此，要求成本管理人员通晓一些基本的技术知识，并注意发动技术人员参与成本分析工作，把经济分析与技术分析结合起来，通过经济分析为技术分析提课题，增强技术分析的目的性；而技术分析反过来可能提高经济分析的深度，并从经济效益的角度对所采取的技术措施加以评价，从而通过改进技术来提高经济效益。因此，只有将这两方面分析相结合，才能防止片面性和出现错误的成本分析结论，才能根据技术等因素查明成本指标变动的真实原因，从而全面改进工作，提高经济效益。

（5）纵向分析与横向分析相结合。纵向分析包括本期实际与上期实际比较，本期实际与上年同期实际比较，本期实际与历史最好水平比较，本期实际与有关典型意义时期比较等。这种纵向对比，可以观察医院成本变动趋势，并能找出变动趋势的原因所在，从而保留积极因素，剔除消极因素，使成本指标达到或超过历史最好水平，这是成本分析的主要内容。但在市场经济体制下，医院必须面向市场、面向社会，收集和掌握省内外、国内外同类型医院医疗成本的先进水平资料，广泛开展横向医院之间的对比分析。这种横向对比，有助于医院在更大范围内发现先进与落后的差距，促使医院管理者产生紧迫感，增强竞争力，激发向上和取胜的力量。

（6）事后分析与事前、事中分析相结合。现代成本分析不能局限于事后分析，还应包括事中分析，特别是要开展事前分析。这三个阶段的分析，相互联系，又各有特定作用，不可偏废或忽视任何一种分析。医院只有在成本发生之前就开展预测分析（事前分析），在成本发生过程中实行控制分析（事中分析），在成本形成之后搞好考核分析（事后分析），建立起事前分析、事中分析和事后分析结合起来的完整分析体系，才能将成本分析贯穿于医疗活动的全过程，从而做到事前预测事中发生的问题；事中及时发现差异，提出整改措施；事后正确评价业绩，总结经验，发扬长处，纠正缺陷。也只有这样，才能提前采取相应措施，把影响成本上升的不利因素消灭在萌芽状态，这对搞好全过程的成本管理将起到不可估量的积极作用。

（7）成本核算数据与调查研究相结合。成本分析必须系统掌握和充分利用核算数据，这是做好分析工作的基础。成本管理人员要完整了解实际情况，真正弄清楚问题的实质，从复杂因素中找出关键问题所在，得出全面的分析结论。单凭核算数据远远不够，必须深入实践，有的放矢地进行调查研究，把核算数据和调查研究结合起来，加深认识，进一步提高分析质量。

2. 成本分析的作用

（1）有利于政府主管部门对医院实施管理。政府主管部门通过对医院总成本与收益的比较，可以分析医院的经营发展状况，为制定和调整医疗服务价格及国家对医院的资助标准提供客观数据，减少主观性和盲目性；通过分析同级医院同病种成本，可以比较不同医院的医疗水平及管理水平，为政府合理定价提供可靠数据；通过医疗成本分析，可研究及发现医院经营管理中存在的普遍性问题，有利于改善医院管理，政府主管部门有更多的机会了解医院的运营效果；通过医疗成本分析，促进医院降低成本，在相同技术条件下，为社会提供更多的医疗服务，缓解医疗消费过快增长带来的问题。

（2）有利于制定医院经营管理政策。医院管理者可以通过大量原始资料，分析日常经营管理的效果。从医疗服务项目成本构成的合理性，比较各科室明细成本的构成及对成本的高低进行合理性分析。根据所承担的工作内容，合理配备医务人员，控制不合理支出，降低医疗成本。对医技科室添置大型医用设备，通过投资前的可行性论证和投入使用后的效益分析，有利于按期收回投资成本，加快设备更新换代，不断提高诊疗技术水平。

（3）有利于揭示各科室劳务的合理分配。医院具有复杂的功能系统，医疗工作离不开多科室的相互协调与合作。因此，任何一项完整的诊疗工作，都存在劳动量的流动，而资金量并不是与劳动量成比例地在各科室流动。医院奖金分配过分注重资金流动量，出现与劳动量不成比例的问题，与奖金分配方案缺少科学合理的计算系数有关。实行成本分析后，能如实反映各科室的劳动量，在实践中探索根据劳动量结合分配系数进行劳务分配的方法，更能体现医务人员的劳动价值，使奖金分配更趋合理。

（4）有利于促进医院服务社会化。一些医院搞"小而全"，后勤服务工作全部自己承担，造成机构臃肿，人员素质不高，很多工作出现低效率运行，成本开支大。实行成本分析后，管理者有机会认真研究这部分成本，并与市场服务成本相比较，把家政、被服洗涤、设备和房屋零星维修等外包给专业公司，走后勤服务社会化和专业化的道路，完善医疗服务市场。

（二）常用的成本分析方法

医院成本分析的方法有：比较分析法、趋势分析法、比率分析法、因素分析法、收支平衡分析法等，单独运用这些指标进行成本分析，无法提供资源浪费的信息及更明细化的成本分析资料，也不能适应医院微观经济管理的要求。这就要求我们开展理论与实践研究，探索符合医院实际情况的成本分析方法。如一些医院通过成本各因素对结余影响的分析，客观反映成本对结余的影响额和影响程度，揭示医院成本管理中存在的利与弊，挖掘和寻找降低成本的潜力的方法，达到成本分析的目的。

1. 财务指标分析

为了达到成本控制的目的，医院对支出一定要进行深入分析，决不能蜻蜓点水，浅尝辄止。如观察人员支出占总支出的比例变化和劳动生产率同期的比较分析，如发现本年度医院的人员支出较去年同期增长明显（最好先将调资等特殊因素剔除），但劳动生产率却没有提高的，应作深层次的分析：如果是人员增长过快引起的，应深化人事制度改革，制定合理的人员配置定额；如果是由于员工工作缺乏主动性，应采取有效的激励措施，最大限度地发挥员工的潜能，倡导快乐工作和实现自我价值等理念，给员工提供幸福的工作空间。

医院通过定期对财务报表的分析，也能达到成本控制的目的（表3-9）。如发现流动资产所占比例过大，降低流动资产收益率时，就应对流动资产结构进行纵向和横向分析，结合医院实际，考虑继续将货币资金投入到成本效益较好的项目或培育新兴的高科技医疗项目，合理利用自有资金和借贷资金；或者利用现代物流配送方式，最大限度地降低库存物资储备量；或及时清理往来款项等。总之，要善于利用财务分析的多种工具，寻找影响成本支出的因素，积累各种合适的指标体系，把它运用于成本控制实践。

表3-9 医疗成本效益评价项目及计算公式

序号	项目	计算公式
1	人均创收额	$\dfrac{业务收入}{在职职工人数}$
2	制度时间利用率	$\dfrac{实际工作时间}{制度工作时间} \times 100\%$
3	医疗收入增长率	$\dfrac{报告期医疗收入总额}{基期医疗收入总额} \times 100\%$
4	流动资产收益率	$\dfrac{收支结余}{平均流动资产总额} \times 100\%$
5	流动资产周转率	$\dfrac{业务收入}{流动资产平均余额} \times 100\%$
6	库存物资周转率	$\dfrac{医疗成本}{库存物资平均余额}$
7	医疗收益率	$\dfrac{医疗收支结余}{医疗收入} \times 100\%$
8	药品收益率	$\dfrac{药品收支结余}{药品收入} \times 100\%$
9	管理费用率	$\dfrac{管理费用总额}{全院费用总额} \times 100\%$
10	不良资产比率	$\dfrac{未批准医疗保险刷除数 + 逾期无法收回的患者欠费 + 未处理资产损失}{资产原值总额} \times 100\%$
……	……	

2. 预算执行情况分析

财务人员通过每月编制预算支出执行情况表，与年度支出预算比较，可以看出全院总支出的完成程度：如果当期实际支出与预算基本相符，说明成本执行情况良好；如果差异较大，就应编制明细支出项目完成情况表，进行细化分析，找出失控严重的项目，追根寻源，以便采取应对措施进行整改；如相关部门采取有效措施，使水电费或燃气、燃料费支出下降明显的，应予以肯定和奖励，并提倡发扬。

3. 投资方案的对比分析

医院的投资管理主要体现在购置医疗设备、基本建设及物资的采购上。一些医院的医疗设备采购由医院领导或使用科室提出，很少有相关职能科室参与分析，其结果是投资方案对比分析中的效益分析缺乏专业性，可信度低。

相关职能科室应从"经济性、效率性、效果性"三个方面，对医院购置或更新医疗设备所带来的社会效益和经济效益作出比较全面、科学的评价，在评价时应考虑以下社会因素。

（1）区域性卫生规划的需求。医院的投资应充分考虑区域内卫生规划，政府卫生政策，"广覆盖、低水平"的管理目标等。坚持经济适用原则，再先进的医用设备如果不具备合理性、适用性也不宜采购。

（2）受益患者数。医院长期投资项目，应重视服务人群数量，在方案选择时，应考虑受益患者数量，如果两个项目收益及成本相差不大，应选择受益患者数量较多的方案。

（3）患者可能受益的程度。如果两个方案服务的患者数量一样，应选择能提供预防某种疾病的项目。

总之，相关职能科室人员在比较长期投资方案时，应综合考虑方案的社会因素、经济因素，选择性价比高的医疗设备和物资，为决策者当好参谋。

4. 发放物资的成本分析

对发放物资定期进行成本分析的目的，是通过历史数据与当前数据的比较，计算发放物资成本，并分析其增减变动情况和增减产生的原因（表3-10）。

（1）对发放物资成本分类进行分析。按照医疗、医技、医辅、行政管理科室分类，医疗科室包括各科门诊、病房等；医技科室包括放射、检验、超声等；医辅科室包括病案室等；行政管理科室包括党办、院办、总务科等。

（2）将基期数据与报告期数据进行比较，需要考虑的特殊因素有以下几点。

①门（急）诊患者数和住院患者数与各科室领用的物资数量成正比例关系。

②在市场经济条件下，采购物资价格会随着市场价格波动。所以，在分析发放物资成本时，应考虑采购价格因素对物资成本增加或减少的影响，客观反映物资成本。

表 3-10　某医院办公用品消耗情况分析　　单位：万元

费用项目	基期成本	报告期成本	节约成本	节省率（%）
办公用品	37.99	17.98	20.01	52.67
印刷品	22.06	21.80	0.26	1.18
其他费用	51.34	38.59	12.75	24.83

5. 成本、收入、收益分析

医院采用成本核算的方法，把经济管理和技术管理结合起来，经过对成本、收入、收益的测算分析（表3-11），把医疗服务质量通过经济效益而量化，责、权、利清晰，使管理目标明确。劳务价值与奖金分配挂钩，有力地推动了医务人员劳动效率的提高，以及医疗服务过程中责任心的增强。目前，公认的成本收益评估标准有4种。

（1）计划标准。它是以国家或医院的计划指标为评估标准，是成本效益评估的基本要求，但并非最优标准。

（2）历史标准。它是以上年度实际水平或历史最好水平为评估标准，能通过经济效益指标从动态上反映出是否有所提高。但是，即使超过医院历史最好水平，创造的新纪录也不一定是同行业的先进水平。

（3）行业标准。它是以本行业同类医院上年度实际达到的平均水平为标准，是本行业的平均指标水平。如果超过行业标准，表明医院成本收益指标已经处于本行业的先进地位。

（4）国际先进标准。它是以国际上发达国家已经达到的先进水平为评价标准，是医院进入国际市场、追求更高境界的评估标准。

表 3-11　收入、成本、收益情况分析

期间：2008年1月～2008年12月　　单位：万元

项目	收入	成本	收益	成本收益率（%）
事业总计：	1614.05	1650.63	-36.58	-2.22
医疗	884.96	1065.57	-180.61	-16.95
药品	729.09	585.06	144.03	24.62
门（急）诊总计	269.18	197.92	71.26	36
医疗	153.28	102.67	50.61	49.29
药品	115.90	95.25	20.65	21.68
住院总计：	1344.87	1452.71	-107.84	-7.42
医疗	731.68	962.90	-231.22	-24.01
药品	613.19	489.81	123.38	25.19

数据显示：药品收益弥补不了医疗的亏损；门（急）诊收益 71.26 万元，住院亏损 107.84 万元，总体亏损 36.58 万元。在比较分析中，我们还可以选择表中的某一列分析指标与公认的成本收益评估标准中的一项进行对应比较，了解医院经营管理的优劣，有针对性地采取管理措施。

6. 可比成本分析

分析年度发生的费用，按业务量及其相应收入的关系划分为

可比变动成本和不可比固定成本，然后按业务收入增长率计算出可比变动成本可增加额和节支额。采用此分析方法不仅能使成本信息具有可比性和真实性、客观性、完整性，也便于挖掘和寻求降低成本的潜力和途径，但分析过程烦琐，且不直观。

可比成本降低任务完成情况的评定，可套用公式计算完成。

计划成本降低额 = Σ（计划服务量 × 上年实际服务单位成本）- Σ（计划服务量 × 本年计划服务单位成本）

$$计划成本降低率 = \frac{计划成本降低额}{\Sigma（计划服务量 \times 上年实际服务单位成本）} \times 100\%$$

实际成本降低额 = Σ（实际服务量 × 上年实际服务单位成本）- Σ（实际服务量 × 本年实际服务单位成本）

$$实际成本降低率 = \frac{实际成本降低额}{\Sigma（实际服务量 \times 上年实际服务单位成本）} \times 100\%$$

7. 本量利分析

本量利分析是成本、业务量和利润三者依存关系分析的简称，它是指在成本习性分析的基础上，运用数学模型和图式，对成本、利润、业务量与单价等因素之间的依存关系进行具体的分析，研究其变动的规律性，以便为医院经营决策和目标控制提供有效信息的一种方法。计算公式如下。

$$贡献毛利 = 业务收入 - 变动成本$$

$$保本工作量 = \frac{固定成本}{单位收费水平 - 单位变动成本} \times 100\%$$

在科室成本核算中，业务量是指科室每年平均业务量。它可以是科室月门（急）诊人次、月手术例数、月检查人次等，这些都可以作为衡量业务量大小的标志。当业务量变化后，各项成本有不同的形态，大体上可以分为两类：固定成本和变动成本。固定成本是不受业务量影响的成本，如房屋、设备折旧、水电气暖消耗等。这些数据可以统计和管理科室提供，它不随业务量的变化而变化。变动成本是随业务量增加而正比例增加的成本，即随着患者门（急）诊人次、手术例数的增加，消耗卫生材料等的成本也随之增大，这就是

变动成本的特性。如某医院儿科收支情况，绘制成图表（如表3-12和图3-7所示）。在本量利分析模型中还有一个不可忽视的因素就是收费项目，医院提供医疗服务，必须按物价部门规定的项目收费，不得违规收费或乱收费，违者将受到严厉处罚。

表3-12　儿科门（急）诊2008年收支情况

项目	单位	数量
总收入	元	5 742 065
门（急）诊人次	人次	34 165
单位收入	元	110.67
单位变动成本	元	81.49
单位收益	元	-15.85
固定成本	元	1 538 501.11
变动成本	元	2 784 124.9
保本门（急）诊人次	人次	52 718
保本收入	元	5 834 474.05

数据显示：儿科2008年单位收益-15.85元，门（急）诊人次34 165人，与保本门（急）诊人次52 718人还有较大的差距。若已完全开放门（急）诊，可以通过减员增效、减少不必要的成本开支，以实现盈余；或者通过开展医疗新项目，吸引周边地区的患者来院就诊，提高门（急）诊量来弥补缺口。

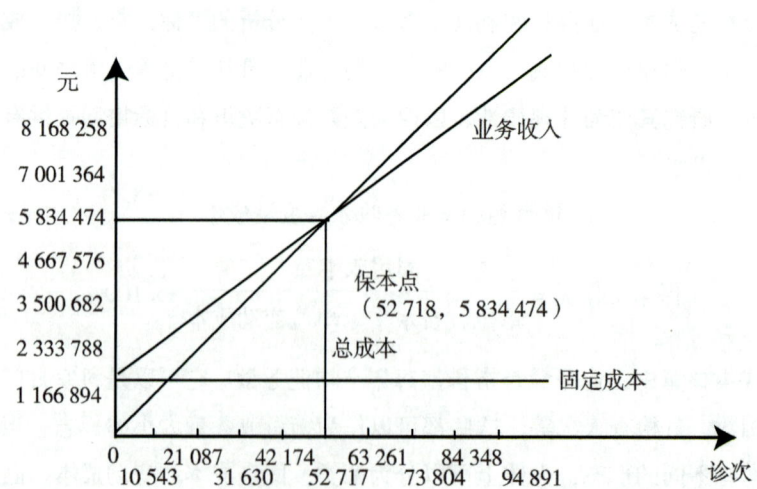

图3-7　儿科门（急）诊2008年1月～2008年12月本量利分析图

8. 成本与其他相关影响因素分析

如某课题组成员采用回归分析中的最小二乘法和岭估计方法，对50家医院开放床日数、出院患者数、病床周转次数、平均住院天数、病床使用率、手术例数、住院总成本进行的相关分析（表3-13），发现除平均住院天数与开放床日数、出院患者数、病床使用率、手术例数、住院总成本相关不明显外，各变量间均存在较强的相关性，其中，平均住院天数和病床周转次数呈负相关。

表3-13 50家医院各因素间相关系数表

项目	开放床日数	出院患者数	病床周转次数	平均住院天数	病床使用率	手术例数	住院总成本
开放床日数	1.000	0.883**	0.305**	0.162	0.584**	0.781**	0.833**
出院患者数		1.000	0.633**	−0.096	0.648**	0.902**	0.875**
病床周转次数			1.000	−0.525**	0.526**	0.491**	0.369**
平均住院天数				1.000	0.199	−0.037	0.094
病床使用率					1.000	0.546**	0.542**
手术例数						1.000	0.933**
住院总成本							1.000

注：** 表示对应的两组变量的相关系数在0.01显著水准下，有统计学意义

（三）建立成本绩效分析报告制度

建立成本绩效分析报告制度，是医院开展成本管理与核算的重要内容之一，也是成本管理反馈的主要途径。

1. 报告的目的

医院最终形成成本绩效分析报告的目的，是要让员工知道他们的业绩将被衡量、报告和考核，会使他们的行为与不考核时大不一样，会尽力为达到目标而努力；报告显示过去各科室的成本管理状况，不仅为医院改进成本管理提供线索，也为今后各科室成本管理指明目标和方向；报告向上级主管部门汇报医院开展成本管理的情况，为他们采取措施、纠正偏差和实施奖惩提供依据。

2. 报告的内容

成本绩效分析报告，应客观反映医院成本管理的实际情况，并能说明取得的成绩和存在的问题。报告列示要简明、清晰、实用，其内容应包括如下。

（1）管理目标报告期完成多少和应该完成多少，与基期比较是增、是减，或者相一致。

（2）报告期与基期比较出现的差异，分析产生差异的原因，应说明完成得好不好，是谁的责任。

（3）奖励与惩罚所采取的措施，以及如何杜绝偏差的发生等。

3. 报告的时间

成本绩效分析报告的时间，应符合成本控制的要求，做到数据真实、计算准确、分析有理有据、报送及时。对医院而言，最终要形成正式的、长效的报告反馈制度。

八、医院成本管理的基础——成本核算

成本核算是指医院把一定时期内实际发生的各种费用加以记录、汇集、计算、分析和评价，按照医疗服务的不同项目、不同阶段、不同范围计算出医疗服务总成本和单位成本，以确定一定时期内医疗服务的成本水平，考核成本计划的完成情况，并根据不同医疗服务项目的消耗，分配医疗服务费用的一种经济管理活动。

（一）医院成本核算的现状与问题

目前，医院不同程度地存在成本意识淡薄、成本管理弱化、资源利用率低下等问题，具体可归结为医院成本核算的现状和成本核算存在的问题。

1. 医院成本核算的现状

（1）成本管理意识淡薄。目前，医院的经营意识和成本意识较淡薄，缺乏强有力的支持。多数医院没有明确的职能机构具体负责成本管理工作，大多停留在用奖金分配的核算方法代替成本核算。平时，医院只注意医疗服务过程的成本管理，忽视人力资源配置、行政、后勤服务过程，以及药品、材料、物资、设备等的成本管理；注重抓医疗质量，开展新技术、新项目，提升医院品牌，而很少在降低医疗服务成本、减少或杜绝浪费上下功夫。还有很多同志对医院开展成本核算工作不理解，认为这是财务科的工作，配合和支持的力度不够；员工的成本意识及降低成本从我做起的主动性尚未建立。

（2）缺乏成本管理体系。医院成本管理没有形成一套成本预测、成本计划、成本核算、成本控制与管理、成本分析等科学、规范、权威的方法体系。即使在医院内部实施科室成本核算，也没有实行统一、规范的成本管理，势必造成医院成本管理的盲目性。

（3）缺乏现代化的管理手段。目前，医院利用计算机网络进行成本数据采集的很少，成本控制大多停留在手工操作阶段，缺少现代化的管理手段。成本管理手段的落后，制约着医院成本管理水平的提高。

2. 医院成本核算存在的问题

（1）受传统经营观念的影响，对成本管理认识不足。大多数医院的管理者受传统经营观念的影响，对实行成本核算认识不足，认为医院在安全医疗的基础上多收治患者便可增加收入，成本核算可有可无。即使有些医院管理者有了成本核算意识，也会出现重医疗业务科室成本核算，轻职能科室成本核算；重直接成本核算管理，轻间接成本核算管理；重财务会计成本核算管理，轻责任成本核算管理等问题。如有些医院对于职能科室发生的管理费用、房屋折旧费用没有进行分摊，这样计算出来的成本并非完全成本，导致管理者高估医院经济效益，对决策产生误导。

（2）成本核算管理缺乏统一的管理制度。目前，我国尚未真正形成和建立完整的医院成本核算理论与医疗服务成本核算体系，在行业规章中缺乏统一、科学、规范的方法，导致各家医院在实际操作中采取的成本核算方法不同，核算范围也不一致，形成的成本核算资料只能在医院内部进行纵向比较，不能与同行业中的同类型医院进行横向比较，不利于进行成本效益分析。

（3）计算机网络化管理水平不高。从目前状况看，大多数医院计算机网络各自为政，缺乏统一规划和反馈式控制；会计核算信息系统不能很好地与成本核算系统衔接，不能充分利用有效资源达到资源共享的目的；甚至出现手工核算电脑数据的现象，使成本核算工作效率低下，人为因素影响准确性，制约了成本核算工作的开展。

（4）忽视人力资源成本、质量成本和环境成本的管理。医院成本管理的目标不应由盈利最大化这一短期性的直接动因决定，而应定位在以患者满意和降低不合理成本支出为核心的更具广度和深度的战略层面上。从广度上看，医院成本管理应从内部成本管理发展到供应链成本管理；从深度看，应从传统成本管理发展到精细化成本管理（人力资源成本、质量成本和环境成本），尤其是人力资源成本的高低，直接关系到医院盈利的多少。因此，加强对人力资源成本的有效控制，是增强医院市场竞争力的重要途径；加强质量成本控制与管理，可以节省大量的费用，从而增加收益，防止收入降低。

（二）开展成本核算的重要性

医院要缓解"看病难、看病贵"的医患矛盾，除了要不断提高自身的医疗技术水平外，更重要的是要认识到成本管理的重要性，从成本核算着手，通过控制医疗成本、降低患者医疗费用，促进成本核算管理质量和效率，以及医院管理水平的提高。

1. 开展成本核算是提高医院社会效益和经济效益的需要

医院要提高竞争能力和自我发展能力，必须根据卫生改革的要求，把"事业"当成"产业"办，兼顾社会效益和经济效益，提高医疗质量和诊治患者数量，合理检查、合理治疗，控制均次费用不合理增长，使社会效益提高。同时，要在保证医疗质量的前提下，减少不必要的医务劳动耗费，降低医疗运营成本，提高经济效益。

2. 开展成本核算是制定医疗服务价格的依据

我国的医疗服务具有社会公益性质，医疗服务项目收费基本上由政府定价。成本是制定价格的最低界限，正确核算成本能真实反映医疗服务耗费，为物价部门合理制定医疗服务价格提供重要依据，也为政府给予医院经济补偿提供依据。调整卫生总费用支出中个人负担和政府补贴的比例，也需要通过成本核算来提供合理和确切的数据。

3. 开展成本核算能增强员工的成本意识，养成勤俭节约的良好习惯

通过开展成本核算工作，使员工认识到成本核算不仅是财务科、财务人员的事情，也是医院所有部门和全体员工共同的事情。成本核算需要多部门的配合，成本分析也需要各

部门的共同参与。只有这样，才能使员工了解医院经济运行的情况和成本支出情况，树立成本意识，培养成本观念，自觉地节约资源、杜绝浪费，从而实现医疗服务社会效益和经济效益最大化，努力为患者提供优质、高效、低耗的医疗服务。

4. 开展成本核算是建立健全激励机制的基础

成本核算是医院绩效考核与分配制度建立的前提和基础；激励机制是促进医院提高服务质量和经济效益的有效管理措施；绩效工资是实行按劳分配的补充方式，是给医务人员提供超额劳动的报酬，是激励机制的重要内容。

5. 开展成本核算是进行决策的重要依据

医院要在竞争中取胜，就要面向市场，作出正确的经营决策。成本管理人员只有及时提供准确的成本核算资料，才能使成本预测、决策和分析等活动建立在真实、可靠的基础上。

（三）建立成本核算体系

医院建立完整的成本核算体系，是成本核算工作顺利开展的重要保证。由于这项工作涉及面广、专业性强、技术难度大、工作任务重，需要全院上下统一认识，加强领导，精心组织，确保医院成本核算工作落到实处。医院应着重从以下几方面开展工作。

1. 建立健全成本核算组织

成本核算是医院经济管理的重要内容，它涉及各科室、班组和每个员工的切身利益。为了保证成本核算工作的顺利进行，医院要成立成本核算管理组织，院长亲自挂帅，确定财务科为成本核算的具体实施部门，配备精干的成本管理人员，全院上下形成从领导到员工，从行政、后勤到临床、医技科室互相配合的成本核算系统。

2. 做好成本核算基础工作

成本核算的基础是使医院内部各科室资产占用清晰、费用开支明确，这样才能对科室成本进行有效的归集。为保证成本数据的正确，必须做好以下基础工作。

（1）在成本核算前，医院要明确各职能科室收集成本核算资料的职责、范围、任务及完成时间，要求对各科室的资产进行全面清查，界定产权，确认价值，核实资产占有量。

（2）划分成本责任中心，给每个成本核算对象设定唯一代码。

（3）建立健全实物资产计量、计价、验收、领退、转移、报废、清查和盘点制度。

（4）建立数据分类标准和操作规范，使医院经济管理各子系统之间信息数据能够自动分类和归集，做到信息资源共享，为成本核算自动化、科学化打下良好的基础。

（5）建立合理的成本核算资料传递流程，明确原始凭证传递流经的部门、处理程序、期限。资料传递应讲求实效，便于核对。财务科最好把原始凭证传递程序绘制成通俗易懂的示意图，便于执行。

（6）有条件的医院可以在各科室单独安装水、电、暖、汽等基本计量设备，不具备安装条件的，要明确采用何种计算方法，对其进行计量。

在做好成本核算基础工作的前提下，还必须统一核算口径，包括数据来源口径一致，避免数出多门；要严格执行会计期间，使成本核算期间和会计核算期间保持一致；会计核算和成本核算实行权责发生制，当期成本和费用在当期核算；坚持财务科会计月末与财产物资管理部门会计就各科室领用物资汇总成本进行对账，保证数据一致无误。

3. 制定合理的内部服务价格

医疗服务是一项复杂的社会劳动，为了完成某项医疗服务，有时需要多个部门的配合与协作。为了明确各科室、班组的经济责任，医院应对物资在各科室、班组之间的流动及相互提供的劳务，采用内部服务价格进行成本核算和管理。内部服务价格对于提供服务的科室表示收入，对于被服务的科室表示成本。其制定依据是：

（1）市场价格。即根据同类产品或服务的市场价格确定内部价格。市场价格有两种形式：一是该产品或服务的市场零售价，二是该产品或服务从市场购入时的实际进价。

（2）以市场为基础的协商价格。即有关科室成员就服务数量、质量、时间和价格等进行协商，取得一致意见后形成的价格。

（3）全部成本转移价格。即以全部成本或成本加一定盈利作为内部转移价格。

制定内部服务价格的目的，是为了防止成本转移带来的科室之间的责任转嫁，通过核算可以公平、合理地考核和评价每个科室的成本控制和成本管理情况，从而使成本核算的数据更准确、成本管理的职责更明确。

4. 合理确定成本责任中心

由于医院工作的特殊性和复杂性，科学、合理地设置成本责任中心显得非常有必要。它有利于成本的分摊、归集，使成本核算能真实反映责任中心的成本控制结果。如果成本责任中心设置不科学或不合理，不但会给成本核算工作带来一系列问题，也会影响成本核算的准确性和真实性，使成本核算结果失去评价价值。

5. 提高信息化管理水平

成本管理的好坏，在很大程度上取决于基础数据的质量。医院必须建立以医疗服务为主的数字化采集、传输、储存和控制体系，整合各种资源，按照科学方法将医院的发展目标、管理思路、业务流程集成到计算机系统，与收费处、临床、医技科室、仓库、药库、后勤、财务等实行联网，并将各类人员的工作内容与成本控制软件有机融合，构建医院统一的信息平台，解决好信息畅通、数据共享、接口匹配等问题。尽最大可能实现成本核算从源头取数，确保各项费用信息分析的及时、准确、便捷和可靠，使计算机网络在医院成本管理和控制中发挥作用。

6. 建立有效的激励机制

激励机制是成本管理的手段之一，而不是目的。将科室和员工的经济利益与成本控制目标相结合，能起到较好的激励作用。要让努力做好成本管理工作的科室和个人得到较多的物质和精神奖励；完不成的则受到经济处罚。只有这样，才能保证医疗服务项目或其他项目成本目标的实现，才能使医院的激励机制建立在更加稳固的基础上。

（四）成本核算的原则、成本费用归集和分摊的原则

医院应按照谁受益谁承担的原则，根据各科室（部门、成本责任中心、班组，下同）的受益程度进行成本费用的核算、归集和分摊。如属于单一科室支出的费用，直接归集到这个科室；属于多个科室共同承担的费用，则根据实际情况，按受益程度进行比例分摊，做到归集正确、分摊公平、核算准确。

1. 成本核算的原则

（1）实际成本计价原则。成本必须真实反映医院前一时间段实际发生的经济资源耗费，应当按照实际发生额核算成本，不能以估价成本、计划成本代替实际成本，使收入与费用的计算建立在实际发生的基础上，保证会计核算与会计信息的真实可靠。

（2）分别核算原则。合理划分医疗成本与药品成本，是医院进行成本核算的重要原则。医疗成本、药品成本应分别设置有关的账户，用于归集、核算和反映不同经济活动的资金耗用情况，正确反映医疗服务和药品购销过程中不同经济用途的实际耗费水平，有利于更加精细地实施成本管理，正确计算当期损益。

（3）权责发生制原则。权责发生制是指收入、费用的确认应当以收入和费用的实际发生额作为确认计量的标准。凡是应由本期成本负担的费用，不论是否已经支付，都要计入本期成本；不应由本期成本负担的费用（即已计入以前各期的成本，或应由以后各期成本负担的费用），虽然在本期支付，也不应计入本期成本，以便正确提供各项成本信息。

（4）一致性原则。一致性是指医院进行成本核算所采用的会计程序和会计处理方法前后各期必须一致。成本核算中各项成本费用的计价方法、固定资产折旧方法、间接费用分摊等具体的成本计算方法与前后会计期间必须保持一致，不得随意变更。只有这样，才能统一口径，前后连贯一致，数据才可有可比性。但在必要时，医院也可对所采用的会计程序和会计处理方法作适当的修改。

（5）可比性原则。可比性是指医院会计核算必须符合国家统一规定，提供相互可比的会计核算资料。即医院在选择会计处理方法时，应选择国家统一规定的会计处理方法；在编制财务报告时，应按照国家统一规定的会计指标编报，以便不同医院的会计信息相互可比，能够有效地判断医院经营优劣，据此作出决策。

2. 成本费用归集的方法和原则

医院成本费用的归集，一般分为直接归集和间接归集两个程序。当费用发生时，就要考虑它的受益科室和成本计算对象，属于直接费用的，可直接计入该科室或诊疗项目的成本科目；属于间接费用的，可分别计入"辅助费用"和"管理费用"账户，汇总归集，再

分摊计入有关科室或诊疗项目的成本中去（图 3-8）。

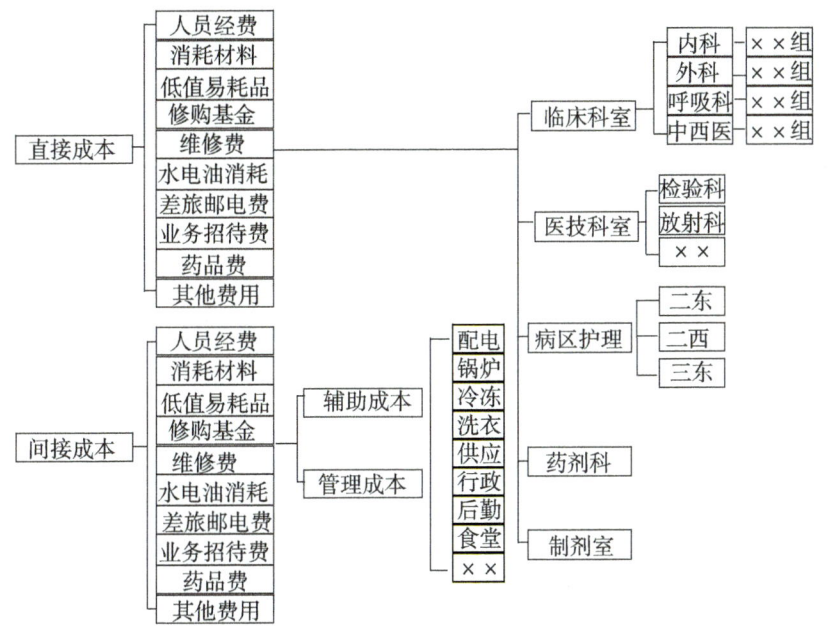

图 3-8　医院成本费用归集图

做好医院成本归集工作，应做好以下基础工作。

（1）确定成本归集对象。即为计算成本而确定各类费用归集、分配的范围。目前医院成本核算按核算对象不同可分为医院成本核算、科室成本核算、项目成本核算三个层次，医院可根据自身管理的要求选择适宜的成本核算对象。

（2）确定成本费用归集原则。成本费用归集按受益原则，将成本费用归集到最小化。最小化有两层意思：一是指成本费用的归集分类最小化；二是指对成本项目在归集明细分类的同时，要尽可能地归集到最小的核算单元。

（3）确定成本计算期。一般以会计期间作为成本计算期，为了便于成本管理，也可按月、季、年确定成本计算期。

（4）夯实成本归集的基础。成本数据的归集是医院成本核算、成本效益分析等工作的基础。要实现成本数据的及时归集、准确计算、合理分配，有赖于计算机自动化和操作录入的规范化、项目分类的标准化，以及规章制度的健全和落实等。因此，要夯实成本归集的基础。

3. 成本分摊的原则

（1）受益原则。即谁受益，谁负担；谁得到收益多，谁承担成本就多。分摊要合理，计算要准确，明确成本控制和成本管理的职责，使成本效益评价公平、合理。

（2）配比原则。配比原则指各科室的医疗收入和预期的医疗成本应相互配比。它不仅包含收入和成本在因果关系上的配比，也包含同一会计或统计期间收入和成本的配比。

（五）科室成本核算的方法

科室成本核算，应按《医院会计制度》规定的核算内容，对科室成本核算指标进行对应性细化，确保从科室成本核算数据与医院会计核算数据两条途径提取的核算数据吻合。科室成本核算的各种账簿、报表是医院财务会计的子账簿、子报表。在科室成本核算中，可以会计核算为主，采用以下三种核算方法。

1. "医疗效益"核算方法

以直接向患者提供医疗服务、收取医疗费用，通过主观控制降低成本费用和提高效益的临床、医技科室作为反映投入、产出、分配全过程的成本核算科室。这些科室的收入项目主要包括医疗收入和药品收入。医疗收入根据各自付出的技术、劳务含量及材料成本，制定出比较合理的收入折算比例；药品收入在减去药品成本后，按药品综合差价率计算各临床、医技科室的药品盈利。医院在确定成本项目时，应本着合理适度、有利于增收节支、增强科室成本意识的原则，对在医疗活动中所消耗的人员经费、公用经费等进行全额核算。

2. "消耗定额"核算方法

根据医院自身的实际情况和技术水平，充分考虑各种因素，制定先进可行的内部"消耗定额"。该定额是在科室历年实际支出基础上，结合管理需要，以重新测定的统计资料加以调整而制定。按照定额开支成本和费用，并将实际成本和定额成本进行比较，用以衡量各科室经营活动的成绩和效果。据此采用降低成本的方法，从而提高工作效率，杜绝不必要的支出和浪费，使卫生资源合理配置，达到医院资本的最佳运作。

3. "间接成本"核算方法

以职能科室为主要核算对象，如人事科、医院办公室、工会等，这些科室的绩效难以量化，但对日常开支有主观控制的余地。因此，医院在控制支出、强化责任的同时，对这些科室发生的成本费用，可采用间接成本法摊销到医疗成本中去。

（六）不应计入医院成本的项目

（1）购置和建造固定资产、无形资产的支出。

（2）对外投资。

（3）被没收的财物，违反法律、法规支付的各种滞纳金、罚款，以及自愿赞助、捐赠的支出。

（4）应列入职工福利基金的开支。

（5）国家法律、法规规定以外的各种付费。

（6）财产物资盘亏损失。

（7）医疗赔偿支出。

（七）开展成本核算工作应关注的问题

医院的公益性质，决定其在经费紧缺、保障任务繁重的情况下，仍要充分利用现有资源为社会提供满意的医疗保障，同时，还要处理好国家、医院、科室、员工和患者的关系。因此，医院开展成本核算工作应关注以下问题。

1. 开展成本核算工作应遵循价值规律

在市场经济条件下，卫生服务属于第三产业，作为特殊商品进入市场。当前，医疗服务仍然以政府定价为主，政府制定价格偏重于物化劳动的消耗和补偿，而活劳动的价值得不到充分体现。医务人员利用自己掌握的专业知识、技术为患者服务，同样具有价值和使用价值。所以，在市场经济逐步完善的今天，医务人员的技术、劳务在价格制定中应当得到体现。同时，医院管理者在制定奖金分配方案时，既要考虑医务人员从业岗位的风险系数和责任大小，也要考虑其技术含量高低及劳动强度，避免或减少脑体倒挂问题的发生。

医院在为社会提供优质医疗服务的过程中，只有合理利用有限的卫生资源，不断满足民众的健康需求，才能实现社会效益和经济效益的最大化。

2. 开展成本核算工作应避免短期行为

目前，多数医院开展成本核算主要用于奖金分配，实行院、科二级核算与管理。在国家财政补助有限、医疗补偿机制尚未完全建立的情况下，医院实行成本核算，从客观上促使科室开展含金量高、效益好的医疗项目，减少开展微利或亏损的服务项目。而医院与患者的信息不对称，医务人员的诱导需求，容易导致不合理用药和不必要检查、治疗等短期和过度医疗行为的发生，既加重患者的经济负担，也造成卫生费用的不合理增长，使有限的卫生资源浪费。医院应强调医患双方均降低成本，达到双赢的目的。为此，一方面要通过提高医疗服务水平、服务质量和医务人员的综合素质，树立医院良好的形象来增加医疗总价值；另一方面，要降低患者的总成本（货币成本、时间成本、精力成本）等支出，使患者获得更大利益。前提是医院要在不增加患者经济负担的情况下进行成本核算，通过自我成本控制，提高劳动生产率，达到社会效益和经济效益的同步增长。

3. 开展成本核算工作应科学化、规范化

首先，许多医院在开展成本核算过程中，主观随意性大，缺乏科学、规范、合理和一致性。主要表现在不同科室间计入科室成本的项目不同，计入成本的范围和标准不一致，影响成本核算的准确性和可比性。其次，不同科室绩效分配不合理，缺乏科学依据，受人为因素的影响，不能体现效率优先和兼顾公平的原则。卫生主管部门应按照医院会计制度的要求，制定统一的成本核算管理办法，明确具体的要求和标准，规定医院定期报送相关的成本核算资料。

4. 开展成本核算工作应处理好降低成本与医学科技进步的关系

要正确处理好降低成本与医学科技进步的关系，一方面，鼓励和支持医务人员开展科学研究和医学技术创新工作,增加科技投入,不断引进新设备、新技术,提高医学科技水平和医疗服务质量,防止因片面追求降低成本而忽视科技投入的短期行为;另一方面,也不能以提高医疗服务质量和技术水平为借口,忽视成本核算。要在医院积极稳妥地推进成本核算,既要考虑国家和患者的根本利益,也要兼顾医院和员工的利益。

5. 开展成本核算工作应坚持社会效益优先

医院应以追求社会效益为最高准则,以追求最佳经济效益为保障,进行成本核算是医院社会效益与经济效益最大化的唯一途径。在实施成本核算过程中,既要防止为单纯追求经济效益而不顾社会效益的行为,也要防止为追求社会效益而不讲经济效益的行为,必须将两者有机地结合,才能保证医院健康、有序地发展。

6. 开展成本核算工作应与医院其他管理措施相衔接

随着医改方案的出台,医院的经营管理迫切需要由宏观粗放型管理向微观精细化管理转变,这为医院成本核算提供了良好的发展机遇。但成本核算不是万能的管理手段,它是一种长效机制;不能解决医院或科室存在的所有问题,而是医院改革的突破口。成本核算只有与医院的其他管理手段和改革措施有机结合,推进其他方面的管理改革,形成良性循环才能发挥作用。医院也要在借鉴企业制造成本法的优点或引进标准成本、变动成本、作业成本理论的基础上,充实完善成本核算体系,为管理决策服务。

成本管理作为一种意识、一种理念、一种手段、一种态度不能停留在口头上,要付诸行动。需要医院管理者强化内部管理、明确经济责任,最大限度地调动员工的积极性、主动性,有效地开源节流、增收节支;需要员工正确理解和使用成本管理信息,关心成本控制的结果,具备改进工作、降低成本的管理意识,形成全面成本管理的新局面。只要全院上下共同努力,让有限的卫生资源得到最有效的利用,为患者提供优质、高效、低耗的医疗服务,就能增强核心竞争力,保证医院持续、稳定、健康地发展。

(贾 娜)

第三节 医院内部控制管理

一、医院内部控制管理的概念

医院内部控制制度是医院为了保证业务活动的有效进行和资产的安全、完整,防止、发现和纠正错误、舞弊,保证会计资料的真实、合法、完整、有效而制定和实施的措施及程序,是医院为实现既定目标而形成的一种自我调整、自我约束、自我控制的制约机制。

二、医院内部控制管理的重要性

(1) 实施医院内部会计控制是加强会计监督、防止会计造假行为、提高财务会计信息质量的必然要求。

（2）实施医院内部会计控制是中国加入世贸组织，参与国际医疗市场竞争的迫切需求。建立健全行之有效的医院内部会计控制制度，是与国际卫生质量体系接轨，不断提高整体管理水平，提高核心竞争力，保证财务会计信息真实、可靠，在激烈的医疗市场竞争中立于不败之地的有力保证。

（3）实施医院内部会计控制是科学建立现代医院管理制度体系，提高整体管理水平的有力保证。医院内部会计控制是业务运行过程中环环相扣、监督制约的动态机制。科学管理就是要建立和完善科学的领导制度和管理制度在内的医院内部控制制度。

三、加强内部控制管理的原则

建立医院内部会计控制应当符合《会计法》和《内部会计控制规范》，以及医院的实际情况。

1. 全员控制原则

医院每个职工既是内部会计控制主体，又是受控客体。

2. 全面控制原则

医院内部会计控制涉及会计工作的各项经济业务及相关岗位，对业务过程实施全面控制。

3. 相互制约原则

医院内部会计控制涉及会计机构和会计岗位的合理设置及其职责权限的合理划分。应坚持不相容职务相互分离，确保不同部门和岗位之间权责分明、相互制约、相互监督。

4. 适应性原则

医院内部会计控制应随外部环境的变化、本单位业务职能的调整和管理要求，不断修订和完善，以适应新形势对会计工作的要求。

四、加强内部控制管理的方法

医院内部会计控制制度，涉及医院经营活动的各个领域，主要包括预算控制、收入控制、支出控制、货币资金控制、药品及库存物资控制、固定资产控制、工程项目控制、对外投资控制、债权债务控制、财务电子信息化控制和监督检查等。

1. 预算控制

建立健全预算编制、审批、执行、调整、分析、考核等管理制度。医院一切收入、支出必须全部纳入预算管理。年度预算一经批复，一般不予调整。因政策变化、突发事件等客观原因影响预算执行的，按规定程序报批。

2. 收入控制

建立健全收入、价格、医疗预收款、票据、退费管理制度及岗位责任制。明确相关岗位的职责、权限,确保提供服务与收取费用、价格管理与价格执行、收入票据保管与使用、办理退费与退费审批、收入稽核与收入经办等不相容职务相互分离,合理设置岗位,加强制约和监督。

3. 支出控制

建立健全支出管理制度和岗位责任制。明确相关部门和岗位的职责、权限,确保支出的申请与审批、审批与执行、执行与审核、审核与付款结算等不相容职务相互分离,合理设置岗位,加强制约和监督。

(1) 货币资金控制:建立健全货币资金管理制度和岗位责任制。明确岗位的职责、权限,合理设置岗位,加强制约和监督。出纳不得兼任稽核、票据管理、会计档案保管和收入、支出、债权、债务账目的登记工作。医疗机构不得由一人办理货币资金业务的全过程。

(2) 药品及库存物资控制:建立健全药品及库存物资管理制度和岗位责任制。明确岗位职责、权限,确保请购与审批、询价与确定供应商、合同订立与审核、采购与验收、采购验收与会计记录、付款审批与付款执行等不相容职务相互分离,合理设置岗位,加强制约和监督。医疗机构不得由同一部门或一人办理药品及库存物资业务的全过程。

(3) 固定资产控制:建立健全固定资产管理制度和岗位责任制。明确相关部门和岗位的职责、权限,确保购建计划编制与审批、验收取得与款项支付、处置的申请与审批、审批与执行、执行与相关会计记录等不相容职务相互分离,合理设置岗位,加强制约和监督。医疗机构不得由同一部门或一人办理固定资产业务的全过程。

(4) 工程项目控制:建立健全工程项目管理制度和岗位责任制。明确相关部门和岗位的职责权限,确保项目建议和可行性研究与项目决策、概预算编制与审核、项目实施与价款支付、竣工决算与竣工审计等不相容职务相互分离,合理设置岗位,加强制约和监督。医疗机构不得由同一部门或一人办理工程项目业务的全过程。

(5) 对外投资控制:建立健全对外投资业务的管理制度和岗位责任制。明确相关部门和岗位的职责、权限,确保项目可行性研究与评估、决策与执行、处置的审批与执行等不相容职务相互分离,合理设置岗位,加强制约和监督。

(6) 债权和债务控制:建立健全债权和债务管理制度和岗位责任制。明确相关岗位的职责和权限,确保业务经办与会计记录、出纳与会计记录、业务经办与审批、总账与明细账核算、审查与记录等不相容职务相互分离,合理设置岗位,加强制约和监督。医疗机构不得由一人办理债权或债务业务的全过程。

(7) 财务电子信息化控制:建立健全财务电子信息化管理制度和岗位责任制。应用专门的授权模块,明确相关部门和岗位的职责、权限,确保软件开发与系统操作、系统操作与维护、档案保管等不相容职务相互分离,合理设置岗位,加强制约和监督。

(贾 娜)

第四节 医院投资管理

一、医院投资管理概述

（一）医院投资的意义

投资是指医院在一定时期投入一定的资金，以期望未来获得更大收益的行为。在市场经济条件下，医院能否把筹集到的资金投放到收益高、回收快、风险小的项目上去，对医院生存与发展起着至关重要的作用。一般会计上的投资是指对外投资，包括股权投资和债权投资；而财务管理上的投资既包括对外投资，也包括对内投资，如固定资产投资。

1. 投资是实现财务管理目标的基本前提

医院财务管理的目标是不断提高医院价值，为此，就要将筹资活动获取的资金，科学合理的投放到各种资产上，开展医疗业务活动，以得到收益。

2. 投资是医院发展业务的必要手段

在科学技术、社会经济迅速发展的今天，医院无论是维持日常业务的顺利开展还是实现新技术、新项目领域的拓展，都必须进行一定的投资。尤其是加大对重点学科的投资与建设，才能够创造增强实力的条件，而且对医院树立市场形象、增强核心竞争力与品牌影响力意义重大。

3. 投资是医院降低风险的重要方法

医院将资金投向日常业务的关键环节或薄弱环节，可以使医院各项业务开展配套、平衡，形成更加牢固的综合实力。另外，由于医院无法预测未来经营过程中发生的不确定因素，如医疗体制改革对医院经营产生的影响，因而可以在政策允许的范围内，通过投资活动，开展除正常医疗活动外的多元化经营活动，则更能增加医院收益的稳定性和持续性。

（二）医院投资的分类

为了加强投资管理，提高投资效益，必须分清投资的性质，对投资进行科学的分类，现分述之。

1. 直接投资和间接投资

按投资与医院日常业务活动的关系进行分类，投资可分为直接投资和间接投资两类。直接投资指把资金投放于医院组织与开展业务活动的经营性资产，以便获取利润的投资。间接投资又称为证券投资，是指把资金投放于证券等金融资产，以便取得股利或利息收入的投资。

2. 长期投资和短期投资

按投资回收时间的长短分类，投资可分为短期投资和长期投资。短期投资又称为流动资产投资,是指能够并且准备在1年以内收回的投资,包括投放的货币资产、应收账款、存货、短期有价证券等的投资,长期证券如能随时变现亦可作为短期投资。长期投资则是指1年以上才能收回的投资,包括投放在固定资产、无形资产和不准备在一年内变现的长期有价证券等方面的资金。

3. 初创投资和后续投资

按投资的阶段不同分类,投资可分为初创投资和后续投资。初创投资是指在医院新成立时所进行的各种投资,是医院的原始资产,为医院开展正常的业务活动创造了必要的条件。后续投资是指医院为巩固现有实力、进而拓展市场、扩大规模吸引病源所进行的各种投资。

4. 内部投资和外部投资

根据医院投资的方向不同分类,投资可分为内部投资和外部投资。内部投资是指医院将资金投放在内部,购置各种医疗服务和经营管理所用资产的投资。外部投资是指医院以货币资金、实物资产、无形资产等方式或者购买股票、债券等有价证券方式向其他单位的投资。内部投资都是直接投资,外部投资主要是间接投资,也可能是直接投资。

(三)医院投资的基本原则

医院投资的根本目的是为了增加医院的价值。医院能否实现这一目标,关键在于医院能否在纷繁复杂、纵横交错的市场环境条件下,捕捉有利时机,作出科学理智的投资决策。为此,医院在投资时必须坚持以下基本原则。

1. 充分而细致的投资环境分析

投资环境是指影响医院投资的各种外部因素的总和。医院进行投资环境的分析,对及时、准确地做出投资决策和不断提高投资效益具有重要意义。通过对投资环境的研究,可以使医院充分了解市场的供求状况,当出现有利条件时,及时进行投资,以获得良好的效果。当出现不利因素时,及时采取对策,以避免客观环境的负面影响。另外,投资环境是动态变化的,医院必须主动适应这种变化,但如果总是疲于应对,难以取得预想的效果。这就要求决策者高瞻远瞩、独具慧眼,预见未来投资环境的变化,抓住机会作出判断,为医院创造财富。

2. 科学而严密的投资决策程序

在市场经济条件下,医院的投资决策都会面临一定的风险。为了保证投资决策的正确有效,必须按科学的投资决策程序,认真进行投资项目的可行性分析,减少个人主观因素的盲目性。投资项目可行性分析的主要任务是对投资项目的必要性,技术、设计上的可行性和经济上的合理性进行论证,运用各种方法计算出有关指标,以便合理确定不同项目的优劣。投资决策程序一般可简单地分为以下几个步骤:市场调研明确目标、集思广益拟订方案、综合评价权衡利弊、确定最优方案并付诸实践。

3. 足额而及时的投资资金保障

医院的投资项目，特别是长期投资项目，时间长、规模大、所需资金多，对医院财务成果和财务状况，尤其是资本结构具有极大的影响，需要进行专门的筹资工作来保证足够的资金供应。否则，就会中途下马，出现"半截子工程"，从而给医院带来不可挽回的损失。

4. 认真而全面的投资风险分析

投资风险的最主要因素有环境的风险、经营的风险、利率的风险、支付能力的风险、决策的风险、政策的风险。但收益和风险是共存的，医院在进行投资时，必须在考虑收益的同时认真考虑风险的情况，只有在收益和风险达到最好的均衡时，才有可能不断增加医院价值，实现财务管理的目标。

二、投资项目中的现金流量分析

投资项目中的现金流量是指在投资决策中由投资项目引起的医院现金流入和现金流出增加的数量，是进行投资决策分析的基础。这里的"现金"是广义的概念，不仅包括各种货币资金，而且还包括项目需要投入医院拥有的非货币资源的变现价值。例如，一个项目需要使用医院原有的某一间业务用房，则相关的现金流量是包含这间房屋的变现价值。

（一）现金流量的构成

投资项目的现金流量一般是由初始现金流量、营业现金流量和终结现金流量三部分构成。

1. 初始现金流量

初始现金流量是指开始投资时发生的现金流量，一般包括如下几个部分。

（1）固定资产上的投资。包括固定资产的购入或建造成本、运输成本和安装成本等。需要注意的是，在固定资产更新投资决策时，如果原有旧的固定资产变现价值与其账面价值不等，则原有固定资产的初始购置投资的计算如下。

旧资产的初始购置投资 = 变现价值 − 变现增值 × 所得税税率

旧资产的初始购置投资 = 变现价值 + 变现减值 × 所得税税率

（2）流动资产上的投资。包括对材料、在产品和现金等流动资产的投资。

（3）其他投资费用。指与投资有关的职工培训费、谈判费、注册费用等。

（4）原有固定资产的变现收入。这主要是指固定资产更新时原有固定资产转让所得的现金收入。固定资产的清理费用、支付的相关税金应从变现收入中扣减。

2. 营业现金流量

它是指投资项目实施后的整个寿命周期内，由于医疗服务活动而产生的现金净流量。这种现金流量通常是按年度计算的，一般由以下几个部分组成。

（1）医疗服务活动取得的现金流入。

（2）各项医疗服务现金支出：如卫生材料费、医务人员的工资、燃料费、管理费用等。

（3）税金支出。如果每年医疗服务活动取得的收入都是营业现金收入，付现成本等于营业现金支出，则每年营业净现金流量的计算公式如下：

每年营业现金净流量（NCF）= 医疗服务收入 – 付现成本 – 所得税

付现成本是指需要每年支付现金的成本。成本中不需要每年支付现金的部分称为非付现成本，其中主要指折旧费。

付现成本 = 医疗服务成本 – 折旧

每年营业现金净流量（NCF）= 医疗服务收入 – 付现成本 – 所得税 = 医疗服务收入 –（医疗服务成本 – 折旧）– 所得税 = 医疗服务收入 – 医疗服务成本 – 所得税 + 折旧 = 医疗服务税后净结余 + 折旧

从每年现金流动的结果看，增加的现金流入来源于两个部分：一部分是结余造成的货币增值；另一部分是以货币形式收回的折旧。

如果医院的所得税税率是 T，非付现成本就是折旧，则投资项目每年产生的营业现金净流量还可以表示为：

每年营业现金净流量（NCF）= 医疗服务税后净结余 + 折旧 =（医疗服务收入 – 医疗服务成本）×（1–T）+ 折旧 =（医疗服务收入 – 付现成本 – 折旧）×（1–T）+ 折旧 = 医疗服务收入 ×（1–T）– 付现成本 ×（1–T）+ 折旧 ×T

式中可以理解为投资项目每年营业现金净流量等于税后收入减税后付现成本加折旧抵税。

对于无须缴纳所得税的医院而言，如公立非营利性医院，以及仍在纳税优惠期的营利性医院，税率 T 为零，每年营业现金净流量的计算比较简单，就是：

每年营业现金净流量（NCF）= 医疗服务收入 – 付现成本

在无税的情况下，折旧等非付现成本不影响医院的现金流。

3. 终结现金流量

终结现金流量是指投资项目完结时所发生的现金流量，主要包括以下几点。

（1）固定资产的残值收入或变现收入。

（2）原来垫支在各种流动资产上的资金的收回。

（3）停止使用的土地的变现收入等。

（4）为结束项目而发生的各种清理费用。

（二）现金流量的计算

下面以例 3-1 为例，介绍投资项目现金流量的计算。

［例 3-1］某医院投资方案 A 的有关资料如下：固定资产需投资 200 万元，2 年建成，价款分 4 年付给承包商。建成后，预计使用寿命是 5 年，每年可获营业净利润 10 万元，项

目建成后投产前需要在流动资金各项目上投入资金15万元，该资金在项目结束后可以全部收回。该项目采用直线法计提折旧，无残值。A投资方案现金流量表如表3-14所示。

表3-14 A投资方案现金流量表　　　　单位：万元

项目	时期						
	1	2	3	4	5	6	7
固定资产投资额	-50	-50	-50	-50			
折旧			40	40	40	40	40
营业净利			10	10	10	10	10
流动资金垫支		-15					15
现金净流量	-50	-65	0	0	50	50	65

（三）现金流量分析时需要注意的几个问题

1. 现金流量的基本假设

现实的投资活动中，项目产生的现金流入或流出的时点是不定的，现金取得或支出的形式也是复杂的，为了便于我们进行决策分析，需要将这些不确定的、复杂的现象抽象化，因此，在投资活动决策分析中，一般通常假设项目的现金流具有以下特点。

（1）全投资假设。假设项目所需要投入的资金都是自有资金，即不考虑该笔投资所需的现金是否为借入的，即使这笔资金是借入的，由此产生的利息支出也不作为此项目的现金流出。

（2）经营期与固定资产的折旧年限一致假设。虽然医院有相当一部分固定资产都超过了折旧年限仍在使用，但是折旧年限仍然是目前我们在进行投资决策时确定项目经营期的有据可查的重要依据。因此，在进行投资决策时，该项目的经营期按照固定资产的折旧年限确定。

（3）时点投资假设。虽然医院在项目经营中取得的现金流入或发生的现金支出可能发生在一年当中的任何一天，但是当我们按年确定现金流量时，都抽象的认为每年现金流量的发生都是在每年年末的那一个时点上。

（4）流动资金的垫支与收回时点假设。除应收账款外，假设医院因投资某个项目而垫支的营运资金发生在建设期的期末，投产期的期初，前期垫支的营运资金的收回则发生在项目经营期的期末。由于应收账款上垫支的资金往往发生在项目运营后，所以单独考虑应收账款的垫支时点应该是项目开始投产的第一年年末，应收账款资金的收回应该在项目经营结束的下一期期末。

2. 在增量的基础上考虑现金流量，区分决策相关成本与无关成本

在确定投资方案的相关现金流量时，应遵循的最基本的原则：只有增量现金流量才是与项目相关的现金流量。所谓增量现金流量是指接受或拒绝某个投资方案后,医院总的现金流量因此而发生了变动。只有那些由于采纳了某个项目引起的现金支出增加额才是该项目的现金流出,只有那些由于采纳了某个项目引起的现金流入增加额才是该项目的现金流入。

为了正确的计算投资方案的增量现金流量,需要区分哪些是与决策相关的成本,哪些是与决策不相关的成本。一般来说,差额成本、未来成本、重置成本、机会成本属于决策相关成本,而沉没成本、账面成本等往往是非相关成本。

例如,某医院5年前打算购置一套放射科设备,在对其进行可行性分析时共发生费用1万元,后来由于有了更好的项目,该计划被搁置下来,当时发生的1万元论证费作为费用被记入当年的损益。现在旧事重提,5年前发生的论证费1万元是否是决策的相关成本呢?答案是否定的。因为该论证费已经列支,不管医院现在是否决定购置这套设备,它已经无法挽回,从这个意义上说,这笔5年前的论证费属于沉没成本,与医院未来的现金流量无关。

由此可见,在增量的基础上考虑现金流量,正确的区分决策相关成本与无关成本对投资决策至关重要。如果将非相关的成本纳入投资方案的现金支出中,可能会使一个有利的方案因此变得不利,一个较好的方案可能变成一个较差的方案,造成决策的错误。

3. 不能忽视机会成本

机会成本不是我们通常意义上的"成本",它不是一种支出或费用,而是失去的收益。而且这种收益不是实际发生的,而是潜在的。机会成本总是针对具体的方案,离开被放弃的方案就无从计算确定。在投资方案的选择中,如果选择了一个投资方案,则必须放弃投资于其他途径的机会。其他投资机会可能取得的最大的收益就是实行本方案的一种代价,被称为这项投资的机会成本。

如医院的投资活动将使用一间自有房屋,在进行投资分析时,因为医院不需要动用资金去构建房屋,可否不将这间房屋的成本考虑在内呢?答案是否定的。若医院不将这间房屋用于此投资项目,还可以将其用做其他用途,并取得一定的收入。只是由于用于这个投资项目才放弃了用作他用而可能获得的收入,那么这笔因此而放弃的收入就是本投资项目的机会成本。

机会成本的意义在于它有助于全面考虑可能采取的各种方案,以便为既定资源寻求最为有利的使用途径。

4. 注意分摊费用对现金流量的影响

医院的每一个投资项目都会产生相应的分摊费用,如分摊的各种管理费用和行政费用。这些费用在计算成本时是要考虑的,并要从结余中扣除。但是,在做投资的现金流量分析时,要对这些分摊费用做进一步辨别。对那些因投资项目引起的分摊费用,如增加的管理人员或行政工作人员的费用，应计入投资项目的现金流量。而对那些医院原来就要发生的，因本项目投资后分摊过来的费用，如总部管理人员的有关支出，就不应该计入本项目的现金流量。

5. 折旧对于现金流量的意义

折旧对于承担纳税义务的医院分析现金流量时起着重要作用。

（1）由于折旧资金留在医院内由医院支配，而不交给医院之外的任何个人和单位，因此，折旧不是现金流出。

（2）折旧可以作为成本、费用从医院收入中扣除，因此降低了医院的应纳税所得额，从而减少了医院的所得税支出，这部分减少的数额等于折旧额乘以所得税税率，即折旧抵税。由此可见，尽管折旧本身不是真正的现金流量，但是它的数量大小却会直接影响到纳税医院的现金流量的大小，折旧额越高，医院的实际现金流入量也就越大。

（3）对纳税医院而言，每一项固定资产的原值是固定的，其对应的折旧总额也是确定的。但是不同的折旧方法将影响各年提取的折旧额，进而影响现金流量。采用加速折旧法的医院虽然不能增加折旧总额，但是却可以使固定资产寿命期内每年的折旧额前大后小，从而使现金流量也前多后少。考虑到货币的时间价值，这对医院是很有利的。

需要注意的是，对于非营利医院及尚在税收优惠期的营利性医院，由于不需要缴纳所得税，因此不需要支付现金的折旧将不会对医院的现金流产生影响。

6. 通货膨胀对现金流量的影响

在明显的通货膨胀时期，无论是投资项目的收入还是支出，都会发生很大的变化。比如，存货的计价有先进先出和后进先出等不同的计价方法。在通货膨胀时期，后进的存货价格较高，先进的存货进价较低。使用同一批存货，若按先进先出法计价，则成本较低，结余较高，纳税金额也比较高，使医院的实际现金流入量减少。若按照后进先出法计价，则成本较高，结余较低，纳税额较少，使医院的现金实际流入量增大。由于医院所考虑的是实际现金流入量的大小，因此采用什么样的存货计价方法在通货膨胀时期就显得非常重要了。

在计算投资指标时，对通货膨胀的影响通常有两种处理方法：一种是调整投资项目的现金流量，扣除通货膨胀的影响。一种是调整计算贴现指标时所用的贴现率，抵消通货膨胀带来的对现金流量的影响。

（四）现金流量与结余的关系

会计上核算出来的结余是按照权责发生制确定的，而现金流量是根据收付实现制确定的，两者既有区别，又有联系。在投资决策的分析中，研究的重点是现金流量，而把结余的研究放在了次要的地位。究其原因，主要有以下三点。

（1）在整个投资有效年限内，如果不考虑货币的时间价值，结余总额与现金净流量的总计是相等的。所以,现金净流量可以取代结余作为评价净收益的指标。

[例3-2]某个投资项目总额2000万元,分4年在每年年初支付款项,3年后开始投产,预计经营期为5年。投产之时医院垫付流动资金100万元,在项目结束时收回。项目在经营期内每年可产生收入1000万元,付现成本500万元。假设该项目经营结束后没有残值。该项目各年的现金流量及不同折旧方法下的结余情况如表3-15所示。通过本表可以看出,尽管医院对该项目采用了不同的折旧方法,但是整个投资年限内,现金流量的合计与不同折旧方法下结余合计是相等的,均为500万元。

(2)结余在各个年份的分布受到了折旧方法等人为因素的影响,而现金流量的分布不受这些人为因素的影响更加客观。例如,在表3-15中,采用直线折旧法时各年的结余与采用加速折旧法下各年结余差别很大,但它们的营业现金净流量却是相等的。影响结余的主观因素不只是折旧方法的选择,还有存货的计价、间接费用的分配、成本计算方法,等等。在考虑货币时间价值的情况下,早期的收益比晚期的收益有明显的区别。作为投资决策指标的分布应该是客观的,不受人为选择的影响,而现金流量的分布可以满足这种需求。

表3-15 某项目现金流量与结余分析表　　单位:万元

时间	0	1	2	3	4	5	6	7	8	合计
投资	−500	−500	−500	−500						−2000
流动资金					−100				100	0
收入					1000	1000	1000	1000	1000	5000
付现成本					500	500	500	500	500	2500
直线法折旧时:										
折旧					400	400	400	400	400	2000
结余					100	100	100	100	100	500
加速折旧法时:										
折旧					600	500	400	300	200	2000
结余	−100				0	100	200	300		500
现金净流量	−500	−500	−500	−600	500	500	500	500	600	500

(3)在投资分析中,现金流动状况比盈亏状况更重要。有结余的年份不一定能产生多余的现金用来进行其他项目的再投资。一个项目能否维持下去,不取决于一定时期是否盈利,而是取决于有没有现金用于各种支付。现金一旦支出,不管是否消耗都不能用于其他目的,只有将现金收回后才能用来进行再投资。因此,在投资决策中要重视现金流量的分析。

三、投资决策指标

投资决策指标是指投资决策的经济指标,是通过对投资项目经济效益的分析与评价,确定投资项目是否可取的标准。按其是否考虑货币的时间价值,可分为非贴现评价指标和贴现评价指标两大类。非贴现评价指标是指在计算过程中不考虑货币时间价值因素的指标,又称为静态指标,包括投资回收期、平均报酬率。与非贴现评价指标相反,在贴现评价指标的计算过程中必须充分考虑和利用货币时间价值,因此,贴现评价指标又称为动态指标,包括净现值、获利指数和内含报酬率。

(一)静态投资指标

静态投资指标是不考虑货币的时间价值的一种投资决策分析方法。它是按照有关承包收入资金周转等方法,来分析评价投资效果的一种方法。主要包括有以下几点。

1. 投资回收期(PP)

投资回收期是指自投资方案实施起,至收回初始投入资本所需时间,即能够使与此方案相关的累计现金流入量等于累计现金流出量的时间。投资回收期的计算方法有如下两种。

(1)投资后每年净现金流量相等时。

投资回收期 = 投资总额 / 年净现金流量

(2)投资后每年净现金流量不等时。

每年净现金流量不等时投资回收期可以用下式推算:

$$C_0 = \sum_{t=1}^{n} NCF_t$$

式中:n——投资回收期。

t——投资年份。

C_0——初始投资额。

求使等式成立的 n,即为投资回收期。

[例 3-3] 试根据表 3-16 计算方案 A、B、C 的回收期。

表 3-16　三个不同方案现金流量表　　单位:元

年份	现金净流量	A	B	C
0	净流出	10 000	10 000	10 000
1	净流入	4000	6000	2000
2	净流入	4000	5000	3000
3	净流入	4000	4000	4000
4	净流入	4000	3000	5000
5	净流入	4000	2000	6000

续表

年份	现金净流量	A	B	C
合计（净流入）		20 000	20 000	20 000
净收益		10 000	10 000	10 000

方案 A 的回收期为：

$$\frac{10\,000}{4000} = 2.5\,（年）$$

方案 B 的回收期为：

$$1 + \frac{10\,000 - 6000}{5000} = 1.8\,（年）$$

方案 C 的回收期为：

$$\frac{10\,000 - 2000 - 3000 - 4000}{5000} + 3 = 3.2\,（年）$$

由此可见，方案 B 的投资回收期最短，能最快收回投资，所以 B 方案是优选的方案。

一般来讲，投资的回收期越短越好，因为，这意味着投资所冒的风险可以被较快地解除。投资回收期法的优点是：①对各种投资方案进行初步审查时，可以选择投资回收期较短的方案。因为医院可以用于投资的资金总是有一定限度的，必须尽可能地加速资金的周转。因此，一般情况下医院将会把注意力集中在投资回收期较短的方案上。②在投资风险较大或极大的情况下，以投资回收期作为标准，可以选择投资回收期较短的方案，尽快解除风险。因为投资时间越长，不稳定因素就会越多；③一般来讲，投资方案如果用其他分析方法分析的结果相同时，应选择投资回收期较短的投资项目。

投资回收期法的另一个主要优点是计算简便，同时投资回收期的长短也是项目风险的一种标志，因此在实务中也常常被当作一种选择方案的标准。但是，投资回收期的最大缺点

在于它既没有考虑"货币的时间价值"，也没有考虑回收期后的现金流量。在实际工作中，长期投资往往看重的是项目中后期将得到的较为丰厚的长久收益。对于这种类型的项目，用投资回收期法来判断其优劣，就显得过分片面了。

2. 平均报酬率（ARR）

投资报酬率也叫投资利润率或会计利润率，它表示年平均会计收益占总投资的百分比，即：

$$平均报酬率 = \frac{年均会计收益}{投资总额} \times 100\%$$

在例 3-3 中，方案 A、B、C 的年平均结余都是 2000 元。

$$平均报酬率 = \frac{2000}{10\,000} \times 100\% = 20\%$$

一般来讲，投资的平均报酬率越高越好。在采用评价报酬率指标进行决策时，医院应首先确定一个要达到的平均报酬率，即要求报酬率，并以此为标准，同测算出来的平均报酬率进行对比，如果预期的平均报酬率高于要求的平均报酬率，这个方案就是可行的，否则方案就要被否决。

这种方法的主要优点在于计算简便，并且使用的是财务会计核算上的结余和成本的概念，容易被接受和掌握。但仍没有考虑货币的时间价值。

（二）动态投资指标

静态指标的最大问题是没有考虑到货币的时间价值，而动态投资指标则是考虑了货币的时间价值以后所采取的决策分析方法。

1. 净现值（NPV）

净现值法是指通过计算投资项目的净现值以反映投资项目的优劣，并据以进行决策的方法。净现值是指投资项目未来现金流入的现值与未来现金流出的现值之间的差额。

净现值的计算公式：

$$净现值（NPV） = \sum_{t=0}^{n} \frac{I_t}{(1+i)^t} - \sum_{t=0}^{n} \frac{O_t}{(1+i)^t} \qquad 公式①$$

式中：n——投资涉及的年限。

I_t——第 t 年的现金流入量。

O_t——第 t 年的现金流出量。

i——折现率。

净现值还有另外一种表述方法，即投资项目投入使用后的净现金流量按照资本成本或医院要求的报酬率折算成现值，减去初始投资以后的余额。其计算公式为：

$$NPV = \sum_{t=1}^{n} \frac{NCF_t}{(1+i)^t} \qquad 公式②$$

式中：NPV——净现值。

NCF_t——第 t 年净现金流量。

i——折现率。

n——项目预计使用年限。

C——初始投资额。

如果投资期超过 1 年，则在公式中，应是减去初始投资的现值以后的余额。

（1）投资项目净现值的计算过程。

①计算投资项目每年的净现金流量。

②选用适当的折现率，确定投资项目各年的折现系数（通过查表确定）。

③将各年净现金流量乘以相应的折现系数求出现值。

④汇总各年的净现金流量现值，得出投资项目的净现值。

（2）折现率的确定方法。

应当指出的是，在项目评价中，正确地选择折现率至关重要，它直接影响项目评价的结论。如果选择的折现率过低，则会导致一些经济效益较差的项目得以通过，从而浪费了有限的社会资源；如果选择的折现率过高，则会导致一些效益较好的项目不能通过，从而使有限的社会资源不能充分发挥作用。在实务中，一般有以下几种方法确定项目的折现率：

①以投资项目的资金成本率作为折现率。

②以投资的机会成本率作为折现率。

③根据不同阶段采用不同的折现率，在计算项目经营期净现金流量时，以全社会资金的平均收益率作为折现率。

④以行业平均收益率作为折现率。

（3）净现值法的决策规则。

净现值是绝对值形式的正指标，采用净现值法的决策标准是：如果投资方案的净现值大于或等于零，该方案为可行方案；如果投资方案的净现值小于零，该方案为不可行方案；如果几个方案的净现值均大于零，那么净现值最大的方案为最优方案。

[例3-4] 现有三个投资机会，其有关数据如表3-17所示。

表3-17 三个投资方案相关指标　　单位：万元

时间（年）	0	1	2	3	4
方案A：净收益	（10 000）	500	500		
净现金流量		5500	5500		
方案B：净收益	（10 000）	1000	1000	1000	1000
净现金流量		3500	3500	3500	3500
方案C：净收益	（20 000）	2000	2000	1500	1500
净现金流量		7000	7000	6 500	6500

假设折现率 $i=10\%$，则三个方案的净现值为：

$NPV_A = 5500 \times (P/A, 10\%, 2) - 10\,000$

$\qquad = 5500 \times 1.7355 - 10\,000$

$\qquad = -454.75$（万元）

$NPV_B = 3500 \times (P/A, 10\%, 4) - 10\,000 = 3500 \times 3.1699 - 10\,000 = 1\,094.65$（万元）

$NPV_C = 7000 \times (P/A, 10\%, 2) + 6500 \times (P/A, 10\%, 2) \times (P/F, 10\%, 2) - 20\,000$

$\qquad = 7000 \times 1.7355 + 6500 \times 1.7355 \times 0.8264 - 20\,000 = 1\,470.91$（万元）

方案 A 的净现值小于零，说明该方案的报酬率小于预定折现率10%，如果项目要求的最低报酬率或资金成本率为10%，则此方案无法给医院最终带来收益，因此应该放弃该方案。方案 B 和 C 的净现值均大于零，这两个方案都可取，而且由于方案 C 的净现值最大，所以根据净现值法应该选择方案 C 投资。但是，如果从投资效率的角度看，我们简单地下此结论，因为虽然方案 C 的净现值大于方案 B，但是它的投资额同时也大于方案 B。如果用净现值法来判断评价方案的效率就显得有些片面了。

净现值法的优点有三个：一是考虑了资金的时间价值，增强了投资经济性的评价；二是考虑了项目计算期的全部净现金流量，体现了流动性与收益性的统一；三是考虑了投资风险性，因为折现率的大小与风险大小有关，风险越大，折现率就越高。

净现值法的缺点也是明显的：一是不能从动态的角度直接反映投资项目的实际收益率水平，当各项目投资额不等时，仅用净现值无法从投资效率的角度确定投资方案的优劣；二是净现金流量的测量和折现率的确定比较困难，而它们的正确性对计算净现值有着重要的影响；三是净现值法计算麻烦，且较难理解与掌握。

2. 获利指数（PI）

获利指数又称现值指数，是投资项目未来报酬的总现值与初始投资额的现值之比。其计算公式为：

$$PI = \frac{\sum_{t=1}^{n} \frac{NCF_t}{(1+i)^t}}{C}$$

式中：NCF_t——第 t 年净现金流量

i——折现率

n——项目预计使用年限

C——初始投资额

（1）获利指数的计算过程。

①计算未来报酬的总现值，这与计算净现值所采用的方法相同。

②计算获利指数，即根据未来报酬的总现值和初始投资额之比计算获利指数。

（2）获利指数法的决策规则。在只有一个备选方案的采纳与否决策中，获利指数大于或等于1，则采纳，否则就拒绝。在有多个方案的互斥选择决策中，应采用获利指数超过1最多的投资项目。

［例3-5］根据表3-17的资料，假定贴现率为10%，则三个方案的获利指数如下：

$PI_A = 5500 \times (P/A, 10\%, 2) / 10\ 000$

　　　$= 5500 \times 1.735\ 5 / 10\ 000 = 0.95$

$PI_B = 3500 \times (P/A, 10\%, 4) / 10\ 000$

$$= 3500 \times 3.1699/10\,000 = 1.11$$

$$PI_C = [7000 \times (P/A, 10\%, 2) + 6500 \times (P/A, 10\%, 2) \times (P, 10\%, 2)]/20\,000$$

$$= [7000 \times 1.7355 + 6500 \times 1.7355 \times 0.8264]/20\,000 = 1.07$$

方案 A 的获利指数小于 1，表明其报酬率没有达到预定的折现率；方案 B 和 C 的获利指数均大于 1，说明它们的报酬率均已超过预定的贴现率，两个方案都可以接受。另外，方案 B 的获利指数大于方案 C，则表明方案 B 的投资效率高于方案 C。

获利指数法的优缺点与净现值法基本相同，但有一重要的区别是，获利指数法可从动态的角度反映项目之间不能比较的缺陷，使投资方案之间可直接用获利指数进行对比。其缺点除了无法直接反映投资项目的实际收益，另外计算起来比较复杂。

3. 内部报酬率（IRR）

内部报酬率又称内含报酬率，是使投资项目的净现值等于零的贴现率。内部报酬率的计算公式为：

$$\sum_{t=1}^{n} \frac{NCF_t}{(1+IRR)^t} - C = 0$$

式中：NCF_t——第 t 年净现金流量

IRR——折现率

n——项目预计使用年限

C——初始投资额

（1）内部报酬率的计算过程。

①如果每年的净现金流量 NCF 相等，按下列步骤计算：①计算年金现值系数。$(P/A, IRR, n) = \frac{C}{NCF_t}$。②根据计算出来的年金现值系数，查 n 年的年金现值系数表。③若在 n 年系数表上恰好能找到等于上述计算出来的年金现值系数，则该系数所对应的折现率即为所求的内部收益率。④若在系数表上找不到事先计算出来的系数值，则可利用系数表上同期略大及略小于该数值的两个临界值及相对应的两个折现率，应用插值法计算近似的内部收益率。

②如果每年的净现金流量 NCF 不相等，则需要按下列程序计算：①先预估一个贴现率，并按此贴现率计算净现值。如果计算出的净现值为正数，则表示预估的贴现率小于该项目的实际内部报酬率，应提高贴现率，再进行测算；如果计算出的净现值为负数，则表明预估的贴现率大于该方案的实际内部报酬率，应降低贴现率，再进行测算。经过如此反复测算，找到净现值由正到负并且比较接近于零的两个贴现率。②根据上述两个邻近的贴现率再使用插值法，计算出方案的实际内部报酬率。

（2）内部报酬率法的决策规则。在只有一个备选方案的采纳与否决策中，如果计算出的内部报酬率大于或等于资本成本或必要报酬率就采纳；反之，则拒绝。在有多个备选方案的互斥选择决策中，应选用内部报酬率超过资本成本或必要报酬率最多的投资项目。

［例 3-6］依据表 3-17 的资料计算三个方案的内部报酬率，假设医院要求的最低报酬率是 10%，请根据内部报酬率做出方案的取舍。

解析：

①由于 A 方案每年的 NCF 相等，所以可以采用如下方法计算内部报酬率

$$(P/A, IRR_A, 2) = \frac{C}{NCF_t} = \frac{10\,000}{5500} = 1.8182$$

查两年期年金现值系数表，与 1.818 2 相邻的年金现值系数在 6% 和 7% 之间，现在用插值法计算如下：

贴现率	年金现值系数
6%	1.833 4
IRR_A	1.818 2
7%	1.808 0

$$\frac{(6\% - IRR_A)}{(6\% - 7\%)} = \frac{(1.833\,4 - 1.818\,2)}{(1.833\,4 - 1.808\,0)}$$

$IRR_A = 6\% + 0.60\% = 6.60\%$

②方案 B 运营期间取得的净现金流量也是年金形式，因此计算方法与方案 A 类似。

$$(P/A, IRR_B, 4) = \frac{C}{NCF_t} = \frac{10\,000}{3500} = 2.8571$$

查 4 年期间年金现值系数表，与 2.857 1 相邻的年金现值系数在 14% 和 15% 之间，现在用插值法计算如下：

贴现率	年金现值系数
14%	2.917 3
IRR_B	2.857 1
15%	2.855 0

$$\frac{(14\% - IRR_B)}{(14\% - 15\%)} = \frac{(2.917\,3 - 2.857\,1)}{(2.917\,3 - 2.855\,0)}$$

$IRR_B = 14\% + 0.97\% = 14.97\%$

③由于方案 C 的各年现金流量不等，所以必须逐次进行测算。测算过程详见表 3-18。

表 3-18　内部报酬率的测算过程　　　　单位：万元

年度	NCF	测试 15%		测试 14%		测试 12%	
		PVIF（15%, n）	PV	PVIF（14%, n）	PV	PVIF（12%, n）	PV
0	−20 000	1.000 0	−20 000	1.000 0	−20 000	1.000 0	−20 000
1	7000	0.869 6	6087.20	0.877 2	6140.40	0.892 9	6250.30
2	7000	0.756 1	5292.70	0.769 5	5386.50	0.797 2	5580.40
3	6500	0.657 5	4273.75	0.675 0	4387.50	0.711 8	4626.70
4	6500	0.571 8	3716.70	0.592 1	3848.65	0.635 5	4130.75
NPV	−	−	−629.65	−	−236.95	−	588.15

在表 3-18 中，先按照 15% 的贴现率进行测算，净现值为负数，所以再把贴现率降低到 14%，进行第二次测算，净现值仍然为负值，所以进一步将贴现率降低到 12%，进行第三次测算，净现值为正值。这说明方案 C 的内部报酬率在 12% 和 14% 之间。

采用插值法计算如下：

IRR_C=12%+（14%−12%）×［（588.15−0）/（588.15+236.95）］=12%+1.43%=13.43%

从以上计算出的三个方案的内部报酬率可知，方案 A 的内部报酬率为 6.60%，低于医院要求的最低报酬率 10%，因此应放弃方案 A。方案 B 和方案 C 的内部报酬率均高于最低报酬率，所以两个方案均具有可行性，但是通过比较可知，方案 B 的内部报酬率（14.97%）高于方案 C 的内部报酬率（13.43%），所以方案 B 优于方案 C。

内部收益率法的优点是非常注重资金的时间价值，能从动态的角度直接反映投资项目的实际收益水平，且不受行业基准收益率高低的影响，比较客观。但该指标的计算过程十分麻烦，尤其是当每年的净现金流量不等的投资项目，一般要经过多次测算才能求得。

4. NPV、PI、IRR 三种方法的比较

考虑了货币时间价值的动态投资评价指标，是科学的投资决策指标，但是，究竟哪一种方法更好呢，需要做一些比较。

（1）NPV 与 PI 的比较。由于计算 NPV 与 PI 使用的是相同的信息，所以在评价投资项目的优劣时，对项目的排序常常是一致的。但是也有例外，当初始投资不一致时，依据 NPV 法和 PI 法所得出的结论或排序可能会出现分歧。按 10% 的贴现率贴现，方案 B 的净现值是 1 094.65 万元，获利指数为 1.11，方案 C 的净现值是 1 470.91 万元，获利指数为 1.07。如果按照 NPV 法决策，应该选择方案 C 投资，如果按照 PI 法决策，应该选择方案 A。

出现分歧的原因是两个方案的初始投资额不同。由于 NPV 是一个绝对数指标，代表投

资的总效益。而 PI 是一个相对数指标，代表投资的效率，因此，评价的结果可能产生不一致。一般来说，更高的 NPV 符合医院的最大利益，即 NPV 越高，医院所能获得的总收益越大，而 PI 只反映投资回收的程度，不反映投资回收的总额，所以，在资金无限量的互斥方案选择时，应选择 NPV 较大的方案进行投资。在资金无限量的独立方案选择时，可以考虑投资效率，选择 PI 值较大的方案投资。

（2）NPV 与 IRR 的比较。在多数情况下，运用 NPV 和 IRR 这两种方法得出的结论是相同的。但是当出现以下三种情况时，两种方法的结论会产生差异。

①投资规模不同的互斥方案：当一个项目的投资规模大于另一个项目时，规模较小的项目的 IRR 可能较大，但 NPV 可能较小。方案 B 的 IRR 是 14.97%，贴现率为 10% 情况下的 NPV 是 1094.65 万元，而方案 C 的 IRR 是 13.43%，贴现率为 10% 情况下的 NPV 是 1470.91 万元。在这两个互斥方案之间进行选择，实际上就是在更多的财富增加和更高的内部报酬率之间的选择，很显然，决策者会选择财富。所以，当互斥方案投资规模不同时，NPV 决策规则优于 IRR 决策规则。

②现金流量发生的时间不同：有的项目早期现金流入量较大，而有的项目晚期现金流入量较大。之所以会产生现金流量发生的时间上的问题，是因为"再投资率假设"。这两种方法假定投资项目使用过程中产生的现金流量进行再投资时，会产生不同的报酬率。NPV 假定产生的现金流入量重新投资会产生相当于医院已经设定的那个贴现率的回报率。而 IRR 法却假设现金流入量重新投资产生的回报率与此项目的特定的内部报酬率相同。IRR 法假定方案 B 产生的现金流量若进行再投资会产生 14.97% 的回报率，而方案 C 若进行再投资会产生 13.43% 的回报率。与此相反，净现值法假定不管投资方案 B 还是方案 C，取得的现金流量进行再投资时的报酬率应该是相等的，本例中是 10%。分析可知，NPV 法的假设是更加谨慎的。所以，在资本无限量，方案互斥的决策中，NPV 法总是正确的，而 IRR 法有时会出错。

③非常规项目：正常项目现金流量的形式是初始投资为负，以后运营期间现金流量为正。但是非常规项目的现金流量比较特殊，除了期初有现金流出，以后各期也有多次现金流出，因此期望现金流量中一些为正，一些为负，此时会产生多重内部报酬率的问题。现在的计算机程序通常不能做出识别，它们只能给出碰到的第一个解。因此，如果盲目地使用 IRR 法进行决策，可能出现严重的错误。所以，NPV 法决策规则仍然优于其他规则。

总之，在资金无限量的情况下，利用 NPV 法在所有投资评价中都能作出正确的决策。

四、固定资产投资

（一）固定资产更新投资决策

固定资产更新是指对技术上或经济上不宜继续使用的旧的固定资产用新的固定资产更换，或用先进的技术对原有设备进行局部改造。由于旧设备总可以通过修理继续使用，所以更新投资决策就是在继续使用旧设备还是购置新设备之间进行选择，当然这两种方案的决策是互斥方案的决策，决策一般采用 NPV 法。

根据新设备是否可以提高运营效率，带来营业收入的增加，固定资产的更新投资决策可以分为以下两类。

1. 新设备替代旧设备会提高运营效率，增加营业收入，净现值可以计算。此时，采用新设备所带来的增量的营业收入是决策的相关因素。

（1）如果新旧设备的使用年限相同，可以直接计算两个方案的 NPV，并比较选择 NPV 较大的方案。

［例 3-7］某医院考虑用新的、效率更高的设备代替旧设备，以减少成本，增加收益。旧设备购置成本为 40 000 元，使用 5 年，估计还可以使用 5 年，已提折旧 20 000 元，假设期满后无残值，如果现在转让可得价款 20 000 元，使用该设备每年可获得收入 50 000 元，每年付现成本 30 000 元。该医院先准备用一台新设备来代替原有的旧设备，新设备购置成本为 60 000 元，估计可使用 5 年，期满残值 10 000 元，使用新设备后，每年收入达 80 000 元，每年付现成本 40 000 元。假设该医院的资本成本为 10%，所得税税率 40%，新旧设备采用直线法计提折旧。

要求：做出固定资产更新投资决策。

解析：

因为已知新旧设备的使用寿命相同，且已知运营期间的收入，所以可以计算 NPV，并比较 NPV。

旧设备折旧额 =（40 000–0）/10 = 4000（元）

C_0 = –20 000（元）

NCF_{1-5} =（50 000–30 000–4000）×（1–40%）+4000 = 13 600（元）

$NPV_{旧}$ = 13 600 × $PVIFA_{(10\%, 5)}$ –20 000 = 31 557.6（元）

新设备年折旧额 =（60 000–10 000）/5 = 10 000（元）

C_0 = –60 000（元）

NCF_{1-4} =（80 000–40 000–10 000）×（1–40%）+10 000 = 28 000（元）

NCF_5 =（80 000–40 000–10 000）×（1–40%）+10 000+10 000 = 38 000（元）

$NPV_{新}$ = 38 000 × $PVIF_{(10\%, 5)}$ +28 000 × $PVIFA_{(10\%, 4)}$ –60 000 = 52 358（元）

因为 $NPV_{新}$ = 52 358 > $NPV_{旧}$ = 31 557.6，所以决定更新设备。

本例中，由于新旧设备的使用年限相等，因此还可以采用差量分析法来比较新旧方案的优劣。

差量分析法的基本步骤：

①分别计算初始投资的现金流量差量。

②分别计算各年营业现金流量的差量。

③比较新旧设备现金流量的差量。

④计算比较净现值的差量。

本例中，采用差量分析法计算如表 3-19 所示。

表 3-19 现金流量差量分析表   单位：元

年数	0	1	2	3	4	5
NCF（旧）	−20 000	13 600	13 600	13 600	13 600	13 600
NCF（新）	−60 000	28 000	28 000	28 000	28 000	38 000
NCF（新）−NCF（旧）	−40 000	14 400	14 400	14 400	14 400	24 400

ΔNPV = 24 400 × PVIF$_{(10\%, 5)}$ + 14 400 × PVIFA$_{(10\%, 4)}$ − 40 000 = 20 800.4（元）

因为 ΔNPV > 0，所以投资新设备将给医院带来更多的现金流入，决定更新设备。

（2）使用新设备可以增加营业收入，但是新设备的寿命与旧设备的剩余使用年限不同。

一般情况下，新设备的使用寿命要长于旧设备的剩余使用寿命，此时，不能直接比较它们的净现值，为了使投资项目的各项指标具有可比性，要设法使其在相同的寿命期内进行比较，此时通常使用年均净现值（ANPV）的方法。

年均净现值的计算方法如下：

$$ANPV = \frac{NPV}{PVIFA_{(i, n)}}$$

[例 3-8] 对例 3-7 的已知条件稍做修改。假设新设备预期使用寿命是 3 年，其他条件不变。要求对新旧设备更替作出决策。

解析：

由于新设备使用年限与旧设备剩余使用年限不等，所以不能直接比较 NPV，需要比较 ANPV 的大小。

$$ANPV_{旧} = \frac{NPV_{旧}}{PVIFA_{(10\%, 5)}} = \frac{31\,557.6}{3.791} = 8\,324.35（元）$$

新设备年折旧额 =（60 000−10 000）/3 = 16 667（元）

C_0 = −60 000（元）

NCF$_{1-2}$ =（80 000−40 000−16 667）×（1−40%）+16 667 = 30 666.8（元）

NCF$_3$ =（80 000−40 000−16 667）×（1−40%）+16 667+10 000 = 40 666.8（元）

NPV$_{新}$ = 40 666.8 × PVIF（10%，3）+ 30 666.8 × PVIFA（10%，2）− 60 000 = 23 778.33（元）

$$\text{ANPV}_{\text{新}} = \frac{\text{NPV}}{\text{PVIFA}_{(10\%,\ 3)}} = \frac{23\ 778.33}{2.487} = 9\ 561.05\ (\text{元})$$

虽然 NPV$_{\text{新}}$ < NPV$_{\text{旧}}$，但是因为使用寿命不等 ANPV$_{\text{新}}$ > ANPV$_{\text{旧}}$，所以仍然决定更新。

2. 新旧设备更替不改变营业收入，仅降低运营成本

此时，营业收入是决策无关变量，通常不需要测算，所以此类固定资产的更新投资决策的现金流量特点是以现金流出为主，即使有少量的变价收入，也属于支出的抵减，而非实质的现金流入增加。不能使用 NPV 或 ANPV，只能比较现金流出量现值的大小，选择现金流出较低的方案。同样，此类决策也面临着新旧固定资产的寿命是否相同。

（1）新旧设备更替不改变营业收入，且使用寿命相同——增量法比较现金流出量现值的大小。

[例 3-9] 某医院现有一辆救护车已经不能使用，需要送到汽车修配厂修理，费用是 15 000 元，修理后还可以使用 5 年，然后还要进行第二次大修，费用预计是 8000 元，还能用 5 年，期满可收回残值 1000 元。每年运输成本是 15 000 元（不含折旧）。如果购置一辆新车，成本是 35 000 元，可以使用 10 年，旧车可以出售收回残值 6000 元，新车每年的运输成本是 12 000 元（不含折旧）。5 年后也要进行一次大修，费用是 5000 元。期满收回残值 3000 元。该医院最低投资报酬率为 15%。

要求：决定是否需要更新该救护车。

①如果这是家非营利性医院，不需要交所得税，则计算如下。

方法一：成本总量差额比较法（表 3-20、表 3-21）。

表 3-20　旧设备现金净流量分析表　　　单位：元

项目	现金流量	时间	系数	现值
继续用旧设备				
旧设备变现价值	-6000	0	1	-6000
第一次修理费用	-15 000	0	1	-15 000
第二次修理费用	-8000	5	PVIF（15%，5）	-3976
每年运输成本	-15 000	1～10	PVIFA（15%，10）	-75 285
残值收入	1000	10	PVIF（15%，10）	247
合计				-100 014

表 3-21　新设备现金净流量分析表

项目	现金流量	时间	系数	现值
购买新的救护车				
买价	-35 000	0	1	-35 000
第一次修理费用	-5000	5	PVIF（15%，5）	-2485
每年运输成本	-12 000	1～10	PVIFA（15%，10）	-60 228
残值收入	3000	10	PVIF（15%，10）	741
合计				-96 972

比较更新救护车后现金流量的现值 = -96 972-（-100 014）= 3042 元。由于购入新的救护车会使医院未来现金流出量现值减少 3042 元，所以应该购置新的救护车。

方法二：差量分析法（表 3-22）。

表 3-22　新旧设备现金流量差量分析表　　　单位：元

项目	旧设备	新设备	差额	时间	系数	现值
设备投资额	-21 000	-35 000	-14 000	0	1	-14 000
年运输成本	-15 000	-12 000	3000	1～10	PVIF（15%，5）	15 057
大修费用	-8000	-5000	3000	5	PVIFA（15%，10）	1491
残值收入	1000	3000	2000	10	PVIF（15%，10）	494
合计						3042

由于购入新的救护车可以为医院节约现金支出 3042 元，所以应该选择更新该救护车。

②如果这是家营利性医院，所得税税率为 30%，其他条件不变。

方法一：有税情况下的成本总量差额比较法（表 3-23、表 3-24）。

表 3-23　旧设备现金净流量分析表　　　单位：元

项目	现金流量	时间	系数	现值
继续用旧设备				
旧设备购置价格	-（6000+15 000）= -21 000	0	1	-21 000
第二次大修费用	-8000（1-30%）	5	0.497	-2783
每年运输成本	-15 000（1-30%）	1～10	5.019	-52 699

续表

项目	现金流量	时间	系数	现值
继续用旧设备				
每年折旧抵税	2000×30%	1~10	5.019	3011
残值收入	1000	10	0.247	247
合计				−73 224

表 3-24　旧设备现金净流量分析表 2　　　单位：元

项目	现金流量	时间	系数	现值
购买新的救护车				
买价	−35 000	0	1	−35 000
第一次修理费用	−5000（1−30%）	5	0.497	−1739
每年运输成本	−12 000（1−30%）	1~10	5.019	−42 159
每年折旧抵税	3200×30%	1~10	5.019	4818
残值收入	3000	10	0.247	741
合计				−73 339

结论：在考虑所得税的情况下，购买新车会使现金多流出 73 339−73 224 = 115 元，所以决定不更新。

方法二：有税情况下的差量分析法（表 3-25）。

表 3-25　有税情况下新旧设备现金流量差量分析表　　　单位：元

项目	旧设备	新设备	差额	时间	系数	现值
设备投资额	−21 000	−35 000	−14 000	0	1	−14 000
年运输成本	−10 500	−8400	2100	1~10	5.019	10 539
每年折旧抵税	600	960	360	1~10	5.019	1806
大修费用	−5600	−3500	2100	5	0.497	1043
残值收入	1000	3 000	2000	10	0.247	494
合计						−115

结论：在考虑所得税的情况下，购买新车会使现金多流出 115 元，所以决定不更新。

（2）新旧设备更替不改变营业收入，但使用寿命不同——年均成本法。固定资产的平均年成本是指该资产引起的现金流出的年平均值。

①如果不考虑货币的时间价值，它是未来使用年限内现金流出总额与使用年限的比值。

固定资产年均成本＝该资产引起未来现金流出总额／使用年限

②如果考虑货币时间价值，它是未来使用年限内现金流出总现值与年金现值系数的比值。

固定资产年均成本＝该资产引起的现金流出的总现值／年金现值系数

③使用年均成本法进行评价的原则是：计算不同方案的年均成本，假定在收入相同的情况下，取其成本低者是好方案。

④使用年均成本法时需要注意的问题：①年均成本法是把继续使用旧设备和购置新设备看成是两个互斥的方案，而不是一个更换设备的特定方案。因此要有正确的"局外观"，要从局外人角度考虑问题。即一个方案是假定按当前市价购买跟现在使用的旧设备一模一样的设备，当然这个旧设备的初始购置成本是机会成本。另一个方案就是购置新设备。在新旧设备预计使用寿命不同的情况下，比较新旧设备1年服务成本孰高孰低。②年均成本法假定前提是将来设备再更换时，可以按原来的平均年成本找到可以替代的设备。

[例3-10] 如图3-9所示，旧设备初始机会购置成本是600万元，预计使用寿命是6年，每年现金净流出700万元，第6年末清理时残值收回200万元。如果购买新设备，初始购置成本是2400万元，预计使用寿命是10年，每年现金净流出400万元，期满收回残值300万元。更新设备不会增加营业收入。

①如果不考虑货币时间价值：

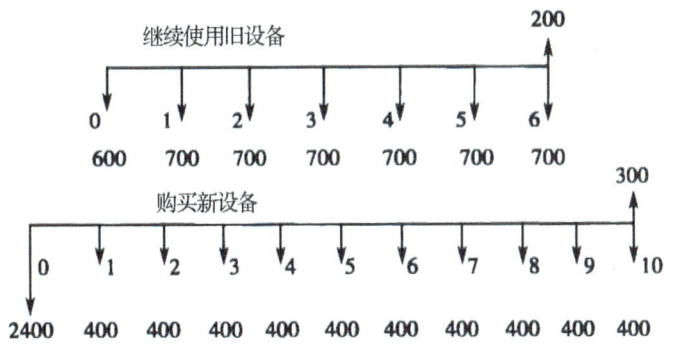

图3-9 现金流量

旧设备年均成本＝

（600+700×6-200）÷6 = 767（万元）

新设备年均成本＝（2400+400×10-300）÷10 = 610（万元）

因为610万元 < 767万元，新设备的使用年均成本低，所以决定更新。

②如果考虑货币时间价值，假设医院最低投资报酬率为15%

旧设备年均成本 $= \dfrac{600+700 \times NPV_{(15\%, 6)} - 200 \times PVIF_{(15\%, 6)}}{PVIFA_{(15\%, 6)}}$ = 836（万元）

新设备年均成本 = $\dfrac{2400+400 \times \text{NPV}_{(15\%, 10)} - 300 \times \text{PVIF}_{(15\%, 10)}}{\text{PVIFA}_{(15\%, 10)}}$ = 863（万元）

固定资产的年均成本还可以用另外一种计算方法：

固定资产年均成本 = 初始投资摊销 + 运营成本 − 残值摊销

旧设备年均成本 = $\dfrac{600}{\text{PVIFA}_{(15\%, 6)}}$ + 700 − $\dfrac{200}{\text{PVIFA}_{(15\%, 6)}}$ = 836（万元）

新设备年均成本 = $\dfrac{2400}{\text{PVIFA}_{(15\%, 10)}}$ + 400 − $\dfrac{300}{\text{PVIFA}_{(15\%, 10)}}$ = 863（万元）

决策：在贴现率为 15% 的情况下，新设备的年均使用成本 863 万元高于旧设备年均成本 836 万元，所以决定不更新该设备。

（二）投资期决策

投资期是指项目从资金投入到项目建成投产为止所需时间。在外部环境一定的情况下，若缩短投资期，就需要投入更大的人力、物力和财力，当然投资项目也可以尽快投产，产生效益。是否应该缩短投资期就需要进行认真的分析和恰当的决策。

在投资期决策时，由于投资期长短仅影响项目完工的时点，对固定资产投产后运营状况和使用寿命没有任何的影响，所以最常用的分析方法是差量分析法，根据缩短投资期与正常投资期相比较的增量现金流量来计算增量净现值。如果增量净现值为正，说明缩短投资期比较有利，否则不利。当然，也可以分别计算正常投资期与缩短投资期的净现值，再加以比较，作出决策。

[例3-11] 某医院正常投资某个项目，投资期是 4 年，共投资 1000 万元，未来 10 年每年的净现金流入量是 250 万元。若投资回收期缩短为 2 年，需要增加投资 200 万元，每年投资 400 万元，未来 10 年每年也会产生 250 万元净现金收入。设备无残值，不考虑垫支流动资金，该医院要求的最低投资回报率是 10%。

要求：判断是否需要缩短投资期。

解析：

正常投资期和缩短投资期现金流量情况如表 3-26 所示，第 5 到第 12 年项目运营期的现金净流入量相等。

表 3-26　不同投资期现金净流量分析表　　　　　　　　单位：万元

项目	0	1	2	3	4	5	……	12	13	14
正常投资期	−200	−200	−200	−200	−200	250	250	250	250	250
缩短投资期	−400	−400	−400	250	250	250	250	250	0	0
差量现金流量	−200	−200	−200	450	450	0	0	0	−250	−250

ΔNPV = 缩短投资期 NPV– 正常投资期的 NPV

=–200–200 × PVIFA $_{(10\%, 2)}$ +450 × PVIFA $_{(10\%, 2)}$ PVIF $_{(10\%, 2)}$ –250 × PVIFA $_{(10\%, 2)}$ PVIF $_{(10\%, 12)}$ = –39.89（万元）

如果不用差量分析法，也可以分别计算两个方案各自的净现值，再比较大小。正常投资期的净现值 =–200–200 × PVIFA $_{(10\%, 4)}$ +250 × PVIFA $_{(10\%, 10)}$ × PVIF $_{(10\%, 4)}$ = 215.81（万元）

缩短投资期的净现值 =–400–400 × PVIFA $_{(10\%, 2)}$ +250 × PVIFA $_{(10\%, 10)}$ × PVIF $_{(10\%, 2)}$ = 175.27（万元）

由于缩短投资期给医院带来的财富增加少于正常投资期，所以决定还是按照正常投资期建设项目。

五、风险投资决策

前面在讨论投资决策时，都假定现金流量是确定的，即现金收支的金额和发生的时间都是确定的。但是实际上由于固定资产投资期限较长，除了初始现金流量是确定的外，经营期预计取得的现金流入和现金流出的不确定性和风险是比较大的，那么就应该对风险性进行计量并在决策时加以考虑。投资风险分析常用的方法有两种：风险调整贴现率法和肯定当量法。

（一）风险调整贴现率法

风险调整贴现率法的基本思想是将无风险贴现率调整为风险贴现率，对风险现金流进行贴现。对于高风险的互斥项目，采用较高的贴现率去计算净现值，然后根据净现值法的规则来选择方案。

风险贴现率的计算如下：

$K = R_F + b \cdot V$

式中：K——风险贴现率

R_F——无风险贴现率

b——风险报酬斜率

V——风险程度

假定无风险贴现率 RF 就是短期国债利率，要想求得风险贴现率 K，我们需要知道 b 和 V。下面我们通过一个例子来说明 b 和 V 的求解及根据风险调整贴现率来选择方案。

［例 3-12］某医院的无风险报酬率 K = 6%，b = 0.1，现有 3 个投资机会，有关资料如表 3-27 所示。

表 3-27 项目各年现金流量表   单位：万元

年限	A方案 NCF	A方案 概率	B方案 NCF	B方案 概率	C方案 NCF	C方案 概率
0	（5000）	1	（2000）		（2000）	
1	3000	0.25				
	2000	0.50				
	1000	0.25				
2	4000	0.20				
	3000	0.60				
	2000	0.20				
3	2500	0.30	1500	0.20	3000	0.10
	2000	0.40	4000	0.60	4000	0.80
	1500	0.30	6500	0.20	5000	0.10

解析：

（1）要想求得 K =？，问题的难点是风险程度 V =？

每个方案分别按下列步骤计算风险程度：

A 方案：

①先计算各年现金流的期望值，反映各年风险现金流的集中趋势。

$E_t = \Sigma NCF_t \cdot P$

$E_1 = 3000 \times 0.25 + 2000 \times 0.5 + 1000 \times 0.25 = 2000$（万元）

$E_2 = 4000 \times 0.2 + 3000 \times 0.6 + 2000 \times 0.2 = 3000$（万元）

$E_3 = 2500 \times 0.3 + 2000 \times 0.4 + 1500 \times 0.3 = 2000$（万元）

②计算各年现金流量的风险程度，衡量各年现金流量风险程度的指标是标准差。

$d_1 = \sqrt{(3000-2000)^2 \times 0.25 + (2000-2000)^2 \times 0.5 + (1000-2000)^2 \times 0.25} = 707.11$（万元）

$d_2 = \sqrt{(4000-3000)^2 \times 0.2 + (3000-3000)^2 \times 0.6 + (2000-3000)^2 \times 0.2} = 632.46$（万元）

$d_3 = \sqrt{(2500-2000)^2 \times 0.3 + (2000-2000)^2 \times 0.4 + (1500-2000)^2 \times 0.3} = 387.30$（万元）

步骤①和步骤②的计算结果如表 3-28 所示。

表 3-28　各年期望现金流量及标准差计算结果列表　　单位：万元

年份（t）	现金流量	概率	期望现金流量	标准差
1	3000	0.25	2000	707.11
	2000	0.50		
	1000	0.25		
2	4000	0.20	3000	632.46
	3000	0.60		
	2000	0.20		
3	2500	0.30	2000	387.3
	2000	0.40		
	1500	0.30		

③计算三年现金流入总的离散程度即综合标准差 D。

A 方案各年现金流的期望值和标准差均不同，为了综合各年的风险，对具有一系列风险现金流的方案应采用综合标准差 D 来描述风险程度的大小。综合标准差是指项目寿命期内各年现金流量标准差按无风险报酬率贴现的现值平方和的平方根。用公式表示如下：

$$D=\sqrt{\sum_{t=1}^{n}\left[\frac{d_t}{(1+R_F)^t}\right]^2}=\sqrt{\sum_{t=1}^{n}(d_t\times PVIF_{R_F,t})^2}$$

$$D_A=\sqrt{\left[\frac{707.11}{(1+6\%)}\right]^2+\left[\frac{632.46}{(1+6\%)^2}\right]^2+\left[\frac{387.30}{(1+6\%)^3}\right]^2}==931.44（万元）$$

由于求出的综合标准差是绝对数，不便于不同规模的比较。所以需要进一步将综合标准差转化为相对数。

④计算综合标准离差率 V，V 反映了整个方案的风险程度。

$$V=\frac{综合标准差}{各年现金流量期望值的无风险贴现值}=\frac{D}{EPV}$$

$EPV_A=2000\times PVIF_{(6\%,1)}+3000\times PVIF_{(6\%,2)}+2000\times PVIF_{(6\%,3)}=6236（万元）$

$V_A=\dfrac{D_A}{EPV_A}=\dfrac{931.44}{6236}=0.15$

以上四个步骤的计算结果如表 3-29 所示。

表 3-29 风险项目综合标准离差率计算结果   单位：万元

年数 t	现金流量 NCF（t）	概率 p	现金流量期望值 E（t）	现金流入离散程度 d	综合标准差 D	总现金流入预期现值 EPV（6%）	综合标准离差率 V
1	3000	0.25	2000	707.11			
	2000	0.50					
	1000	0.25					
2	4000	0.2	3000	623.46	931.44	6236	0.15
	3000	0.6					
	2000	0.2					
3	2500	0.3	2000	387.3			
	2000	0.4					
	1500	0.3					

同样道理，我们可以分别计算方案 B 和方案 C 的风险程度。

方案 B：

方案 B 仅有第三年有现金流量，所以仅计算第三年的期望现金流量和标准差。

$E_b = 1500 \times 0.2 + 4000 \times 0.6 + 6500 \times 0.2 = 4000$（万元）

$d_b = \sqrt{(1500-4000)^2 \times 0.2 + (4000-4000)^2 \times 0.6 + (6500-4000)^2 \times 0.2} = 1581$（万元）

$V_B = \dfrac{D_B}{EPV_B} = \dfrac{d_3}{E_3} = \dfrac{1581}{4000} = 0.4$

通过计算可知，当仅有一年风险现金流时，当年的标准离差率就是整个方案的综合标准离差率。

方案 C：

$E_c = 3000 \times 0.1 + 4000 \times 0.8 + 5000 \times 0.1 = 4000$（万元）

$d_c = \sqrt{(1500-4000)^2 \times 0.1 + (4000-4000)^2 \times 0.8 + (6500-4000)^2 \times 0.1} = 447$（万元）

$V_c = \dfrac{D_c}{EPV_C} = \dfrac{d_3}{E_3} = \dfrac{447}{4000} = 0.11$

（2）因为已知无风险报酬率 $R_F = 6\%$，风险报酬斜率 $b = 0.1$。

根据公式：$K = R_F + b \cdot V$

$K_A = 6\% + b \cdot V_A = 6\% + 0.1 \times 0.15 = 7.5\%$

$K_B = 6\% + b \cdot V_B = 6\% + 0.1 \times 0.4 = 10\%$

$K_C = 6\% + b \cdot V_C = 6\% + 0.1 \times 0.11 = 7.1\%$

（3）根据不同方案的风险调整后的贴现率计算各个方案的净现值

$$NPV_A = \frac{2000}{1+7.5\%} + \frac{3000}{(1+7.5\%)^2} + \frac{2000}{(1+7.5\%)^3} - 5000 = 1066（万元）$$

$$NPV_B = \frac{4000}{(1+10\%)^3} - 2000 = 1005（万元）$$

$$NPV_B = \frac{4000}{(1+7.1\%)^3} - 2000 = 1256（万元）$$

决策：经比较，在考虑风险因素的影响下，方案C的净现值最大，方案按净现值排序为 C > A > B 所以选择方案C进行投资。

（二）肯定当量法

肯定当量法的基本思路是先用一个系数把有风险的现金流量调整为无风险的现金流量，然后用无风险的贴现率去计算净现值，再依据净现值法的决策规则判断是否投资。

$$NPV = \sum_{t=1}^{n} \frac{\alpha_t NCF_t}{(1+i)^t} - C_0$$

其中：α_t——第t年现金流量的肯定当量系数，它介于0和1之间

i——无风险贴现率

NCF_t——第t年风险现金净流量

C_0——初始投资额

肯定当量系数是指不肯定的1元现金流量期望值相当于使投资者满意的肯定的金额的系数，它可以把各年不肯定的现金流量换算成肯定的现金流量。

$$\alpha_t = \frac{肯定的现金流量}{不肯定的现金流量期望值} \qquad 0 < \alpha_t < 1$$

肯定当量系数的大小与风险程度大小有关。期望现金流量的风险程度越大，将其折算为无风险的现金流量的结果越小，即肯定当量系数越小。如果以标准离差率的大小来表示风险程度，则标准离差率与肯定当量系数之间的经验关系如表3-30所示。

表3-30 经验表格

标准离差率 v = d/E	肯定当量系数 α_t
0 ~ 0.07	1.00
0.08 ~ 0.15	0.90
0.16 ~ 0.23	0.80
0.24 ~ 0.32	0.70

续 表

标准离差率 v = d/E	肯定当量系数 α_t
0.33 ~ 0.42	0.60
0.43 ~ 0.54	0.50
0.55 ~ 0.70	0.40

[例 3-13]还以[例 3-12]的资料为例,假设 K = 6%,b = 0.1,α_t 与标准离差率的关系参考经验表 3-17。

解析:① A 方案:

$v_1 = \dfrac{d_1}{E_1} = \dfrac{707.11}{2000} = 0.35$ $\quad\quad\quad\quad\quad\quad\quad\quad\quad\quad\quad\quad \alpha_1 = 0.6$

$v_2 = \dfrac{d_2}{E_2} = \dfrac{632.46}{3000} = 0.21$ $\quad\quad\quad$ 查表可知 $\quad\quad\quad \alpha_2 = 0.8$

$v_3 = \dfrac{d_3}{E_3} = \dfrac{387.30}{2000} = 0.19$ $\quad\quad\quad\quad\quad\quad\quad\quad\quad\quad\quad\quad \alpha_3 = 0.8$

A 方案:第 1 年肯定现金流量 =2000×0.6=1200(万元)

第 2 年肯定现金流量 =3000×0.8=2400(万元)

第 3 年肯定现金流量 =2000×0.8=1600(万元)

$NPV_A = \dfrac{2000}{(1+6\%)} + \dfrac{2400}{(1+6\%)^2} + \dfrac{1600}{(1+6\%)^3} - 5000$

$\quad\quad = 1200 \times PVIF_{(6\%, 1)} + 2400 \times PVIF_{(6\%, 2)} + 1600 \times PVIF_{(6\%, 3)} - 5000$

$\quad\quad = -388.55$(万元)

由于方案 A 的 NPV<0,所以方案 A 不具有经济可行性。② B 方案:

$v_3 = \dfrac{d_2}{E_2} = \dfrac{1581}{4000} = 0.40$ $\quad\quad\quad\quad\quad\quad\quad\quad\quad\quad\quad\quad \alpha_3 = 0.6$

B 方案第 3 年肯定现金流量 =4000×0.6=2400(万元)

$NPV_B = \dfrac{2400}{(1+6\%)^3} - 2000 = 2400 \times PVIF_{(6\%, 2)} - 2000 = 15$(万元)

$v_3 = \dfrac{d_3}{E_3} = \dfrac{447}{4000} = 0.11$ $\quad\quad\quad\quad\quad\quad\quad\quad\quad\quad\quad\quad \alpha_3 = 0.9$

C 方案第 3 年肯定现金流量 = 4000×0.9 = 3600(万元)

$NPV_C = \dfrac{3600}{(1+6\%)^3} - 2000 = 3600 \times PVIF_{(6\%, 3)} - 2000 = 1022$(万元)

经比较,方案 C 的净现值大于方案 B 的净现值,方案排序为 C > B > A(A 不具有经济可行性），所以决定选择方案 C 进行投资。

（三）风险调整贴现率法与肯定当量法的比较

风险调整贴现率法是通过调整净现值公式分母的办法来考虑风险，而肯定当量法是通过调整净现值公式分子的办法来考虑风险，这是两者最大的区别。

从［例 3-12］和［例 3-13］的计算结果比较中可以发现，采用风险调整贴现率法与肯定当量法计算的方案排序结果可能不一致，主要原因是风险调整贴现率法把时间价值和风险价值混在了一起，并据此对现金流量进行贴现，意味着风险随时间的推移而加大，所以风险调整贴现率法对于远期现金流入予以较大的调整，使远期现金流入量大的 B 方案受到了较大的影响。相比而言，肯定当量法克服了风险调整贴现率法夸大远期风险的缺点，可以根据各年不同的风险程度，分别采用不同的肯定当量系数，但如何确定肯定当量系数是个困难的问题，虽然有经验表格，但是对于医疗机构而言这种关系还需要进一步的验证。

六、对外投资管理

（一）对外投资的概述

1. 对外投资的概念

《医院财务制度》规定："对外投资是指以货币资金购买国家债券或以实物、无形资产等开展的投资活动"。

随着社会主义市场经济体制的建立和发展，医院利用自身优势，以自有资产向其他单位或院办企、事业单位投资，发展横向经济联合，获取一定的经济利益，保证其主营业务的持续发展，这既符合医院自身的特点，也符合社会主义市场经济体制下事业单位发展的需要。因此，加强对外投资管理具有重要的意义。

2. 对外投资的分类

（1）按其流动性即投资回收期的长短可分为长期投资和短期投资。

（2）按投资时出资的内容分类可分为货币投资、实物投资和无形资产投资。货币投资是指用现金、银行存款及其他货币资金进行的对外投资。实物投资是指用低值易耗品、固定资产等实物作价对外进行投资。无形资产投资是指用无形资产如专利权、品牌、商誉作价对外进行的投资。

（3）按投资性质分类可分为债券性投资和权益性投资。债券性投资是指单位通过投资取得受资单位的债权，从而形成投资单位和受资单位之间的债权债务关系。医院主要进行国家债券投资。权益性投资是指投资单位通过投资取得受资单位相应份额的所有权，从而形成投资单位与受资单位的所有权关系。权益性投资包括向附属单位和其他单位投资，主要是通过采取合同或协议方式，利用货币、实物、无形资产等形式进行的对外投资。

3. 对外投资的原则

（1）效益性原则：在经济转轨时期，医院的角色在逐步发生转变，由社会公益性事业成长为自主经营、自负盈亏，具有独立法人地位的经济实体。医院在保障一定社会效益的前提下，必须努力提高经济效益，获取更多的结余，才能在医疗行业中乘风破浪、站稳脚跟。因此，医院在进行对外投资时，必须考虑到该项投资的经济效益，以及对医院整体经济效益的影响。在综合考虑其他因素的同时，应尽可能选择一个经济效益最大的项目。

（2）安全性原则：医院的对外投资同样会面临许多风险，一般来说，风险越大，报酬率越高；风险越小，报酬率也越低。因此，医院必须在投资报酬和风险之间权衡利弊。所谓安全性原则就是投资能够按期收回本金和应得的投资收益。

（3）流动性原则：流动性原则要求医院的对外投资具有良好的变现能力。对外投资因其目的不同，投资的性质也各异。有的对外投资期限很长，一般不考虑在近期变现；有的对外投资，只是为了充分利用现有的闲置资金，这部分资金以后可能会有其他的用途，这种投资就应当考虑其流动性，以便在将来需要现金时，能够及时变现。

（4）整体性原则：医院的对外投资活动是医院整体经营活动的一个重要的组成部分，对外投资必须服从医院整体经营活动，对外投资的目标应与医院总的经营目标相一致。只有这样才能提高医院的整体经济效益，才能有利于医院的长期稳定发展。

4. 对外投资的目的

（1）优化资源配置，提高资产利用效率：资产是医院拥有或控制的经济资源，医院必须充分利用现有的资产，提高资产的利用效率，以增加医院的收益，任何资产的闲置不用都是一种浪费。但是，在医院的日常业务活动中，由于市场的变化或者内部管理的原因，有时会出现资产闲置，或者资产报酬率下降甚至亏损的情况。在这种情况下，在政策允许的范围内，医院就可以考虑利用现有资产对外投资，进行资产的重新组合，以优化资源配置，增加医院收益。

（2）优化投资组合，降低经营风险：有时医院对外投资并不是因为出现了闲置资产，或者资产报酬率下降，才进行对外投资，而是出于降低经营风险方面的考虑。规避风险是医院在经营管理中应考虑的一个重要问题，对外投资发展多元化的技术与项目就可以达到这一目的。

（3）提高资产流动性，增强医院的偿债能力：资产的流动性是衡量医院偿债能力的一个重要财务指标。在医院的资产中，长期资产的流动性较差，一般不能直接用于偿还债务，流动资产中的现金可以直接用于偿还债务，可列为一级储备。但是，储备现金过多，会降低医院资产报酬率，而证券投资的流动性仅次于现金，可列为二级储备。证券投资可以随时出售转变成现金，用于偿还债务，既保持了资产的流动性，又可以增加收益。

（二）对外投资管理

对外投资是一项复杂的经济行为，它将直接影响医院的利益和发展，特别是长期投资，由于投资周期长、金额大，因此，涉及的风险也大。为了能作出科学的投资决策，管理好各项对外投资事项，确保医院长期健康的发展，并能协调各方面的利益关系，医院在进行对外投资前就要按照科学的程序进行论证，以免因决策的失误而造成重大的经济损失。

1. 投资方案的提出

医院在进行对外投资时，必须认真分析医院当前的财务状况、经营目标及投资对象的收益与风险，根据医院的实际需要，提出投资方案。医院对外投资的目的可以是单纯地为了取得投资报酬，也可以是为了分散经营风险或者控制被投资企业。不同的投资目的，选择投资对象的标准是不同的。因此，医院必须首先明确投资的目的，然后才能以此为依据提出投资方案。

2. 投资方案的可行性论证

对外投资应该由专家小组拟订多种投资方案，然后，对拟订的几种投资方案进行比较分析，从中选出最优方案。选择投资方案，不仅要考虑投资项目的盈利能力和发展前景，而且还要考虑各种投资项目在投资期限上的合理配合及投资风险的抵御能力，以达到合理的投资组合。分析评价各种投资方案时，主要分析其收益与成本，计算其现金流量，医院对内投资决策的基本原理和方法，也适用于对外投资决策。

3. 拟订投资计划，选择合理的出资方式和时间

医院在选出最优投资方案之后，就要作出投资决策，拟订投资计划。投资计划是医院进行投资活动的具体依据，它详细地规定了投资预算总额、出资方式、出资时间、投资的进度和期限等。医院在选择出资方式和出资时间时，必须综合考虑医院的总体现金流量及筹资能力，力求避免因资金短缺而影响投资的进度。另外，医院的实物、无形资产对外投资，必须按照《国有资产评估管理办法》进行资产评估，核定其价值量，作为医院投入的本金，并以此作为占有、使用该部门国有资产的保值、增值的考核基础。

4. 对外投资的报批

公立医院具有福利性与公益性，事关人们基本的生存权利。医院的对外投资必须按照规定的程序，报经财政部门和卫生主管部门或主办单位批准。对外投资属于将非经营资产转为经营性资产的还应按国家规定的审批程序进行办理。

5. 投资方案的实施

投资计划拟订以后，就应该由具体的业务部门来实施。在执行过程中，必须严格按照投资计划进行，财务管理部门要进行财务监督，对投资活动加以控制，以便及时发现和解决问题。

6. 投资效果的评价

在投资计划执行过程中和投资完成以后，都应该及时地对投资情况和投资结果进行分析评价，及时反馈各种信息，如发现问题，应尽可能进行弥补。对投资效果进行评价，可以总结经验教训，分析利弊得失，为以后的投资决策提供依据。

举例：

（1）某医院决定进行一项投资，投资期为 3 年。每年年初投资 2000 万元，第 4 年初开始投产，投产时需垫支 500 万元营运资金，项目寿命期为 5 年。5 年中会使医院每年增加收入 3600 万元，每年增加付现成本 1200 万元，假设该医院所得税税率为 30%，资本成本率为 10%，固定资产残值为原值的 10%。要求：计算该项目的 PP，NPV，PI，IRR。

（2）某医院有一台旧设备，需要大修理后才能继续使用，财务部门经过分析提出两个方案：一是进行大修，二是不修理，购买一台新设备替换旧设备。两个方案的有关数据资料如下表 3-31 所示。该医院采用直线折旧法计提折旧，使用所得税税率为 40%，要求的最低投资报酬率为 10%。

要求：作出对设备进行大修还是更新的决策。

表 3-31　计算表格

项目	旧设备	新设备
原始价值	55 000	64 000
预计使用年限	10	8
已使用年限	6	0
尚可使用年限	4	8
大修理支出	12 000	0
最终残值	5000	4000
目前变现价值	25 000	64 000
年运行成本	17 000	10 000

（3）某医院有一台设备购置于 3 年前，现在考虑是否需要更新。该医院所得税率为 40%，资本成本率为 10%。其他资料见下表 3-32。

要求：作出对设备进行大修还是更新的决策。

表 3-32　折旧方法与折旧额

年份	旧设备 直线法	新设备 年数总和法
第 1 年	9000	18 000
第 2 年	9000	13 500
第 3 年	9000	9000
第 4 年	0	4500

续 表

年份	旧设备	新设备
	直线法	年数总和法
项目	旧设备	新设备
原价	60 000	50 000
税法规定残值（10%）	6000	5000
税法规定使用年限	6	4
已用年限	3	0
尚可使用年限	4	4
每年操作成本	8600	5000
两年后大修成本	28 000	0
最终报废残值	7000	10 000
目前变现价值	10 000	50 000

（4）某医院现有 A、B、C 三个方案，有关资料如下表所示，假定无风险报酬率为 5%，风险报酬斜率 b 为 0.14（表 3-33）。

要求：

①分别计算三个方案的风险报酬率。

②分别计算三个方案的 NPV。

③试分析评价三个风险投资方案的优先顺序。

表 3-33　A、B、C 三个方案

t 年	A 方案		B 方案		C 方案	
	NCF	概率	NCF	概率	NCF	概率
0	−80 000	1	−30 000	1	−50 000	1
1	50 000	0.25	0	1	0	1
	30 000	0.50				
	20 000	0.25				
2	60 000	0.20	90 000	0.20	0	1
	50 000	0.60	60 000	0.60		
	30 000	0.20	20 000	0.20		

续 表

t年	A方案		B方案		C方案	
	NCF	概率	NCF	概率	NCF	概率
3	40 000	0.30			60 000	0.10
	30 000	0.50	0	1	80 000	0.70
	20 000	0.20			90 000	0.20

(贾 娜)

第五节 医院运营资金管理

医院的运营资金是医院投放在流动资产上的资金即流动资产。流动资产具有不断投入和收回的特点,是保证医院开展医疗服务所必需的流动资金,是医院经济运转的必备条件,其数额的大小和资金的运转在一定程度上制约着医院的财务状况,反映着医院的支付能力与短期偿债能力。因此,流动资产的管理在医院的财务管理中占有重要的地位。加强医院的运营资金的管理就是要以最低的成本来满足医院经营运转的需要。对此,本章将在介绍运营资金的特点和管理目的的基础上,逐一的针对医院的流动资产的具体内容进行介绍并提出医院进行管理的具体办法和手段,以使医院的流动资产能得到更好的管理并提高其使用的效率,使其更好地发挥作用,保证医院医疗服务工作的顺利进行。

一、运营资金概述

(一)运营资金的含义与管理目的

运营资金即总营运资金,是指医院投放在流动资产的资金。包括库存现金、应收账款、存货等流动资产。这些流动资产是医院资产的重要组成部分,具有占用时间短,周转快、易变现等特点。医院从有效管理的角度出发,通常都以一定量的运营资金为基础从事医疗服务活动。这是因为,医院的流动资产可转化为现金,构成现金流入之源;医院偿还流动负债需支付现金,构成现金流出之源。虽然流动资产各项目的流动性不尽相同,但相对来说,持有流动资产越多,医院的偿债能力就越强。因此,通过运营资金的分析,可以了解医院的资产流动性、流动资产的变现能力和短期偿债能力。

(二)运营资金的特点

1. 运营资金周转期短

医院投放于流动资产上的资金在医院开展医疗业务活动过程中及其他活动中会不断地被使用或者耗用,保持原有形态的时间是短暂的,一般不会超过一年。

2. 运营资金形态变动大

医院的运营资金在使用中经常由一种形态转变为另一种形态。依次表现为货币资金、储备资金、劳务生产资金等占用形态，循环往复，其形态也随之不断变化。如用现金购买材料，将货币资金形态的流动资产转变为实物形态的流动资产，医院提供医疗服务耗费材料收取规定的费用，实物形态的流动资产又变为货币形态的流动资产，这种循环往复就形成了医院运营资金的周转。由于医院的医疗服务活动和其他活动是不断进行的，医院的运营资金占用形态在时间上依次继起，相继转化，所以医院运营资金在使用过程中形态变动大。研究医院运营资金占用形态的变动性有助于合理配置各种运营资金的适当比例，促进医院运营资金周转的顺利进行。

3. 运营资金变现性强

医院运营资金中的库存现金、银行存款本身就是可以随时用于支付和偿债的，不存在变现问题，而非现金形态的运营资金如库存物资、应收款项、药品等往往也很快能够变现。因此医院的运营资金的变现性强，表明现金流动性好，资金运转完好，医院运营资金的易变现性对于医院应对临时性、突发性的资金需求具有重要意义。

4. 运营资金来源多而灵活

医院运营资金的来源渠道多种多样，运营资金的需求既可以通过长期筹资方式解决也可通过短期筹资方式解决，如医院的运营资金可通过银行的长期或短期借款解决，也可通过提供医疗服务获得，采取赊账的方式购买药品，卫生材料等，也有利于充分利用现金，提高运营资金使用效率。加快应收款项的回收速度和回收金额也是一种短期的筹资方式，所以说医院运营资金的来源多而灵活。

二、现金管理

医院的现金是医院流动资产的重要组成部分，现金的概念有狭义和广义之分。狭义的现金是指医院的库存现金；广义的现金是指包括库存现金、银行存款和符合现金定义的其他货币形态资产。这里所说的现金是广义的现金。库存现金、银行存款和其他货币资金是医疗卫生机构货币资金的主要组成部分。货币资金是指医疗卫生机构在开展医疗活动及其辅助活动过程中处于货币形态的资金，是医疗卫生机构流动资产的重要组成部分。现金是可以立即投入流动的交换媒介，它是医院中流动性最强的资产，能够直接支付和偿还到期债务，但现金的收益性最弱，因此现金管理就需要在流动性和收益性之间进行权衡选择，在保持其适度流动性的前提下，尽可能地提高收益。

（一）持有现金的动机与成本

1. 持有现金的动机

虽然现金的收益性最弱，但医院又必须持有一定量的现金用于日常的医疗服务和偿还短期债务。医院持有现金的动机主要有以下几点。

（1）交易动机。医院在正常经营过程中应保持一定的现金支付能力，即医院为了维持日常周转及正常经营活动，必须保持的现金余额数，如用于购买材料、支付工资、偿付到期债务等。医院每日在提供医疗服务过程中都会发生许多收入和支出，这些收入和支出在数量上的不相等和在时间上的不匹配，使医院需要持有一定数量的现金来调节，以使医疗服务活动能继续进行。

通常医院为了满足交易动机所持有的现金余额，主要取决于医院的医疗服务水平和规模。医院医疗服务规模扩大，收费数额增加，所需现金余额也随之增加。反之，医院的医疗服务水平低，规模小，服务的数量就少，收费的数额相应就少，所需的现金持有量也少。

（2）预防动机。即医院为应付紧急情况（突发事件）而需要保持的现金支付能力。如季节性疾病、流行病的突发等，由于人群患病的不易测性和其他各种不测因素的存在，医院通常难以对未来现金流入量与现金流出量做出准确的估计和预期。一旦医院对未来现金流量的预期与实际情况发生偏离，会使原本很好的财务计划失去效果。因此，医院为了应付紧急情况，有必要在正常业务活动现金需要量的基础上，追加一定数量的现金余额。

（3）投机动机。投机动机即置存现金是用于不寻常的购买机会，比如，遇有廉价材料或其他资产供应的机会，便可用手头现金大量购入。暂时不用的现金存在银行里也可以获得一定的收入。但是，一般来说，医院专为投机性动机而特别置存现金的不多见。有时，遇到不寻常的购买机会，医院也会设法临时筹集资金。因此，投机性动机只是医院确定现金余额时所需考虑的次要因素之一，其持有量的大小往往与医院在金融市场的投资机会及医院对待风险的态度有关。

医院除以上三项原因持有现金外，也会基于满足将来某一特定要求或者为在银行维持补偿性余额等其他原因而持有现金。医院在确定现金余额时，一般应综合考虑各方面的持有动机。但需要注意的是，由于各种动机所需的现金可以调节使用，医院持有的现金总额并不等于各种动机所需现金余额的简单相加，前者通常小于后者。另外，上述各种动机所需保持的现金，并不要求必须是货币形态，也可以是能够随时变现的有价证券及能够随时融入现金的其他各种存在形态，如可随时借入的银行信贷资金等。

2. 持有现金的成本

医院持有现金可以满足其交易性动机、预防性动机和投机动机，但也存在成本，现金的成本主要包括现金的机会成本、管理成本、转换成本和短缺成本。这些成本都属于医院的资金成本。

（1）机会成本。现金作为医院的一项资金占用是有代价的，这种代价就是它的机会成本。即医院持有现金而牺牲的投资收益，与现金持有量成正比关系。

（2）管理成本。医院拥有现金，会发生管理费用，如管理人员工资、安全措施费等，这些费用就是现金的管理成本。

（3）转换成本。现金的转换成本是指现金与有价证券相互转换的成本。一般情况下，现金的转换成本与现金转换的次数相关，现金转换的次数越多，现金转换的成本越大。

（4）短缺成本。现金的短缺成本是因为缺乏必要的现金，不能应付业务开支所需，而使医院蒙受损失或为此付出的代价。现金的持有量越多，出现现金短缺的可能性越小，现金的短缺成本越小；相反，医院现金持有量越少，出现现金短缺的可能性越大，现金短缺的成本就越大。

（二）最佳现金持有量的确定

医院现金管理的主要内容就是确定医院最佳的现金持有量，这也是医院现金预算编制的重要环节。因此，基于交易、预防、投机等动机的需要，医院必须保持一定数量的现金余额，即控制好现金持有规模，确定适当的现金持有量。一般来讲，确定最佳现金持有量的常用的模型有两种。

1. 成本分析模型

成本分析模型是通过分析持有现金的成本，寻求持有成本最低的现金持有量。在成本分析模型中，需要考虑三种成本。

（1）机会成本。现金作为企业的一项资金占用是有代价的，这种代价就是它的机会成本。一般来讲，机会成本用银行利息率来反映。假定某医院的利息率为10%，年均持有70万元的现金，则该医院每年现金的成本为7万元（70×10%）。现金持有额越大，机会成本就越高。医院为了使医疗服务业务的顺利开展，需要拥有一定的现金，但现金拥有量过多，导致机会成本代价大幅度上升，那就适得其反了。

（2）管理成本。医院现金持有的管理成本是一种固定成本，与现金持有量之间无明显的比例关系。

（3）短缺成本。现金短缺成本在内容上大致包括丧失购买机会造成停工损失、不能及时还款所造成信用损失和得不到现金折扣等。其中，失去信用而造成的损失难以准确计量，但其影响往往很大，甚至导致供货方拒绝或拖延供货，债权人要求清算等。现金的短缺成本随现金持有量的增加而下降，随现金持有量的减少而上升。

上述三项成本之和最小的现金持有量，就是最佳现金持有量。可以用图3-10表示。在该图中，机会成本线向右上方倾斜，短缺成本线向右下方倾斜，管理成本线为平行于横轴的平行线，总成本线便是一条抛物线，该抛物线的最低点即为持有现金的最低总成本。超过这一点，机会成本上升的代价又会大于短缺成本下降的好处；在这一点之前，短缺成本上升的代价又会大于机会成本下降的好处。这一点在横轴上对应的量，即是最佳现金持有量。

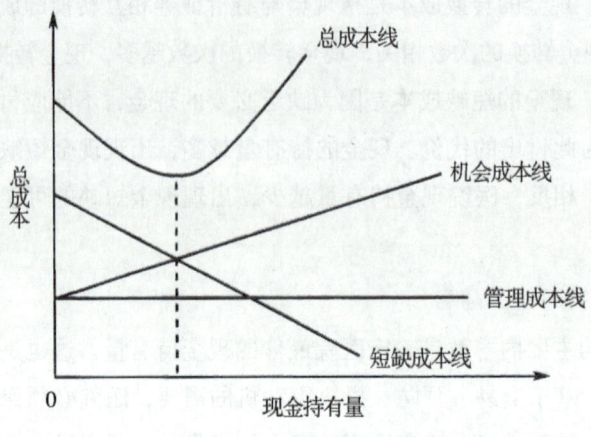

图 3-10 现金成本分析图 1

最佳现金持有量的具体计算，可以先分别计算出各种方案的机会成本、管理成本、短缺成本之和，再从中选出总成本之和最低的现金持有量，即为最佳现金持有量。

[例 3-14] 某医院有三种现金持有方案，它们各自的机会成本、管理成本、短缺成本，如表 3-34 所示。

表 3-34　三种方案的机会成本、管理成本、短缺成本等（元）

项目	甲	乙	丙
现金持有量	300 000	450 000	600 000
机会成本	20 000	30 000	40 000
管理成本	50 000	50 000	50 000
短缺成本	33 750	12 500	0

这三种方案的总成本计算结果如表 3-35 所示。

表 3-35　三种方案的总成本计算结果（元）

项目	甲	乙	丙
机会成本	20 000	30 000	40 000
管理成本	50 000	50 000	50 000
短缺成本	33 750	12 500	0
总成本	103 750	92 500	90 000

将以上几个方案的总成本加以比较可知，丙方案的总成本最低。对应的现金持有量为 600 000 元，即当医院持有 600 000 元现金时，各方面的总代价最低，对医院最合适，故 600 000 元是该医院的最佳现金持有量。

2. 存货模型

存货模型又称 Baumol Model，它是由美国经济学家 William J. Baumol 首先提出的。他认为企业现金持有量在许多方面与存货相似，存货经济订货批量模型可用于确定目标现金持有量，并以此为出发点，建立了 Baumol 模型。

存货模型的着眼点也是现金有关成本最低。在这些成本中，最相关的是现金持有机会成本和转换成本。机会成本如前所述，转换成本则是指医院用现金购入有价证券及转让有价证券换取现金时付出的交易费用，即现金与有价证券之间相互转换的成本，如委托买卖佣金、委托手续费、证券过户费、实物交割手续费等。

但要注意的是全额预算的医院只能通过预算外资金或预算包干结余资金购买有价证券，禁止用预算核拨的专项资金购买，购买的债券一般包括国库券、国家重点建设债券、重点企业债券等。

证券转换成本与现金持有量的关系是在现金需要量既定的前提下，每次现金持有量即有价证券变现额的多少，必然会对有价证券的变现次数产生影响，即现金持有量越少，进行证券变现的次数越多，相应的转换成本就越大；反之，现金持有量越多，证券变现的次数就越少，需要的转换成本也就越小。因此，现金持有量的不同必然通过证券变现次数的多少而对转换成本产生影响。

在存货模型中，只对机会成本和转换成本进行考虑，它们随着现金持有量的变动而呈现出相反的变动趋向，即现金持有量增加，持有机会成本增加，而转换成本减少。这就要求医院必须对现金和有价证券的分割比例进行合理安排，从而使机会成本与转换成本保持最佳组合。换言之，能够使现金管理的机会成本与转换成本之和保持最低的现金持有量，即为最佳现金持有量。

运用存货模型确定最佳现金持有量时，是以下列假设为前提的：

（1）医院所需的现金可以通过证券变现取得，且证券变现的不确定性很小。

（2）医院预算期内现金需要总量可以预测。

（3）现金的支出过程比较稳定、波动较小，而且每当现金余额降至零时，均可通过部分证券变现得以补足。

（4）证券的利率或报酬率及每次固定性交易费用可以获悉。如果这些条件基本得到满足，医院便可以利用存货模型来确定现金的最佳持有量。

设 T 为一个周期内现金总需求量，F 为每次转换有价证券的固定成本，Q 为最佳现金持有量（每次证券变现的数量），K 为有价证券利息率（机会成本），TC 为现金管理总成本，则有如下计算公式：

现金管理总成本 = 持有机会成本 + 转换成本

即：

$$TC = \frac{Q}{2} \times K + \frac{T}{Q} \times F$$

现金管理总成本与持有机会成本、转换成本的关系如图 3-11 所示。

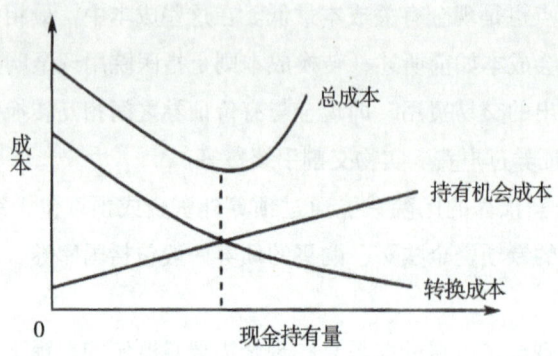

图 3-11 现金成本分析图 2

从图 3-11 可以看出，现金管理的总成本与现金持有量呈凹形曲线关系。持有现金的机会成本与证券变现的交易成本相等时，现金管理的总成本最低，此时的现金持有量为最佳现金持有量，即：

$$Q = \sqrt{\frac{2T \times F}{K}}$$

于是，可以推导出最佳现金管理总成本为：

$$TC = \sqrt{2 \times T \times F \times K}$$

[例 3-15] 某医院的现金收支状况比较稳定，预计全年（按 360 天计算）需要现金 200 000 元，现金与有价证券的转换成本为每次 400 元，有价证券的年利息率为 10%，则：

（1）最佳现金持有量：$Q = \sqrt{\dfrac{2 \times 200\,000 \times 400}{10\%}} = 40\,000$（元）

（2）最低现金管理成本：$TC = \sqrt{2 \times 200\,000 \times 400 \times 10\%} = 4000$（元）

（3）转换成本 =（200 000 ÷ 40 000）× 400 = 2000（元）。

（4）持有机会成本 =（40 000 ÷ 2）× 10% = 2000（元）。

（5）有价证券交易次数（T/Q）= 200 000/40 000 = 5（次）。

（6）有价证券交易间隔期 = 360 ÷ 5 = 72（天）。

（三）现金的日常管理

医院在确定了最佳现金持有量后，还应采取各种措施，加强现金的日常管理，重点是库存现金的管理和银行存款，以保证现金的安全、完整，最大限度地发挥其效用。

1. 库存现金的管理要求

库存现金是医疗机构流动性最强的资产，使用方便，收付频繁，容易发生丢失、被挪用或侵占,而且不能随保留时间的推移而增值。因此,医疗机构应当严格遵循国家《现金管理暂行条例》等有关现金管理的规定,建立健全单位现金内部控制,保证现金使用的合法性、合理性和安全完整。库存现金的管理包括库存现金限额、现金使用范围、库存现金收支及现金内部控制等。

(1)严格控制库存现金的限额。库存现金的限额是指为了保证医院日常零星开支的需要,允许其保留的库存现金的最高金额。这一限额一般由医院的开户银行根据其实际需要,按照《现金管理暂行条例》核定。

医院需要保持一定数额的现金以满足其正常业务的需要,但也不能保留过多的现金。过多地保留现金将降低医院的经济效益。而且现金流动性非常强,容易成为不法分子偷盗、贪污、挪用的对象。因此,医院应当严格遵守核定后的库存现金限额,超出部分应于当日终了前存入开户银行。需要增加或减少库存现金限额时,需向开户银行提出申请,由其重新核定。

(2)严格遵守现金的使用范围。根据国家现金结算制度的规定,医院收支的各种款项必须按照国务院颁布的《现金管理暂行条例》的规定办理。医院与其他单位或个人的经济往来,除在规定范围可以使用现金外,必须通过开户银行进行转账结算。根据《现金管理暂行条例》的规定,现金的使用范围主要有以下几点。

①职工工资、津贴,指企业、事业单位和机关、团体、部队支付给职工的工资和工资性津贴。

②个人劳务报酬,指由于个人向企业、事业单位和机关、团体、部队等提供劳务而由企业、事业单位和机关、团体、部队等向个人支付的劳务报酬。

③根据国家制度条例的规定,颁发给个人的科学技术、文化艺术、体育等方面的各种奖金。

④各种劳保、福利费用及国家规定的对个人的其他支出,如退休金、抚恤金、学生助学金、职工困难生活补助。

⑤收购单位向个人收购农副产品和其他物资的价款,如金银、工艺品、废旧物资的价款。

⑥出差人员必须随身携带的差旅费。

⑦结算起点(1000元人民币)以下的零星支出。超过结算起点的应实行银行转账结算,结算起点的调整由中国人民银行确定。

⑧中国人民银行确定需要用现金支付的其他支出。如采购地点不确定、交通不便、抢险救灾及其他特殊情况,办理转账结算不够方便,必须使用现金的支出。对于这类支出,现金支取单位应向开户银行提出书面申请,由本单位财会部门负责人签字盖章,开户银行审查批准后予以支付现金。

（3）不得坐支现金。医疗机构要严格按照《现金管理暂行条例》的规定办理现金收支业务，在规定的使用范围内使用现金结算，并且不得"坐支"现金。坐支是指企事业单位和机关团体从本单位的现金收入中直接用于现金支出。按照《现金管理暂行条例》及其实施细则的规定，开户单位支付现金，可以从本单位的现金库存中支付或者从开户银行提取，不得从本单位的现金收入中直接支出。这主要是因为坐支使银行无法准确掌握各单位的现金收入来源和支出用途；干扰开户银行对各单位现金收付的管理，扰乱国家金融秩序。因此，医院收到的现金应于收取当日送存开户银行；支用现金，可以从本单位库存现金中支付或从开户银行提取，而不能从本单位的现金收入中直接支付。因特殊需要确实需要坐支现金的，应按规定事先向开户银行提出申请，说明申请坐支的理由、用途和每月预计坐支的金额，然后由开户银行根据有关规定进行审查，核定开户单位的坐支范围和坐支限额。

（4）采取有效措施控制现金支出时间。控制现金支出管理的关键是现金支出的时间。即尽可能地延缓现金的支出时间是控制现金持有量最简便的方法。当然，这种延缓必须是合理合法的，且是不影响医院信誉的，否则，医院延期支付所带来的效益必将远小于为此而遭受的损失。通常医院可采用的方法主要有以下几点。

①推迟支付应付账款法：一般情况下，供应商在向医院收取账款时，都会给医院预留一定的信用期限，医院可以在不影响信誉的前提下，尽量推迟支付的时间。

②合理利用现金"浮游量"：现金的浮游量是指医院现金账户上现金金额与银行账户上所示的存款额之间的差额。有时，医院账户上的现金余额已为零或负数，而银行账上的该医院的现金余额还有很多。这是因为有些医院已开出的付款票据，银行尚未付款出账，而形成的未达账项，对于这部分现金的浮游量，医院可以根据历年的资料，进行合理地分析预测，有效地加以利用。要点是预测的现金浮游量必须充分接近实际值，否则容易开出空头支票。

③汇票付款法：这种方法是在支付账款时，可以采用汇票付款的尽量使用汇票，而不采用支票或银行本票，更不是直接支付现钞。因为，在使用汇票时，只要不是"见票即付"的付款方式，在受票人将汇票送达银行后，银行还要将汇票送交付款人承兑，并由付款人将一笔相当于汇票金额的资金存入银行，银行才会付款给受票人，这样就有可能合法地延期付款。而在使用支票或银行本票时，只要受票人将支票存入银行，付款人就必须无条件付款。

④分期付款法：对医院而言，如果医院与交易方是一种长期往来关系，彼此间已经建立了一定的信用，那么在出现现金周转困难时，适当地采取"分期付款"的方法，对方是完全可以理解的。为此，可采用大额分期付款，小额按时足额支付的方法，另外，对于采用分期付款方法时，一定要妥善拟订分期付款计划，并将计划告知对方，且必须确保按计划履行付款义务，这样就不会失信于交易方。

⑤改进工资支付方式法：医院每月在发放职工工资时，都需要大笔的现金，而这大笔的现金如果在同一时间提取，则在医院现金周转困难时会陷入危机。解决此危机的方法就是最大限度地避免这部分现金在同一时间提取。为此。可在银行单独开设一个专供支付职工工资的账户，然后预先估计出开出支付工资支票到银行兑现的具体时间与大致金额。举例说明如下。

某医院在每月10日发放工资，而根据多年经验判断，工资发放不可能在10日一天结束，通常在10日、11日、12日，12日以后各期的兑现率分别为30%、25%、20%、25%，这样，医院就不必在10日足额开出支付工资支票的金额，而开出月工资的30%即可，这样节余下的现金则可用于其他短期支出。

（5）建立现金管理的内部控制制度。库存现金具有极容易发生丢失、短缺和被盗窃等现象，最容易被挤占、挪用和产生舞弊行为的特点，存在较高的控制风险。因此，医院应在严格遵守国家现金管理制度的同时，建立并不断完善现金管理内控制度，并从以下几个关键环节采取相应的控制措施以降低现金的控制风险，保护本单位财产安全。

①职责分工、权限范围和审批程序应当明确，机构设置和人员配备应当科学合理，现金出纳和会计记录工作应当相互分离，出纳工作应由专人负责。

②医院应当每日进行现金盘点，确保现金账面余额与实际库存相符。如发现不符，应及时查明原因后作出处理。

③与现金有关的票据的购买、保管、使用、销毁等应当有完整的记录。

④现金日记账应根据经审核合法的收付款凭证序时逐笔登记入账；现金收入应当及时存入银行，不得坐支现金，不得账外设账，严禁收款不入账；现金支出应该符合国家规定的使用范围并经有权审批人批准。

2. 银行存款的管理

（1）银行存款的概念。银行存款是指医院存入银行等金融机构的各种存款。医院除不超过规定限额的少量现金可以留存外，其他货币资金必须存入开户银行，相关业务需要通过银行办理转账结算。因此，医院应该按照有关规定经过批准在银行开设账户，加强银行账户管理，遵守结算纪律，做好银行存款的核算工作。

（2）银行存款的管理。医院银行存款应按照以下要求进行管理。

①医院的货币资金，除保留限额内的库存现金外，其余都必须存入开户银行。基层医疗卫生机构在银行或其他金融机构的账户必须由单位财务部门按规定经过批准后统一开设和管理，避免多头开户。

②严格执行银行结算规定。不得出租或出借银行存款账户；不准签发空头支票和远期支票；不得弄虚作假套取现金和银行信用。

③各类银行存款的支票预留印鉴和密码，由财务负责人和出纳人员分别掌握，不得向

其他部门或个人借用、泄露。如因借用泄密而造成的经济损失应由财务部查明原因,追究借用、泄密者的赔偿责任。

④财务部门应设置银行存款分户账,逐日记录收、支、结存情况,每月与银行对账单核对,如有不符,应编制银行存款余额调节表调节相符。

⑤发生外币业务时,应当将有关外币金额折算成人民币金额记账。

3. 其他货币资金的管理

其他货币资金是指医院的银行本票存款、银行汇票存款、信用卡存款等各种其他货币资金。其中,银行本票存款是指为取得银行本票按规定存入银行的款项;银行汇票存款是指为取得银行汇票按规定存入银行的款项;信用卡存款是指为取得信用卡按照规定存入银行的款项。医院应当加强对其他货币资金的管理,及时办理结算,对于逾期尚未办理结算的银行汇票、银行本票等,应按规定及时转回。

三、应收账款管理

(一)应收账款的概念

应收医疗款是指医疗机构因提供医疗和公共卫生服务而应向门诊患者、住院患者收取的和与医疗保险机构结算的应收未收医疗款项。医院的应收账款包括应收在院患者医疗款、应收医疗款、财政应返还额度和其他应收款。

应收在院患者医疗款是指医院因为提供医疗服务活动,而应向住院患者收取的而尚未收到的医疗款项。

应收医疗款是指在医疗服务活动过程中应向门诊患者、出院患者、医疗保险机构等收取的医疗款。主要包括门诊患者发生的医药费,已经出院患者的医疗欠费,医院垫付医疗保险资金,尚未收回的公费医疗,享受医疗保险患者的医疗费,以及医院内部为职工垫付的医药费。医院的应收医疗款发生频繁,金额大,核算程序比较复杂,容易发生问题,因此,应重视对医疗应收款的管理。

财政应返还额度是指实行国库集中支付的医院应收财政返还的资金额度。

其他应收款是指医院除财政应返还额度、应收在院患者医疗款、应收医疗款、预付账款以外的其他各项应收、暂付款项,包括职工预借的差旅费、拨付的备用金、应向职工收取的各种垫付款项、应收长期投资的利息或利润等。

(二)医疗应收款的管理

1. 医疗应收款管理的目的

应收医疗款同样是流动资产的重要组成部分,属于短期性债权。应收医疗款应按门诊患者、出院患者明细管理。医院加强医疗应收款的管理,是指通过完善医疗应收款的管理责任制,建立健全医疗应收款核算的账簿记录,做到及时清理、催收。其目的主要是防止拖欠，加速资金周转，提高医院结算资金的使用效果。

2. 医疗应收款管理要点

医疗应收款管理的基本目标是在充分发挥应收款项功能的基础上，降低应收款项的成本，使扩大服务范围所增加的收益大于有关的各项费用。医疗应收款的成本包括：机会成本、坏账损失、管理成本。

（1）医疗应收款的机会成本：是同现金的机会成本一样，是指医院的资金因占用在应收款项上而丧失的其他投资机会。医疗应收款的机会成本的大小与医院的应收款项占用资金的数量密切相关，占用资金数量越大，机会成本就越高。

（2）医疗应收款的坏账损失：是指应收款项无法收回而使医院蒙受的经济损失，这种损失造成医院成本的增加，直接影响医院的经营成果。当医院的应收款项的数额越大，拖欠越久，出现坏账的损失的可能性就越大，必然会影响到医院正常医疗服务业务所需的资金量。因此，医院在开展医疗服务过程中要加强对应收款的管理，制定相应的应收款收回制度，尽量减少欠费，以减少坏账损失的发生。

（3）医疗应收款的管理成本：是指医院对应收款项进行管理所发生的费用支出。主要包括催收账款发生的费用、应收款项的日常管理费用、账簿记录费用等。

医疗应收款的管理应在考虑上述成本的前提下加速应收款的回收，提高应收款的周转速度，强化日常管理，以保证医院应收款的及时回收。

但要考虑到，医院是以提高社会效益为最高宗旨的非盈利机构，公立医疗机构回归公益性是医疗卫生体系改革的目标之一。因此，在医疗服务过程中，如患者经济状况和医疗服务之间发生矛盾时，应及时开展相应的医疗服务为主，首先抢救患者，救死扶伤，这就必然发生一些急诊患者的欠费。当发生以上事项时，门诊或住院收费管理人员应主动与业务人员配合，对所发生的欠费项目、金额及欠费患者的姓名、单位、住址、联系电话等进行详细记录，并报院有关部门审批。门诊和住院收费处要有专人负责及时填制"门诊患者欠费情况表"和"住院患者欠费情况表"，报财务部门进行账务处理。院财务部门要建立与门诊和住院收费部门对欠费业务的定期核对制度，以确保患者欠费明细账户与门诊收费处和住院结算处的患者欠费明细分类账户的一致。如果发现不相符，应及时查明原因，以防止挪用、伪造、贪污门诊患者欠费等舞弊行为的发生。

3. 应收医疗款的控制

医院应收账款额的控制主要体现在对应收在院患者医疗款、应收医疗款数额的控制上。具体来讲医院医疗应收款主要包括门诊患者欠费、住院患者欠费和历年欠费三个部分。对此医院在应收账款的管理中要做到如下几项。

（1）加强住院患者预交金的管理：医院要按规定收取住院患者预交金，住院结算处要按日登记住院患者住院费用分户账，每日结出患者预交金使用情况，预交金不足时应及时催收补交，控制和减少患者欠费的发生。

（2）对出院患者欠费要及时催收清理：医院要健全患者欠费手续，对出院患者欠费要及时催收，对医疗保险、合同记账单位的欠费要依照合同协议定期办理结算。

（3）加强门诊患者欠费的管理：医院对合同记账单位的欠费要定期定时结算，医疗保险部门的欠费要按照有关制度严格执行。对其他门诊患者欠费要严格控制，对一些急危重患者，要先抢救随后催收，建立有效的审批担保制度，尽量减少患者欠费的发生。

（4）加速各种应收款项的周转速度：发生应收账款会增加医院的资金占用，但它又是必要的，因为应收账款可以扩大服务规模，增加业务收入。随着我国医疗保险体制改革的推行和支付方式的改革，为了方便广大参保人员，一般采取医疗机构垫付医疗资金的做法，由于医疗保险机构所实行的偿付医疗费用的滞后，导致医院应收账款增加，这就需要在利用应收账款吸引患者及缩短收款时间之间找到适当的平衡点，并需要实施妥善的收账策略。

4. 收支两条线下应收医疗款的管理要求

医改以后，财务预算拨款方式发生了变化，基层医疗卫生机构开始施行收支两条线的管理模式。基层医疗卫生机构需加强对应收医疗款的管理，应定期或者至少每年年度终了对其进行全面检查，及时清理结算，不得长期挂账。对于期限超过 3 年以上，确认无法收回的除医疗保险结算差额以外的应收医疗款，要及时查明原因，按照管理权限要求，报经批准后核销。同时，基层医疗卫生机构应设置"坏账核销备查账"，对已经核销的应收医疗款进行详细登记。

5. 应收医疗款的折让

应收账款应各种原因无法全部回收，而产生应收账款的折让。应收账款发生的折让按照以下阶段进行管理。

（1）应收账款发生折让时：应收账款发生折让时，应填具"折让证明单"，其折让部分应设销货折让科目表示，不得直接从医疗收入或药品收入项下减除。财务科接到银行通知客户退票时，应立即转告营业部门，营业部门对于退票无法换回现金或新票时，应立即寄发信函通知发票人及背书人，并迅速拟订对策处理。

（2）营业部门对退票申诉案件送请财务科办理时：营业部门对退票申诉案件送请财务科办理时，应提供下列资料：发票人及背书人户籍所在地（先以电话告知财务科）；发票人及背书人财产（土地应注明所有权人、地段、地号、面积等），建筑物（土地改良物）应注明所有权人、账号、设定抵押，其他财产应注明名称、存放地点、现值等。

（3）当债权确定无法收回时：当债权确定无法收回时，应专案列送财务科，并附税务机关认可的合法凭证（如法院裁定书，或当地有关部门的证明文件，或邮政信函等），经核准后，冲销应收账款。

（4）依法申诉而无法收回的债权部分：依法申诉而无法收回的债权部分，应取得法院债权凭证，交财务科列册保管，若事后发现债务人（利益偿还请求权时效为 15 年）有偿债能力时，应依上列有关规定，申请法院执行。

总之，医院应加强对各种应收账款的管理，及时结清，保障资金周转顺畅。对于逾期未能收回的款项，应分析原因，采取相应的措施予以收回或核销。

（三）其他应收款的管理

其他应收款是指医院除财政应返还额度、应收医疗款以外的其他各项应收、暂付款项，包括职工预借的差旅费、拨付的备用金、应向职工收取的各种垫付款项等，是医院的短期性债权。由于其他应收款发生较为频繁，内容比较复杂，因此医院应加强管理，控制暂付款项的范围、比例和期限，减少对资金的占用，积极组织清算，防止损失，提高资金使用效率，要定期或者至少每年年度终了对其进行全面检查，及时清理结算，不得长期挂账。对于期限超过 3 年以上，确认无法收回的其他应收款应及时查明原因，按照管理权限要求，报经批准后核销。同时，医院应设置"坏账核销备查账"，对已经核销的其他应收款进行详细登记。

（四）坏账损失的管理

医院的应收款项中，难免有无法收回的应收款项，这些不能收回的应收款称为坏账，由于发生坏账而产生的损失称为坏账损失。为了体现稳健性原则，增强医院自我发展能力，医院财务制度作出规定，医院应建立坏账准备金制度，设计"坏账准备"科目。新医院会计制度规定："医院应当在每年年度终了时，对医院应收账款进行全面检查，计提坏账准备"。

1. 医院坏账损失应具备的特征

《医院财务管理办法》规定确认坏账损失必须具备两个特征。

（1）因债务人破产或死亡，以其财产或遗产清偿后，仍然不能收回的应收款项。

（2）因债务人逾期未履行偿债义务，超过三年仍然不能收回的应收款项。

2. 坏账损失的核算方法

坏账损失的核算方法主要有两种。

（1）直接转消法：是指在坏账实际发生式，才将坏账损失予以确认，并冲销应收款项。

（2）备抵法：是采用一定的方法按期预计坏账损失，计提坏账准备，计入当期费用，当某项应收款项全部或部分被确认已经成为坏账时，按确认的坏账金额冲减已计提的坏账准备，同时注销相应的应收款项的一种核算方法。

医院应采用备抵法换算坏账损失。计提坏账准备的范围为应收医疗款和其他应收款。医院应当根据应收款项的实际可收回情况，合理地计提坏账准备，不得多提或少提。

3. 坏账管理的具体要求

（1）计提坏账准备金。医院发生坏账损失是不可避免的，属正常情况。医院应当于每年度终了时，对应收款项进行全面检查，分析其可收回性，对于预计可能产生的坏账损失计提坏账准备。为正确计算盈亏，对于坏账损失，医院财务制度规定可以按年末应收医疗款和其他应收款科目余额的 2%～4% 计提坏账准备金，并不应超过这一标准。

（2）要严把坏账的标准。一般来讲，医院对有确凿证据表明确实无法收回的应收款项，如应收医疗款中因违规管理医保拒付的部分和患者无力支付的部分，其他应收款中应债务人已撤销、破产、资不抵债、现金流量严重不足等而无法收回的部分，按照医院管理权限，报经批准后作为坏账损失。一旦确认不得随意更改，如要更改要报有关管理部门批准。

（3）对确认长期无法收回的坏账损失（一般是三年以上），经过清查，分清责任，经医院确认的坏账要按照国有资产管理的有关规定报经主管部门批准后，才可以在坏账准备中冲销。

（4）坏账损失是医院对其他应收账款预计的损失，它不表示对债权的放弃或减免，因此，在实际工作中，对于已发生的坏账不得将其从其他应收款账面价值中消除。医院每期计提坏账，不论其是否实际发生，均应列为当期费用；同时，对于实际发生的坏账，应从其他应收款中予以消除。

（5）计提坏账准备的方法有医院根据应收款项的性质自行确定，可以采取的方法有应收款项余额百分比法、账龄分析法、个别认定法等。医院应当以适当方式列出目录，具体注明计提坏账准备的范围、提取方法、账龄的划分和提取比例，并按照管理权限报经批准。坏账准备提取方法已经确定，不得随意变更。如需变更，应当按照管理权限报经批准，并在会计报表中予以说明。

（6）已经确认的坏账，并不是医院放弃了其追索权，一旦重新收回，应及时入账。

医院建立坏账准备金制度一方面体现了稳健谨慎的原则，另一方面将预计不能回收的应收账款作为一种损失及时计入成本，避免了医院的虚盈实亏，有利于准确计量应收款项占用的资金量，可使医院加快资金周转，提高医院的经济利益。

四、库存物资管理

（一）医院库存物资管理的原则和任务

1. 医院库存物资的概念和特点

医院库存物资是指医院在开展业务活动及其他辅助活动中储存和耗用的资产，包括卫生材料、药品、包装物和低值易耗品、其他材料等。医院的库存物资处于经常性的不断耗用和重置之中，是流动资产重要的组成部分。

医院库存物资是有形资产，具有流动性强的特点，常处于销售、耗用、购买或重置中，具有较快的变现能力。同时库存物资又具有实效性特点，其发生潜在损失的可能性较大。在正常的医疗或公共卫生服务过程中，其能够规律地转换为货币资产或其他资产，但长期闲置或者不能耗用的库存物资就会形成积压，造成损失。因此应加强对库存物资的管理。

2. 医院库存物资管理的原则

（1）统一管理的原则：医院库存物资应实行统一管理的原则，要求做到统一领导、统一计划、统一调配。这是因为各科室、部门的工作性质、任务不同，对库存物资的需求也不相同，故表现出比较分散的特点，如不实行统一管理，势必造成混乱而影响医疗服务业务工作的开展。

（2）节约的原则：勤俭节约是医院办院的一项长期方针，不论是医院的财会部门、物资管理部门还是物资耗用的使用部门，都应把勤俭节约放在重要的位置上，精打细算，合理配置，节约成本，提高利用效率。

（3）分类管理的原则：由于医院开展的医疗服务活动是针对千差万别的患者，要想保证医疗服务的顺利和良好进行，医院需要储存各种必要的医用物资，因此，医院的物资品种众多，数量庞大。据统计，一个中型规模的医院按品种、规格计算就大约有上万种物资。所以，医院库存物资管理还必须遵循分类管理的原则，才能使物资管理井然有序、多而不乱。

（4）应急性原则：医疗服务活动不同于企业或商业。医院提供服务的对象主要是患者，卫生服务具有不确定的特点，由于患者所患疾病是千变万化的，同类患者也存在着不同的个体差异，患者的患病程度不同并有急慢之分。因此，医疗服务的这种特殊性在客观上要求物资供应必须遵循应急性原则。

3. 医院库存物资管理的任务和要求

医院库存物资管理的基本任务就是保证医院医疗服务工作的正常运行。具体地说，医院库存物资管理的主要任务和要求如下。

（1）按计划所需的物资品种、数量、质量和期限，保证及时供应。

（2）节约医院有限物资资源，防止损失浪费，降低物资消耗，提高物资利用效率，使有限的医院库存物资发挥更大的作用。

（3）加速物资周转，促进流动资金循环，提高流动资金利用的效果。

（4）科学预测，制定供应计划，防止盲目采购供应，保证医疗服务顺利进行。

（5）建立健全库房管理制度，完善出入库手续，对高值耗材的领、用、存应设置辅助账；应定期盘点，每年盘点不得少于一次，做到财务部门与归口管理部门账账、账实相符。

（二）医院库存物资的分类

医院库存物资品种比较多，为了加强对库存物资的管理，需要对不同性质的库存物资进行合理分类，分别管理。医院库存物资主要分成以下几类。

1. 药品

药品是医院开展专业服务，用于诊断、治疗疾病的特殊商品，是最基本的物资基础。医院作为医疗卫生服务体系的基础环节，遵循公益性质和社会效益原则，执行药品零差率销售政策，药品要严格执行《药品管理法》、药品价格管理、国家基本药物制度和基本医疗保险制度等相关政策和规定，应配备、使用基本药物制度所要求的药品，配备药品应全部由上级卫生行政主管部门实行统一集中采购，按政府统一核定的药品零售价格销售。

2. 卫生材料

卫生材料是指向患者提供服务过程中，经一次性使用其价值即转化为费用的医用物资，如纱布、药棉、胶布、绷带、X光胶片、显影粉、定影粉、化学试剂、一次性注射器（输液器）、石膏等。

3. 低值易耗品

低值易耗品是指在基层医疗卫生机构提供服务过程中，经多次使用不改变其实物形态，而其单位价值又低于固定资产起点，或者虽然单位价值达到固定资产标准，但使用期限较短或易于损坏需要经常补充和更新的物品。低值易耗品根据其用途通常包括以下几类。

（1）医疗用品，如听诊器、搪瓷品、不锈钢盘、消毒车等。

（2）办公用品，如热水瓶、玻璃瓶、玻璃板、计算器、装订机等。

（3）棉纺织品，如工作服、口罩、帽子、袖套等。

（4）文娱体育用品，如球拍、球网、小乐器等。

（5）炊事用品，如锅、碗、碟、蒸笼等。

（6）其他用品，指不属于上列范围的低值易耗品。

4. 其他材料

其他材料是指为保证基层医疗卫生机构正常工作需要而储备的除低值易耗品和卫生材料以外的其他公用物品，是间接为医疗和公共卫生活动服务而消耗的各种材料。如针棉织品、办公用品、卫生清洁用具、各种固体、液体和气体燃料及油料，为包装本单位有关产品而储备的各种包装容器。如医院自制药品包装用的纸箱、玻璃瓶、塑料瓶等及其他常用材料等。

（三）库存物资的定额管理

库存物资定额管理，是医院库存物资管理的基础，亦是医院利用物资管理指导各项工作的重要依据。医院库存物资管理包括物资消耗定额管理、物资储备定额管理和物资节约定额管理。

1. 制订物资消耗定额的意义

医院库存物资消耗定额是指医院在一定的技术条件下完成某一项任务所合理消耗的物资数量标准。物资消耗定额管理是医院管理科学化的一个重要组成部分，对医院制订物资供应计划，合理利用和节约物资具有重要意义，具体如下。

（1）制订物资消耗定额是确定物资需要量和编制物资供应分配计划的基础。

（2）制订物资消耗定额是合理利用物资和节约物资消耗的有效措施，并能促进医院管理工作水平的提高。

（3）制订物资消耗定额是开展经济核算，计算成本和评价物资优劣及效益的先决条件。

（4）制订物资消耗定额是实行限额发放物资、监督合理使用物资的可靠办法。

2. 制定物资消耗定额的基本办法

（1）技术分析法：技术分析法是根据工作任务的性质、特点和要求，分析某一项任务各阶段各环节所需的物资情况，经过技术分析计算制订出消耗定额。此方法较科学准确，但工作量很大。

（2）统计分析法：根据医院历年物资消耗的统计资料，结合计划期内医院经营环境变化等因素来确定物资消耗定额，统计分析法简便易行，但需要有详细可靠的统计资料，同时在使用中往往无法避免以往物资使用中存在的不合理现象的影响，准确性较差。

（3）经验估计法：根据医院以往的实际经验，参考有关技术文件资料，结合计划期内技术条件变化情况来确定物资消耗定额。经验估计法较简便，但科学性和准确性较差。

3. 物资消耗定额管理的分类

（1）全面定额管理：全面定额管理指对低值易耗品或卫生材料全部实行按经费标准的全面定额管理。公式如下：

每病床工作日物资消耗额 = 年（月）度内实际支出金额 / 年（月）度内床位工作总日数

（2）单项定额管理：是指按物资种类分别制订的消耗定额，医院对消耗量较大的低值易耗品或卫生材料，可实行单项定额管理。

4. 物资消耗储备及节约指标定额公式

物资储备定额是指医院在一定的条件下，为了保障医院工作任务的完成而规定的物资储备标准。医院的物资供应计划主要包括物资消耗量和储备量两部分，而物资储备量主要是依据储备定额来确立的。储备定额可以使医院库存物资供应在保证连续使用的前提下，能尽量减少资金占用，促进资金流动。它通过经常性储备定额、保险储备定额、季结储备定额等指标构成。医院库存物资节约定额是指在保证医院业务的前提下，为更有效利用库存物资而规定的物资节约指标。具体公式如下：

某种库存物资的经常性储备定额 =（供应间隔天数 + 该物资使用前储备天数）× 平均日需要量

某库存物资保险储备定额 = 该物资保险储备天数 × 平均日需要量

某库存物资季节性储备定额 = 该物资季节性储备天数 × 平均日需要量

某库存物资最高储备定额 = 该物资的经常性储备定额 + 季节性储备定额 + 保险储备定额

某库存物资的最低储备定额 = 该物资保险储备定额

某类库存物资的平均储备定额 = 经常储备定额 /2 + 保险储备定额

库存物资消耗定额的节约量 =（上期实际单耗量 – 计划期物资消耗定额）× 计划期任务量

（四）库存物资供应计划管理

医院库存物资供应计划是指医院为了保证医疗护理工作的顺利进行而编制的科学计划，旨在保证所需各种医院库存物资及时合理供应。具体来讲，医院库存物资供应计划是医院向国家申请或进行市场采购，按品种质量、数量、期限成套地取得医疗、教学、科研等所需各种物资的依据，也是医院库存物资供应工作的开始阶段和中心部分，做好供应计划对改进各阶段的库存物资供应工作起着重要的作用。

库存物资供应计划有年度计划、季度计划和月度计划。库存物资供应计划是医院向上级申请库存物资和内容平衡分配的依据，属目标计划。医院各科室提出年内所需用的库存物资计划，经财务部门及院领导审定，由医院库存物资管理部门编制，有的还需报上级卫生行政部门批准。

库存物资供应计划管理的工作包括：制订本院库存物资供应目录、确定各种库存物资的需要量、确定储备量和采购日期，确定库存物资采购量等。

1. 制订本院库存物资供应目录

制订库存物资供应目录是制订医院库存物资供应计划的基础工作。医院库存物资管理部门应全面收集本院所需的各种库存物资情况，按照库存物资分类进行系统整理，对每一种库存物资的名称、规格、型号、计量单位、价格、来源、功能等进行详细了解。还应衡量以往医院库存物资使用消耗情况，了解各种库存物资的技术经济效果，充分考虑医院的资金周转情况，以此来制订库存物资供应计划。

制订库存物资供应目录的关键在于如何从几种同样功能的库存物资中，根据库存物资的有效性、安全性、经济性等特点，结合本院实际情况来选择出最适合本医院的品种。另外，随着医学科学的不断发展，医用库存物资也不断更新换代，新的库存物资不断涌现，因此，医院在制订库存物资供应目录时要注意保持随时更新。

2. 确定库存物资的需要量

医院库存物资需要量是指在计划期内（可以为月、季、年）为保证按质完成预期的各项医疗护理工作和其他任务所需要的库存物资数量。一般可以采用直接计算法，按照一定的比例和系数，确定各种库存物资的需要量。计算公式如下。

某种任务对某种库存物资的需要量 = 报告期完成该项任务耗用某种物资总量 / 报告期该项任务收入总金额（千元）

某项任务对某种库存物资的需要量 = 计划任务量 / 上期实际（预计）任务量 × 上期实际（预计）所耗物资总量 × （1- 计划期该种物资的节约率）

3. 确定库存物资的储备量

确定库存物资储备量，就是在分别确定计划期初和计划期末的储备量的基础上，求出在计划期内应当增减的库存物资供应量。计划期初的库存物资储备量就是报告期末的库存物资储备量，它根据实际盘点和预计确定，计划期末的库存物资储备量，是计划结束时的库存物资库存数量。计划期的库存物资申请量可以用以下公式计算：

计划申请量 = 库存物资需要量 + 计划年末储备量 - 计划年初储备量 - 医院内部其他资源

4. 确定采购日期

采购日期也称供货周期确定。在确定采购日期时要考虑库存物资的需要量、库存物资的储备量、库存物资的保存成本、库存物资使用有效期限、库存物资的采购成本和库存物资采购的难易程度等。只有在综合考虑了这些因素后确定出的最佳采购日期才是整体最优的库存物资采购计划，才能结合医院实际情况，参考医院先期预算确定出医院库存物资采购的数量。

（五）经济批量

1. 库存物资的成本

医院为了发挥库存物资的功能，必须储备一定量的物资，但也会由此而发生各项支出，即库存物资的成本。具体包括取得成本、储存成本和缺货成本。

（1）取得成本：是指为取得某种库存物资而支出的成本，通常用 TCa 来表示，包括订货成本和采购成本两部分。

①订货成本：是指取得订单的成本，如办公费、差旅费、邮资、通信费等支出。订货成本中有一部分与订货的次数有关，如差旅费、邮资等，称为订货的变动成本。另一部分与订货次数无关，如常设采购机构的基本开支等，称为订货的固定成本（F_1）。每次订货的变动成本用 K 表示；订货次数等于库存物资年需要量 D 与每次进货量 Q 之商。因此，订货成本的计算公式为：

订货成本 = $F_1 + \dfrac{D}{Q} K$

②采购成本是指库存物资本身的价值，经常用数量与单价的乘积来确定。年需要量用 D 表示，单价用 U 表示，因此：

采购成本 = D×U

订货成本加上采购成本，就等于存货的取得成本。其公式可表达为：

取得成本（TC_a）= $F_1 + \dfrac{D}{Q}K + DU$

（2）储存成本：是指为保存库存物资而发生的成本，包括库存物资占用资金所应计的利息、仓库费用、保险费用、物资破损和变质损失等，通常用 TC_c 来表示。储存成本也分为变动成本和固定成本。变动成本与库存物资的数量有关，如库存物资资金的应计利息、物资的破损和变质损失、保险费用等。固定成本（F_2）与库存物资数量的多少无关，如仓库折旧、仓库职工的固定月工资等。如果单位成本用 K_c 来表示。因此，储存成本的计算公式为：

$TC_c = F_2 + \dfrac{D}{2}K_c$

（3）缺货成本：是指由于库存物资储存不足而给医院造成的损失，如卫生材料储存不足造成的医疗服务中断的损失等。库存物资的缺货成本与其储存数量呈反向变化，储存的数量越多，发生缺货的可能性就越小，短缺成本就越小。缺货成本用 TC_s 表示。

如果以 TC 来表示储存库存物资的总成本，它的计算公式为：

TC = $TC_a + TC_c + TC_s$

= $F_1 + \dfrac{D}{Q}K + DU + F_2 + \dfrac{D}{2}K_c + TC_s$

进行库存物资管理就是要尽力在各种库存物资成本与库存物资的效益之间做出权衡，以达到两者的最佳组合，即如果使 TC 值最小，医院的库存物资就会是最优化状态，这也正是医院库存物资管理的目标。

2. 经济订货量基本模型

实现库存物资管理的目标关键在于确定一个最佳的库存物资数量来对库存物资加以控制。管理运筹学从经济的角度提供了一种制订物资储备定额的方法，即经济批量模型。经济订货批量也称最佳订购批量，是指使储备物资总成本最小的订购批量。

经济订货量基本模型需要设立的假设条件：

（1）医院能够及时补充库存物资，即需要订货时便可立即取得库存物资。

（2）能集中到货，而不是陆续入库。

（3）不允许缺货，即无缺货成本，TC_s 为零，这是因为良好的库存物资管理本来就不应该出现缺货成本。

（4）需求量稳定，并且能预测，即 D 为已知常量。

（5）存货单价不变，不考虑现金折扣，即 D 为已知常量。

（6）医院现金充足，不会因现金短缺而影响进货。

（7）所需库存物资市场供应充足，不会因买不到需要的库存物资而影响其他。

设立了上述假设后，库存物资总成本的公式可以简化为：

$$TC = F_1 + \frac{D}{Q}K + DU + F_2 + \frac{Q}{2}K_c$$

当 F_1，K，D，U，F_2，K_c 为常数量时，TC 的大小取决于 Q。为了求出 TC 的极小值，对其进行求导演算，可得出下列公式：

$$Q^* = \sqrt{\frac{2KD}{K_c}}$$

这一公式称为经济订货量基本模型，求出的每次订货批量，可使 TC 达到最小值。这一基本模型还可以演变为其他形式。

①每年最佳订货次数公式：

$$N^* = \frac{D}{Q^*} = \frac{D}{\sqrt{\frac{2KD}{K_c}}} = \sqrt{\frac{DK_c}{2K}}$$

②与批量有关的存货总成本公式：

$$TC(Q^*) = \frac{KD}{\sqrt{\frac{2KD}{K_c}}} + \frac{\sqrt{\frac{2KD}{K_c}}}{2} \times K_c = \sqrt{2 \times KDK_c}$$

③最佳订货周期（天数）公式：

$$t^* = \frac{360}{N^*} = \frac{1}{\sqrt{\frac{DK_c}{2K}}}$$

④经济订货量占用资金：

$$I^* = \frac{Q^*}{2} \times U = \frac{\sqrt{\frac{2KD}{K_c}}}{2} \times U = \sqrt{\frac{KD}{2K_c}} \times U$$

[例 3-16] 某医院每年耗用某种卫生材料 3600 Kg，该材料单位成本 10 元，单位储存成本为 2 元，一次订货成本 25 元。则运用经济订货批量模型可计算出：

$$Q^* = \sqrt{\frac{2KD}{K_c}} = \sqrt{\frac{2 \times 3600 \times 25}{2}} = 300 \text{（kg）}$$

$$N^* = \frac{D}{Q^*} = \frac{3600}{300} = 12 \text{（次）}$$

$$TC(Q^*) = \sqrt{2KDK_c} = \sqrt{2 \times 25 \times 3600 \times 2} = 600 \text{（元）}$$

$$t^* = \frac{360}{N^*} = \frac{360}{12} = 600 \text{（元）}$$

$$I^* = \frac{Q^*}{2} \times U = \frac{300}{2} \times 10 = 1500 \text{（元）}$$

（六）库存物资管理的其他要求

库存物资取得时应按实际成本计价。其中，集中采购配送的库存物资，其成本按照通过确定的采购价格（包括配送费用）确定；自行外购的库存物资按照实际采购价格及相关直接税费确定；接受捐赠的库存物资，其成本比照同类或类似物资的市场价格或有关凭据注明的金额确定。

库存物资发出时，应根据实际情况采用个别计价法、先进先出法或者加权平均法确定发出物资的实际成本，计价方法一经确定，不得随意变更。

低值易耗品应当于内部领用时摊销，摊销方法可采取一次摊销法或五五摊销法。其中，一次摊销法是指在领用低值易耗品时，将其实际成本一次计入有关费用科目的方法。这种方法适用于价值低、易损坏的低值易耗品。采用这一方法时，必须加强实物管理，对领用实物数量在领用时进行登记，以防止丢失或挪用。五五摊销法是指在低值易耗品领用时摊销其一半价值，在报废时再摊销其另一半价值的方法。这种方法的优点是便于对低值易耗品进行实物监督，适用于每月领用、报废低值易耗品比较均衡的情况。

（徐杰文）

第六节　医院医疗保险精细化管理

一、医院医疗保险管理体系设计

（一）医疗保险的概念及分类

基本医疗保险是为补偿参保者因疾病风险造成的经济损失而建立的一项社会保险制度。城镇职工基本医疗保险通过个人与用人单位按比例缴纳保险费用，城镇居民基本医疗保险、新型农村合作医疗通过个人缴费与政府补贴相结合的方式建立医疗保险基金，参保者罹患疾病就诊发生医疗费用后，由医疗保险经办机构给予一定的经济补偿，以避免或减轻参保者因患病、治疗等所带来的经济风险。基本医疗保险是社会保险制度中最重要的险种之一，它与养老保险、工伤保险、失业保险、生育保险等构成现代社会保险制度。我国目前正在运行的医疗保险包括城镇职工医疗保险、城镇居民/大学生医疗保险、生育保险、工伤保险、新型农村合作医疗等。

1. 城镇职工医疗保险

覆盖范围包括城镇所有用人单位，包括企业、机关、事业单位、社会团体、民办非企业单位及其职工。随着基本医疗保险制度的不断完善，基本医疗所覆盖的范围不断扩大，费用负担结构也相对变得合理。

2. 城镇居民医疗保险

城镇中不属于城镇职工基本医疗保险制度覆盖范围的学生、少年儿童和其他非从业城镇居民，都可自愿参加城镇居民医疗保险。

3. 新型农村合作医疗

新型农村合作医疗是以政府资助为主、针对农村居民的以大病统筹为主的农民医疗互助共济制度。所有农村居民都可以家庭为单位自愿参加新型农村合作医疗。

在覆盖面不断扩大的基础上,医疗保险的受益人群持续增加,保障水平稳步提高,医疗保险管理服务不断加强,形成以"三个目录,两个定点,一个结算办法"为核心的管理体系。从医疗保险管理的实践看,广大参保人员的基本医疗需求得到保障,医疗费用增长过快的势头得到了一定遏制,参保人员的疾病费用负担减轻,基本医疗保险的制度效应明显。

(二)医院医疗保险管理的内、外部关系

医疗保险是社会保障体系的重要组成部分,涉及政府、医院、医疗保险机构、参保人等各方的利益,搞好医疗保险需要加以平衡协调各利益相关者的关系。同时,由于医疗保险覆盖面广、政策性强,种类繁多、内容复杂,因此,作为医疗保险体系中的供方,医院要搞好医疗保险工作,一方面需要在医院内部完善制度建设,构建有效的医疗保险管理组织框架体系如图3-12所示,确保医疗保险等各项政策在医院得到落实和实施。

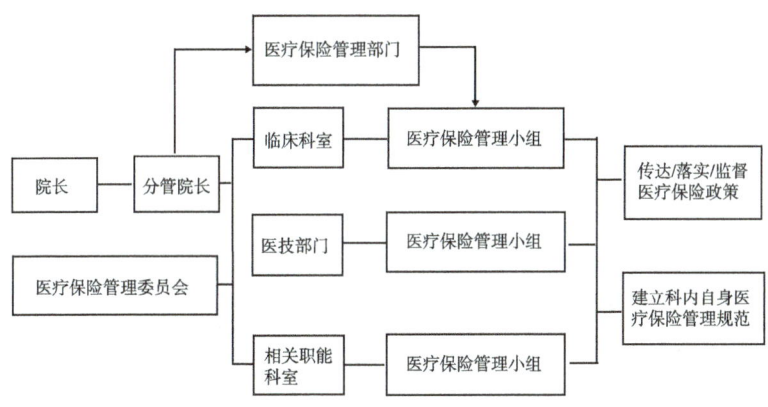

图3-12 医院医疗保险组织架构

同时,医院的医疗保险工作还要积极处理、协调好各方面的关系,对内要处理好医院医疗、护理、物价、结算和信息管理等多方面的工作;对外要积极处理好同政府、医疗保险机构、其他单位、社会团体和参保人的关系。在整个医疗保险体系中,医院处于核心地位,因此,医院应积极协调各方关系,关注各方的利益诉求,如图3-13。

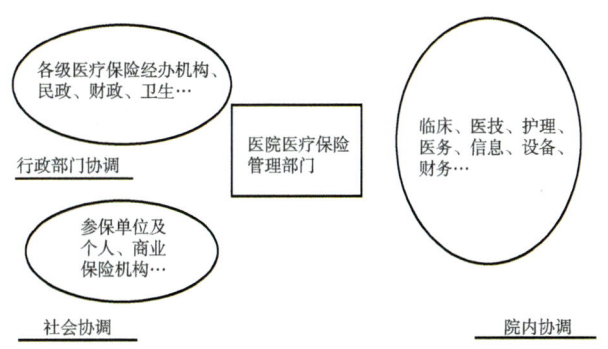

图3-13 医院医疗保险部门内、外部关系

（三）医院医疗保险管理体系

医院医疗保险的管理水平直接影响到医院技术、科研、服务水平，甚至关系到医院的生存与发展。精细化管理是提高医院整体管理水平的重要举措，运用精细化管理方法实现医院医疗保险管理体制的改革，是医学科技迅速发展的必然趋势。

以精细化管理理念，加强组织建设，健全管理机构。成立院内医疗保险职能部门，负责协调院内、外医疗保险管理工作，由分管院长直接领导，做到专人管理，职责到位。由临床、医疗保险、财务、医务、护理等相关科室组成医院医疗保险管理委员会，建立、健全医疗保险分级管理网络，对医疗保险工作层层负责、层层落实、层层管理，如图3-14所示。

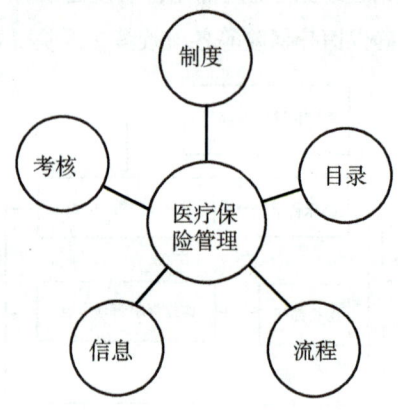

图3-14　医疗保险管理体系

（四）医院医疗保险精细化管理维度及要素

随着医疗保险覆盖面的日益扩大，保障水平的不断提高，医疗保险患者在医院患者中所占比例逐年增多，因此对医院的医疗保险管理工作提出了更高更严的要求。改变原来经验型、粗放式管理为精细化管理，建立科学的组织架构、完善的管理制度、规范化的流程、科学的考核方式、安全的基金管理体系，以提高医院的效率为核心、以患者的需求和满意为目标，将精细化管理的思想和理念贯彻到医疗保险管理的环节中，将管理工作做细、做精，以全面提高管理水平。

医院医疗保险部门，是为参保人员直接办理具体医疗保险业务的机构。其基本任务是在严格执行医疗保险政策的前提下，尽可能为参保人员提供全面、周到的服务。"政策上体现大众化，管理上体现精细化，服务上体现人性化"，要提供体现人文关怀的健康保障。医疗保险精细化的管理维度及要素见表3-36。

表 3-36　医疗保险管理体系设计要素

设计维度	设计要素	设计维度	设计要素
岗位职责	医疗保险管理人员岗位职责 医保政策咨询员岗位职责 医保经费会计岗位职责 医疗保险督查员岗位职责	管理工具	谈判机制 考核机制
管理制度	医疗保险内部管理制度 医疗保险药品目录、诊疗项目管理制度 医疗保险收费及结算管理制度	业务表单	职工医保总额预算额度申请表 医疗保险费用统计表 科室职工医保费用控制指标统计表 医院医疗保险日常督查整改通知书
业务流程	总额预付管理流程 新农合患者即时结报管理流程 新农合重大疾病按病种付费管理流程	管理方案	医疗保险服务量预算编制方案 医疗保险基金总额预算编制方案 医院新农合重大疾病单病种结算管理方案

二、医院医疗保险管理岗位职责设计

（一）医疗保险管理人员岗位职责（表 3-37）

表 3-37　医疗保险管理人员岗位职责

- 负责制定医院医疗保险管理的工作计划（报告、规划），并督促实施
- 根据国家、地方医疗保险管理政策，结合医院实际，制定相关的医疗保险管理规定及办法
- 与医疗保险经办机构的联系、协调和沟通，及时完成下达的医疗保险业务工作
- 负责各类医疗保险报表的审核，为领导决策提供依据
- 负责医疗保险宣传网页和医疗保险信息通报
- 负责对医务人员医保政策的传达、培训和监督执行
- 协助财务部门对医疗保险基金运作和拨付管理，及时催要
- 受理医疗保险纠纷
- 定期组织专家对住院医疗保险病历进行检查

（二）医疗保险政策咨询员岗位职责（表 3-38）

表 3-38　医疗保险政策咨询员岗位职责

- 负责处理因各类原因未能顺利报销的特殊费用，根据相关规定妥善解决
- 负责生育保险备案登记、建档、门诊产前检查费用审核
- 负责工伤保险的备案登记工作
- 负责医疗保险转诊转院、异地安置、异地患者出院管理、登记
- 按规定手续办理各类医疗保险患者的医疗保险补登，做好登记统计工作
- 负责接待各级医疗保险经办机构人员检查病历、核对费用等工作
- 宣传医疗保险政策，沟通医疗保险费用情况，倾听收集临床医务人员的意见建议

（三）医疗保险经费会计岗位职责（表3-39）

表3-39　医疗保险经费会计岗位职责

- 制定医疗保险经费会计工作计划，及时总结
- 负责完成各类医疗保险财务报表，对账和医疗保险费用的统计分析工作
- 负责及时准确完成各类医疗保险门诊、住院患者费用汇总月报、季报、年报和核查工作，统计分析基金使用和赔付情况，为领导决策提供科学依据
- 每月打印各类医疗保险月报交院档案室存档和上报医疗保险经办机构
- 每月下旬负责各类医疗保险基金的账务流转和医疗保险基金清催、审核，做到账目清晰、准确
- 加强和医疗保险经办机构、医院相关部门的沟通和协调
- 做好医疗保险政策的宣传咨询，协调处理医疗保险投诉
- 做好各类医疗保险的年度汇总以及对比分析工作，做好年度结算、决算以及财务部门要求的审计工作
- 保存各类报表、基金使用情况的电子版并备份交财务部门和部门领导
- 宣传医疗保险政策，沟通医疗保险费用情况，倾听收集临床医务人员的意见建议

（四）医疗保险督查员岗位职责（表3-40）

表3-40　医疗保险督查员岗位职责

- 负责医疗保险拒付的统计、反馈，每月将各类医疗保险拒付的情况统计
- 每月与各类医疗保险经办机构核实最终拒付明细，完成制表，呈送相关职能处室
- 定期对医疗保险拒付管理工作进行分析总结
- 加大宣传工作，指导临床医务人员执行政策，合理收治患者
- 负责受理医疗保险经办机构、临床科室、医疗保险患者因政策和费用问题引发的纠纷
- 宣传医疗保险政策，沟通医疗保险费用情况，倾听收集临床医务人员的意见建议
- 负责医疗保险费用的实时监控、定期公布，及时和临床科室沟通
- 负责医疗保险费用的定期分析总结工作，为领导和政府决策提供依据
- 协助医疗保险经办机构大病救助病历等各类检查、医疗保险调研、核对费用等工作的准备、接待和统计分析
- 负责定期组织专家对医疗保险病历（包括拒付病历）进行"三合理"评估
- 负责统计各临床科室每月医疗保险统筹费用超标情况
- 参与相关医疗保险年度决算工作

三、医院医疗保险管理制度设计

（一）医院医疗保险内部管理制度

为加强医院医疗保险服务管理，规范医疗行为，控制医疗费用，为参保患者提供优质高效、价格合理的医疗服务，并通过良好服务，促进医院自身健康发展，经研究决定，制

定本规定。

第一章 总则

第 1 条 成立医院医疗保险管理委员会,负责医院医疗保险服务工作的组织管理,科室行政主任负责参保患者在本科诊疗服务工作的管理。

第 2 条 医院医疗保险管理处负责医疗保险工作的日常管理,按月向医疗保险经办机构书面上报有关医疗服务信息。定期对医护人员开展医疗保险相关管理知识培训。

第二章 医疗保险内部管理制度

第 3 条 参保患者在医院诊治执行以下流程和规定:

(1)门诊医师接诊医疗保险患者,如需住院,在其入院通知单上注明医疗保险身份类型,并告知其持入院通知单、社会保障卡和预缴金到入院处办理入院手续。

(2)入院处工作人员须认真核对相关证件,对其医疗保险身份进行确认并读取其卡信息后办理入院登记,并将社会保障卡退还患者或委托人。

(3)病区接诊护士须核对患者与社会保障卡信息的一致性,发现异常,及时告知医疗保险管理处。如患者系急诊入院,未带社会保障卡,应告知患者或其委托人尽快补交、登记。

(4)严格控制参保患者自费药品、自费检查项目的使用,患者在诊疗过程中如需使用医疗保险目录以外的药品、特殊材料和诊疗项目,除急、危、重症抢救患者外,必须征得患者或其委托人的同意并在自费项目表内签字认可,经治医师在确认其账上费用足够时方可进行。

(5)严格执行诊疗护理规范、常规和入、出院标准,坚持因病施治、合理检查、合理治疗。

1. 科主任为临床合理检查、合理治疗、合理用药的第一责任人,科室成立由科主任、科副主任、护士长组成的医疗保险管理小组,定期对住院医疗保险患者的诊疗情况进行检查,杜绝滥开大处方、滥用抗生素、乱检查行为。医疗保险管理处不定期进行检查,发现问题及时反馈给医疗保险管理委员会。

2. 在保证救治的前提下,用药范围应尽量遵循医疗保险基本药物目录。

3. 严格遵守医疗保险不予支付和支付部分费用的诊疗项目与医疗设施范围,对大型或特殊检查、高档药品、高值耗材、新特医疗技术,须经科主任签字,医务处审批后方可使用。

4. 抗菌药物要严格按照《医院在用抗菌药物三级分类表》分级管理使用。

5. 检查、治疗应有医嘱;不得外出购药,尤其是基本药物目录中的药品;出院带药应在临时医嘱和出院小结中有记录,与出院诊断无关的药品、限住院或急诊抢救时使用的药品不得带出院。出院带药原则上限急诊 3 天量,慢诊 7 天量。

6. 遵守社会服务承诺，不得发生降低入院标准、伪造医疗文书等违规行为。一经核实，对当事人给予相应惩罚，并承担法律责任。

第4条 严格执行病历、处方书写与管理规定，必要时须经科主任、医务处同意后，向医疗保险经办机构提供医疗文书及相关资料。

第5条 各种收费项目须执行物价部门统一规定，不得分解项目、超标准、重复收费，无依据多收或漏收，患者出院时向其提供出院小结、费用清单和结算发票。

第6条 医疗保险医疗服务实行公示告知制度。对参加医疗保险患者的就诊流程、收费项目及价格、报销范围及补偿比例进行公示，在就诊、结算窗口公布投诉电话号码，对投诉问题及时了解情况，按规定进行处理。

第7条 医疗保险服务工作纳入科室综合目标分类管理责任制。

第8条 对违反以上规定的工作人员，按《执业医师法》《处方管理办法》等法律法规进行严肃处理。

第三章 医疗保险公示制度

第9条 社会公示。

1. 公示内容

（1）医疗保险药品目录。

（2）医疗保险诊疗项目与服务设施范围及收费标准。

（3）参保者就诊、住院流程。

（4）医疗保险服务承诺书。

（5）咨询监督举报电话。

2. 公示方式

（1）公示栏或公示屏（电子屏）。

（2）互联网。

（3）其他可行的公示方式。

3. 公示办法

定期公示与实时公示相结合。

第10条 院内公示。

1. 公示内容

（1）医疗保险新政策。

（2）各类医疗保险费用通报。

（3）医疗保险拒付情况通报。

2. 公示方式

（1）内网。

(2)医疗保险简报与各类反馈通知书。

(3)其他可行的公示方式。

3. 公示办法

(1)定期公示与实时公示相结合。

(2)内部宣传培训(行政例会、住院总例会等)。

第四章　医疗保险培训制度

第11条　培训内容:医疗保险经办机构下达的相关文件及医院制定的关于医疗保险的管理制度、就诊流程、知识进展。

第12条　培训方式:分阶段、分层次、自上而下进行培训。

1. 院领导、各行政部门负责人学习熟悉医疗保险的各种政策。
2. 对各科室主任、护士长进行培训。
3. 全院医务人员的培训。

培训采用集中授课、分组讨论、业余自学、媒体宣传等形式进行。培训实行签到制,确保医院每位职工接受培训;各科室在保证工作正常进行的前提下,及时安排人员参加培训。

第13条　培训效果评价:培训结束,从各科室抽取部分人员进行闭卷考核,考核不合格者须进行第二次培训,直至成绩合格。

第五章　医疗保险投诉处理制度

第14条　医院员工对参保者所反映的问题,能够解释的,及时给予沟通答复。

第15条　对于参保者反映较为复杂的问题,且一时难以判断的有关医疗质量的情况,请参保者提供书面的陈述材料。

第16条　接到参保者书面反映的材料,医患沟通接待室负责及时将书面材料转至当事科室,要求当事科室及时组织讨论,提出书面意见,并负责安排当事科室行政科主任与医患沟通接待室工作人员一起向参保者或家属答复,进行反馈。

第17条　反映较为复杂的有关医疗质量方面的问题,及时汇报,必要时报请医务处领导,请示分管院领导同意提交院科学技术委员会专家讨论,以明确医疗责任。

第18条　医患沟通接待室负责对参保者交代解释《医疗事故处理条例》及相关法律、法规的有关规定。

第六章　附则

第19条　本制度由医院医疗保险管理委员会制定并监督实施。本规定未作规定或没有明确规定的事项须经医疗保险管理委员会批准,然后执行或办理。

第20条　本制度自20××年××月××日起实施。

(二)医院医疗保险药品目录、诊疗项目管理制度

第一章 总则

第1条 为加强医院医疗保险服务管理,规范医疗行为,控制医疗费用,为参保患者提供优质高效、价格合理的医疗服务,并通过良好服务,促进医院自身健康发展,经研究决定,制定本规定。

第2条 为保障参保者基本的医疗需求,根据政府部门制定的药品目录、诊疗项目与医疗服务设施范围,特制定本制度。

第二章 医疗保险药品目录、诊疗项目管理制度

第3条 参保者来医院就医补偿的药品目录、诊疗项目与医疗服务设施范围严格按照政府部门制定的相应的目录执行。

第4条 上级主管部门对药品目录、诊疗项目与医疗服务设施范围更新后,医院须在规定时间内同步。

第5条 药品目录、诊疗项目与医疗服务设施范围在 HIS 系统中的对应和维护实行专科、专人负责,其他科室或人员不得擅自修改。

第6条 HIS 系统对药品目录、诊疗项目与医疗服务设施范围自动提示或有特定标识。

第7条 严格依照临床诊疗技术规范、医疗服务价格等,合理检查,合理治疗,合理收费。

第8条 严格控制使用目录外药品,目录外用药费用占药费的比例不得超过医疗保险经办机构的相关规定。

第9条 保障参保者的知情权和选择权,必须使用医疗保险范围外药品、诊疗项目时,须征得参保者或其家属同意并签字。

1. 医疗保险诊疗项目

医疗保险诊疗项目是指符合以下条件的各种医疗技术劳务项目和采用医疗仪器、设备与医用材料进行的诊断、治疗项目。

(1)临床诊疗必需、安全有效、费用适宜的诊疗项目。

(2)由物价部门制定了收费标准的诊疗项目。

(3)由定点医疗机构为参保者提供的医疗服务范围内的诊疗项目。

2. 医疗保险基金不予支付的诊疗项目范围(不同医疗保险种类可能有所差别)

(1)服务项目类:①挂号费、院外会诊费、远程诊疗费、家庭病床费等;②自请特别护理费、优质优先等特需医疗服务费以及点名手术附加费等;③病历工本费、疾病证明书费、微机查询与管理费、各种账单工本费、磁卡费等。

(2)非疾病治疗项目类:①各种美容项目。如雀斑、粉刺、疣、痤疮、祛斑、色素沉着与脱发(含斑秃)、白发、脱痣、穿耳、鞍鼻、按摩美容等项目;②各种非功能型整容、

矫形手术和生理缺陷治疗等。如重睑术、隆乳术、割狐臭、矫治口吃、矫斜眼、屈光不正、视力矫正等手术项目；③糖尿病决策支持系统、睡眠呼吸监测系统、微量元素检测、骨密度测定、人体信息诊断、电脑选择最佳妊娠期、胎儿性别与胎儿发育检查等诊疗项目；④各种减肥、增胖、增高、健美、戒烟的诊疗项目；⑤各种预防、保健性的诊疗（除住院分娩）等项目，如各种疫苗、预防接种、疾病普查普治、婚前体检、旅游体检、职业体检、出境体检等；⑥各种医疗咨询（包括心理咨询、健康咨询、饮食咨询、疾病咨询）、各种预测（包括中风预测、健康预测、疾病预测）、各种鉴定（司法鉴定、工伤鉴定、医疗鉴定、亲子鉴定）、健康指导等项目。

（3）诊疗设备及医用材料类：①应用正电子发射断层装置PET、电子束CT、眼科准分子激光治疗仪等大型医疗设备进行的检查治疗项目；②眼镜、义眼、义齿、义肢、助听器、健脑器、皮（钢）背心、钢围腰、钢头颈、胃托、肾托、阴囊托、子宫托、拐杖、轮椅（残疾车）、畸形鞋垫、药枕、药垫、热敷袋、压脉带、输液网、提睾带、疝气带、护膝带、人工肛袋等器具；③各种家庭检查检测仪（器）、治疗仪（器）、理疗仪（器）、按摩器和磁疗用品等治疗器械；④物价部门规定不可单独收费的一次性医用材料。

（4）治疗项目类：①各种器官或组织移植的人类器官源或组织源及获取器官源、组织源的相关手术等；②除肝脏、肾脏、角膜、皮肤、血管、骨、造血干细胞（骨髓、脐血）移植外的其他器官或组织移植；③前列腺增生微波（射频）治疗、氦氖激光血管内照射（血疗）、麻醉手术后镇痛新技术（止痛床）、内镜逆行阑尾造影术等诊疗项目；④镶牙、种植牙、洁牙、牙列下整矫治、黄黑牙、牙缺损、色斑牙、烤瓷牙等诊疗项目；⑤气功疗法、音乐疗法、催眠疗法、磁疗法、水吧疗法、氧吧疗法、体位疗法、心理治疗法与暗示疗法（精神患者除外）、食疗法、保健性营养疗法等辅助治疗项目；⑥各种不育（孕）症、性功能障碍的诊疗项目；⑦各种科研、教学、临床验证性的诊疗项目。

（5）其他：①因打架、斗殴、酗酒、自伤、自残、自杀、戒毒、性传播疾病引发的诊疗项目；②出国及出境期间所发生的一切医疗费用；③不遵医嘱拒不出院及挂床住院发生的诊疗医药费用；④未纳入物价政策管理的诊疗项目；⑤属于他方责任的交通事故、医疗事故及其他责任事故引发的诊疗项目。

3. 医疗保险基金支付部分费用的诊疗项目

（1）诊疗设备及医用材料类：①应用γ-刀、X-刀、X-射线计算机体层摄影装置（CT）、心脏及血管造影X机（含数字减影设备）、核磁共振成像装置（MRI）、单光子发射电子计算机扫描装置（SPECT）、彩色多普勒仪、医疗直线加速器、彩色B超、脑地形图等大型医疗仪器进行检查治疗、项目；②体外震波碎石与高压氧治疗项目；③省物价部门规定的可单独收费的一次性医用材料。

（2）治疗项目类：①血液透析、腹膜透析治疗项目；②心脏起搏器、人工瓣膜、人工关节、人工晶体、各种支架、各种吻合器、长中导管、埋植式给药装置等体内置换的人工器官、体内置放材料及安装或放置手术项目；③心脏搭桥、心导管球囊扩张、心脏射频消融等手术项目；④冠状动脉造影、心脏激光打孔术、肿瘤生物治疗中的T淋巴细胞回输法、肿瘤热疗法等诊疗项目；⑤各种微波、频谱、远红外线等辅助治疗项目。

4. 不予支付费用的医疗服务设施范围

（1）就（转）诊交通费。

（2）空调费、取暖费、电视费、电话费、电炉费、电冰箱费、食品保温费和损坏公物赔偿及水、电、气等费。

（3）陪护费、护工费、洗澡费、药浴费、理发费、洗涤费等。

（4）门诊煎药费、中药加工费。

（5）文娱活动费、报纸杂志费、健身活动费。

（6）非治疗性膳食费等。

（7）鲜花与插花费。

（8）卫生餐具、脸盆、口杯、卫生纸、床单、枕套、扫床巾、尿布等一次性物品的费用。

（9）肥皂水、垃圾袋、灭蚊药器等生活用品的费用。

（10）医疗机构自行提高医疗服务设施收费标准的费用或自定的收费项目。

第10条 严格执行公示制度，接受上级和参保者的监督，取信于民。

第11条 各种收费项目须执行物价部门统一规定，不得分解项目、超标准、重复收费、无依据多收或漏收。

第12条 临床各科室定期自查，发现问题及时反馈，及时解决。

第三章 附则

第13条 本制度由医院医疗保险管理委员会制定并监督实施。本规定未作规定或没有明确规定的事项须经医疗保险管理委员会批准，然后执行或办理。

第14条 本制度自20××年××月××日起实施。

（三）医院医疗保险收费及结算管理制度

第一章 总则

第1条 为进一步规范收费行为，结合医院管理实际，制定本制度。

第2条 医院各科室必须严格执行价格管理部门制定的医疗服务价格政策，按规定的收费标准收费。

第二章 医疗保险收费管理制度

第3条 医院的各项收费要坚持"应收则收，不该收的坚决不收"的原则。做到合理诊治，合理检查，合理收费，严禁分解项目收费、擅自提高收费标准、自立项目收费和擅自超范围收费。

第4条 医院新增医疗服务项目，或需要对现有医疗服务项目增加新的内容，统一由医院价格管理部门会同有关科室按规定组织论证，拟定建议价格标准，并按规定程序报上级物价部门和卫健委门审批后方可收费。

第5条 医院的所有收费，必须由财务部门开具合法的正式收据，严禁任何科室和个人出具非正式收据（或不出具收据）向患者或患者家属收取各种费用；禁止任何职工以任何名义向患者索要药物或借患者名义开药或检查。

第6条 严格执行处方管理制度，处方上的收费项目名称应当规范，字迹清楚，收费标准与收费项目相一致，划价员要签字，以示负责。

第7条 医院配备显示屏或电子触摸屏，公示所有医疗服务价格，以方便参保者随时查询。

第三章 医疗保险结算管理制度

第8条 医保患者出院前需要到住院结算窗口办理费用结算手续。

第9条 住院结算处每日将已出院患者的结算单据送到医保办进行审核。

第10条 结算前，先核对患者的基本信息。步骤：首先打开医保外挂机器，然后打开登记窗口输入医保患者手册号，逐个核对患者的姓名、性别、身份证号、社保证号、患者参保类别、患者参保地区、入院日期。如是特殊病患者，需要核对该患者属于特殊病种种类，特殊病有效截止日期。

第11条 除此之外，还要核对患者的历史信息，普通患者只登记本年度的历史结算信息，特殊病患者要登记所有历史结算信息（包括门诊和住院），将机器中已录入的历史结算信息与门诊特殊病收费处进行核对。有些特殊病患者换证后由区县整理汇总，结算时，要将机器中已录入的历史结算信息按照区县整理汇总的数据总数核对。若有问题，还需向区县核对每条记录。核对后无误才可以结账，否则会影响到医保统筹金额。

第12条 已审核通过的单子在医保外挂机器上进行结算，结算时，按医保办审核后在单据上注明的特殊项目及药品类别进行标注，确保结算时不出差错。发现药品或诊疗项目进行更新的，与计算机室或药品人员联系，及时添加到医保库中。

第13条 在结算过程中，如有项目错误需要病房退费的项目，多次催病房后，病房填写收退费通知单，拿到窗口后要逐一审核收退费项目、收退费总计、收退费原因、有没有医务处盖章和日期，并且审核主任签字、护士长签字后再进行退费处理。如有项目在审核后标注有非适应证的项目要从外挂接口机器中把甲类改为丙类，如没有标注非适应证的项目，但是此项目为丙类项目，经与医保办审核无误后，从 HIS 机器中把为丙类项目改为甲或乙类，再从外挂接口机器中把丙类项目改为甲类项目。

第14条 单病种患者（急性阑尾炎、甲状腺肿等病种），经医保办审核完毕后，属于单病种付费方式按单病种进行结算。

第15条 对每日结算完的患者打出结算信息纸介，把每个患者的纸介和每个患者的诊断证明书订在一起，并且在费用清单、医疗保险住院费用结算单上加盖医疗保险专用章。次日，查看反馈信息，核对姓名及区县是否正确，并查看是否在审核状态。

第16条 将特殊病患者的历史结算信息与门诊特殊病收费处进行逐一核对，因特殊病患者交费次数较多，医保本更换较频繁，故需将各医保中心汇总整理后的数据与门诊特殊病收费处及医保机器中登记的数据进行逐一核对，若有问题，还需向区县核对每条记录，以确保本年度该患者医保基金支付无误。

第17条 医院需要根据医保患者平均自付比例情况，测算各医保患者住院预交金额度，确保患者预结算自付金额在其预交金范围之内。

第四章 附则

第18条 本制度由医院医疗保险管理委员会制定并监督实施。本规定未作规定或没有明确规定的事项须经医疗保险管理委员会批准，然后执行或办理。

第19条 本制度自20××年××月××日起实施。

四、医院医疗保险管理流程设计

（一）总额预付管理流程（图3-15、表3-41）

总额预付管理流程见图3-15，关键节点说明见表3-41。

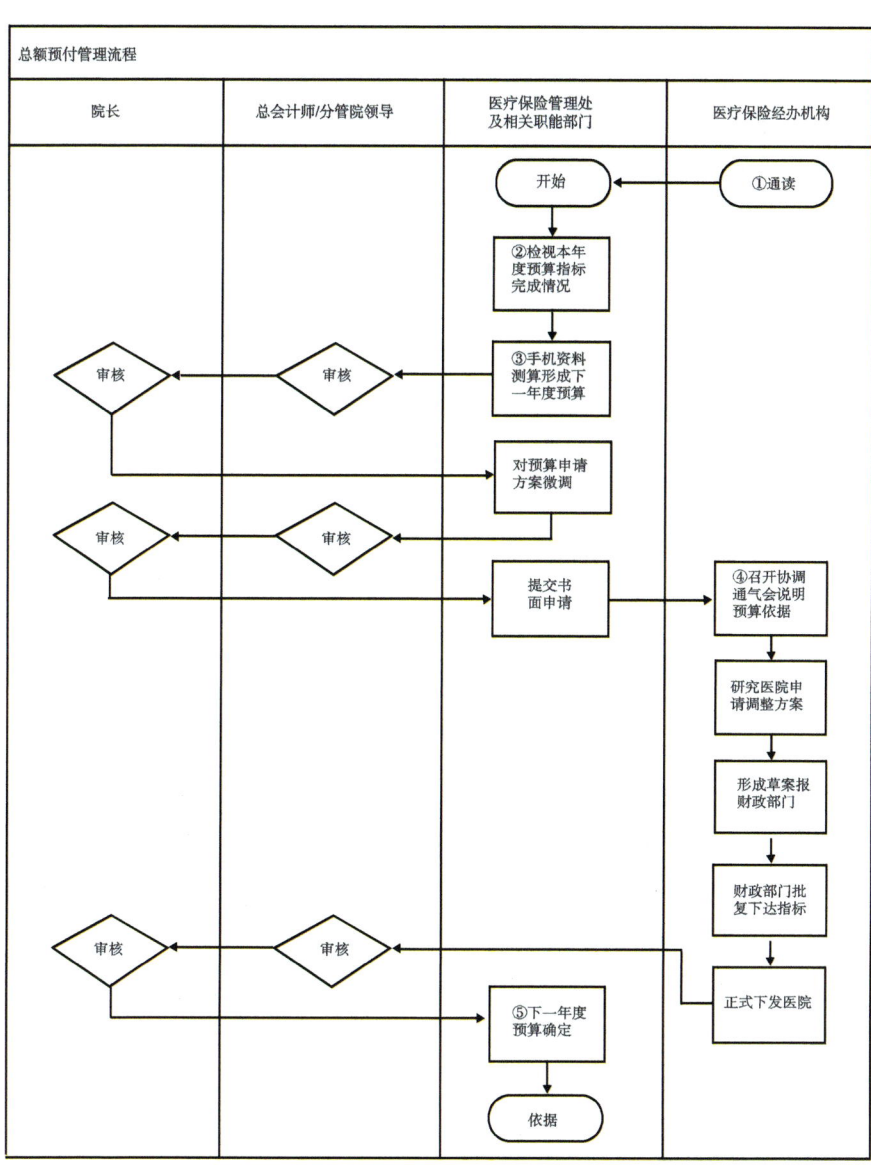

图 3-15　总额预付管理流程图

表 3-41　总额预付管理关键节点说明

关键节点	总额预付管理流程关键节点说明
①	（1）学习文件细节，对于各类管理控制类指标加以分解和推演 （2）注意与上一年度的预算要求作对比，查找不同点
②	（1）由本年度的增长表现推测下一年度的增长期望 （2）总结出医院执行本年度预算的成绩，为协调通气会做好数据准备

续 表

关键节点	总额预付管理流程关键节点说明
③	（1）最重要，为核心节点 （2）需要考虑医院下一年度工作目标和计划，由此推算医院在床位、学科、技术、设备等硬件方面的变化，并估计由此带来的收治人次和住院总费用的增长规模 （3）需与其他职能部门的密切配合，遵循收集基础数据资料 – 统计分析 – 预测估计 – 形成初步方案的步骤 （4）建立副本，包含详细测算过程和测算依据，为协调通气会做好数据准备
④	（1）协调通气会就是谈判的过程 （2）医院提出的预算方案及支撑依据都应该遵循科学、客观的原则，以数据服人 （3）努力将医院在执行本年度预算取得的成绩作为促进谈判双方达成一致的正向力
⑤	（1）方案一旦下达，已经无法更改 （2）立即着手准备院内预算额度分配和管理指标制定

（二）新农合患者即时结报管理流程（图 3-16、表 3-42）

表 3-42　新农合患者即时结报管理流程关键节点说明

关键节点	新农合即时结报管理流程关键节点说明
①	（1）对于自付比、均次住院费用上涨比例等硬性指标要认真加以研究 （2）对统筹地区的回款周期、拒付原则等约束的规定要加以利用，便于争取正当权益
②	（1）自付比、均次住院费用上涨比例管理政策要靠临床医务人员落实 （2）对于自费、自付的费用要患者或其监护人签字同意才能实施收费
③	（1）注意发票等纸质材料的安全性 （2）在联网结算的条件下，争取向上级部门申请取消纸质材料，以减少窗口服务量
④	（1）反馈要求有理有据，对于合理的部分要据理力争，对于不合理的部分医院内部要规范管理，落实奖惩。 （2）要求医疗保险经办机构确定基本的拒付原则，便于对内宣传教育。
⑤	（1）院内医保、收费、财务三方对账，确保准确及时。 （2）对回款不及时的统筹地区要及时催要账款，电话沟通甚至现场催要，拖欠严重的及时向上级主管部门汇报，争取支持。

第三章 医院经济管理

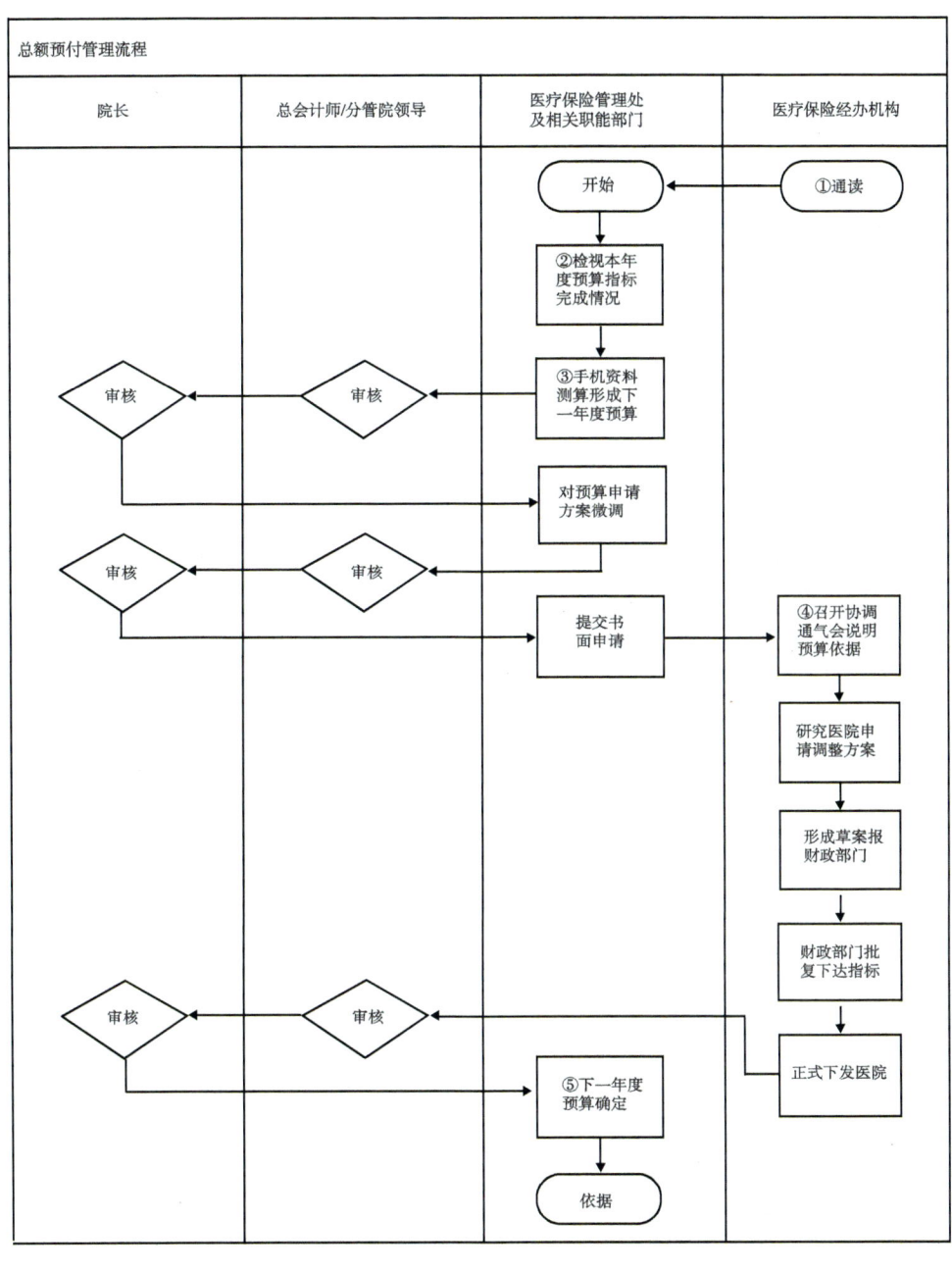

图 3-16 新农合患者即时结报管理流程图

（三）新农合重大疾病按病种付费考核流程（图 3-17、表 3-43）

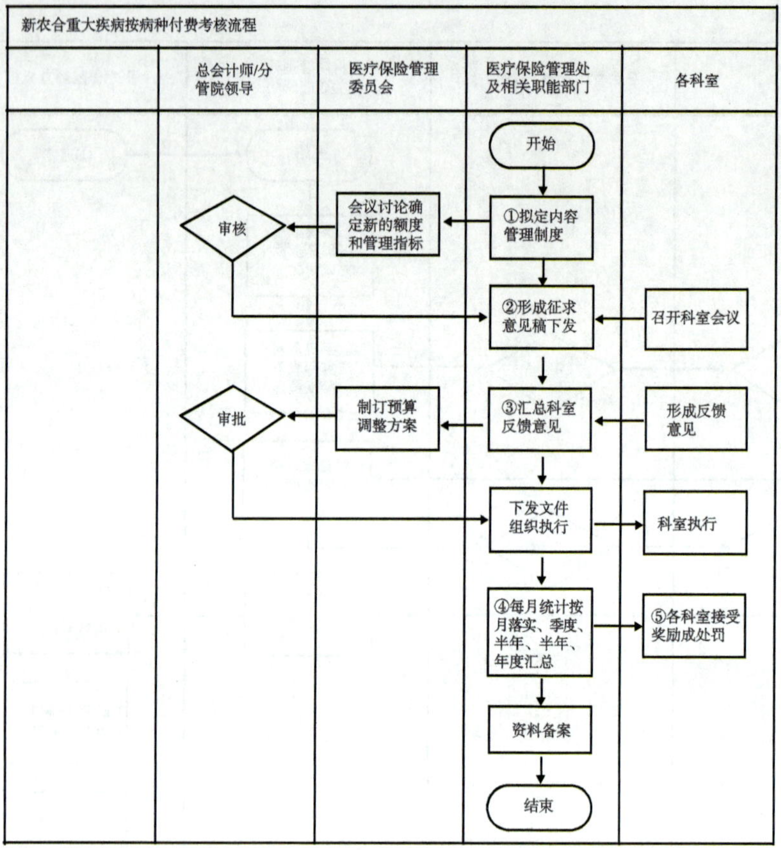

新农合重大疾病按病种付费考核流程				
	总会计师/分管院领导	医疗保险管理委员会	医疗保险管理处及相关职能部门	各科室
	审核	会议讨论确定新的额度和管理指标	开始 → ①拟定内容管理制度	
			②形成征求意见稿下发	召开科室会议
	审批	制订预算调整方案	③汇总科室反馈意见	形成反馈意见
			下发文件组织执行	科室执行
			④每月统计按月落实、季度、半年、半年、年度汇总	⑤各科室接受奖励成处罚
			资料备案	
			结束	

图 3-17　新农合重大疾病按病种付费考核流程图

表 3-43　新农合重大疾病按病种付费考核关键节点说明

关键节点	新农合重大疾病按病种付费考核关键节点说明
①	（1）根据医疗保险（卫生厅）经办机构最终确定的病种定额拟定考核制度，明确考核方法和原则 （2）医疗保险管理委员会确定考核的周期及考核时间
②	（1）明确科室反馈的时间和形式，必须为书面意见，科主任签字确认 （2）征求意见稿须经总会计师/分管院领导及院长审核后下发
③	（1）医疗保险管理处审核科室的书面反馈意见 （2）医疗保险管理处汇总科室反馈意见 （3）将科室反馈意见提交给医疗保险管理委员会
④	（1）重视过程的管理，重点在于利用信息手段使科主任掌握本科室的费用动态 （2）结果的落实尽量灵活，采用按月累加的方式，避免一年结束后才汇总

续 表

关 键节点	新农合重大疾病按病种付费考核关键节点说明
⑤	（1）重点在于加强与科室的沟通，取得理解。保证其执行管理制度的积极性 （2）科室出现超支可能是申请的额度太低，也可能出现了新的费用增长点，对于合理的情况变化需要变更临床路径，可向医疗保险（卫生厅）经办机构申请调整政策 （3）医疗保险管理处汇总考核资料及结果，并将相关材料备案存档

五、医院医疗保险管理工具设计

（一）医疗保险谈判机制

医疗保险谈判机制是医疗服务的购买方和提供方通过对话和反复博弈达成协议，就医疗服务的范围、价格、质量等进行规范，以明确双方责、权、利的一种制度安排，是提升基金保障绩效和制度质量的一种重要机制。其中，合同条款的设计和支付方式的选择是医疗保险谈判的核心内容，不同合同条款和支付方式的组合对医疗体系所产生影响效应大不相同。

医院医疗保险职能部门需要建立谈判机制，以应对医疗机构与医疗保险经办机构双方利益上的冲突：一方希望增加收入，一方希望控制费用。对等的谈判可以协调双方利益，让双方充分表达各自的利益诉求，通过协商、讨价还价、互相妥协，最终达成一致。在目前医疗机构补偿机制尚未完善，医疗服务定价尚不合理的情况下，通过协商谈判，平衡双方利益显得更为重要。一方面要充分发挥规模效应，另一方面，也要考虑医疗机构的现实处境，兼顾医疗机构的利益。

在市场化竞争的同时，为应对医疗保险的独家垄断，医疗机构之间需要通过联合（如通过医院协会、联合会等组织），通过集体的谈判，与医疗保险经办机构形成权力制衡，开展对等的谈判。医院一方面要进行纵向协作集团化，即与药品生产、流通企业及社区卫生服务机构联盟，培育双方长期的伙伴合作关系，降低医院医疗服务成本，促进药品供应商及社区卫生服务机构的自身发展；另一方面，要进行横向协作集团化，即与其他同等规模医院联盟，将各自独特的医疗资源合理配置，不仅可以实现服务的综合化、一体化，还可以使医院形成规模化经营，降低运作成本，更重要的是，医院集团化，整合并增强了医院整体谈判力量，可以和医疗保险方抗衡。

在医疗保险谈判中，一方面，交易的双方拥有平等的权利，任何一方提出的议案都需要得到其他方的认可，或经过双方的协商取得一致才可确立；另一方面，成功的谈判就是在谈判结束后，各方的需求都得到一定程度的满足，熟练的谈判者都深知"最后一根稻草"的重要性，尽可能压缩成本提高竞争力，所以一定要掌握好谈判的分寸。

（二）考核机制

医疗保险绩效考核的目的，旨在通过建立科学、规范的医疗保险服务质量评价体系，通过对临床科室医疗保险服务环节质量及工作量的考核及评分标准的具体细化，对医疗保险服务质量建立明确的衡量尺度，使广大临床医护人员在医疗保险管理中有据可依。通过考核的结果直接与分配、奖励相挂钩，从而引入竞争激励机制，经过一个增强的环路回馈，使高绩效员工继续保持高绩效，令后进者向往和主动改善绩效，极大地调动医务工作者的参与热情，并形成争先恐后的局面，最终提高医疗服务质量，促进医院及医疗保险工作的开展。可根据平衡计分卡的理论，从医疗保险费用、患者、流程及学习与成长4个维度进行医疗保险考核。

1. 财务维度

医疗保险费用的控制。医疗保险成本控制的战略目标就是在保证医疗质量的前提下把医疗保险患者费用控制在医疗保险机构考核的控费指标内。医院首先将医疗保险机构考核的控费指标按一定的方法进行测算，分解到各临床科室，并制定严格的考核措施，实现医疗保险成本控制的战略目标，降低医疗资源消耗，降低患者人均住院费用。通常通过住院患者次均费用、自付比等指标对临床科室进行考核。

2. 患者维度

主要从医疗保险患者对门诊/住院的满意度、对诊疗的满意度和对医疗保险费用的接受度3个方面进行考核。

3. 医疗保险内部流程维度

建立各项规章制度及政策解读指南，规范临床科室行为。加强与临床医务人员的沟通，共同解决医疗保险难题。定期通报总结医疗保险工作，协调具体事务。简化医疗保险就医流程和审批环节，提高服务效率。

4. 学习与成长维度

通过讲座、进修和培训等形式的继续教育学习，提升医务人员对医疗保险政策掌握度。向病员宣传、解释政策，提高参保人员的认同意识，增强患者的费用意识，限制不必要的医疗需求。同时建立合理的约束激励机制，充分调动医务人员的积极性，发挥人力资源的最大潜力，提高工作效率，降低管理成本。

六、医院医疗保险业务表单设计

（一）职工医保总额预算额度申请表（表3-44）

表3-44 职工医保总额预算额度申请表

填报日期：　　　　　　　　　　　　　　　　医院（盖章）

核定床位数	实开床位数	上一年度全社会住院总费用（元）	上一年度全社会住院总人次	上一年度全社会平均住院日	××年度职工医保住院统筹基金预算额（元）	××年度职工医保住院自付（含自费和自付）比例（%）	××年度职工医保住院总人次	××年度职工医保住院人均住院费用(元)	××年度职工医保住院人次

（二）医疗保险费用统计表（表3-45）

表3-45 医疗保险费用汇总表

编制部门：　　　　　　　　　　　　编制日期：××年××月××日

名称	项目	××月	××月	年度汇总
医疗保险人次	医疗保险出院总人次			
	其中，医疗保险统筹人次			
	大病救助人次			
	部分统筹部分救助人次			
	直接救助人次			
医疗保险住院费用	医疗保险住院费用			
	医疗保险患者出院总费用（元）			
	医疗保险人均住院费用（元）			
医疗保险统筹费用	医院统筹基金支付金额（元）			
	（占住院总费用的比例）			
	医疗保险人均统筹支付			

续 表

名称	项目	××月	××月	年度汇总
医疗保险个人支付费用	个人支付金额（元）			
	（占住院总费用的比例）			
	其中，个人按比例支付金额（元）			
	（占住院总费用的比例）			
	个人全自费金额（元）			
	（占住院总费用的比例）			
医疗保险基金费用	医院救助基金支付金额（元）			
	（占住院总费用的比例）			
	医疗保险人均救助支付			
	医疗保险经办机构应拨付金额（元）			
医疗保险基金节余	其中，统筹基金拨付金额（元）			
	救助基金拨付金额（元）			
	医院统筹基金当月节余金额（元）			

（三）科室职工医保费用控制指标统计表（表3-46）

表3-46 科室职工医保费用控制指标统计表

控制指标	本期实际执行情况							本年度累计执行情况					
自付比例	统筹基金		自付比例		次均费用		出院人次	自费药品比	自费材料比	统筹基金		自付比例		次均费用	
	金额	超支/结余	比例	增/减	金额	增/减				金额	超支/结余	比例	增/减	金额	增/减

(四)医院医疗保险日常督查整改通知书(表 3-47)

表 3-47 医院医疗保险日常督查整改通知书

科室		时间		编号	
近日,院医疗保险管理处组织专家对你科 ×× 进行了督查,督查结果显示你科存在以下问题: 1. 2. 3.					
改进意见、建议					
1. 2. 3.					
				签章: 年　　　月　　　日	
科室反馈意见					
				科主任签字: 科室签章: 年　　　月　　　日	

七、医院医疗保险管理方案设计

(一)医院医疗保险服务量预算编制方案

1. 目的

(1)确定一个医疗保险结算年度内医院服务量,主要包括门(急)诊人次、实际占用床日、出院人数等。

(2)为医院医疗、教学、科研各项工作安排,医院收入、成本、费用的安排,医院设备、药品、材料的确定提供参考。

2. 职责界定

(1)医院医疗保险管理委员会成立医疗保险服务量预算编制小组,具体负责执行医疗保险服务量预算工作。

(2)医疗保险服务量预算编制小组由医疗保险处、门(急)诊部、医务处、财务部门相关人员或指定的人员组成。

3. 服务量预算的依据及考虑的因素

医院在编制医疗保险服务量预算工作时,应考虑以下因素:

(1)医院上一年度医保服务量及趋势。

(2)卫生政策/医保政策变动、医保统筹区域的扩大。

（3）医疗卫生市场竞争状况、医疗服务需求的变化。

（4）医院规模变化、经营目标改变、新技术/新项目投入。

（5）其他已知情况及预期。

4. 服务量预算编制步骤

医院服务量预算编制一般包括以下步骤。

（1）资料收集：资料收集的内容包括医院上一年度的医疗保险数据、卫生政策、医疗保险政策、医疗市场、医院自身情况等。

（2）资料分析：分析医院的医疗及学科发展、资源配置、运营目标、市场竞争、疾病构成、医院管理等。

（3）服务量预测：选用科学、合理的预测方法，计算服务量的预测值，同时向临床征求意见，进行修订，为服务量的预算提供依据。

（4）征求意见：院医疗保险管理委员会对服务量做出预算，上报医疗保险经办机构。

5. 医疗保险服务量预测方法（表3-48）

表 3-48 服务量预测方法说明表

服务量预测方法		使用说明	适用情况
定性预测方法	专家意见法	按照预测的目的和要求，邀请有关专家，根据收集的资料，采用召开座谈会的形式对服务量进行预测	医院缺乏完备、准确的历史资料，或主要因素难以定量描述，或有关变量之间不存在较为明显的数量关系等情况下
	德尔费法	将所要预测的必要背景材料用匿名通信的形式发给各位专家，然后把他们的意见收集起来，预算编制小组将专家的意见经过综合归纳和整理，再以匿名的方式反馈给各位专家，进一步征询意见，再次进行综合、整理和反馈，如此反复多次，直到得到满意的结果为止	
	主观概率法	预测者根据对某项服务量发生的概率做出主观估计，然后计算出它们之间的平均值，以此来预测服务量	
定量预测方法	趋势预测法	预测者运用一定的数学方法对服务量按时间顺序排列的一系列数据进行加工、计算，借以预测其未来的发展趋势。趋势预测应注意分析医院服务量的趋势、循环、季节及不规则的成分状况。常用的方法有算术平均法、移动平均法、移动加权平均法、指数平滑法、回归分析法、二次曲线法等	要预测服务量的过去资料是可以利用的，这些资料可以用数量表示，对过去轨迹的合理假定可以外推到未来
	因果分析法	是根据预测对象与其他相关指标之间相互联系、相互制约的规律性联系，并依据它们之间的联系来预测服务量	

6. 医院医疗保险服务量的测算

（1）医疗保险出院人次测算

预算年度出院人次 = 预算年度平均参保和缴费人数 × 预算年度住院率

平均参保和缴费人数 = 平均参保和缴费人数上年预计执行数 ×（1+ 修正后综合增长率）

由上可见，测算平均参保和缴费人数需要先确定平均参保和缴费人数上年预计执行数和预算年度的综合增长率。

①平均参保和缴费人数上年预计执行数的测算。

以上年预算数为基数，综合考虑预算执行年度工伤保险政策、法律、法规的调整对缴费人数的影响及上年预算实际执行情况等因素，对上年预算数进行必要调整。平均参保和缴费人数预算调整数的测算公式如下：

上年预算调整数 = 上年预计执行数 – 上年预算数

通常，在预算编制时预算上年度全年执行数未知，但前三个季度执行数已知，上年预计执行数的测算重点在于第四季度平均参保和缴费人数预计新增数，该指标根据当年前三个季度实际执行情况测算出一个季度的平均新增数。即：

上年预计执行数 = 上年前三个季度执行数 + 上年第四季度预计新增数

上年第四季度预计新增数 =（上年第三季度执行数 – 前年第四季度执行数）/ 三个季度 + 修正值

设置修正值的原因是考虑第四季度参保和缴费人数增减变动幅度与前三个季度相比可能出现明显偏差或政策影响等因素。

②综合增长率的测算。

综合增长率 = 同比增长率 × 权重 + 近三年平均增长率 × 权重

近三年平均增长率 = $\sqrt[3]{\dfrac{N}{N_3}} - 1 \times 100\%$

同比增长率 = $\left(\dfrac{N}{N_1} - 1\right) \times 100\%$

式中，N 表示本年数据，N_3 表示三年前的数据，N_1 表示上年数据。

③综合增长率的修正对平均参保和缴费人数综合增长率测算值进行修正，通常符合以下三个条件之一。

一是政策调整因素。在预算年度中执行对缴费人数正常的增长趋势可能产生较大影响的政策，如扩大参保范围等。

二是数据采集年度的数据出现明显异常。如某医院 2009—2012 年医疗保险人数分别为 3 万、6 万、12 万、10 万，从数据中可以看出，近四年来该医院医疗保险人数的增长趋势毫无规律可言，可能在个别年份存在较大的不可比因素，测算出的综合增长率与实际出现偏差的概率很大，因此，不具备参考价值，需剔除不可比因素后，对综合增长率测算值进行修正。

三是平均缴费人数测算值占参保人数的比例与历史数据相比出现明显偏差的情况下，需要进行修正。如测算的缴费人数占参保人数比例为75%，而今年平均比例为85%，明显偏低，需对缴费人数综合增长率向上进行修正，以确保缴费人数占参保人数的比例区域合理的水平。

（2）门诊医疗保险服务量测算

预算上年医疗保险门诊人次 = 预算上年医疗保险门诊人次预算数 + 预算上年预算调整数

预算医疗保险年度门诊人次 = 预算上年医疗保险门诊人次 ×（1+ 综合增长率）

①预算上年医疗保险门（急）诊人次的测算。

预算上年医疗保险门（急）诊人次预计执行数以预算上年预算数为基数，综合考虑上年预算实际执行情况等因素，对预算数进行必要的调整。预算调整数的测算公式如下：

预算上年调整数 = 预算上年预计执行数 − 预算上年预算数

预算上年预计执行数 = 上年前三个季度实际执行数 + 上年第四季度出院人次预计数

上年第四季度门（急）诊人次预计数 = 上年前三个季度出院人次 / 三个季度 + 修正值

设置修正值主要是考虑第四季度住院率与前三个季度相比可能出现明显偏差等因素。

②综合增长率的测算。

综合增长率 = 同比增长率 × 权重 + 近三年平均增长率 × 权重

近三年平均增长率 = $\sqrt[3]{\dfrac{N}{N_3}} - 1 \times 100\%$

同比增长率 = $\left(\dfrac{N}{N_1} - 1\right) \times 100\%$

式中，N 表示本年数据，N_3 表示三年前的数据，N_1 表示上年数据。

③综合增长率的修正。

对预算年度门（急）诊人次的综合增长率测算值进行修正，主要考虑本统筹地区发生重大传染病疫情、群体性不明原因疾病及重大自然灾害等不可预测的情况，以及其他可能导致测算出的综合增长率不具备参考价值的因素，需对综合增长率测算值进行修正。

④预算年度门（急）诊人次的测算。

预算年度门（急）诊人次 = 预算上年门（急）诊人次 ×（1+ 综合增长率）

7. 服务量预算表（表3-49）

表 3-49　医院服务量预算表

服务量类别	预测数量	测算人
住院率		
出院人次		
门（急）诊人次		
门诊特殊患者人次		

（二）医院医疗保险基金总额预算编制方案

1. 目的

（1）确定预算期内医院医疗保险支出，确保医院医疗保险活动有计划、有步骤地进行。

（2）有利于保证医院医疗活动正常进行。

（3）改进和完善医院医疗保险管理，提高医院的经济效益。

2. 职责界定

（1）医院成立医疗保险总额预算编制小组，具体负责执行医疗保险总额预算编制工作。

（2）医疗保险总额预算编制小组由医疗保险处、财务部门，以及相关部门人员或指定的人员组成。

3. 医院医疗保险基金总额预算的内容

根据某地区参保人数，某医院年均接诊总人次数、次均接诊费用水平，测算该医院年度统筹基金总额。以前期医院医疗保险统筹基金总支出为依据，综合考虑医院规模、医院服务量和服务地区人口密度、医院是否是教学医院、医院设施与设备情况、上年度财政赤字或结余情况、通货膨胀等其中某一个或几个因素，确定下一年度医疗保险费用总预算，一般一年协商调整一次。

这种付费方式对医院医疗保险服务量方面有高度的控制权，医疗机构一旦采纳这种方式，对所有前来就诊的参保人必须提供医疗保险范围内的服务，因此，医疗机构会在总额预付的框架下，控制过量医疗服务。同时，在总额预付制下，医院总额预算一旦确定，医院的收入就不能随服务量的增长而增长，一旦出现亏损，保险机构不再追加支付，亏损部分由医院自负。

4. 医院医疗保险基金总额预算的依据

（1）医院上一年度医疗保险总额预付的金额及其趋势。

（2）政府有关物价、财政、卫生、医疗保险政策。

（3）医院运营目标、发展计划及医疗服务开展情况。

（4）其他已知情况及预期。

5. 医疗保险基金总额预付测算应考虑的因素

医院在编制支出预算时，应考虑以下因素。

（1）医院上一年度医保服务量及趋势。

（2）卫生、医保、财政政策的影响。

（3）医疗卫生市场竞争状况、医疗服务需求的变化。

（4）医院规模变化、经营目标改变、新技术/新项目投入。

（5）其他一些已知情况及预期。

6. 医院医疗保险基金总额预付的测算方法

医疗保险基金总额测算方法（以城镇职工医疗保险为例）：

医疗保险基金总额预算＝住院医疗费支出＋普通门（急）诊统筹基金支付＋门诊（慢特病）医疗费支出

住院医疗费用支出＝平均参保人数×住院率×次（人）均费用×支付比例

普通门（急）诊统筹基金支付＝预计年度普通门（急）诊人次（人数）×次（人）均费用×支付比例

门诊（慢特病）医疗费支出＝预计年度门诊人次（人数）×次（人）均费用×支付比例

其中：

（1）平均参保人数＝（上年末参保人数＋预算年度末计划参保人数）/2

（2）住院率＝上年住院率×（1+三年平均增长率）

（3）门诊（慢特病）人次＝上年人次×（1+三年平均增长率）

（4）次（人）均费用＝上年次（人）均费用×（1+三年平均增长率）

（5）支付比例＝按上年支付比列（统筹基金支付、个人账户支付）×（1+三年平均增长率）

医院医疗保险基金总额预算＝住院统筹基金支付＋普通门（急）诊统筹基金支付＋门诊（慢特病）统筹基金支付＝预计年度平均参保人数×住院率×次均住院费用×统筹基金支付比例＋预计年度普通门（急）诊人次×次均费用×统筹基金支付比例＋预计年度门诊大患者次×门诊大病次均费用×统筹基金支付比例

另外，也可采用通用的简化方法，使用上年数据直接测算：

医院总额预算＝上年总额指标×（1+增长幅度）

预算总额的增长幅度与基金总盘增长幅度相关，与区域卫生规划相关。

（三）医院新型农村合作医疗重大疾病管理方案

1. 目的

（1）确保医院新型农村合作医疗重大疾病管理工作有效执行。

（2）将新型农村合作医疗重大疾病执行的结果与内部收入分配、年终考核挂钩，建立有效的内部激励与约束机制。

（3）改进和完善医院基本医疗保险管理，确保医院各项医疗保险工作任务完成。

（4）为上级医疗保险主管部门、上级院领导考核医院医疗保险管理提供依据。

2. 职责界定

（1）医院医疗保险管理委员会成立医院新型农村合作医疗管理领导小组，负责医院新型农村合作医疗保险工作的组织管理，各科室行政主任负责新农合患者在本科室诊疗服务工作的管理。

（2）医院新农合管理办公室负责新农合即时结报与重大疾病工作的全院性日常管理，负责与全省各地新农合管理中心即时结报、对账、催款等工作，负责向省合管办上传院新农合患者的相关信息，定期对医护人员开展新农合相关管理知识培训，并执行考核工作。

（3）医院医疗保险管理委员会根据医院新型农村合作医疗管理领导小组提供的结果，确定考核结果。

3. 新农合重大疾病管理

（1）政策解析。新农合重大疾病实行单病种定额管理。治疗费用根据省订单病种定额，分别由参保地新农合管理中心、参保地农村医疗救助及患者个人按比例承担，超出部分费用由定点医院承担，涉及跨科协作完成的病例，各科室要严格控制好费用，并做好交接。

开展重大疾病的科室临床医生要严格掌握入院标准，不得将不符合新农合重大疾病救治标准的患者收住入院，不得推诿符合住院条件的新农合重大疾病患者住院，并严格核实患者身份，严防冒名顶替住院现象发生。

（2）落实规范诊疗。新农合重大疾病部署工作一般在年初进行。医院医疗保险管理部门根据上级医疗保险经办机构下发的文件，将相关重大疾病按学科分配至科室，并对重大疾病的诊断、治疗方式等关键节点进行强化培训，要求医生严格按照临床路径执行。

（3）重大疾病基金使用管理。

①定期会议。医院新型农村合作医疗管理领导小组按季度召开重大疾病费用通报会议，开展重大疾病的临床科室、相关职能部门如医保、财务、物价等专业人员参与，分析重大疾病期内运行存在的问题。年终召开总结会，总结本年度重大疾病收治情况，清查基金使用情况。综合考虑年度内重大疾病基金使用情况，并对下一年度医院新农合重大疾病的费用进行内部测算。

②科室考核。制定重大疾病执行考核计划，对收治患者总费用超出上级医疗保险经办机构定额标准的科室，通过病历抽查、科室自查、专家复核等方法，找出超支原因，上报医院医疗保险管理委员会核定。经核查属客观原因，如术后并发症、原材料价格上涨、临床诊疗技术改进等原因导致的，由医保办收集意见，向上级医疗保险经办机构反馈、说明，申请调整定额费用。核查后属主观因素，如滥用药物、串换药品、使用高值耗材导致的超支，超出部分金额科室 100% 承担，并通报全院。

③重大疾病政策执行良好，考核合格且年度结余的科室，总结经验，给以奖励。

（徐杰文）

附：河南省重点研发与推广专项申请书（软科学）

项目名称：基于大数据背景下医院财务管理创新模式研究

申请单位（签章）：郑州大学项目负责人，贾娜

推荐部门（签章）：河南省教育厅填报日期：2021 年 9 月 21 日

河南省科学技术厅制

填报说明

1. 根据《河南省科技计划项目管理办法（试行）》和《河南省软科学研究计划管理办法》，申报河南省软科学研究计划项目必须填报《河南省重点研发与推广专项申请书（软科学）》。

2. "申请书"的各项内容应认真填写，表述准确，实事求是。其中引用的名称、数据等内容均应标明出处，外来语要同时用原文和中文表达，第一次出现的缩写词须注明全称。

3. 申请书第二、三、四、五部分不得出现项目负责人、申请单位等相关信息，否则按无效申报处理。

4. 若项目申报者有合作单位，请填合作单位概况，且必须在"申请书"后附合作协议（合同）。

5. "申请书"中未列但需说明的内容可加附页，相关技术文献等材料应作为附件一并报送。

6. "申请书"打印规格统一使用 A4 纸，4 号宋体字，书籍式装订成册。

一、概况

基本信息概况见下表 3-50 ~ 表 3-52。

表 3-50　项目概况

项目概况	项目名称	基于大数据背景下医院财务管理创新模式研究				
	预期主要成果形式	（13）1. 论文　2. 专著　3. 研究报告　4. 应用证明　5. 其他				
	经费投入（万元）	申请省拨款	地方投入	银行贷款	自筹	其他
	3.00	0.00	3.00	0.00	0.00	0.00
	项目起止时间	2022年1月1日至2022年12月31日				

表 3-51　项目负责人基本信息

项目负责人	姓名	贾娜	性别	女	年龄	53	民族	汉族
	党派	中国共产党党员	单位	郑州大学		身份证号	×××	
	职称	高级经济师	职务	副处长		现从事专业	部门经济管理	
	手机	×××			电子邮箱			

表 3-52　申请单概况

申请单位概况	单位名称	郑州大学			
	单位性质	（2. 高等院校）1. 高等学校　2. 科研院所　3. 医疗卫生机构　4. 其他			
	注册时间	2000年7月10日	统一社会信用代码	×××	
	行政主管部门	河南省教育厅			
	财务主管部门	河南省教育厅			
	通信地址	×××			
	联系人	×××	手机	×××	
	邮政编码	450001	电子邮箱	×××	
	开户银行	×××	账号	×××	
	信用等级	AA+			
	职工总数	6103	中级职称技术人员	1500	高级职称技术人员	2000
	研发（R&D）人员数	3590人	上年度研发（R&D）经费	×××	
	上年度（末）主要财务数据（万元）				
	单位开办费	×××	资产合计	×××	
	负债合计	×××	净资产	×××	

续 表

财政拨款	×××	财政拨款专项支出	×××
经营收入	×××	经营支出	×××
经营结余	×××	纳税总额	×××
单位技术研究资质情况			
名称	认定（批准）部门及文号		认定时间

省财政拨款分单位、年度预算表

单位名称	分年度预算		
	小计		
合计（万元）			

二、项目的立项依据和意义

不得出现项目负责人、申请单位等相关信息（包括立项依据、意义，项目负责人标志性成果、学术代表作、在学科领域的活跃度和影响力等科研情况，我省相关领域研究水平和趋势等）。

（一）立项依据

1. 医疗改革背景

医院的财务管理一直是医院管理工作的关键，而公立医院肩负着我国医疗卫生服务的重要任务，担着主要职责，国家对于公立医院的管理也非常重视，对于公立医院的改革从未停止过步伐。2009年3月17日发出，《中共中央国务院关于深化医药卫生体制改革的意见》（以下简称意见）正式出台，并同时颁布了《医药卫生体制改革2009—2011重点实施方案》（以下简称方案）。2010年2月24日，卫健委联合五部委发布《公立医院改革试点指导意见的通知》在国家大力推进社保体制改革的大背景下提出了这些意见和方案，对医疗体制和公立医院产生了很大影响，尤其对公立医院的财务管理产生重要影响。2009—2015年，第三阶段的医改主要围绕建立基本医保制度、建立基本药物制度、健全基层医疗服务体系、覆盖基本公共卫生及公立医院5项内容展开。公立医院直面改革，规模扩张型发展被叫停，具有前瞻发展理念的公立医院开始着眼于精细化发展模式。目前，我国正处于医改的第四阶段，公立医院全面取消药品加成，全面取消卫生材料收入加成，药品销售推行医药两票制，降低大型设备检查费用，探索单病种降低大型设备检查费用，探索DRG付费、DIP付费等多种医保付费方式，多渠道硬指标全面控费，将公立医院推向医疗改革的一线。由于历史原因，我国现有的公立医院多为事业单位性质，从隶属关系上接受行政管制，各地卫健委及同级财政系统均对公立医院日常运营进行监督和管理，使我国公立医院具有典型的行政逻辑；同时，受财政压力等多方影响，各级财政取消对大多数公立医院的人员经费和基本公用支出补贴，加之医院已经全面取消药品加成，逐渐取消卫生材料收入加成，医院负担全部的基建、采购、设备、人员、运营支出，同时提供有价医疗服务，自负盈亏的公立医院被迫市场化，造成公立医院行政逻辑与市场逻辑相互矛盾，公益性和营利性难以平衡。

在这样背景下，要求公立医院需要对自身的生存方式进行改革，包括对医院过去依赖的财务管理方式也需要进行一定的变化。

2. 大数据背景

财务管理是公立医院工作的重要内容之一，是公立医院顺利开展各项工作的有力保障，也是增强公立医院服务水平和服务能力的核心内容。伴随大数据时代的来临，财务管理逐步朝着数字化、融合化及智能化方向发展。传统的财务管理方法在大数据背景下不断受到影响，显现出诸多问题。比如：财务管理制度落后，预算机制不成熟；缺乏财务数据的整合能力；医院的成本和创收体系之间存在很多冲突；缺乏综合性素质人才的培养等。这就需要我们对医院财务管理流程不断进行创新优化，才能够使得医院的发展有质的飞跃，这无疑对医院的可持续发展起着非常重要的作用。

3. DRG 管理工具

DRG（Diagnosis-related Group）为"按疾病诊断相关分组"，将住院患者按照临床相似性及资源消耗相似性（即按照患者的疾病严重程度、治疗方法的复杂程度及资源消耗程度）分成一定数目的疾病组，是一种将住院患者分类和分组的方法。主要用于医院管理、绩效评价、医保付费。新医改下，我国的支付制度改革与公立绩效考核政策正在探索制定中，利用 DRG 管理工具、临床路径、单病种、费用预警等方法，探索合理控费方法手段。通过控制不合理费用，杜绝医护人员开大处方大检查的现象。通过规范医疗行为，起行业引领作用，为社会和谐，人民安康做表率作用。

在进行公立医院财务管理的过程中管理模式的选择要与时俱进，变革传统方法，充分利用大数据时代背景的特点，不断更新和调整医院财务管理模式，提高公立医院的经济效益、服务水平、综合实力。

（二）研究意义

1. 理论意义

自 1999 年"军字一号"工程成功实施，解开了我国医院的数字化序幕，我国医院的数字化建设经历了从"以医院为中心"到"以患者为中心"，再到"以质量为中心"的转变，医院财务管理也在此过程中逐渐实现了初步的数字化建设。在大数据时代带机遇和挑战的背景下，充分分析大数据时代医院财务管理遇到问题和困难，积极寻找财务管理的创新模式和创新解决途径。结合医院财务管理实际，通过提高财务管理人员对大数据时代发展趋势的认识、加强医院全面预算管理、提高数据整合和数据分析能力、加强财务人员素质提升等途径，提高医院财务管理的时效性，医院在大数据时代下能够稳定发展。

本研究旨在医院众多信息系统的基础上，搭建大数据云平台，对财务系统进行信息化转型，并建立全面预算管理系统。在大数据背景下，建立可借鉴的数据模型，发现的数据间的相互关系和规律，将财务数据与非财务数据进行有机融合。该研究从财务系统应用现状的基础上出发，以实现财务管理数据化为目标，创造性提出基于大数据思想的财务管理和决策系统，改善财务管理体系的工作流程和主要内容。

从一个与时俱进的新视角下对医院财务管理系统进行研究，该研究在理论上更具有时效性和针对性，对丰富医院的财务管理内容具有一定的借鉴意义。

2. 现实意义

本项目以 Z 医院为例，对该医院在大数据背景下的财务管理进行研究。分析当前医院财务管理现状，提出其中存在的问题，并针对存在的问题给出了相应的创新策略，以此来保证医院的长期稳定发展，为 Z 医院在大数据时代进行财务管理活动提供了实际指导。

本研究提出了在大数据背景下进行医院财务管理创新的具体措施，可以为提升医院整体发展水平提供一些参考性建议。加强医院财务管理创新，积极运用大数据技术进行分析，对医院发展具有重要的现实意义。

（三）项目负责人研究情况

包含项目负责人标志性成果、学术代表作、在学科领域的活跃度和影响力等科研情况

项目第一负责人，高级经济师，主要研究方向：经济管理，1990 年毕业以来一直在项目申请单位从事医院经济管理工作，先后在结账处、财务处、药学部、经济管理办公室、科研处工作，具有丰富的理论与实践经验（2017 年 11 月当选河南省医学会医学科研管理分会第三届委员会委员）。参与省级科研项目一项，近几年来，发表论文如下：2020 年 6 月在《管理观察》（CN11-5688/F）发表《医院财政资金的管理要点剖析》，2020 年 8 月在《中国市场》（CN11-3358/F）发表论文《新时期医院管理探究》《试析公立医院的金融风险防范》。

项目第二负责人，高级统计师，主要研究方向：卫生统计（包括医院统计和病案统计），中国卫生信息学会医院统计专业委员会常务委员，中国医院协会病案管理委员会委员，原河南省医院协会病案管理委员会副主任委员及秘书，近年发表论文有中国医院统计杂志《二级医院远程医疗建设与应用情况分析》、中国卫生统计杂志《10 年住院死亡病例死因分析》和《2012—2020 年河南省某三甲医院股骨头坏死患者住院费用分析》等，编有《中华生物医学统计大辞典——医院统计分册》等。

（四）我省相关领域研究水平和趋势

本研究旨在医院众多信息系统的基础上，搭建大数据云平台，对财务系统进行信息化转型，并建立全面预算管理系统。基于云计算的大数据平台的研究处于初级阶段，大数据技术在医院财务管理中的应用，目前在我省相关实践与研究颇少。将 DRG 管理工具引入到

医院绩效管理也较为少见。但是，医院管理者及一些高校的研究人员，越来越重视在大数据背景下构建财务信息化系统及平台的分析研究。如何建立基于大数据平台的财务管理智能化系统成为关注重点和研究趋势。

三、拟解决的主要问题及创新点、主要研究目的和内容

（一）拟解决的主要问题

探讨大数据视角下的公立医院财务管理创新模式的研究，并与 DRG 管理工具相结合，在保证医疗质量和安全的前提下，不断更新和调整医院财务管理模式，提高公立医院的经济效益、服务水平、综合实力。总结一套符合实际、可复制、可推广的典型经验在省内推广。主要解决以下几个问题。

（1）通过文献研究法、调查分析法摸清目前公立医院财务管理的现状。

（2）对 Z 医院财务管理实践为案例，分析 Z 医院财务管理现状，提出其中存在的问题，并针对存在的问题给出了相应的创新策略。

（3）结合 DRG 管理工具，探索合理成本核算方法。

（4）建立基于大数据的医院智能财务系统。

（二）创新点

本课题的创新点包括两个方面。

（1）理论方面。把大数据的运用具体结合到医院的财务管理中，比如财务分析，成本核算等。大数据技术的应用，DRG 管理工具的引入可以帮助财务部门建立更高效、更智能的系统。

（2）实践方面。通过案例分析，提炼出公立医院在大数据背景下财务管理的创新路径，作为同类医院推行财务管理创新模式的借鉴。

（三）主要研究目的

本研究旨在探讨大数据视角下的公立医院财务管理创新模式的研究，应用大数据技术及 DRG 管理工具对医院财务管理工作进行创新优化，提高医院内部运行效率。总结一套符合实际、可复制、可推广的典型经验在河南省乃至全国推广。

（四）主要研究内容

1. 建立大数据云平台，医院数据信息共享

医院想要整合数据必须先要搭建大数据云平台。必须做好医院财务系统与 HIS、PACS、LIS、RIS 等系统及其他子系统的对接。

财务管理系统要想更加智能化，就必须结合医院云平台的云计算能力。云平台可以加强信息系统的各个子系统之间的信息传递和共享。云平台运行必须基于整个医疗行业数据的收集，使其能够精细的收集药品管理、病案管理、财务管理、电子病历等模块的所有数据。

2. DRG 与财务会计有机结合，用于成本核算和财务预警

DRG（Diagnosis Related Groups）译作"诊断相关分组"，即根据疾病主要诊断、年龄、并发症、治疗方式、疾病严重程度及转归等因素，将临床治疗过程相近和资源消耗相当的病例分类组合成若干个组，将患者分入若干诊断组进行管理的体系。DRG 管理工具有两大功能：一是用于住院医疗服务的绩效评价，从服务能力、服务效率、医疗安全三个维度对医疗质量进行监测；二是用于医保付费，借鉴国内外和省内试点城市 DRG 付费经验，DRG 管理工具是降低住院医疗费用非常有效的途径。在控制公立医院医疗费用不合理增长的迫切需求下，借鉴国内外成功经验，应用 DRG 管理工具和管理会计手段，科学有效地控制住院医疗费用。

公立医院成本核算，是指医院对其医疗服务业务活动中实际发生的各种耗费，按照确定的成本核算对象和成本项目进行归集、分配，计算确定各成本核算对象的总成本、单位成本等，并向有关使用者提供成本信息的活动。公立医院应当以权责发生制财务会计数据为基础进行成本核算，财务会计有关明细科目设置和辅助核算应当满足成本核算需要。公立医院应当建立健全成本费用相关原始记录，充分利用现代信息技术，加强和完善成本数据的收集、记录、传递、整理和汇总等基础工作，为成本核算提供必要的数据基础。

疾病诊断相关分组（DRG）成本核算是以患者的年龄、性别、住院天数、临床诊断、病症、手术、疾病严重程度，并发症及转归等因素为基础，把患者分入若干个疾病诊断相关组，按"院、科、病区"三级，使用"作业成本法和叠加法"归集、分配和核算各项支出，计算 DRG 成本的过程。

DRG 成本核算方法主要有成本费用率法和医疗服务项目叠加法。成本费用率法是指每个医疗服务单元取得的医疗收入所消耗的实际成本。该方法着重体现 DRG 分组成本与对应医疗收入的配比情况。该方法利用医院患者病案首页费用记录明细，将医院为患者 DRG 分组提供的医疗服务划分为若干服务单元和与之对应的医疗服务费用类别，将服务单元取得的医疗收入与形成这些收入的实际成本进行比较，计算出各服务单元的成本费用率，进而计算出医院全部住院患者成本，根据患者 DRG 分组在每个服务单元发生情况计算其平均成本。医疗服务项目叠加法。医疗服务项目叠加法是在医疗服务项目成本核算基础上，根据出院患者 DRG 分组情况，将同一 DRG 分组患者在院期间所有医疗服务项目成本、药品成本和单收费材料成本进行累加，计算形成某一 DRG 分组总成本，再结合组内患者数量计算出平均成本。

3. 以 Z 医院为例，提炼出医院财务管理创新路径

本项目以 Z 医院为例，对该医院在大数据背景下的财务管理进行研究。分析当前医院财务管理现状，提出其中存在的问题，并针对存在的问题给出了相应的创新策略。提出在大数据背景下进行医院财务管理创新的具体措施，为提升医院整体发展水平提供一些参考性建议。

（五）研究方法和技术路线

本课题研究方法遵循理论与实践相结合，国家宏观政策与河南省情相结合，调查研究与实际操作相结合，提出本课题研究的技术路线图，详见下图3-18。

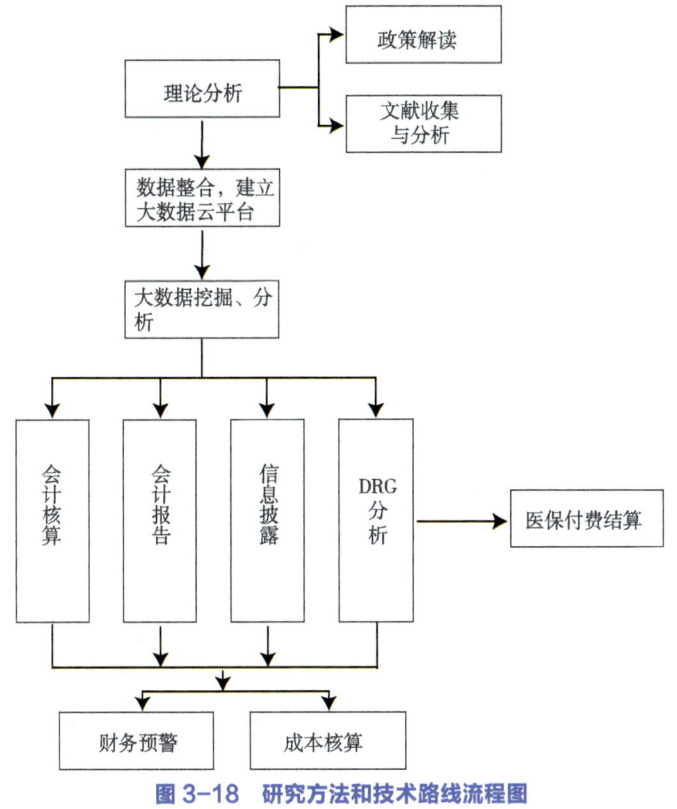

图 3-18　研究方法和技术路线流程图

四、项目实施的计划进度

项目实施的计划进度安排：

2022.1之前理论研究，政策解读、文献收集与分析。

2022.1 ~ 2022.6：实地调研 Z 医院，整理分析数据。分析 Z 医院财务管理现状，提出其中存在的问题，并针对存在的问题给出了相应的创新策略。并撰写学术论文1篇。

2022.7 ~ 2022.10：探讨基于 DRG 的医院全面预算管理、成本管理。进行专家咨询，研究基于大数据背景下医院财务管理创新模式，撰写研究报告1篇。

2022.11 ~ 2022.12：撰写结项报告。

五、预期成果

（1）发表期刊论文1 ~ 2篇。

（2）形成研究报告。

（3）总结一套符合实际、可复制、可推广的典型经验在河南省推广。

六、项目参加人员情况

项目负责人情况不再填写,参加人员不超过6人(表3-53~表3-55)。

表3-53 参加人员基本信息

姓名	性别	年龄	民族	党派	身份证号	工作单位	职称/职务	现从事专业
余××	女	54	汉族	中国共产党党员	×××	郑州大学第一附医院	高级统计师	卫生统计学
詹××	男	33	汉族	中国共产党党员	×××	郑州大学第一附属医院	统计师	卫生统计学
魏××	女	32	汉族	中国共产党党员	×××	郑州大学第一附医院	工程师	计算机应用
邹×	女	41	汉族	中国共产党党员	×××	信阳市中心医院	高级统计师	卫生统计学

表3-54 申请意见

申请单位意见:
负责人: (签章)   年 月 日
推荐部门意见:
负责人: (签章)   年 月 日

表3-55 指标类别与预期指标

指标类别(参考分值)	序号	指标名称	预期指标值(参考举例)	考核方式方法	考核指标分值	备注
任务产出指标(30分)	1	著作、论文完成情况	出版或发表本(篇)著作、论文	第三方评测,专家评价		必选项
技术产出指标(10分)	1	指标1	形成具有价值的研究成果或建议项	专家评价		可选项
成果产出指标(10分)	1	成果应用	项目研究内容及建议被有效采用项(条)	第三方评测		可选项
效益指标(20分)	1	社会效益	团队研究水平明显提升,职称或学历晋升(人)	第三方评测		必选项
项目管理指标(30分)	1	指标1	项目进度按计划进行,按时结项	专家评价		必选项
	2	指标2	预算合理、管理规范、专账核算,未出现严重违规违纪问题	专家评价		必选项

(贾 娜)

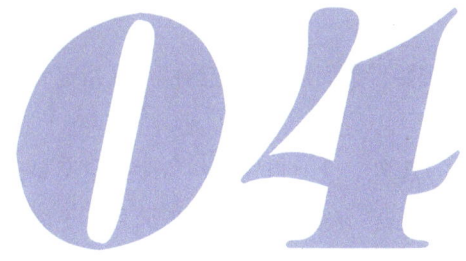

第四章 医院病案信息技术

第一节 概述

制定管理制度,要首先学习《医疗机构病历管理规定》《病历书写基本规范》《医疗事故处理条例》等有关文件,也是我们管理病案,制定各种制度的依据。

一、制定病案管理工作制度的意义

规章制度是管理科学的结晶,各行各业都有规章制度,病案管理也不例外,建立和完善病案管理制度,使病案管理走向法制化、规范化轨道,是做好病案工作的必要条件。严格执行病案管理制度,规范行为,可以减少病案管理的随意性,保证病案管理工作的健康、持续发展。

在医院病案管理工作中,首先是病案室的工作制度,病案室内部又分:出院登记、入院登记、各种交接登记。工作岗位的描述(作业文件),各组人员的岗位责任制,工作流程标准,技术质量标准。病案库的管理制度,病案库房应保持空气清洁,温、湿度要适当,同时应积极采取防火、防盗、防水、防虫、防霉、防晒等措施,从根本上确保档案的安全。病案管理制度(病案存储年限等)、医疗表格管理制度、病案保密制度(保护患者的隐私)、病案复印及复印规定(外部)、病案借阅制度(内部)。工作人员岗位培训、继续教育、考核制度;设备、设施使用、保养维修制度等。

医院应该建立病案管理委员会,制定医疗制度、病历书写制度,完善病区病案管理与病历书写制度。

《医疗机构病历管理规定》第十条 在患者住院期间,其住院病历由所在病区负责集中、统一保管。病区应当在收到住院患者的化验单(检验报告)、医学影像检查资料等检查结果后 24 小时内归入住院病历。住院病历在患者出院后由设置的专门部门或者专（兼）职人员负责集中、统一保存与管理。

第十一条 住院病历因医疗活动或复印、复制等需要带离病区时，应当由病区指定专门人员负责携带和保管。

病案作为医疗档案，是医生对病情分析和处理的真实记录，当发生纠纷时，它又是出具医疗鉴定和调解处理医疗纠纷的主要依据。既然是依据，就要忠实其本来面目，不能随意涂改、更换，更不能事后无中生有地补充等等。医疗事故最基本的防范措施，就是严格执行规章制度和技术操作常规。

病案管理规范化、制度化需要进一步研究，不能在短期内就得出一个结果，事实上规范化工作永远没有结果，所做的任何工作都只能是相对于前一阶段的提高和升华，因为规范化工作是个动态过程，随着时代的发展，新规范、新技术不断出现，规范化工作内容需要进一步完善。制度也要更新，持续改进是医院管理的根本。

二、作者单位部分病案管理制度介绍

（一）病案管理制度

根据卫生计生委、中医药局关于印发《医疗机构病历管理规定（2013年版）》国卫医发〔2013〕31号做如下规定。

（1）病案室负责全院住院病案的管理工作。

（2）住院病员应有完整的病案。病员出院（死亡）时，由医师按规定填写，按规定时限完成病案。

（3）病案室收回病案后注意检查首页各栏是否完整，依序整理，排序、装订，登记，疾病分类，微机录入首页，扫描，入档后按病案号的顺序排列上架存档。

（4）患者出院后，再来门诊复诊，门诊医师需参考住院病案者，在现有条件下，可由门诊医师到病案室查阅，也可让患者家属复印一份所需的病案内容给门诊医师看。

（5）病案各种记录表格用纸规格为A4，未经病案表格委员会审理，各科不得擅自印制。

（6）住院病案保存时间最少30年，有条件时可永久保存。

（二）病案复印审核制度

根据卫健委、国家中医药管理局文件，卫医发（2002）193号《医疗机构病历管理规定》第十二条 医疗机构应当受理下列人员和机构复印或复制病历资料的申请：

（1）患者本人或其代理人。

（2）死亡患者近亲属或其代理人。

（3）保险机构。

根据《医疗机构病历管理规定》做如下规定。

（1）复印病案者必须先到医务处审批。

（2）病案室接到医务处审批文件后，首先复审办理复印人员的身份证明，然后按复印范围为其复印病案并盖复印章。

复印结束后，将医务处审批的文件和复印者的身份证复印件一并存档，以备后查。

（3）正在加工的病案如遇复印病历者，不管到了哪个组，由该组的同志亲自拿着病历和需要复印者一同到病案库进行复印。复印结束再拿回来继续加工。不准让患者或家属拿病历。

（4）扫描结束的病案，或正在扫描的病案，由负责扫描的同志优先扫完急用的病案，办完登记手续后，亲自拿着病历和需要复印者一同到病案库交给入档组，由入档组进行复印。复印结束，病历归档。

（三）病案保密制度

病案中记录着患者的隐私，病案管理人员和医务人员都必须保护患者的隐私。

（1）严格病案管理制度。严格工作纪律和职业道德，不准以权谋私。

（2）加强保密意识，为患者保守医密，不泄露患者隐私。

（3）严格病案借阅制度，不准以个人名义查阅患者私情。

（4）外来者查阅病案，须持单位介绍信或个人委托书，经医务处批准后方能查阅，查阅人要保守医密，不准泄露患者隐私。并将介绍信或个人委托书存放病案袋内，以备后查。

（四）病案室工作制度

（1）在主任的领导下进行工作，服从主任的工作安排，有突击性的任务时，全体人员要团结一心，服从大局，忘我工作，不计较个人得失。

（2）遵守医院的各项规章制度，遵守病案管理程序，尊重患者的知情权，隐私权，保守医密。

（3）遵守劳动纪律，按时上下班，当天的工作当天完成，各组协调工作，分工不分家，互相帮助，互相支持。

（4）严格病案工作流程，保证各个环节质量，后一组检查前一组的工作质量，发现问题及时通知其及时改正。

（5）热爱本职工作，爱护病案，保证在病案工作的全过程不丢失病案。

（五）病案借阅制度

根据卫健委、国家中医药管理局文件，卫医发（2002）193号文件《医疗机构病历管理规定》结合我院实际做如下规定。

（1）借阅人：本院对患者实施医疗活动的医务人员及医疗服务质量监控人员可查阅病案。

（2）只可以查阅本科本专业的病案，他科病案无权查阅。

（3）原则上有纠纷的病案不能查阅，不入档的病案不能查阅。

（4）单份病案查阅，查阅者要说明查阅目的；做好"查阅病案者登记"，并要求查阅人签字。

（5）再次住院借病案，须带新办住院首页和本院大夫印章，限期三天归还。

（6）搞科研批量用病案，须经科主任同意并签字，医务处批准，在阅览室内查阅。

（7）研究生用病案，须经导师同意签字，医务处批准，在阅览室内查阅。

（8）各种病案讨论，数量不宜太多，必须提前打招呼，给病案室一个准备的时间，以免影响讨论。

（9）院外人员查阅病案，须持有关证件及本人身份证、工作证，经医务处批准后，在病案室内查阅，需要复印病历的按医务处规定复印，按规定收取费用。

（10）病案使用者要爱护病案，不准涂改、不准转借他人使用，不得泄露患者隐私，不准损坏和丢失。

（六）病案库安全制度

（1）病案是医院的宝贵资料，必须认真保管，不准损坏和丢失，下班时要锁好门。

（2）保持库房整齐、卫生，定期抽湿和通风，防霉变，防虫蛀。

（3）防火灾，库房不准吸烟，下班时要关电器，拔插座，关灯。

（4）节假日前，要对库房进行安全检查，防止事故发生。

（七）病案室内部交接制度

分组工作的病案室，从病历的收集到归档，都有一个规范化的工作流程，每传递给下一个组，为了病历的安全，为了随时知道病案的流动位置，组与组之间都应该有交接记录。

（1）病案交接登记以出院分科登记的形式，记录出院科别，患者姓名，出院日期，交接者签名，格式如下（表4-1）。

表4-1 科内交接记录表

日期：　　　　　第　　页　　　　　签名：

科别　病区	患者姓名

（2）在加工过程中的病历，如有患者急需复印病历，病历传递到哪个组，哪个组负责此项工作，并亲自拿病历按复印制度进行。

（八）首问负责制

病案是医疗、教学、研究、管的宝贵资料,是报销的凭证,是发生医疗纠纷时的证据。对来访者,要热情接待,主动服务,病案室工作人员在服务过程中实行首问负责制。

（1）第一个接待的同志,要热情接待,说话和气,文明用语。问清来访者的意图,是咨询问题的要热情解答。

（2）是复印病历的要问清患者出院时间长短,出院时间短,正在整理加工的病案要查明在哪个组,然后和该组同志取得联系,确认病案在该组并由该组的同志接待后,工作才算结束。

（3）出院时间长,查看接班记录,确认入档的病历,请来访者到病案库复印。

（4）首问在病案库,并且是在整理加工过程中的病历,要用电话和有关组联系,按"病历复印制度"规定,由该组的同志护送到病案库复印。

（九）病案的安全管理要求

1. 在病区期间的安全管理要求

（1）《医疗机构病历管理规定》第十条 在患者住院期间,其住院病案由所在病区负责集中、统一保管。

（2）《医疗机构病历管理规定》第十一条 住院病案因医疗活动或复印、复制等需要带离病区时,应当由病区指定专门人员负责携带和保管。

（3）病案车要加锁,防止丢失和盗窃。

2. 病案整理过程中的安全管理要求

（1）《医疗机构病历管理规定》第十六条 医疗机构受理复印或者复制病案资料后,应当在医务人员按规定时限完成病案后予以提供。

（2）在医务人员按规定时限整理病案过程中,不对外复印病案。但是遇到特殊情况非要复印病案资料时,要由病案室的工作人员同患者或家属到指定的地方复印。

（3）整个过程要在病案室的工作人员监控之下进行。

3. 病案入档后的安全管理要求

（1）复印要求：证件齐全,在复印件上盖章。

（2）做好登记工作并将证件放在病案内。

（3）一律在阅览室查阅,不得泄露患者隐私。

（4）查看病案的范围。《医疗机构病历管理规定》第六条 除涉及对患者实施医疗活动的医务人员及医疗服务质量监控人员外,其他任何机构和个人不得擅自查阅该患者的病案。

4. 特别注意

在实际工作中,临床医务人员往往需要查看病案,其目的各不相同,就是只看一眼,也要特别注意,整个查看过程要在病案管理人员的视线之下进行,并做好登记。

（十）网络安全制度

网络管理给病案工作带来了方便、快捷、信息共享，从手工操作上升为计算机管理。网络安全是医院的大事，哪一个环节的安全隐患，都可能影响网络的正常运行，进而影响医院的正常工作。

病毒侵害是造成网络瘫痪的大敌，全体员工要提高警惕，防止病毒从病案室进入医院的网络，要求每个员工不要把光碟和来路不明的软件放入计算机，带光驱的计算机是安装程序用的，不能干别的用，大家要自觉遵守，千万要注意，如果违反规定，证明病毒是通过病案室的计算机进入的，并给医院造成损失的，责任追究在谁的头上谁就承担全部责任。一切经济处罚，包括受牵连人的经济处罚，全部由责任人个人承担。

（十一）病案室工作人员职责

（1）负责病案的收集、整理、装订工作。

（2）负责病案号的查找、核对工作。

（3）负责病案的出、入院登记工作。

（4）负责病案的国际疾病分类工作。

（5）负责病案首页的录入工作。

（6）负责病案的扫描、光盘刻录工作。

（7）负责病案的归档、保管工作，把好入档质量关。

（8）为临床医疗、教学、研究提供病案，办理借阅手续。

（9）协助实施管理评审和内部审核。

（10）完成领导交办的其他工作任务。

（十二）病案室工作人员行为准则

（1）病案室人员应热爱病案管理工作，服从领导，履行职责，为顾客服务是我们的行为准则。

（2）病案室人员应具有严谨的工作作风，强烈的责任感，认真做好自己分管的工作，提倡"简单的工作天天做好"。

（3）为患者保守医密是病案室人员的"保密守则"。

（4）不能利用工作之便以权谋私，为亲友提供病案资料。

（5）开发病案资料的价值，热情为院内、院外顾客服务，顾客满意是我们的行为宗旨，顾客微笑是对我们行为的赞扬，我们要努力做好自己的工作。

（十三）院内职工借阅病案程序

目的：规范病案借阅程序，严格借阅制度，限定借阅范围。

适用范围：本程序适用于院内职工借阅病案的程序。

职责：为医疗活动的医务人员及医疗服务质量监控人员提供服务。

工作程序：

1. 单份病案借阅

（1）借阅人提出申请并说明使用目的，并核对病案号，到病案库办理借阅手续。

（2）二次住院借病案，须带本次住院病案首页及本院大夫印章，再到病案室提出申请并核对病案号，到病案库办理借阅手续。

2. 批量用病案

（1）科研批量用病案，先经科主任同意并签字，医务处批准后到病案室借阅。

（2）自己提供病案号的，必须到病案室核对，再到病案库办理借阅手续。

（3）自己不能提供病案号的，病案室为其提供病案号，步骤：使用者提供疾病名称到病案疾病分类组为其提供疾病编码，然后到微机组调打病案号，再到病案库办理借阅手续。

（4）医保办公室正常查阅病案的，医保办公室提供病案号，到病案室核对，再到病案库办理借阅手续。

3. 科研用病案

护士、医技人员搞科研用病案，必须经科主任同意并签字，到医务处批准后再到病案室借阅。

相关/支持文件：

《医疗机构病案管理规定》

本院病案管理规定、制度

记录文件：

借据记录

医务处审批记录

（十四）住院病案管理程序

目的：使病案管理工作程序化、规范化、标准化。

范围：本文适用于本院病案室对住院病案的管理。

职责：

（1）负责病案的收集、整理、排序、装订工作。

（2）负责核对入院登记，查找核对病案号，出院分科登记。

（3）负责病案的书写质量，主要是"缺项"检查工作。

（4）负责病案的国际疾病分类工作。

（5）负责病案首页的录入、病案的扫描、光盘刻录工作。

（6）负责病案的归档、保管工作。

（7）为院内医疗、教学、研究提供病案，办理借阅手续。

（8）为院外人员查阅及复印病案。

程序：

（1）收集、整理、排序、装订。见《病案收集、整理、排序、装订》《病历出院时排列顺序》作业文件。①核对病案号。见《核对病案号》作业文件。②核对入院登记。见《核对入院登记》作业文件。③出院病案分科登记。见《出院分科登记》作业文件。④书写质量检查，主要对病案进行缺项检查。见《书写质量检查》作业文件。

（2）疾病分类。见《病案疾病分类》作业文件。

（3）病案首页录入，病案扫描、光盘刻录。见《病案录入、扫描、光盘刻录》作业文件。

（4）病案归档。见《病案归档》作业文件。

（5）按查阅制度查阅病案。见《病案查阅制度》《院内职工查阅病案程序》。

（6）按复印规定复印病案。见《院外人员查阅及复印病案程序》。

相关/支持性文件：

《疾病和有关健康问题的国际统计分类》第十次修订本

《医疗机构病历管理规定》《病历书写基本规范（试行）》

《病案收集、整理、排序、装订》作业文件

《病历出院时排列顺序》作业文件

《核对病案号》作业文件

《核对入院登记》作业文件

《出院分科登记》作业文件

《书写质量检查》作业文件

《病案疾病分类》作业文件

《病案录入、扫描、光盘刻录》作业文件

《病案归档》作业文件

《病案查阅制度》

《院内职工查阅病案程序》

《院外人员查阅及复印病案程序》

记录文件：

科室内各组交接记录

出院分科登记

入院登记

院外人员查阅复印病案登记

借条记录

（十五）临床各科室病历管理要求程序

目的：加强病历书写规范，提高病历质量。

范围：本院临床各科室。

职责：按《医疗机构病历管理规定》《病历书写基本规范（试行）》对临床各科室病案管理提出要求。

程序：

（1）总则：病区设质控医师一名，质控护师一名（副高以上），按《病历书写规范》检查病历质量，在住院期间，病历由病区统一保管，病历不能丢失，该加锁的加锁，科主任要负起责任来。

（2）质量控制医师工作程序：①监督检查在院的患者医疗质量。病历书写质量，如发现质量问题及时提出改进意见。②在患者住院期间，按规定时限完成病历。③将病历质量控制在患者出院以前。④在出院以前要检查首页内容是否填全，主要诊断选择是否正确，主要诊断只有一个，其他诊断按顺序填写，不能在一行中写两个诊断，不能影响编码工作。⑤手术操作要逐项填写。⑥大型检查是否在病程中体现。⑦使用抗生素是否有指征。⑧最后在病案首页中质控医师项目中签字，以示负责。

（3）质量控制护师工作程序：①检查监督在院的全部患者的护理质量，发现质量问题及时向有关人员提出改进意见。②护理记录按《病历书写规范》时限完成。③在患者出院送病历以前，要检查首页内容是否填全，医师签字是否齐全，按出院病案排列顺序排列，排列时请留意是否有张冠李戴的现象。④检查病历中是否有患者的门诊病历本，是否有患者住院以前的检查报告单，其他医院的检查报告单，如有请还给患者。⑤有A3纸的病区，请将A3纸无字面折在里面，按页码排序。⑥检查出院志是否一式两份，一份交患者，一份留病案中存档。⑦检查有无一个字没有写的表格纸张，如有请拿出再用，避免浪费。⑧最后在质控护师项目中签字，以示负责。

（4）在患者住院期间，收到住院患者的化验单、医学影像检查资料等检查结果后24小时内归入住院病历。

（5）住院病历因医疗活动或复印、复制等需要带离病区时，应当由病区指定专门人员负责携带和保管。

（6）住院病历复印范围：住院病案中的住院志、体温单、医嘱单、化验单、医学影像检查资料、特殊检查（治疗）同意书、手术同意书、手术及麻醉记录单、病理报告、护理记录、出院记录。

（7）病案号要控制准确，我院实行的是"一号制"，即第一次住院的病案号下次住院还要用，但往往控制不住，本来在办住院时患者应说明是二次住院，但为了节省时间却不说，到了病区才说，这样控制病案号的最后一关就在病区，现在是网络管理，在执行医嘱前可以在微机上改号，实际很简单，希望病区的医护人员把住这一关，也可和病案室电话联系。

相关/支持性文件：

《医疗机构病历管理规定》《病历书写基本规范（试行）》

卫健委文件

卫医发（2001）286号卫健委关于修订下发住院病案首页的通知

记录文件：

病案首页中质控医师签字

病案首页中质控护师签字

（十六）病案管理委员会活动控制程序

目的：重视病案管理，加强病案质量控制。

适用范围：

（1）本程序适用于对病案管理委员会活动的控制。

（2）适用于病案管理委员会对住院病案进行质量控制。

职责：

（1）审核制定本院病案管理工作的总体规划，确定病案管理委员会的人员组成（各科出一位主任，护理部主任，医务处处长，病案室主任，主管院长，一名住院医师）。

（2）修正病案管理制度，审核医疗表格。

（3）讨论和审定疾病诊断名称和手术操作名称的统一命名。

（4）病案管理委员每季度召开一次会议，听取各科病案质量控制管理员的汇报，针对管理中存在问题提出改进意见。

（5）医务处及病案管理委员会负责定期组织对全院各临床科室医疗文件的检查。

（6）病案管理委员会成员兼任病区病案管理员，负责本科室的病案质量监控工作，发现病案书写等问题，适时向委员会提出改进意见。

（7）协助医院管理工作，做好病案质量检查评定工作，遇有急需解决的问题及时向主管院长报告。

工作程序：

1. 病案管理委员会工作程序

（1）听取各科病案质量管理员的汇报。

（2）组织病案质量管理员对住院病案的抽查，按医院评审标准进行评分，记录扣分理由，将记录存档，按医院医疗文件书写质量奖惩办法奖惩。

（3）由医务处和病案室不定期组织部分病案质量控制人员，随机抽取部分科室的医疗文件进行检查，记录抽查评审结果，按医院医疗文件书写质量奖惩办法奖惩。

（4）每年组织一次病案展览，表彰奖励优秀病案。

（5）审核并确定新的疾病诊断和手术操作名称，修正旧的诊断和手术操作名称，不定期组织讲座，让各级医师对国际疾病分类、手术分类有所了解，以协助解决ICD-10的编码问题，保证编码的正确性。

（6）协助和加强病案室与各科室的联系，推进互相间的密切协作，从中起桥梁作用。

（7）建立医疗文件书写奖惩基金，基金的使用由病案管理委员会根据奖惩制度规定发放。

（8）每年向院长做出病案管理工作报告。

2. 病案室质量控制组的职责

（1）不定期选择优秀及不合格病案请主管院长审查，向院长汇报病案质检情况、存在问题，拟采取的措施等，接受院长的指示。

（2）每月向医务处汇报病案首页的填写情况及病案中反映出来的问题。

（3）随时与各科病案管理员联系，将科室的病案书写情况及时反映给他，请他协助监督。

（4）病案室每月将各科病案甲级率情况按名次排列向医务处汇报，以简报的形式向院周会发放。

相关/支持性文件：

《河北省病案书写规范》

《医疗文件书写与质量奖惩制度》

记录文件：

病案管理委员会活动记录

医务处医疗工作检查记录

医疗文件书写奖惩记录

（十七）院外人员查阅及复印病案程序

目的：为了贯彻执行卫健委《医疗机构病历管理规定》，切实尊重和保护患者的知情权、隐私权，统一规范院外人员查阅及复印病案程序，提高患者的满意度，减少纠纷。

适用范围：本程序适用于在我院查阅及复印病案的院外人员。

职责：为院外人员查阅及复印病案提供服务。

工作程序：

（1）院外人员查阅及复印病案的时间，应当在医务人员按规定时限完成病历后予以提供。

（2）院外人员查阅及复印病案时，首先持有关证件到医务处办理审批手续，然后到病案室查阅及复印。

（3）病案管理人员查看院外人员的身份证明无误后，先查看此患者的姓名、病案号等，证实病案是否客观存在，再按医务处审批意见办理查阅及复印事宜。

（4）院外人员查阅及复印病案的范围是：住院病案中的住院志、体温单、医嘱单、化验单、医学影像检查资料、特殊检查（治疗）同意书、手术同意书、手术及麻醉记录单、病理报告、护理记录、出院记录。

（5）对复印的病案资料盖复印专用章。

（6）院外人员查阅及复印病案结束后，病案管理人员将有关证件存放病案夹内。

（7）按规定标准收费。

相关/支持性文件：

《医疗机构病历管理规定》

医院的相关文件

记录文件：

复印记录

病案夹内保存有关证件记录

（十八）院内职工借阅病案程序

目的：规范病案借阅程序，严格借阅制度，限定借阅范围。

适用范围：本程序适用于院内职工借阅病案的程序。

职责：为医疗活动的医务人员及医疗服务质量监控人员提供服务。

工作程序：

1. 单份病案借阅

（1）借阅人提出申请并说明使用目的，并核对病案号，到病案库办理借阅手续。

（2）二次住院借病案，须带本次住院病案首页及本院大夫印章，到病案室提出申请并核对病案号，到病案库办理借阅手续。

2. 批量用病案

（1）科研批量用病案，先经科主任同意并签字，医务处批准后到病案室借阅。

（2）自己提供病案号的，必须到病案室核对，再到病案库办理借阅手续。

（3）自己不能提供病案号的，病案室为其提供病案号，步骤：使用者提供疾病名称到病案疾病分类组为其提供疾病编码，然后由微机组调打病案号，再到病案库办理借阅手续。

（4）医保办公室正常查阅病案的，医保办公室提供病案号，到病案室核对，再到病案库办理借阅手续。

3. 科研用病案

护士、医技人员搞科研用病案，必须经科主任同意并签字，到医务处批准后再到病案室借阅。

相关/支持性文件：

《医疗机构病案管理规定》

本院病案管理规定、制度

记录文件：

借据记录

医务处审批记录

附：卫健委国家中医药管理局文件部分内容

国卫医发〔2013〕31号

各省、自治区、直辖市卫生厅局（卫生计生委）、中医药管理局，新疆生产建设兵团卫生局：

为进一步强化医疗机构病历管理，维护医患双方的合法权益，使病历管理满足现代化医院管理的需要，国家卫生计生委和国家中医药管理局组织专家对2002年下发的《医疗机构病历管理规定》进行了修订，形成了《医疗机构病历管理规定（2013年版）》。现印发给你们，请遵照执行。

医疗机构病历管理规定

第一条　为加强医疗机构病历管理，保障医疗质量与安全，维护医患双方的合法权益，制定本规定。

第二条　病历是指医务人员在医疗活动过程中形成的文字、符号、图表、影像、切片等资料的总和，包括门（急）诊病历和住院病历。病历归档以后形成病案。

第三条　本规定适用于各级各类医疗机构对病历的管理。

第四条　按照病历记录形式不同，可区分为纸质病历和电子病历。电子病历与纸质病历具有同等效力。

第五条　医疗机构应当建立健全病历管理制度，设置病案管理部门或者配备专（兼）职人员，负责病历和病案管理工作。

医疗机构应当建立病历质量定期检查、评估与反馈制度。医疗机构医务部门负责病历的质量管理。

第六条　医疗机构及其医务人员应当严格保护患者隐私，禁止以非医疗、教学、研究目的泄露患者的病历资料。

第七条　医疗机构应当建立门（急）诊病历和住院病历编号制度，为同一患者建立唯一的标识号码。已建立电子病历的医疗机构，应当将病历标识号码与患者身份证明编号相关联，使用标识号码和身份证明编号均能对病历进行检索。

门（急）诊病历和住院病历应当标注页码或者电子页码。

第八条　医务人员应当按照《病历书写基本规范》《中医病历书写基本规范》《电子病历基本规范（试行）》和《中医电子病历基本规范（试行）》要求书写病历。

第九条 住院病历应当按照以下顺序排序：体温单、医嘱单、入院记录、病程记录、术前讨论记录、手术同意书、麻醉同意书、麻醉术前访视记录、手术安全核查记录、手术清点记录、麻醉记录、手术记录、麻醉术后访视记录、术后病程记录、病重（病危）患者护理记录、出院记录、死亡记录、输血治疗知情同意书、特殊检查（特殊治疗）同意书、会诊记录、病危（重）通知书、病理资料、辅助检查报告单、医学影像检查资料。

病案应当按照以下顺序装订保存：住院病案首页、入院记录、病程记录、术前讨论记录、手术同意书、麻醉同意书、麻醉术前访视记录、手术安全核查记录、手术清点记录、麻醉记录、手术记录、麻醉术后访视记录、术后病程记录、出院记录、死亡记录、死亡病例讨论记录、输血治疗知情同意书、特殊检查（特殊治疗）同意书、会诊记录、病危（重）通知书、病理资料、辅助检查报告单、医学影像检查资料、体温单、医嘱单、病重（病危）患者护理记录。

第十条 门(急)诊病历原则上由患者负责保管。医疗机构建有门(急)诊病历档案室或者已建立门(急)诊电子病历的，经患者或者其法定代理人同意，其门(急)诊病历可以由医疗机构负责保管。

住院病历由医疗机构负责保管。

第十一条 门(急)诊病历由患者保管的，医疗机构应当将检查检验结果及时交由患者保管。

第十二条 门(急)诊病历由医疗机构保管的，医疗机构应当在收到检查检验结果后24小时内，将检查检验结果归入或者录入门(急)诊病历，并在每次诊疗活动结束后首个工作日内将门(急)诊病历归档。

第十三条 患者住院期间，住院病历由所在病区统一保管。因医疗活动或者工作需要，须将住院病历带离病区时，应当由病区指定的专门人员负责携带和保管。

医疗机构应当在收到住院患者检查检验结果和相关资料后24小时内归入或者录入住院病历。

患者出院后，住院病历由病案管理部门或者专(兼)职人员统一保存、管理。

第十四条 医疗机构应当严格病历管理，任何人不得随意涂改病历，严禁伪造、隐匿、销毁、抢夺、窃取病历。

第十五条 除为患者提供诊疗服务的医务人员，以及经卫生计生行政部门、中医药管理部门或者医疗机构授权的负责病案管理、医疗管理的部门或者人员外，其他任何机构和个人不得擅自查阅患者病历。

第十六条 其他医疗机构及医务人员因科研、教学需要查阅、借阅病历的，应当向患者就诊医疗机构提出申请，经同意并办理相应手续后方可查阅、借阅。查阅后应当立即归还，借阅病历应当在3个工作日内归还。查阅的病历资料不得带离患者就诊医疗机构。

第十七条 医疗机构应当受理下列人员和机构复制或者查阅病历资料的申请，并依规定提供病历复制或者查阅服务：

（一）患者本人或者其委托代理人。

（二）死亡患者法定继承人或者其代理人。

第十八条 医疗机构应当指定部门或者专（兼）职人员负责受理复制病历资料的申请。受理申请时，应当要求申请人提供有关证明材料，并对申请材料的形式进行审核。

（一）申请人为患者本人的，应当提供其有效身份证明。

（二）申请人为患者代理人的，应当提供患者及其代理人的有效身份证明，以及代理人与患者代理关系的法定证明材料和授权委托书。

（三）申请人为死亡患者法定继承人的，应当提供患者死亡证明、死亡患者法定继承人的有效身份证明，死亡患者与法定继承人关系的法定证明材料。

（四）申请人为死亡患者法定继承人代理人的，应当提供患者死亡证明、死亡患者法定继承人及其代理人的有效身份证明，死亡患者与法定继承人关系的法定证明材料，代理人与法定继承人代理关系的法定证明材料及授权委托书。

第十九条 医疗机构可以为申请人复制门（急）诊病历和住院病历中的体温单、医嘱单、住院志（入院记录）、手术同意书、麻醉同意书、麻醉记录、手术记录、病重（病危）患者护理记录、出院记录、输血治疗知情同意书、特殊检查（特殊治疗）同意书、病理报告、检验报告等辅助检查报告单、医学影像检查资料等病历资料。

第二十条 公安、司法、人力资源社会保障、保险以及负责医疗事故技术鉴定的部门，因办理案件、依法实施专业技术鉴定、医疗保险审核或仲裁、商业保险审核等需要，提出审核、查阅或者复制病历资料要求的，经办人员提供以下证明材料后，医疗机构可以根据需要提供患者部分或全部病历：

（一）该行政机关、司法机关、保险或者负责医疗事故技术鉴定部门出具的调取病历的法定证明。

（二）经办人本人有效身份证明。

（三）经办人本人有效工作证明（需与该行政机关、司法机关、保险或者负责医疗事故技术鉴定部门一致）。

保险机构因商业保险审核等需要，提出审核、查阅或者复制病历资料要求的，还应当提供保险合同复印件、患者本人或者其代理人同意的法定证明材料；患者死亡的，应当提供保险合同复印件、死亡患者法定继承人或者其代理人同意的法定证明材料。合同或者法律另有规定的除外。

第二十一条 按照《病历书写基本规范》和《中医病历书写基本规范》要求，病历尚未完成，申请人要求复制病历时，可以对已完成病历先行复制，在医务人员按照规定完成病历后，再对新完成部分进行复制。

第二十二条 医疗机构受理复制病历资料申请后，由指定部门或者专（兼）职人员通知病案管理部门或专（兼）职人员，在规定时间内将需要复制的病历资料送至指定地点，并在申请人在场的情况下复制；复制的病历资料经申请人和医疗机构双方确认无误后，加盖医疗机构证明印记。

第二十三条 医疗机构复制病历资料，可以按照规定收取工本费。

（罗 明）

第二节 病案科信息工作制度

一、编码工作制度及考核办法

（一）工作制度

（1）在医院领导和科室主任的领导下工作。

（2）编码员应取得国际疾病分类技能认证证书，熟练掌握国际疾病分类 ICD-10 和手术操作分类 ICD-9-CM-3 方法，对归档病历首页进行准确的编码，编码准确率达 95% 以上，主要诊断及主要手术（操作）选择和编码准确率达 100%。

（3）督促指导科室做好病案首页各项目的填写，编码过程中审核病历首页诊断填写，保证疾病诊断、手术名称的准确性。

（4）及时完成归档病历编码。病历应在归档当天完成编码，除外以下情况：疑难病历编码，自送归档病历编码，法定节假日期间、编码员正常排休期间（含周末）。

（5）做好病历质控工作。质控病历份数每天不少于 15 份，质控内容包括病案首页信息填写和编码的准确性，并登记在首页质量控制登记表中。

（6）准确及时完成首页录入信息的核对工作。每天上午下班前完成所有病历信息的核对，信息核对无差错。

（7）努力钻研编码知识，不断提高编码准确率，实现标准化编码。每周定期开展疑难编码讨论学习，每三周进行一次业务知识的科室内授课。

（8）做好编码员间的沟通和交接工作。轮转岗位时，负责向下一任编码员交接本组全部工作，并形成文字记录。

（9）加强与临床科室的交流，增强主动服务临床的意识，每月至少两次到临床科室交流 ICD 编码、医保分值编码、高水平医院建设指标等知识。

（10）完成领导交给的临时任务。

（二）工作标准及考核办法

（1）归档病历按出院科别分组，每位编码员负责固定病历组的编码。编码员实行病历组的轮换制，原则上每半年调整编码员的病历分组。

（2）疾病和手术（操作）编码必须在工具书中查找，不得在电子字典库中直接查找编码。

（3）疑难疾病编码、复杂手术编码、新疾病、新手术的编码必须启动疑难病历编码程序，查找相关文献，严格按照查找编码的三个步骤（确定主导词－卷三查找－卷一核对）查找编码，做好登记并在疑难编码讨论会上讨论。

（4）编码时通读病历的全部内容，仔细阅读入出院记录、首次病程记录、手术记录、重要检查检验单等内容，不得遗漏。

（5）编码时注意核对病历出院诊断名称的规范性和完整性，重点核查诊断出院记录和首页诊断是否相符，主要诊断与主要手术是否对应，诊断和手术（操作）是否有遗漏等情况。病历诊断存在缺陷的，用卡片纸注明病案号、患者姓名、出院科室、具体缺陷问题，连同缺陷病历即时交质控室。

（6）编码时注意核对主要诊断选择是否符合首页主要诊断填报原则，当两者存在差异时，应即时与主管医生沟通解决，保证主要诊断选择的准确率达100%。

（7）编码时注意核查编码的精细度，若疾病归类到残余亚目时，应再次详细阅读病历并即时与主管医生沟通，以减少残余亚目的使用。当有外科手术操作时，其对应的疾病原则上不能归类到残余亚目中。

（8）编码员字迹应工整、无涂改、易于辨认。每一份病历应有编码员的确认签名。

（9）每周三下午4点进行疑难编码讨论，讨论时间不少于20分钟。可根据科室工作实际调整时间。每期讨论由一位编码员主持，主持人由编码员轮流担任。

（10）主持人需提前准备好讨论的主题，如罕见疾病编码、新技术编码、疑难编码、易错编码、高水平编码、医保付费编码等。主持人需查阅相关资料，提前准备5份以上讨论的病历或准备3个病种以上编码问题并在周一前通知所有编码员。

（11）疑难编码讨论流程：①主持人介绍讨论内容；②主持人介绍文献查阅情况；③各编码员发表看法；④形成统一结论；⑤主持人整理形成文字记录。

（12）每三周进行一次科室内业务授课，每期授课由一位编码员担任主讲人，主讲人由编码员轮流担任。

（13）业务授课采用PowerPoint形式，主讲人需提前一周将制作好PPT交质控室，根据质控室的意见修改，PPT不得少于20张，编码讲解需有实例。

（14）疑难编码讨论和科室内业务授课原则上不得推迟。

（15）每天上午下班前完成首页录入信息的核对。核对时需按照卡片上的信息与首页信息逐一核对，重点对主要疾病和主要手术（操作）编码的准确性进行核查。

（16）发现录入信息有错误的，在核对卡片上标记错误信息情况，将核对卡片与病历交质控室，不得私自修改错误信息。

（17）核对完成后，核对者需在每一张核对卡片上签名确认，并保留考核卡片纸至少两个月以上。

（18）病历日常质控工作需在每天下班前完成。按照质控要求逐一核对，重点核查编码的准确性，检查编码员有无细化编码、有无详细阅读出院记录和手术记录、有无漏编码、有无笔误等问题。

（19）每一份病历质控信息需登记在质控平台上，存在问题的病历即时反馈给编码员进行整改。

（20）编码质量采用评分考核制度，依据本规定每月对编码员的编码工作情况进行评分。每个编码员的初始分值为一百分。

（21）病历在归档当天完成编码。除外以下情况：疑难病历编码，法定节假日期间、编码员正常排休期间（含周末）。因编码员自身问题造成病历积压的（积压标准：≥100份病历未编码），每积压100份病历扣5分。清查由专人负责，在每天早上上班时进行。

（22）首页录入信息核对在卡片打印完成后次日上午前完成。除外以下情况：法定节假日期间、编码员正常排休期间（含周末），未及时核对造成病历积压的（积压标准：≥100份病历未核对），每积压100份病历扣5分。清查由专人负责，在每天上午下班时进行。

（23）编码字迹工整，无涂改痕迹。因字迹难辨认导致编码录入、入院病情录入、核对卡片错误的，每一例扣2分；其编码按错误编码处理，并纳入科室每月编码准确率指标考核中。

（24）编码准确率达95%以上。若低于该标准，则每低于1%扣5分，并调离编码岗位3个月以上。编码准确率计算方法为：（编码错误个数÷编码总个数）×100%，其中，若主要诊断及主要手术编码错误（含主要诊断和主要手术选择错误），则编码错误个数按3倍计算，每月考核一次。连续3个月编码准确率排名科室倒数第一者，调离编码岗位3个月以上。

（25）医保编码准确率100%。医保局（科）反馈编码问题，经核实为编码错误的（含错编、漏编、主要疾病和主要手术选择错误），每一例扣2分，并纳入科室每月编码准确率指标考核中。

（26）高水平指标编码准确率100%。因错编、漏编等导致数据统计错误的，每一例扣1分，并纳入科室每月编码准确率指标考核中。

（27）经疑难编码讨论过的编码准确率100%。经讨论过的疾病（手术）编码，仍错误编码的，每一例扣1分，并纳入科室每月编码准确率指标考核中。

（28）首页录入信息核对准确率100%。患者基本信息核对错误，每例扣2分；主要诊断编码与临床诊断名称病种不同未发现，每例扣3分；主要手术编码与临床手术诊断名称术式不同未发现，每例扣 3 分；患者信息为他人或本人另次住院信息未发现的，每例扣 10 分。

（29）编码员科室内授课及时、高质量完成。未按规定完成授课的，每超时一周扣 5 分（不满 1 周按 1 周计算）；课件未在授课一周前提交质控室的，扣 1 分；课件质量不符要求的（课件少于 20 张、编码讲解无实例等），需按要求进行整改，整改不通过的，推迟授课，按未按时完成授课处理。每一轮授课结束后进行考试，成绩不合格的（< 60 分），扣 5 分。

（30）编码质控任务保质保量完成。未按时完成规定质控份数的，每少 10 份扣 1 分（不满 10 份按 10 份计算），以此类推；未如实登记质控结果的，每例扣 2 分；虚报质控份数的，一经发现，扣 10 分，并调离编码岗位。

（31）疑难编码讨论持续开展。每周进行一次疑难编码讨论学习，无故不得缺席，每缺席一次扣 2 分（正常排休情况除外）。疑难编码讨论由编码员轮流主持。主持人需准备 5 份以上讨论的病历或准备 3 个病种以上编码问题，提前查阅相关资料，并记录相关讨论结果。未按规定完成的，一次扣 3 分。

（32）主动服务临床，每月至少两次到临床科室交流。交流内容包括 ICD 介绍、医保编码、高水平指标、绩效评价中病案指标等知识。未按规定完成的，一次扣 5 分；交流方案未提前 3 天提交质控室的，一次扣 1 分。

（33）每季度考核编码准确率，编码准确率最高的奖励 10 分。

（34）每一轮科室内授课评选出 3 名优秀授课者，每人奖励 10 分。授课内容考试成绩前三名为优秀者，每人奖励 10 分。

（35）发现现有编码方式错误并指出正确编码，经编码员讨论后采纳的，每次奖励 3 分。

二、病历管理制度

为规范医院病历管理，保障医疗质量与安全，维护医患双方的合法权益，根据《医疗机构病历管理规定》《电子病历应用管理规范》，结合本院实际情况，制定本规定。

第一条 病历是指医务人员在医疗活动过程中形成的文字、符号、图表、影像、切片等资料的总和。（电子病历是指医务人员在医疗活动过程中，使用信息系统生成的文字、符号、图表、图形、数字、影像等数字化信息，并能实现存储、管理、传输和重现的医疗记录）。

病历包括门（急）诊病历和住院病历。按照病历记录形式不同，分纸质病历和电子病历，两者具有同等效力。

病历归档以后形成病案。

第二条 病案科负责病案保管工作；医疗质量控制科负责病历的质量管理工作；信息科

按《电子病历应用管理规范》的要求负责电子病历系统的建设、维护等工作，保障电子病历系统安全运行。

第三条 医务人员应当严格保护患者隐私，禁止以非医疗、教学、研究目的泄露患者的病历资料。

（一）病历的建立

第四条 实行住院病历单一编号制度，为同一患者建立唯一的病案号，并与患者身份证明编号相关联。

第五条 病历的书写严格按照《广东省病历书写规范》《电子病历应用管理规范》执行。患者完成就诊或出院后，医务人员应及时打印电子病历内容，在电子签名处加手工签名确认（CA认证后可不再手工签名）。

第六条 电子病历使用的术语、编码、模板和数据应当符合相关行业标准和规范的要求。电子病历模板的建立由临床科室提出需求，经医务科审核内容、病案科规范格式后，由信息科完成模板的建立与上线。

第七条 电子病历系统为所有操作人员提供专有的身份标识和识别手段，并设置相应权限。操作人员必须使用本人的身份标识进行电子病历的登录、书写、修改、审阅等操作。操作人员对本人身份标识的使用负责，不得出借或冒用他人身份标识使用电子病历系统。

（二）病历归档与保存

第八条 门（急）诊病历由患者保管。住院病案由病案科保管。

第九条 患者住院期间，病历由所在病区负责保管。因医疗活动需要带离病区时，应当由病区指定专门人员负责携带和保管。

第十条 医务人员在收到住院患者的检查、检验报告单后应在24小时内归入住院病历；病历归档后才报回的检查、检验报告单，应在24小时内送病案科归档。

第十一条 病区医务人员应当严格病历管理，严禁任何人涂改、伪造、隐匿、销毁、抢夺、窃取病历资料。患者或家属不得擅自查阅病历，采用非法手段（如偷窃、抢夺）获取的病历资料视为无效。

第十二条 出院患者病历在72小时内完成归档，死亡患者病历在7天内完成归档。

第十三条 出院病历回收时执行签收制度，病案管理人员与临床科室人员共同核对病历，双方签名确认。病案回收后病案管理人员应立即在电子病历系统中进行归档签收。归档后的病案原则上不得进行修改，特殊情况下确需修改的，经医务科批准后按规定修改并保留修改痕迹。

第十四条 病案管理人员应对出院病案进行完整性检查，按照《医疗机构病历管理规定》要求进行整理、装订、编码、录入及保管。住院病案保存时间为自患者最后一次住院出院之日起不少于30年。

（三）病历借阅及复印

第十五条　除涉及对患者实施医疗活动的医务人员及病案管理、医疗管理、质量监控人员外，其他任何机构和个人不得擅自查阅患者的病案。外单位因科研、教学需要查阅病案时，需经医务科批准后方可在病案科查阅。

第十六条　医护人员因患者再次入院、死亡及疑难病例讨论、临床教学、卫生行政部门检查等原因需借阅病案时，应办理借阅登记手续，病案科审查同意后方可借出，借阅的病案必须在3天内归还。

第十七条　因科研或教学需大批量借阅病案时，经医务科审批同意后到病案科办理分批借阅手续，每批次借阅不得超过三十份。

第十八条　复印病历资料需到病案科办理，其他医务人员不得擅自为患者复印病历资料。

第十九条　病案科受理下列人员和机构复印申请：

1. 患者本人或其委托代理人。
2. 死亡患者的近亲属或其代理人。
3. 保险机构。
4. 公安、司法机关。

第二十条　病案管理人员受理病案复印申请时，应当要求申请人提供下列有关证明材料：

1. 申请人为患者本人的，应当提供其有效身份证明。
2. 申请人为患者代理人的，应当提供患者及其代理人的有效身份证明、申请人与患者代理关系的法定证明材料。
3. 申请人为死亡患者近亲属的，应当提供患者死亡证明及其近亲属的有效身份证明、申请人是死亡患者近亲属的法定证明材料。
4. 申请人为死亡患者近亲属代理人的，应当提供患者死亡证明、死亡患者近亲属及其代理人的有效身份证明，死亡患者与其近亲属关系的法定证明材料，申请人与死亡患者近亲属代理关系的法定证明材料。
5. 申请人为保险机构的，应当提供保险合同复印件，承办人员的有效身份证明，患者本人或者其代理人同意的法定证明材料；患者死亡的，应当提供保险合同复印件，承办人员的有效身份证明，死亡患者近亲属或者其代理人同意的法定证明材料。合同或者法律另有规定的除外。
6. 公安、司法机关因办理案件，需要查阅、复印或者复制病历资料的，应当在公安、司法机关出具采集证据的法定证明及执行公务人员的有效身份证明后予以协助。

第二十一条　病案复印人员应严格按照《医疗机构病历管理规定》中关于病案复印的规

定进行复印，并严格遵守保密制度，不得泄露有关患者内容。

第二十二条 根据《病历书写基本规范》规定，病历尚未完成，申请人要求复印病历时，可以对已完成病历先行复印，在医务人员按照规定完成病历后，再对新完成部分进行复印。

第二十三条 电子病历的复印按纸质病历的复印规定执行，由病案科提供纸质复印件。

第二十四条 病案复印件经申请人核对无误后，加盖病案科印章。

第二十五条 病案复印按照省物价部门规定收取工本费。

（四）病历的封存与启封

第二十六条 依法需要封存病历时，报医务科备案后，需在医患关系办公室工作人员、患者或者其代理人在场的情况下，对病历共同进行确认，签封病历复制件。

医院申请封存病历时，应当告知患者或者其代理人共同实施病历封存；患者或者其代理人拒绝或者放弃实施病历封存的，医院可以在公证机构公证的情况下，对病历进行确认，由公证机构签封病历复制件。

封存电子病历时，先将电子病历打印为纸质病历并加盖病案科印章，封存纸质病历。

第二十七条 根据《病历书写基本规范》规定，病历尚未完成，需要封存病历时，可对已完成病历先行封存，当医师按照规定完成病历后，再对新完成部分进行封存。

第二十八条 医患关系办公室负责封存病历复制件的保管。封存病历的原件可以继续记录和使用。

第二十九条 开启封存病历应当在签封各方在场的情况下实施。

三、病案借阅管理制度

（1）为加强管理及充分利用病案，特制定本制度。

（2）阅览室应保持清洁卫生，严禁烟火，严禁喧哗，保持安静，为借阅者提供舒适的查阅环境。

（3）除为患者提供诊疗服务的医务人员，以及经卫计行政部门、医疗管理部门或人员外，其他任何机构和个人不得擅自查阅患者病案。

（4）其他医疗机构及医务人员因科研、教学需要查阅、借阅病案的，应当向医务部门提出申请，经同意并办理相应手续后方可查阅、借阅。查阅病案后应当立即归还，不得带离病案科。借阅病案应当在3个工作日内归还。

（5）借阅者应妥善保管和爱护病案，任何人不得在原始病案资料上涂改、标注、污损、撕毁或遗失，不得自私复印，不得超越借阅目的，不得进行与医疗无关的商业行为。

（6）实习、进修医师借阅病案时须经带教老师签字同意后，经病案科审核后方可借阅。

（7）为保证病案的有序供应，大批量或多部门集中借阅需事先预约，病案科按优先原则，时间顺序，日阅读量等合理分配提供病案。

（8）患者及家属不得借用病案，如需要可按相关规定办理复印手续。

（9）病案借阅过程中，借管双方都应在提供及归还时核对病案号及数量是否相符，并签字确认。

四、病案科岗位职责

（一）病案科主任岗位职责

（1）在主管院长的领导下，负责对病案科的领导和管理工作，负责对医院病案的管理、检查、协调、指导和监督工作，认真执行病案管理的法律、法规、严守病案资料保密制度。

（2）负责病案科的业务建设与管理工作，制定病案管理工作的各项规章制度、岗位职责和科学的工作流程并组织实施，建立完善的绩效评价标准。

（3）对归档病案进行终末质量考核，严把病历质量关，定期将病案管理情况上报主管院长及医院病案管理委员会。

（4）督促本科人员认真执行各项规章制度和操作规程，严防差错事故的发生，严格本科室人员的劳动纪律和政治学习。

（5）组织全体人员的业务学习，对本科人员的技术考核、定级、晋升、奖惩，提出具体意见。

（6）协调和加强病案科与各科室之间的联系，推进相互间的协作。

（7）完成领导交给的临时性任务。

（二）病案科责任组长岗位职责

（1）在科室主任领导下工作，协助科室主任管理科室日常工作。

（2）协助科室主任对科室人员进行工作质量的检查及绩效考核。

（3）协助科室主任进行病案科新项目的讨论和开展工作，负责起草病案科各项工作制度及各类表格、相关病案用纸的设计校对，优化病案科工作流程。

（4）负责科室人员日常排班和工作纪律检查，负责科室各工作环节的组织协调。

（5）负责科室工作人员业务培训，督促科室工作人员进行专业知识的学习，提高科室业务能力水平。

（6）完成领导交给的临时任务。

（三）病案回收整理岗位职责

（1）在医院领导和科室主任的领导下工作。

（2）每天到病区回收出院病历。回收时检查病历的完整性，严格执行病历签收制度，做好回收病历的登记工作。

（3）对逾期未归的病历进行追踪，督促相关科室及时归档。每月统计逾期归档病历的人员及科室名单，上报科室领导。

（4）出院病案按照《广东省病案管理规定》中关于病案排列顺序的规定整理，出院病案排序正确率≥98%。在整理过程中，不能损坏、污损病案纸张，发现损坏的纸张应及时进行必要的修补。

（5）在整理过程中必须逐页逐项检查病案完整性，包括签名、各项记录表、检查单、检验单等，如发现缺陷病案应及时通知相关科室人员进行补齐。

（6）在整理过程中检查病案的一致性，避免出现不同患者的病历混淆。

（7）整理后的病案进行装订时，以上边及左边为基准，将病案平整后进行打孔装订，出院病案装订正确率为100%。

（8）完成领导交给的临时任务。

（四）病案编码岗位职责

（1）在医院领导和科室主任的领导下工作。

（2）编码员应有国际疾病分类技能认证证书，熟练掌握国际疾病分类ICD-10和ICD-9-CM-3手术操作分类方法，对住院病案首页中的各项诊断逐一编码，编码准确率要求≥95%。

（3）督促指导科室做好病案首页各项目的填写，编码过程中要审核病历首页诊断填写，保证疾病诊断、手术名称的准确性。

（4）负责疾病诊断检索工作，为医疗、教学、科研等提供及时、准确的检索服务。

（5）努力学习钻研业务，参加业务培训，不断提高编码能力水平。

（6）完成领导交给的临时性任务。

（五）病案质检岗位职责

（1）在医院领导和科室主任的领导下工作。

（2）制定科室质量管理目标，结合各个岗位和工作环节制定岗位目标。

（3）按照《广东省病历书写规范》的要求，对出院病案进行认真严格的质量检查，发现问题及时反馈给经治医师或病房主管医师，限期修改和纠正，定期将检查结果向有关领导及医疗行政部门汇报。

（4）负责本科室编码、录入、整理等各环节质量检查工作，每月通报相关质量检查情况，有组织、有计划做好质量管理相关理论和专业知识的教育和培训。

（5）每月做好病历缺陷登记情况的总结并通报临床科室。

（6）完成领导交给的临时任务。

（六）病案归档供应职责

（1）在医院领导和科室主任的领导下工作。

（2）坚持核对制度，防止归档错误，保持病案排列整齐，保持松紧适度，防止病案袋或病案纸张破损。病案归档正确率为100%，各项化验报告检查单正确粘贴率100%。

（3）严格遵守病案借阅制度，及时、准确提供病案，维护患者知情权、隐私权。建立示踪系统，借出病案科的病案应按时限回收。

（4）准确、及时、完整地进行病案的出入库登记，准确显示每份病案的动态位置。记录使用病案者的姓名、科室和用途。

（5）负责库房防火、防盗、防光、防尘、防虫、防霉等工作，及时更换防虫、防霉药物，保持库房清洁。

（6）对库房内档案应进行定期检查，发现问题，及时汇报及时解决。

（7）完成领导交给的临时任务。

（七）病案随诊岗位职责

（1）在医院领导和科室主任领导下工作。

（2）负责对医疗、教学、科研和管理所需要的病例进行随访，根据医疗、教学、科研和管理的要求确定随诊病种、病例和随诊方式。

（3）建立各项随诊登记表，准确记录通信地址、随诊日期、随诊方式及患者反应。

（4）根据病种随访重点的要求，与科研人员商定并印制问卷表格，按时寄给患者，请其答复并寄回，患者的答复文件，应转交有关医师查阅后及时归入病案内存档。

（5）与各科负责随诊工作的医师、部门保持联系，掌握各科的工作动态。

（6）完成领导交给的临时性任务。

（八）病案复印岗位职责

（1）在医院领导和科室主任的领导下工作。

（2）熟悉相关法律法规，熟练掌握相关专业知识及具体业务办理流程，严格按照《医疗机构病历管理规定》中关于病案复印的规定进行复印，严格遵守保密制度，不得泄露有关患者信息，

（3）复印的病历资料内容齐全，字迹清晰，复印记录有登记备案。

（4）具备优良的服务意识，做好病案复印相关规定的解释工作，不得相互推诿扯皮。

（5）做好复印仪器维护及日常保养工作。

（6）完成领导交给的临时任务。

五、病案科工作流程

病案科工作流程见图4-1。

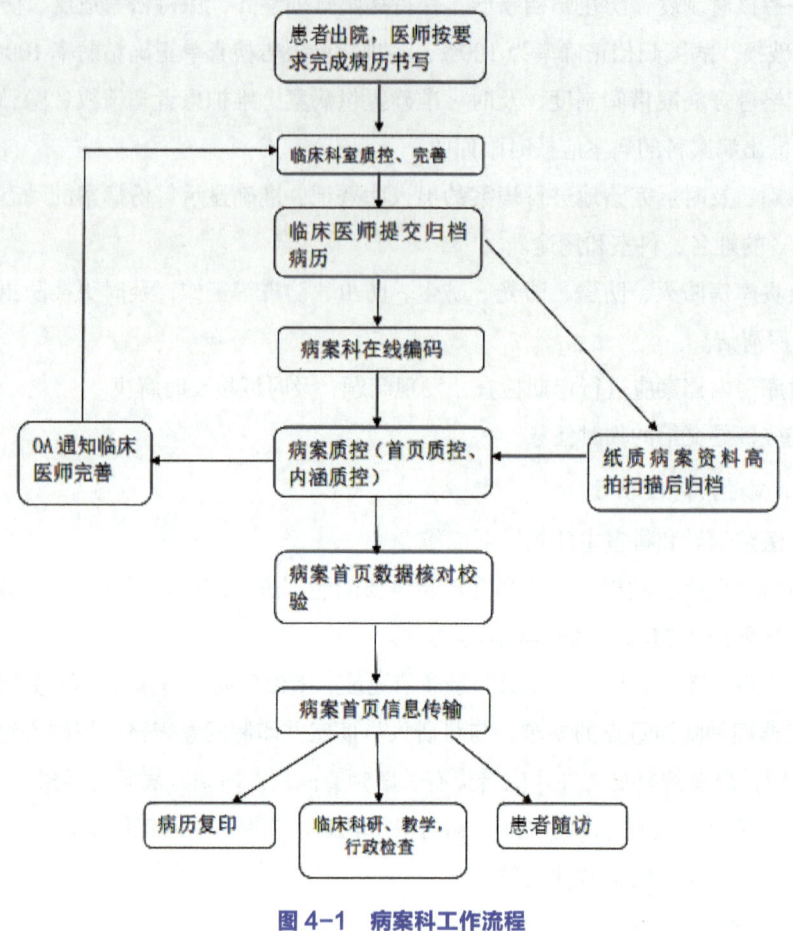

图 4-1 病案科工作流程

六、病案科工作职责

(1) 遵守医院的各项规章制度，执行医院的病案管理规定。

(2) 负责全院病案资料的管理，包括回收、整理、登记、装订、编码、质检、查询、复印及上架等工作。

(3) 负责出院病案疾病诊断 ICD-10 编码及手术操作编码工作，负责首页数据录入工作，保证首页数据准确性。

(4) 负责检查出院病案的系统性、完整性、病案书写质量，包括核查病案首页各项目有无缺漏。对病案内容缺陷者及时通知责任医师进行修正。

(5) 负责提供各科室出院或死亡病案讨论使用的病案，以及临床医疗、教学、科研等方面需要的病案，并保证按时收回。

(6) 负责医疗业务检查中相关病案的工作，及时准确提供病案资料。

(7) 负责病案的保管工作，保证病案保管场地整齐、清洁、通风、防虫等，注意消防安全，保持病案排架整齐及存放安全。

（8）负责病案复印工作，为患者及其家属、保险公司等提供相关病案复印资料。

（9）负责医院随访工作，为医院及临床提供相关医疗数据。

七、病案工作制度

1. 严格按照《中华人民共和国侵权责任法》《医疗事故处理条例》《病历书写基本规范》和《医疗机构病历管理规定》等有关法规、规范管理病历（案）。

（1）按照《医疗机构病历管理规定》等有关法规、规范的要求，设置病案科，由高级职称人员负责病案质量管理与持续改进工作。配设相应的设施、设备与人员梯队。

（2）制定病案管理、使用等方面的制度、规范、流程等执行文件。并对相关人员进行培训与教育。对参加病案专业继续教育及时进行登记记录。病案管理人员均接受规范培训，并有记录。

2. 为每一位在门诊、急诊、住院患者书写符合《病历书写基本规范》要求的病历，按现行规定保存病历资料，保证可获得性。

（1）建立医师工作站，有处方及检查化验报告等查询功能。按规定为门诊、急诊、住院患者写书病历记录。保存每一位来院就诊患者的基本信息。

（2）为每一位门诊、急诊患者建立就诊记录或急诊留观病历。对门、急诊患者至少保存包括患者姓名、就诊日期、科别等基本信息。

（3）为每一位住院患者建立并保存病案，出院病案由病案科保管。每一位住院患者有姓名索引系统，内容至少包括姓名、性别、出生日期（或年龄）、身份证号。

（4）控制每份病案的去向。对未归档的病案有记录。

3. 加强安全管理，保护病案及信息的安全。病案库有防盗、防尘、防湿、防蛀、防高温措施。病案科工作人员知晓应急预案及处置流程。指定专人负责安全管理。科室定期进行安全检查，对存在问题和缺陷及时改进。职能部门定期对病案科的安全管理进行检查指导，及时消除隐患，保障安全。

4. 有病历书写质量的评估机制，定期提供质量评估报告。

（1）《病历书写基本规范》的实施文件，发至每一位医师。病历书写作为医师岗前培训、临床医师"三基"训练主要内容之一。由质控科按训练计划组织病历书写的相关培训。

（2）病案管理委员会作为病历质量控制与评价组织。由具备主治医师以上资格且有5年以上管理住院患者临床工作经历的人员主持。

5. 采用卫健委发布的疾病分类 ICD10 与手术操作分类 ICD9-CM-3，对出院病案进行分类编码；建立科学的病案库管理体系，包括病案编号及示踪系统，出院病案信息的查询系统。

6. 严格执行借阅、复印或复制病历资料制度，防止丢失、损毁、篡改、非法借阅、使用和患者隐私的泄露。

7. 推进电子病历，电子病历符合《电子病历基本规范》。

（1）医院有电子病历系统的建设的方案与计划，电子病历符合《电子病历基本规范》。

（2）由文字处理软件编辑、打印的病历文档，病历记录全部内容、格式、时间、签名均以纸版记录为准，而非模版拷贝生成的病历记录。

（3）禁止"模板拷贝复制病历记录"，对查出的拷贝病历点名批评外，按相关文件规定扣质控分，并进行适当的与当年的评优、考核、晋升职称挂钩。

八、病案科质控小组工作制度

（一）工作制度

（1）在院领导与科室负责人的管理下开展工作。

（2）严格遵守科室工作纪律，持证上岗，按科室要求完成各项质控工作。

（3）日常质控内容包括终末病案首页、病历内涵等质控。

（4）熟悉各项质控内容的相关指导文件，熟练掌握质控的技能，严格把关病案首页内容填写的质量。

（5）质控过程中发现的错误问题及时登记，经核实后将错误问题反馈给临床医师或编码员，督促其尽快完善问题病历。

（6）按时按质按量完成当月要求的工作量，能胜任当前质控岗位。

（7）在工作中积累经验，不断总结，团结协作，互相交流，共同努力。

（8）主动学习，多与临床医师交流，取长补短，切实解决工作中的问题。

（9）按要求完成科室内分配的临时工作任务。

（二）工作标准

1. 质控相关文件

根据质控相关文件：《病案管理质量控制指标》（2021版）、《病历书写基本规范》（2010版）、《医疗质量安全核心制度要点》（2018版）、《卫健委关于修订住院病案首页的通知》（2011版）、《国家卫生计生委办公厅关于印发住院病案首页数据填写质量规范（暂行）》（2016版）、《梅州市人民医院住院病案首页数据质量评分标准》、《三级医院评审标准》等。

2. 按质控类型

设定质控和二次质控两个岗位，二次质控岗位每月轮换一次。质控的内容包括病案首页质控与病历内涵质控。

3. 首页质控

（1）根据《梅州市人民医院住院病案首页数据质量评分标准》，首页项目分为A、B、

C、D 四类，质控员优先质控 A 类项目，即"新生儿入院体重""新生儿出生体重""出院诊断及编码""主要手术操作及编码""离院方式"。

（2）检查主要诊断选择是否正确，主要手术是否与主要诊断相匹配。主要诊断编码选择是否正确，是否编码至细目，有无合并编码，肿瘤诊断是否漏编形态学编码。

（3）检查诊断名称书写是否规范，是否与病历中的入出院记录、病程记录等相符合。

（4）检查是否有漏诊断，其他诊断编码是否正确，是否有漏编码。主要诊断编码为"S"或"T"，检查损伤中毒是否漏编码。

（5）检查各诊断的入院病情是否正确，优先检查入院病情为"4"的诊断。

（6）检查肿瘤患者是否遗漏病理诊断，病理诊断是否漏编码。

（7）根据主要手术选择原则，检查主要手术编码选择是否正确，是否编码至细目，是否遗漏"另编码"要求的编码。检查手术操作名称是否与手术记录或操作记录相符合。

（8）检查是否有遗漏其他手术操作，其他手术操作编码是否正确，是否有漏编其他手术操作。

（9）检查手术操作的切口愈合等级是否正确。

（10）检查离院方式是否填写正确。

（11）检查抢救、药物过敏等其他项目是否填写正确。

（12）质控员发现首页缺陷，应在 OA 系统使用"病历缺陷发送"功能，及时将缺陷发送至临床科室，通知医师进行修改完善。质控员发现错误编码，经核实后应及时反馈给责任编码员，督促其进行修改完善。

4. 病历质控

（1）有进行 CT/MRI 检查、细菌培养的患者，质控员要核查有无相关医嘱、报告单是否完整，检查结果及分析在病程记录中是否有相应记录。

（2）有病理检查结果的患者，质控员要核查取材情况和病理结果在手术记录、病程记录中是否有相应记录。

（3）患者使用了抗菌药物，或进行化学治疗/放射治疗，质控员要核查使用抗菌药物、化学治疗情况、放射治疗情况在医嘱和病程记录中是否有相应的记录。

（4）手术治疗的患者，质控员要核查手术记录、手术医嘱、术前讨论、手术安全核查表等相关内容是否完整、规范。

（5）有植入物的患者，质控员要核查植入物条形码是否齐全，植入物种类和数量在手术记录和病程记录是否有相应记录。

（6）临床用血的患者，质控员要核查输血知情同意书、医嘱、输血记录单是否符合《病历书写基本规范》和《医疗机构临床用血管理办法》。

（7）医师查房记录是否符合《病历书写基本规范》和《医疗质量安全核心制度要点》。

（8）质控员要核查病历内容是否完整，是否符合《病历书写基本规范》。

（9）核查首次病程记录特点与入院记录、现病史是否完全相同；是否存在有两次以上病程记录完全相同；同科同种疾病的拟诊的讨论的内容是否完全相同；拟诊讨论部分重复病例特点是否重复。

（10）病历中各类知情同意书签署是否符合《病历书写基本规范》《医疗纠纷预防和处置条例》有关规定。

（11）质控员发现病历缺陷，应在OA系统使用"病历缺陷发送"功能，及时将缺陷发送至临床科室，通知医师进行修改完善。

5. 二次质控

为保证质控的质量，需进行二次质控。二次质控员需对所有质控员当月质控过的病历进行抽查，按首页质控和病历质控标准进行质控，评分见附表《质控指标评分》表4-2。

6. 问题讨论

每二周开展一次组内疑难质控问题讨论，由质控员轮流主持，讨论具体流程包括：①主持人提出疑难质控问题，②阐明需讨论的原因，③针对此问题目前使用的质控标准和依据，④主持人提出质控意见，⑤由组内成员进行交流讨论，形成结论，⑥最后主持人将此次讨论的结论和组员发言形成文字记录进行登记。

7. 总结

所有质控员必须参加疑难质控问题讨论，除外正常休假外出等，不得缺席。参加人员必须发表自己的意见和结论，且应有理有据，有但不限于相关文件、文献文章、会议总结等依据。

8. 授课

每二月进行一次组内质控工作的授课，授课内容可涉及病案管理、质控技能、临床医学知识、编码知识等，但必须与病案质控相关。授课要求使用PPT制作内容，应做到主题明确，通俗易懂，条理清晰，引证丰富，PPT不得少于18张。授课者演讲应做到吐字清晰，言语流畅，不拖泥带水。所有质控员必须按时参加授课，除外正常休假外出等，不得缺席。授课时间应在20～30分钟，授课完成，由现场听课者进行匿名打分评价，并将此次授课记录进行登记。

9. 审验

授课时间一旦确定，不得随意更改，确实因故不能授课的，需提前2周提交申请，延后授课。授课前1周需将PPT准备好发至质控室审验。

（三）考核方法

分为工作量与工作质量两方面进行考核，满分为100分（注：二次质控员只计算当月工作量，满分100分）。

个人得分 =100- 工作量扣分 – 工作质量扣分 + 奖励得分

1. 工作量

（1）按照病案管理相关规定，结合实际，确定首页质控必须完成每月全院出院病历的 40%，大概每月 4000 份，即每人每月 800 份；病历质控必须完成每月全院出院病历的 30%，大概每月 3000 份，即每人每月 600 份；二次质控工作量为每人首页质控工作量的 20%，加上每人病历质控工作量的 20%，即每月大概 1400 份。

（2）将全院临床科室分为五组，每组涵盖内外科、ICU 等科室。每个质控员按分组的科室完成每月的工作量。

（3）质控员完成当月工作量，得满分；低于当月工作量，按比例每降低 1% 扣 2 分。二次质控员完成当月工作量，得满分；低于当月工作量每降低 1% 扣 2 分。

（4）当月休干休或事假的人员，工作量 = 当月日平均工作量 × 实际工作天数。

2. 工作质量

（1）设定病案首页质控准确率和病历内涵质控准确率，病案首页质控准确率不得低于 90%，病历内涵质控准确率不得低于 90%，质控平均准确率不得低于 90%。统计二次质控发现的问题，各质控指标评分见附表 4–3。

（2）病案首页质控准确率 = 每份首页质控实际得分之和 /（首页质控每份应得分 × 总份数）×100%。

病历内涵质控准确率 = 每份病历质控实际得分之和 /（病历内涵质控每份应得分 × 总份数）×100%。

质控平均准确率 =（病案首页质控准确率 + 病历内涵质控准确率）/2

（3）质控平均准确率排名第一者，奖励 6 分；排名第二者，奖励 4 分。质控平均准确率 < 90% 者，每降低 1% 扣 1 分。

（4）未按时进行疑难质控问题讨论者，扣 3 分；组员无故缺席疑难质控问题讨论，每次扣 2 分；参与讨论但无发言或无实质建议者（如：只发言"我赞同×××意见""我无意见"等），每次扣 1 分；会后无讨论记录，每次扣 1 分。

（5）质控授课时限每超时 1 周扣 5 分；组员无故缺席质控授课，每次扣 2 分；每一轮授课结束，平均得分排名第一者奖励 4 分，排名第二者奖励 2 分。

表 4–2 质控指标评分表

质控项目	漏质控	扣分	备注
首页质控	首页 A 类项目	扣 3 分 / 份	
	首页 B 类项目	扣 2 分 / 份	
	首页 C 类项目	扣 1 分 / 份	
	首页 D 类项目	扣 0.5 分 / 份	

续　表

质控项目	漏质控	扣分	备注
病历质控	CT/MRI 检查记录不符	扣 0.5 分 / 份	
	病理检查记录不符	扣 0.5 分 / 份	
	细菌培养检查记录不符	扣 0.5 分 / 份	
	抗菌药物使用记录不符	扣 1 分 / 份	
	恶性肿瘤化疗记录不符	扣 1 分 / 份	
	恶性肿瘤放疗记录不符	扣 1 分 / 份	
	手术相关记录不完整	扣 2 分 / 份	
	植入物相关记录不符	扣 0.5 分 / 份	
	临床用血相关记录不符	扣 2 分 / 份	
	医师查房记录不完整	扣 2 分 / 份	
	出院病历归档不完整	扣 2 分 / 份	
	主要诊断填写错误	扣 2 分 / 份	
	主要手术填写错误	扣 2 分 / 份	
	不合理复制病历	扣 0.5 分 / 份	
	知情同意书签署不规范	扣 2 分 / 份	

表 4-3　临床科室分组

重症医学二科	重症医学一科	急诊 ICU	外科重症监护科	心脏重症监护科
关节外科	心血管内四科	肛肠科	泌尿外四科	泌尿外二科
创伤骨外科	心血管内一科	脊柱外科	泌尿外一科	泌尿外三科
妇二科	耳鼻咽喉二科	甲状腺外科	乳腺外科	神经外一科
妇三科	耳鼻咽喉一科	介入科	神经外二科	胃肠外二科
妇一科	肝胆外二科	神经内一科	神经内三科	胃肠外一科
神经内二科	肝胆外一科	心血管内二科	心血管内三科	产科眼科
小儿外科	呼吸重症监护科	心脏大血管外科	神经外三科	
心血管内五科	口腔科	胸外科	ICU 呼吸内二科	整形外科
化疗一科	儿内科	老年病科	呼吸内一科	化疗三科
消化内二科	风湿免疫科	内分泌内科	康复医学科	消化内三科
全科医学科	肝病科	盆腔放疗科	头颈放疗一科	化疗二科
肾内科	感染性疾病科	血液内科	新生儿科	消化内一科
特需医疗科		中医科	头颈放疗二科	胸腹放疗科

（罗　明）

第三节 电子病历分系统

病历是患者病情、诊断、和处理方法的记录，是医护人员进行医疗活动的信息传递媒介和执行依据，是临床教学和科研的主要信息源。病历在医疗工作中的基础地位，决定了它对医疗、教学和科研水平的重要影响。如何提高病历的记录质量和管理利用水平，是医院管理的一个重要目标。多少年来，病历一直是以纸张为介质，完全靠手工记录。尽管飞速发展的计算机信息处理技术不断地应用到医院管理的各个领域，但病历的记录、管理、利用的手工方式并没有发生实质性的变化。在医院信息化的发展进程中，如何利用计算机和网络技术来改变这一现状；实现病历的电子化，支持医院提高医疗效率、改善医疗质量、降低医疗成本，成为医务工作者和信息技术工作者的共同期待。

一、电子病历的概念

（一）电子病历的提出

1. 医疗工作对信息的需求

医疗工作是医院工作的主体，信息在医疗过程中占据重要地位。医生对患者的诊断治疗过程实质上是一个不断获取信息、并利用信息进行决策的过程。医生的问诊过程是为了获取直接信息，申请检验检查是为了获取间接信息，查阅手册、教科书是为了获取相关知识，然后依据这些信息、运用知识和经验、进行判断和处置。可以说，医护人员能否充分、准确、及时地获取信息，直接影响诊断和治疗质量。概括起来，医疗工作对病历信息处理的要求有以下几个方面。

（1）记录的方便性。为了信息的后续利用，获取的患者信息首先必须记录下来。一些客观的、可由机器设备完成的检查信息，应当能够自动记录下来，比如化验、监护、放射、超声信息等等。而由人工观察和手工记录的内容，则应当提供尽可能方便的录入手段，在计算机辅助下由人工记录。这些自动和半自动化的记录手段应大大简化了传统的纸张病历的记录方式。

（2）信息的及时性。信息的及时获得对医疗工作极为重要。信息的及时性有几方面的含义：首先是信息发生后能及时传递给医护人员。如化验结果一旦出来，就能够通过网络实时地传递给医生而无须等待纸张的传递。其次是信息在需要时随时随地可以获得。只要在有计算机联网的地方，就可以调阅所有相关的患者资料，不需要去查找患者病历，不会出现病历资料被别人借走、丢失的情况。

（3）信息表现的多样性。传统的纸张病历，或者以信息的类别，或者以时间顺序划分记录，患者信息的阅读利用方式完全取决于病历的记录排列方式。比如，患者的一次住院病案按病案首页、病程记录、化验单、医嘱单的顺序排列。而医疗工作需要了解信息的方式是多种多样的。如了解某一化验项目随时间的变化情况或者某一化验结果与某一用药量的关系，了解某一时间病情与各种治疗措施的对照等等。医护人员期望计算机能够在一次性采集的患者原始信息的基础上，根据用户的不同需要，以最恰当的方式来展现患者信息。

2. 社会发展对信息的要求

社会环境的发展变化，对病历电子化也提出了迫切要求。

首先，日益增长的个人保健需求和层次化社会保健体系的建立对病历信息的共享要求更加迫切。人们不仅有病才上医院，健康状态下也定期查体，接受健康教育和固定的保健服务。以医疗资源合理利用为目标的社区医疗－医院－专科中心模式的就医体系将越来越普遍，患者要根据病情选择不同层次的医疗机构就诊。人们希望建立自己的个人健康档案，医疗机构之间对病历信息的共享要求迫切。如英国政府实施的保健体系，每个公民都有自己的通科医生（GP），由其提供初级的医疗服务并对个人健康负责，需要时才将患者转入医院治疗，患者出院后仍转由通科医生负责。美国的商业医疗保险制度下的初级医疗保健体系履行类似的职责。在这样的保健体系下，对患者信息有高度共享的要求，只有病历信息的电子化才能满足这一需求。

其次，像医疗保险这样的第三方付费制度的发展，也要求实现病历信息的电子化。一方面，付费方（保险公司）需要对患者的治疗方案进行审核控制，医院对实施的医疗项目和费用需要申报，这些过程逐步过渡为电子化方式进行。另一方面，第三方付费制度对医疗机构的成本控制提出了更高要求。传统的纸张病历不能够对医生的医疗行为进行有效的提示（比如对用药范围）和控制，只有依靠电子化的病历系统才能够在医生发出处置指令的同时，进行审查和主动提示。

3. 医院信息化由业务为中心发展到以人为中心

医院信息系统的建设是随着医院内部诸多业务过程的信息化而逐步发展的，如收费业务管理、药房业务管理、医嘱处理过程的计算机管理等等。医院信息系统发展的前期是以业务为中心的。随着医学科技的进步，越来越多的医疗设备本身就是数字化的信息系统，如监护设备、检验设备、CT、DR等等。而临床信息系统的发展，越来越多的临床业务实现了计算机管理，如检验信息系统、放射信息系统、护理信息系统等等。这些临床业务信息系统是站在各自不同的业务的角度纵向看待患者信息的。但医疗工作本身对患者信息的需求是从单个患者的信息整体出发的，对患者信息的需求是全方位的、是以人为中心的。随着临床信息系统对患者信息覆盖范围的扩大，信息管理需求很自然地由以业务为中心发展到以患者整体为中心。病历作为患者信息的载体，实现以患者为中心的信息化管理，就是要实现病历的电子化。

上述因素的共同作用，促使了电子病历概念的诞生，以及与之相关的研究开发工作的发展，并使其成为医院信息化发展中的热点。

(二)电子病历的意义

1. 电子病历的定义

尽管人们从各自不同的角度都可以对电子病历的需求进行一番描述,但电子病历在不同的参与者心目中有不同的形象。这一点从对电子病历的不同叫法就可见一斑。在国外称呼电子病历的名词中,有电子病案(Electronic Medical Record,简称EMR)、电子患者记录(Electronic Patient Record,简称EPR)、计算机化的患者记录(Computerized Patient Record,简称CPR)、电子健康记录(Electronic Health Record,简称HER)等等。每种不同的称谓实质上强调了不同的含义。虽然我们在中文中都统称电子病历,但事实上对其有不同的理解:有把医生用计算机记录病案称为电子病历的,有把医院与患者信息所有相关业务的计算机化称为电子病历的,也有把纸张病案的计算机扫描存储称为电子病历的等等,只不过我们都使用了同一名词罢了。

的确,对电子病历的不同称谓,反映了对电子病历概念的不同理解,也反映了人们对电子病历的内容及功能还缺乏非常清晰的界定。这毫不奇怪,因为对电子病历的内容和所具备的功能尚处在探索的过程中,而技术的进步又使得人们对电子病历的可能功能期望在不断提高,人们只能从方向上、轮廓上探讨电子病历的范围,而不能从具体的功能上对电子病历进行锁定。

提到对电子病历认识的发展,一定要提到美国医药研究所(Institute of Medicine)所做出的贡献。他们先后两次开展了电子病历进展状况研究,并分别于1991年和1997年出版了电子病历研究进展报告,对电子病历的概念、意义、进展及存在的困难进行了综述。该书把电子病历称为Computer-Based Patient Record。他们不仅对电子病历的发展进行了比较系统的研究,而且组织了一个松散的电子病历研究机构–电子病历研究所。在各种电子病历的定义中,我们认为,美国电子病历研究所对电子病历的定义最具概括性并在此加以引用。

电子病历(Computer-Based Patient Record)是以电子化方式管理的有关个人终生健康状态和医疗保健行为的信息。它可在医疗中作为主要的信息源取代纸张病历,提供超越纸张病历的服务,满足所有的医疗、法律和管理需求。

电子病历依靠电子病历系统提供服务。电子病历系统是包括支持病历信息的采集、存储、处理、传递、保密和表现服务的所有元素构成的系统。

对电子病历的研究与开发实际上集中在电子病历系统上。

2. 电子病历的内涵

在上述电子病历的定义中,强调了电子病历的信息内容和功能两方面的特征。从包含的信息内容上,定义又分别从时间跨度和内容两方面进行了强调。从时间跨度上,要求电子病历覆盖个人从生到死的整个生命周期。从内容上,强调了健康信息。电子病历不仅包含传统意义上的发病的诊断治疗记录，包含文字、图形、影像等各种类型的病历记录，而且包含出生、免疫接种、查体记录等健康信息。按这一定义，电子病历实质上是个人终生的健康记录。它突破了传统的病历内容，也因此突破了一个医疗机构的范围而扩展到家庭、社区甚至整个社会。

从电子病历系统的功能上定义强调了电子病历超越纸张病历的服务。采集功能包括了各种来源数据的手工录入和自动化采集．存储功能则要提供永久、持续的患者信息存储及备份；加工处理功能则面向患者医疗提供原始信息的各种处理、面向其他用途提供统计分析；传递功能指集成分散的患者信息所需的传递和其他共享要求的患者信息传递．保密功能提供患者信息不被未授权者使用的保护服务；展现功能指根据使用者需要以其更适合的形式来展现患者信息的服务。从这些功能可以看出，纸张只是一种被动的记录介质，它不能提供任何主动的服务功能。而电子病历采用计算机手段，可以采集、加工和集成更多的信息，并可以与各种相关知识库系统集成。它不仅可以记录，更可以提供主动的、智能化的服务，这才是电子病历的真正意义所在。

（三）电子病历的发展

1. 电子病历的难点

电子病历的定义为电子病历设立了一个非常高的标准，它是电子病历的最终目标。然而要完全达到这一目标，有非常大的难度。

第一，患者信息来源多、内容复杂，以患者为中心的信息集成难度较大。就医院内部来讲，患者信息涉及所有临床和辅诊环节，涉及多种不同厂商的医疗设备和信息系统，涉及文字、图形、影像等多类不同的信息。就更大范围的个人健康记录的集成，涉及不同的医疗机构、甚至是患者家庭、单位，难度非同一般。

第二，患者信息的结构化难度较大。电子病历系统对患者信息的处理功能取决于信息的结构化程度。服务功能越深入，要求的信息的结构化程度越高。而病历除了部分内容适宜于结构化处理以外（如病案首页、医嘱等），还有大量的内容是描述性内容。将这部分内容结构化涉及医疗术语的标准化、涉及表达的自由充分性、涉及不同的专科和不同的疾病，难度也很大。

第三，电子病历的智能化服务功能难度较大。电子病历的优越性在于其服务功能，但智能化服务功能取决于各类知识库的应用，各类知识的总结，如药品知识库、检验知识库、各类临床方案指导，工作量和难度都很大。如何将这些知识库应用到临床过程中也面临很大困难。

第四，电子病历的安全性问题难度较大。电子病历的安全性涉及患者信息的保密，病历的完整性、使用者的授权与认证等多个方面，而对病历的保密性需求还没有一个统一的认识。正因为这些困难的存在，才激发了更多人的研究热情投入到电子病历领域中来。

2. 电子病历的发展状况

美国电子病历研究所在 1992 年出版的电子病历进展报告中曾预言 10 年后，将开发出真正的电子病历系统。这一预言显然过于乐观，在其 1997 年的修订版中，将这一目标向后推迟。迄今为止，完整的电子病历系统还没有出现，这看来也毫不奇怪。尽管如此，电子病历的研究与开发在各个方面还是取得了许多进展。在界面形式上，开发了一些更加符合临床应用习惯的患者信息表现方法，如反映整个病情和治疗发展变化的图表化表示方法。在输入手段上，开发了不同专科的结构化的输入界面、有知识库导航的输入方法。在病历结构化方面，有半结构化的面向段落的病程记录，有完全结构化的专科病历记录。在知识库研究方面，有比较完善的药品知识库的应用，也有各种专科（如糖尿病、高血压）的临床指南。在技术手段方面，利用因特网进行病历信息的集成和展示，也取得很好的效果。但总体看来，这些进展都是比较局部的，还缺乏一个大规模的集成化的电子病历系统。

一些政府组织也纷纷投入到电子病历开发的项目组织中来。美国政府 1999 年提出了"政府电子病历"的发展计划项目 GCPR。英国医疗服务机构 NHS 制定了 1998 年至 2005 年医疗信息的 8 年发展规划，明确提出将患者信息在基层保健医生到各级医疗机构之间的实时共享的发展目标。日本医药信息协会健康信息系统工业协会正在开展病历安全规范和临床信息交换标准的研究。香港医院管理局所属的医院已经实现了院际间患者检验、检查报告信息的共享，并将逐步实现其他信息的院际共享。

3. 电子病历的发展阶段

我们离完善的个人健康记录的目标显然还有较大距离。电子病历的发展过程是对患者信息或健康信息不断覆盖的过程，是电子病历系统功能不断增强的过程。我们可以把电子病历的发展过程划分为几个阶段。

从电子病历包含的信息内容上可以划分为三个阶段。

第一阶段是电子病案阶段。这一阶段的主要目标是围绕患者信息处理的业务环节的信息化。它的基本特征是患者在院就诊期间的信息处理都已计算机化。医护人员可以通过计算机系统来记录和使用患者信息。

第二阶段是电子病历阶段。这一阶段的主要目标是实现以患者为中心的信息集成和存储管理。它的基本特征是与患者信息有关的信息系统各个部分集成到一起，患者历次的就诊和住院信息集成到一起，并且实现了病历信息的长期保存和随时访问。医护人员可以通过计算机系统以统一的视图随时访问病历信息。

第三阶段是个人健康记录阶段。这一阶段的主要目标是实现分布在不同地方的患者病历和健康信息的集成。它的基本特征是区域医疗机构之间可以共享患者信息。医护人员在任何一个医疗机构都可以访问到患者的整体信息。

从电子病历系统所提供的服务功能上可以划分为两个层次。

第一层次是事务处理层次。这一层次的主要目标是利用计算机取代手工完成医疗文书的记录和处理工作。计算机起到取代纸和笔的作用。

第二层次是智能化服务层次。这一层次的主要目标是发挥计算机的主动服务优势，对医疗工作本身提供主动化、智能化的服务。这一阶段的特征是各种知识库、临床指南的建立和应用。

当然电子病历的发展并不是严格按照阶段来划分的，阶段和层次之间可能有交替。比如，在未完全实现电子病历第二阶段的目标下，已经实现了检查检验结果的院际共享，部分信息仍为手工处理的情况下部分系统已经应用知识库系统。就目前电子病历的发展状况而言，在患者信息的内容上，基本上处于第二发展阶段。而在国内，绝大多数医院仍处于第一发展阶段，即实现临床信息系统、实现患者信息的计算机管理。而在系统服务功能方面，主要集中在第二层次，即智能化服务功能的研究上。

二、电子病历系统的功能及应用意义

电子病历与纸张病历相比的优势在于其可以提供的服务功能，表现在患者信息从采集到加工、利用的各个环节。这些功能通过与医院信息系统密不可分的电子病历系统的各个组成部分实现。本节重点阐述电子病历系统的服务功能，集中在患者信息的采集、存储、展现、处理功能方面。

（一）信息采集

患者信息发生在医疗过程的问诊、检查、诊断、治疗的各个业务环节，对这些信息的采集要尽可能做到在发生现场实时进行。这需要医护人员在工作的过程中将获得的信息，如问诊记录、病程记录、医嘱、检查报告、生命体征观察记录等，及时记录到计算机中。病历内容的记录可分为两类：一类是由患者主诉或由医护人员观察得到的需要手工记录的信息；另一类是由各种医疗设备，如CT、MRI、超声、监护设备等产生的检查信息。设备产生的信息是病历的重要组成部分，也要将其输入到电子病历系统中。

1. 手工记录

由纸加笔的记录方式到计算机录入方式，对医护人员的记录习惯是个很大的挑战。更困难的是，许多情况下，记录发生在面对患者诊断治疗的过程中。记录习惯的改变会直接影响到医疗过程，从而阻碍医护人员的接受。因此，医护人员直接录入一直是病历电子化推进过程中最困难的问题。这就要求计算机录入方式要尽可能简单、符合医护人员的工作和思考习惯，在手工记录方面，为了简化录入工作，常采用词库、模板、相互关联、表格化界面、智能化向导等手段。

除了手工键盘录入，语音方式输入也是一种有效的记录手段。辅诊科室医生记录检查报告可以直接采用录音方式。国外一些医院传统上就采用医生录音，由护士或秘书打字的记录方式。这种记录方式容易为用户所接受。对于语音可以采用两种方式来处理：一种是以数字化语音方式记录并保存，访问时直接还原语音；另一种是通过语音识别，将语音转换为文字信息保存。另外，扫描输入也是另一种辅助输入手段。特别是对于患者携带的纸张病历资料，可以采用直接扫描进入病历系统的方法，以保持病历资料的完整。

2. 联机采集

在检查设备产生的信息记录方面，可以采用接口的方式将这些设备与信息系统直接连接，并将其生成的信息记录到患者病历中。这种方式可以极大地提高工作效率、保证信息的原始性、提高信息的质量。一些新的检查设备产生的信息，如监护记录、内窥镜动态视频图像等内容进入病历，也是对传统的纸张病历内容的丰富。越来越多的设备提供了数字化的接口，为信息系统的连接提供了方便。但同时由于医疗设备种类越来越多，接口的研制也面临着巨大压力，这需要依靠接口标准化来解决。

（二）信息的存储

纸张方式下医院都有病案库、X 光片库等专门的机构来负责病历资料的归档和管理。大型医院的病历资料库往往要占据较大的空间，病历资料不断增长的存储空间成为令人头痛的问题。患者资料往往不能做到集中存放与管理，如患者的 X 光片，CT 片、病理切片、纸质病案等需要分别管理，使用起来非常不便。

电子病历的存储服务必须起到病案库的作用。具体地讲，它应能提供如下服务：病历信息必须能长期永久保存（至少在一个人的生命周期内），这就要求存储容量足够大。一个患者的信息，包括结构化文本、自由文本、图像甚至是动态图像，其占用空间可能需要几兆字节、几千兆字节。对于一个大型医院，长期保存这些信息必须建立一个海量的存储体系来对其加以管理。

存储体系要保证病历信息的访问性能。因为患者随时可能再次来就诊，其历史记录必须能够随时获得。这就要求病历信息或者时刻处于联机状态，或者能很快由脱机自动转为联机状态。

病例信息是累积式增加的，如同手工归档系统一样，存储系统应能够将新增的信息归并到历史信息中，实现病历的动态维护。

电子病历的存储系统提供完善的备份和恢复机制。为了确保病历信息不丢失，备份和恢复机制能做到出现故障及恢复后，能将数据恢复到故障断点时的状态。

（三）病历信息的展现

传统的纸张病历，其记录和内容排列方式一般是按就诊时间 - 信息类别 - 时间发展这样的顺序排列的。如某次住院记录包含医嘱、病程记录、检验结果等内容，检验单又按时间顺序排列。病历内容的记录和排列方式决定了病历的阅读和使用方式。而电子病历在一次性输入的患者信息基础上，可以根据使用的需要，按多种方式来展现这些信息。以图表化方式展现病情的发展和对应的诊疗过程是比较直观的形式。将主要的医疗事件，如用药、检查和病情变化以时间为顺序展现到一张表格上，可以清楚地再现出患者的整个治疗过程。将"面向问题"病案的思想引入到信息展现中，可以围绕患者的某一症状展现与之相关的诊疗活动和该症状的变化情况。这种方式在监护系统得到广泛应用。可以抽取病历中感兴趣的内容独立地加以展示。如对某一化验项目的历次结果感兴趣，可以指定该项目，由电子病历系统列出不同时间的结果值。

可以以图形化的方式展现数据。如对患者体温、脉搏变化以图形曲线来表示；再比如，对化疗患者的白细胞数化验项目用图形方式展现，可以直观地反映出指标值的变化与化疗药物剂量的关系。

对于影像数据，计算机系统可以运用放大、伪彩色、灰度变换等处理手段对感兴趣的区域进行增强处理，以帮助用户判读。

（四）病历信息的处理

病历信息的处理可以分为以患者个体医疗为目的的个体病历信息处理和以科研、管理为目的的病历信息的统计分析处理两方面。

在辅助医疗方面，从根据医嘱生成各种执行单这样最简单的信息处理到将各种知识库应用于患者的医疗过程这样的智能化处理，对病历信息的充分利用有很大的潜力。如基于药品知识库和患者个体信息，在医生下达用药医嘱过程中，对用药的合理性进行审查；又如在患者医疗过程中应用临床路径管理，根据患者诊断及病情，选择临床路径，并按照路径安排医疗过程。

病历的原始信息是丰富的数据源，在其基础上可以进行广泛的流行病学调查，可以进行药物使用的统计分析、疗效的评价，可以分析疾病的相关因素，可以对医疗成本进行分析等等。充分利用病历信息进行各种统计处理，对于医疗质量的提高，对于社会医疗保障水平的提高都具有重要价值。

（五）发展电子病历的意义

1. 电子病历的应用可以提高医疗工作效率

电子病历系统改变了医生护士的医疗文书记录方式。医生可以直接在计算机上通过适当的编辑软件来书写病历。通过建立典型病历模板、输入词库、方便的编辑功能，可以提高输入的速度，更不存在字迹潦草的问题。医生直接在计算机上下达医嘱，护士直接通过计算机自动处理医嘱、生成各种执行单和医嘱单，避免了转抄工作，也避免了一些转抄错误。而检查、检验、观察结果的自动化采集，更直接简化了记录过程。

电子病历系统可以加快信息传递。医院内部各部门之间依靠信息的传递来协同工作，如医生与护士之间的医嘱传递、病房与药局之间的用药申请传递、病房与医技部门之间的申请传递和结果回报等。传统模式下，这些信息用人工以纸张方式传递，不及时且不可靠。

电子病历的实现变"人跑"为"电跑"，及时可靠。

电子病历使得患者信息随时随地可得，传统病历同时只能一个人在一个地点使用。如我们常听到麻醉医生抱怨，到病房查看第二天手术患者的病历，但因病历在别的医生手上而无法及时看到。电子病历使得医生不仅可以在病房、家里，甚至可以在医院外的任何地方，通过网络访问患者信息。患者信息可以同时为多人使用，互不影响。

2. 电子病历的应用可以提离医疗工作质量

电子病历系统可以以更全面、更有效的方式为医生提供患者信息，帮助医生正确决策。通过电子病历系统，临床医生可以随时随地了解患者既往病史、各种健康状态、各种检查结果（包括图像）。这些信息可以以各种更有效的形式提供，如对多次化验项目的结果进行图形化显示、对医学图像进行增强处理。医技科室的医生在检查过程中，不同检查之间可以相互参照，如做CT检查时参考超声报告，以利于提高检查质量。

电子病历系统可以为医生提供同类疾病的治疗方案。医生可以通过电子病历系统，查找同类疾病的其他患者的病历，查看以往的治疗方案及疗效。也可以将不同疾病的治疗方案建成一个知识库，将疾病和症状等条件选择出来，供医生参考。固定的医疗方案也可以用于指导医生的每一个诊治步骤，这些功能有助于规范医疗行为。

电子病历系统可以对医生不合理的医疗行为进行告警，对药品之间的相互作用、用药对检验之间的干扰等不符合医疗常规的行为提出警告，避免出现医疗差错。电子病历系统可以提供各种联机专业数据库，如药品数据库、各种诊疗常规，供医生查询。

3. 电子病历的应用可以改进医院管理

电子病历的应用为实施环节质量控制提供了支持。传统的医疗管理主要是终末式管理，各种医疗指标在患者就诊住院完成后统计出来，再反馈回医疗过程管理，如三日确诊率、平均住院日等。这样的管理滞后于医疗过程，并且数据不够准确。实现了电子病历系统，各种原始数据可以在医疗过程中及时地采集，形成管理指标并及时反馈，达到环节控制的目标。如根据电子病历中患者的诊断时间判断患者入院后二日内是否确诊，规定的时间内患者是否实施手术等，对这些事件可以实时监控并作出处理。再比如，对感染的控制，可以对术后患者，根据患者的体征及使用抗生素情况，自动判断是否发生了感染，以便于及时处理。

电子病历的应用为控制医疗成本提供了手段。医疗费用的多少，相当大程度上取决于医生，取决于对医疗过程的控制。通过电子病历系统可以建立各种疾病的典型医疗计划，什么时间完成了什么工作，进行哪些检查。从患者入院开始，严格按计划提示医生进行医疗活动。在医生工作站中，可以围绕降低费用提供智能服务，如合理用药咨询、医疗方案咨询等。可以建立医生评价系统，对医生个人的医疗质量及治疗患者的费用消耗进行考评，个人与标准、个人与个人进行对比。结合管理措施，对考评结果进行反馈，从根本上建立医疗成本控制系统。

4. 电子病历为患者信息的异地共享提供了方便

远程医疗是以患者信息的异地共享为基础的。目前远程医疗的模式基本上都是在会诊之前将患者的病历资料准备好（往往是录入或扫描成计算机文件），以电子化方式传到对方地点。会诊方在研究这些资料的过程中，也许需要发起方提供其他资料，需要一些反复，最后将结果反馈回去。有了电子病历系统的支持，这些资料不再需要额外的准备，而可以由会诊方主动地通过网络（如因特网）从患者所在地读取病历信息，会诊工作随时可以进行。这是一种在电子病历系统支持下新的会诊工作模式。

当患者转诊时，电子病历可以随患者转入新就诊医院的电子病历系统中。如果需要，也可以通过移动介质自由携带。

5. 电子病历为宏观医疗管理提供了基础信息源

电子病历也为国家医疗宏观管理提供了丰富的数据资源。与原始病历相对应，CPRI 称其为第二病历。这是一个巨大的数据仓库，政府管理部门可以根据需要，从中提取数据进行统计分析，如疾病的区域分布，各种疾病的治疗情况，用药统计，医疗费用统计等。根据这些统计，可以制定宏观管理政策、合理安排卫生资源。

另外，医疗保险政策的制定，如保险费率、各病种的医疗费用及补偿标准，都依赖于对大量病例的统计分析，电子病历无疑提供了极大的方便。我国的医疗保险正处于大发展的初期，对电子病历的需求会越来越强。

三、患者信息集成

（一）患者为中心的集成需求

电子病历系统是以单个患者为中心提供患者信息服务的。这意味着电子病历系统必须以人为中心采集、管理和展现信息。患者信息来源于各个医疗环节，来源于医院信息系统的各个业务系统。这些系统在完成自身业务工作的同时收集患者信息，它们是电子病历系统的组成部分，存在另外独立设置的电子病历信息采集系统。如果医院信息系统是由单一厂商开发的集成式系统，患者信息采用集中管理模式，则业务信息系统和电子病历系统的发展可以高度融合在一起，从不同的角度实现患者信息的共享。但这只是理想情况，实际情况却往往不是这样。随着医院信息系统应用的深入和覆盖范围的扩大，由不同厂商或不同时期建立起来的分散式系统越来越常见。特别是随着数字化医疗设备的广泛应用，由设备供应商提供的专门化的信息处理系统越来越多。而这些设备又是患者医疗信息的一个主要来源、监护系统、自动化检验设备和信息处理系统、各种数字影像设备及相关处理系统等等。这些系统都拥有非常专业化的数据处理系统或者网络化的业务信息处理系统，由一个厂商来开发所有这些系统已越来越不现实。这些分散的系统都有各自的数据库，从各自业务需要的角度来管理业务和患者信息，采用的是不同的平台和开发技术。在这样的环境下，建立电子病历系统，实现以完整统一的视图提供患者信息的目标，就要在这些业务信息系统的基础上实现以患者为中心的信息集成。

集成是电子病历研究中首先要解决的问题，也是当前国外医院信息系统普遍存在的分散式结构所面临的共同问题。

(二) 集成方法

患者信息的集成方法决定了电子病历系统与医院信息系统的各个业务系统的关系，决定了电子病历系统的架构。当前，病历信息的集成主要有集中式数据集成、分散式数据集成和界面集成三种方式。

1. 集中式数据集成

所谓集中式数据集成是指建立一个物理上的患者信息"仓库"，将患者的各种信息以人为中心汇集到一起，以独立于原业务系统的统一方式进行管理（图4-2）。

这种方式下，患者信息"仓库"，完全是重新定义的结构.各业务系统产生的患者各类信息通过符合业务系统数据结构的特定的收集程序进行转换后，统一存储于该"仓库"中。后续的电子病历应用则基于这一新的中心"仓库"来开发。

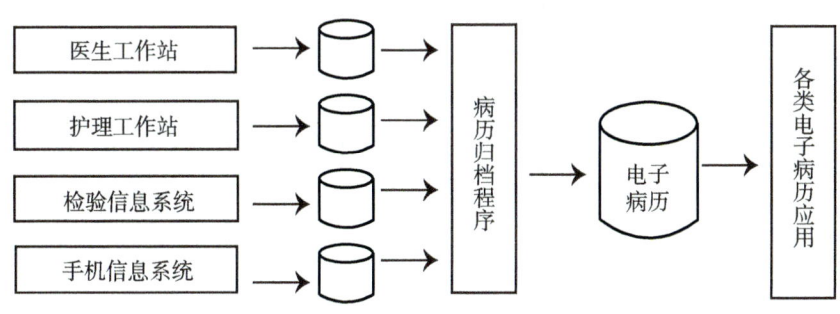

图 4-2 集中式数据集成

这种集成方式物理上有统一的病历数据，因而具有这样的优点：实现了患者数据以人为中心的统一管理，电子病历系统不受各业务系统数据管理方式、数据保存时间的影响；基于统一的结构，后续的各种电子病历应用系统开发比较容易，后续应用系统的结构比较稳定，不受业务系统变化的影响。

这种方式下，需要将各业务系统生成的患者信息复制到中心"仓库"中，因此存在如下缺点：对于在院患者，中心"仓库"病历信息的实时性受到数据复制时机的影响，实时复制在技术上存在一定困难；由于数据复制的存在，容易造成数据的不一致。

患者信息"仓库"在实现上可以采用数据库技术。采用传统的关系式数据库，患者的各类信息保存到不同的表中。表之间通过患者的唯一标识号关联起来，形成以单患者为中心的数据表环。也可以采用面向对象的数据库，将患者作为一个对象，将患者的各类信息作为子对象进行描述。病历数据库要求其容量要足够大，能长期联机保存病历中的各类信息。

除数据库外，还可以采用 XML 文档来记录病历。在该方式下，患者的各类信息以文本的形式以人为中心形成一个结构化文档，病历中的每个描述项目通过定义的标记进行标识。病历的 XML 文档格式非常有利于病历的交换和共享。病历文档本身可以作为文件管理，也可以存放到数据库中。

2. 分散式数据集成

所谓分散式数据集成是指由各个业务系统自行管理相关的患者信息，各类电子病历应用程序通过各个接口将分散的患者信息逻辑上关联到一起（图 4-3）。

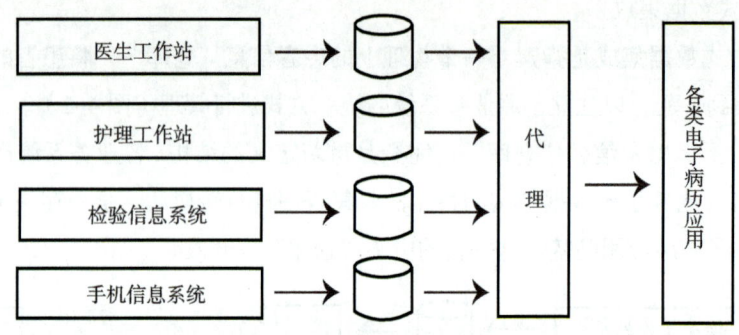

图 4-3　分散式数据集成

这种集成方式，没有一个集中管理的患者信息库。电子病历相关的应用程序通过接口直接访问各个业务系统中的患者信息。它的优点是：电子病历系统可以与业务系统得到完全相同的数据，实现了数据的实时访问，患者各类信息只由业务系统保存一份，不会出现数据不一致问题。

这一方式的缺点是：与直接操作患者信息数据库相比，电子病历应用程序需要通过接口来分别操作不同的数据，程序复杂，开发上受到接口功能的限制；电子病历系统受到各业务系统管理患者信息方式和联机存储患者数据时间长短的限制；由于缺乏数据的统一管理，不利于患者信息的集中安全控制。

3. 界面集成

所谓界面集成是指将各个业务系统的患者信息显示界面通过一定的接口协议集成到一个应用程序中，实现以患者为中心的信息访问（图 4-4）。

第四章 医院病案信息技术

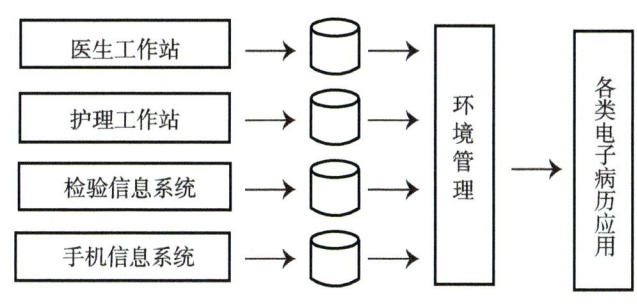

图 4-4　界面集成

与前两种以数据集成的方式相比，这一方式采用的是程序集成。使用者直接使用的仍然是各个业务系统的功能。比如，查看患者的检验结果需要使用检验信息系统的功能；查看患者的超声报告需要超声信息系统的功能。这些功能不再是独立存在，用户不需要来回切换应用程序和输入同一患者的标识号，而是由集成程序维持指定患者的一个上下文环境，由集成程序在这些功能之间切换并保持当前所关注患者的环境。这种方式下，用户只需要一次登录即可使用各业务系统的原有功能。

这种方式下，电子病历应用并不直接跟患者数据打交道，而是通过原业务程序访问患者数据。它的优点是：可以最大限度地屏蔽各业务系统的内部细节，可以最大限度地保持系统的异构性，使用者可以看到与业务系统同样的患者信息界面，由于不涉及各业务系统内部的差异，集成相对容易。

这种方式的缺点是：它只是解决了电子病历"看"的问题。由于应用程序不涉及患者的数据本身，所以不能完成对数据的进一步处理，无法实现各种智能化的服务。因此，从电子病历的长远发展看并不是一个很好的解决方案。

（三）集成标准

无论哪种集成方式，要实现不同系统之间的信息交流和共享，必须依靠接口将专有的数据及传输格式转换为另一方自己的格式。为了减少接口的种类，简化接口设计，人们定义了各种接口标准作为系统之间通信的公共语言。不管系统内部如何实现，如果各个系统开发商都支持相同的对外标准，则系统之间的集成就要容易得多。在集成要求的推动下，集成标准的制定与应用得到了广泛的重视。

HL-7是在医院信息系统中应用比较广泛的集成标准。它由美国提出，主要是用于医院信息系统各部分之间的信息交换，目前已成为美国国家标准。该标准定义了各类业务的事件及相应的消息格式。在不同系统之间的数据传递上，既支持基于事件的主动的消息通知，也支持被动的数据查询。如患者的住院登记模块，可以在患者入院时，将新入院患者的信息实时传递给病房模块，同时病房模块可以在任何时间查询住院登记模块的入院患者信息。基于该标准，电子病历系统可以实现患者中心数据仓库的集成方案，各业务系统在事件驱动下将发生的患者各类数据传递给集成模块，汇总到中心数据仓库；也可以实现分散式数据集成方案，由电子病历系统的用户发起患者信息查询，在该标准的查询功能支持下，将分散在各业务系统中的患者数据返回给电子病历用户。

面对医院中各种类型的数字化医疗设备，国际上也制定了相关的标准用于集成这些设备产生的患者检查信息。医学影像是病历的重要组成部分。DICOM 主要是面向医学影像设备系统的集成标准，它由美国放射学会和电气制造商协会提出。该标准规定了医学图像数据表示、存储及传输的格式。基于该标准，电子病历系统可以接收或主动提取来源于医疗影像设备的数据。ASTM 是另一项专用于数字化检验设备系统集成的标准。该标准由美国检验和材料协会提出，它规定了检验系统与医院信息系统之间有关检验申请和报告的传递格式。基于该标准，电子病历系统可以直接接收来自检验设备的患者的检验结果，而检验系统则可以从医院信息系统中获取检验申请项目等信息。除此以外，还有用于床旁设备数据互联的标准 MIB 等。

上述这些标准主要用于患者信息数据的共享和集成。HL-7 组织还制定了一项用于应用程序界面的集成标准 CCOW。该标准的目的是将用户同时需要使用的不同厂家的应用程序（如医护人员同时要使用的医嘱系统、检验报告系统、入出转系统等）在界面一级进行集成。为了解决用户需要分别登录到各个应用程序、在各个应用程序之间手工切换、分别在各程序中选择同一患者才能了解患者各方面信息的状况。该标准引入上下文管理器，所谓上下文就是用户当前关心的患者及操作的环境。通过上下文管理器记录用户所选择的患者，并在各个应用程序之间进行协调和同步，使得用户只要一次登录、选择所关心的患者，就可以自动协调各应用程序的界面来显示该患者的各类信息。基于因特网技术的 WEB 浏览方式在患者信息集成中有重要作用。一方面，浏览器为电子病历的展现及浏览提供了无所不在的支持，另一方面，通过 WEB 服务器可以将分散在各子系统的患者信息汇集到一起，以统一的界面（HTML）提供给用户，屏蔽各系统结构上的差异。CCOW 中还专门针对 WEB 服务方式的集成提供了支持。如果各系统厂家提供各自的 WEB 方式的信息浏览，通过 CCOW 规定的上下文管理可以实现整个患者信息的 WEB 页面集成。

（四）院际间病历集成

电子病历不仅要实现一个医疗机构内部以患者为中心的信息集成，还要实现医疗机构之间的信息集成。院际之间患者信息的共享与一个医疗机构内部的不同系统之间的信息共享相比有其特殊的意义。

1. 患者标识

在一个医疗机构内部可以做到一个患者使用一个唯一的识别号，各系统都使用同一识别号来关联患者信息。但在不同的医疗机构，采取的是完全不同的标识号，如何将一个患者分散在不同地点的信息关联到一起成为首先要解决的问题。

解决患者标识问题，最理想的方法是直接采用同一的标识方法，如居民身份证号码。香港医院管理局所属医院采用的就是全港统一的标识号。对于采用自己的标识号的医院，可以通过建立医院内部标识号与公共标识号对照表的方式实现患者信息的关联。在医院 A 要访问患者在医院 B 的就诊信息，可以通过患者在医院 A 的标识号查到公共标识号并提交给医院 B，由医院 B 通过公共标识号再对照到患者在医院 B 的内部标识号。

2. 分布式集成方法

患者在各医院的信息一般采用在各医院分散保存管理的方式，而不大可能建立集中的患者信息数据库。解决患者信息在院际之间的集成，就要解决如何获知一个患者的信息分散在哪些地方的问题。

实现分散的患者信息的定位，可以采用建立集中的患者信息目录的方式（目录信息的集中是必需的）。对患者每次就诊或住院，在目录中增加一项用以说明就诊的医疗机构及对应的识别号（或者公共识别号）。该目录可以集中存放在一个位置，也可以各个医院保持一个拷贝。当要访问患者的整个病历信息时，先通过这个目录查找到患者就诊记录及信息的所在位置，然后向患者信息所在的医疗机构提取患者信息。

由于各医疗管理机构信息管理上的自治性及医疗机构之间通信条件的限制，院际信息的访问适宜采用请求/服务式，即由需要方发出提取信息的请求，由提供方验证后将所需信息发送给需要方。因特网和 WEB 技术在医疗机构之间患者信息网络的构建上有明显的优势。在各个医院设立专门的 WEB 服务器用于所有外来的访问患者信息请求的管理和处理。电子病历浏览程序通过查找病历信息分布目录，分别与各个 WEB 服务器建立连接，获得病历信息，这种结构较好地实现了在各医疗机构病历信息的自治管理基础上的信息共享。

四、电子病历安全性

（一）电子病历的安全需求

电子病历应用中经常受到质疑的一个问题就是安全性问题。关心病历的安全性来自几个方面的原因：病历涉及患者个人隐私，患者个人或法律规定不允许病历信息被随意泄露。病历是医疗过程的记录，具有法律证据作用，它的内容原始性必须得到保护。病历是医疗诊断、治疗操作的依据，为了医疗过程本身的安全，它的信息可靠性和完整性必须得到保证。

对电子病历安全性给予比纸张病历更多的关注是由于电子病历的重要目标是要通过网络化的手段增强患者信息的共享。共享程度越高、信息获取越方便，病历信息被不正当使用的可能性也越大。

但另一方面，我们也应当看到，也正是电子化手段的使用使病历信息的保护具有更强的可控性，电子病历可以加密、可以防伪、可以授权，而纸张病历则不然。因此，也有另外一种观点认为，电子病历具有比纸张病历更高的安全能力。

要保障电子病历的安全，有几个方面的需求必须要满足以下几点。

第一，电子病历使用者的认证手段，即如何证明使用者是谁。只有首先明确了使用者的身份，后续的各项授权及安全性保护措施才能得以实施。

第二，对病历的使用要进行权限控制，明确并控制哪些使用者对哪些患者的哪些信息有怎样的操作权限。如患者的主管或相关医生可以写病历、下医嘱，而其他医生需要经过授权才能看病历。与患者医疗相关的医生可以看患者的所有资料，而其他医生只能看部分非隐私信息，除此之外的应用只能看到非个体化的信息等等。

第三，要保证病历的原始性和完整性，即一个医生所记录的病历不能被其他人修改，同时对自己所记录的内容不可抵赖。在技术上要具有这样的保护机制。

第四，对病历的访问和修改要有追踪记录。谁什么时间修改了什么内容，谁访问了哪些患者信息都有据可查。

虽然对电子病历的安全性有多方面的需求，但实现安全性保护最缺乏的是法律法规作为执行的依据。谁有权使用病历，谁有权对病历的使用进行授权等这些基本问题，缺乏明确的规范。在关注安全性的同时还要看到安全性限制与电子病历使用的便利性存在一定矛盾：安全手段越多的信息，使用起来越不方便。对病历信息安全限制过于严格并不利于患者的医疗，不利于医护人员的日常操作。因此安全性与方便性之间要取得一个平衡点。

（二）用户身份认证

用户身份认证就是要确定用户是谁。用户身份认证是整个安全机制实施的前提。只有首先确定了用户身份，才能施加相关的安全限制。

最简单的用户身份认证方法是用户名和口令。只要两者匹配即可确定用户是谁。这也是目前医院信息系统应用最广泛的方法。这种方法虽然简单，但安全程度有明显缺陷，用户口令可能会在有意或无意之间被他人获取。要解决这一问题，需要一种能唯一表示用户的不可复制的"电子钥匙"。

IC 卡是用作"电子钥匙"的比较理想的标识手段。它内部存放用户标识信息，为了防止他人复制，可以使用具有加密功能的 IC 卡。这种卡的内部具有密码验证电路，密码不能读出，从而有效地防止了他人复述，保证了 IC 卡的唯一性。IC 卡除了存放用户标识信息外，还可以存放用户私人密钥，用于对所记录的病历进行个人数字签名。为了防止 IC 卡丢失，IC 卡可以和用户口令同时使用。

除此以外，还可以通过用户生理特征和条码技术来识别用户，如指纹识别。每台计算机配置一个指纹扫描装置，用户只要轻轻一按，指纹识别软件即可验证用户身份。目前这种技术已经成熟。

（三）权限控制

访问权限控制要解决哪些人对患者信息具有怎样的访问权限和授权管理。对病历信息的授权要能够指定具体的患者，甚至是一份病历的不同部分。

描述病历授权情况需要建立授权控制表。它描述了用户和病历两个实体之间的对应关系。电子病历应用程序对当前用户和要访问的病历通过查找该表以决定访问的有效性。对不同类型的用户，权限可以分级以区分所允许的操作类型（读、写、修改等）。为了简化授权的管理，权限控制可以遵循一定的默认规则。如患者的主管医生对病历有完整的控制权，本科室的医生可以读本科的患者病历，紧急情况下的授权处理方法等。除此之外，对病历的使用需要单独授权。授权工作可以由专门的机构来负责完成。

对用户所授权限应有期限限制，过期之后，权限自动取消。如对住院患者，其对医生的授权仅限在院期间，对于紧急情况下，权限只在短期内有效。

不同的患者，其病历信息的敏感程度可能不同。比如对艾滋病患者，其病历可能更加敏感，在授权的严格程度上应有所区别.因此，在授权控制上对患者可以进行分级标识。对于普通患者可以遵循一般的授权规则，对于特殊患者则严格按单独授权的方式来管理。

对于用户访问的每一份病历及所做的操作，电子病历系统记录到安全日志中。有的系统对与用户当前所主管的患者无关的病历访问，会给予提示，告诉用户将进入受保护的病历信息范围并将记录用户的访问行为，由用户选择是否继续。

（四）病历完整性

如何保证病历记录不被他人非法修改，数字签名技术提供了很好的解决方案。所谓数字签名就是对信息内容通过 HASH 算法抽取出特征值，并用用户自己的私人密钥对其加密。加密后的特征值既包含了信息内容的特征，又含有了用户个人特征，别人无法仿制，这就是数字签名。数字签名后，如果对原始信息进行修改，即使改动了一个字，则重新计算特征值后必然与原特征值不符。而原特征值由于含有用户密码，无法重新生成，任何修改即可被发现。将这一技术用于病历记录，记录完成后，由记录者生成该记录的特征值并进行加密，该数字签名与原始的病历记录一并保存。当访问病历或发生疑义时，可以重新计算特征值，即可以判断病历内容是否为原始内容。

由于数字签名的存在，这一方法同时解决了原始记录不可否认的问题。因为数字签名中含有个人私有密钥信息，别人无法伪造，只要将病历内容与数字签名相比较，如果两者一致，就可以肯定其记录者。

数字签名解决了他人修改病历的问题，但病历记录有一定的时效性，对于记录者本人修改病历内容或者伪造病历仍需进一步限制。数字签名的方案需要进一步增强。首先是在数字签名时引入时间戳，在记录者完成病历记录进行数字签名时，由系统或者第三方认证机构生成一个加了密的时间记录（时间戳），将病历原始内容与该时间戳一起进行数字签名。这样数字签名中就含有了记录者自己无法修改的记录时间信息。同时可以把数字签名集中进行管理或交由第三方认证机构代为管理。这样，记录者本人将不能随意修改病历内容，也不能随意滞后记录病历。

从这一技术也可以看出，从技术手段上，电子病历能够提供比纸张病历更高的安全性保障。

虽然电子病历安全性引起了人们的高度重视并开展了大量研发工作，但已应用了这些安全手段建立的完整系统并不多见。这有几方面原因：一是关于病历的安全性还缺乏统一的法规，对病历的所有权，授权范围等缺乏统一明确的界定。二是由于安全性与方便性之间的矛盾，如果安全机制过于复杂，势必造成应用及管理上的不便。也许现在是如何要实现患者信息共享的时候，还不是要限制这种共享的时候。三是由于医院信息系统是由不同厂家的系统所组成，很难实施一个统一的安全机制。但无论如何，要实现电子病历取代纸张病历的目标，电子病历的有效性必须得到法律的认可。而要做到这一点，首先必须从技术上能够保证电子病历是安全的。

五、电子病历结构化及描述

（一）结构化需求

如果说，计算机在软件的控制下能够理解或识别文字信息，这些信息只能限于已知的固定的规范化的词汇。人们在表达信息时使用的是自然语言，在记录病历时也不例外。所谓信息的结构化表示是指将自然语言表达的信息分解为计算机可识别的一系列规范化元素表示。

电子病历如果仅仅是记录介质的改变，则医护人员自然可以按传统的方式记录病历，计算机只需要将记录内容原样存储和展现就是了，但电子病历强调的恰恰是从输入、处理到展现的功能上的改变，而要创造实现种种服务功能，其前提是必须实现

自然语言描述的病历内容的结构化。这里举两个例子说明这一问题。

5% 葡萄糖 500 mL 静滴，2 次/日这样一条医嘱，如果要让计算机能够识别并通知药房准备药品、通知护士执行操作，则必须将其分解为药品：5% 葡萄糖，剂量：500 mL，频次：每日 2 次，操作：静脉滴注。

手术医嘱——明日全麻下行右肾肿瘤切除术，如果要让计算机通知相关科室准备并能在以后对手术进行检索，则需要分解为时间：明日，麻醉方法：全麻，手术名称：肿瘤切除，部位：右肾。

病历结构化表示才能实现结构化输入。结构化的输入界面，在计算机辅助下可以提高录入效率、减少差错。如上述医嘱的录入：计算机可以对药品名称、操作名称、手术名称、部位、麻醉方法提供字典支持。再比如对病历中体格检查部分，可以分解为查体项目，采用表格化录入界面，对各查体项目采用填空或选择方式录入。一些智能化的辅助录入手段更是依赖于输入内容的结构化。

例如，有这样的录入工具，它可以根据患者的症状，自动关联出下一步要录入的项

目。如患者主诉感冒,系统就会提示是否发烧、咳嗽;如果回答发烧,就会提示输入体温等等。这就要求患者的症状必须是结构化表示的,结构化表示才能实现病历的加工处理。

从简单的检索查询(如按疾病名称、手术名称、症状的病历检索),到复杂的判断处理(如用药的合理性审查、症状与疾病之间的关系、病历内容的多角度重新组织和展现),也都依赖于信息的结构化。对信息的加工处理功能要求越高,则对信息结构化程度要求也越高。

由此可见,如果说电子病历的服务功能是发展的重点,而结构化就是电子病历的核心问题。从一定程度上讲,电子病历的发展就是病历结构化的不断发展。

（二）结构化的难点

病历内容的结构化存在以下难点。

1. 病历的内容是描述性的,缺乏规范术语

纵观整个病历内容,部分内容比较适合于结构化表示。如病案首页、处方、医嘱、检验报告等。而另外的内容,如各种检查报告、病程记录、手术记录等则非常难于进行结构化处理。它们多是描述性内容,一方面缺乏规范化术语进行表达,另一方面规范化与描述的自由化之间存在矛盾。

医学术语的规范化涉及疾病、手术、症状、操作、护理、药品、检验等多方面内容的表达。要规范这些内容,其术语要能覆盖所有这些范围和内容。而在规范格式上也存在很大难度。SNOMED 是最具影响力的结构化医学术语集,它需要从病理、部位、症状等多个轴向对描述进行标识,应用上比较复杂。

如果设计的病历结构过于计算机化,则人们在使用时会感觉要求的是"计算机语言"而不是自然语言,从而难以接受。

2. 病历内容种类多,缺乏统一结构

病历中信息内容种类繁多。以检查报告为例,一个大型医院的各类检查有 X 光、CT 扫描、超声、核磁共振成像、心电图、脑电图、内窥镜等难以尽数的检查种类。而各类检查部位不同,记录的项目也不同。如心脏超声和腹部超声记录的项目完全不同。患者的主诉、查体情况又因不同专科而侧重不同。我们只要看一下各个专科所使用的部分表格化的病历就可以感知这一点。所有这些因素,导致患者的病历缺乏统一的结构。要将所有内容结构化,不仅工作量浩大,而且不同的结构必须对应不同的应用程序,应用程序本身的开发也将存在很大困难。仍以超声检查为例,心脏超声报告和腹部超声报告的结构不同,必须开发两个模块分别进行录入处理。一个大型医院有这么多专科,这显然是极其困难的。

3. 病历结构复杂,实现上的困难

病历信息的结构复杂、要求灵活、随时间发展而不断变化,采用传统的关系型数据库技术面对如此庞大的结构,很难应对。我们从病案首页的描述就能体会到整个病历的描述复杂性。同时,数据库结构要求稳定,程序与结构关系密切,结构一旦变化,相关的程序

都要修改,因此,基于传统的技术,实现病历的完全结构化是不现实的。

(三)病历的结构化策略

目前无论国内、国外还没有看到有完整的结构化病历的报告。人们都试图在结构化的问题上有所发展。HL-7组织提出了医疗文书的框架结构COA,它定义了统一的医疗文档的结构框架(第一级),但对医疗文档所记录的内容并没有给出具体的结构。那么,应该如何面对病历的结构化问题?

1. 适度结构化

从上述讨论中可以看到,目前建立完全结构化的病历描述是不现实的,因此,应将目标放在适度结构化上。对于病历中经常要进行检索、统计处理的内容进行结构化处理。如病案首页是病历的摘要,是最常用于检索统计的内容,实现了病案首页的结构化就可以解决相当大部分的统计处理要求。再比如处方、检验检查申请单、医嘱等,和自动划价收费密切相关,实现了结构化就解决了自动划价及相关的经济管理问题。对于这些内容及病历中易于结构化的内容,首先进行结构化处理。而对难于结构的内容,如病程记录、检查报告等,可以采用自由描述的方法。

2. 非结构化内容的处理

对于非结构化内容,如病程记录,有的系统采用字处理软件进行记录编辑。但单纯的自由文本给后期的检索统计带来困难。为了弥补这种方法的不足,可以采用多种手段。提取关键词法,对于记录的自由文本,辅助以关键词标识。关键词可以由人工选择录入,也有的系统通过程序自动分析提取关键词。关键词以结构化的方式与自由文本一起保存,检索时通过关键词进行。这种方法甚至可以用于对图像等非文字信息的标注与检索。

半结构化法,对于自由格式的内容抽取出框架性结构。如病程记录可以划分为入院记录、一般病程记录、查房记录、出院小结等,而入院记录又可分为病史、查体记录等,病史进一步划分为现病史、过去史、家族史等。整个病历内容有一个框架层次,每一部分可以通过时间、标题等属性标识。对于检查报告,可以划分为检查所见、印象、诊断等几部分。框架本身为结构化表单,框架内的各部分仍采用自由文本描述,这样就较好地实现了结构化与自由化的平衡。HL-7的CDA实际上就是一种通用的医疗文档半结构框架。国外有的系统在实现病历编辑功能时,采用了基于段落的结构。段落之间有结构,段落内部则为自由文本。这是目前解决病历描述性内容编辑的比较好的方法。

(罗 明)

第四节　住院病案技术操作

一、建立姓名索引功能

姓名索引是每个住院患者必须建立的。有了姓名索引随时可以检索到患者的住院信息，如病案号的查询，只要正确提供患者的登记姓名，就能按照姓名索引的功能，迅速检索出患者的病案号，再按病案号提取病案。姓名索引是病案室工作经常使用的，没有姓名索引功能就无法开展其他工作，病案室担负着对院内为医疗、教学、研究服务，对院外为患者、医疗保险公司、公检法等社会各界需求者服务的职能。每一个来访者，都有他不同的目的，但都需要患者的住院信息，强大的检索功能，是完成上述工作的基础。

在手工操作的年代，病案室是为每个住院患者建立姓名索引卡片。姓名索引卡片上记载了患者的个人基本信息和病案号，见表4-4。

表4-4　病案姓名索引卡片

索引号：			
病案号：			
姓名		性别	
年龄	科别		病区
住址			
入院日期		出院日期	
联系人		关系	

姓名索引卡片的索引号排列顺序，不同的医院有不同的排序习惯，有按"四角号码"排序的，也有按"汉语拼音"排序的。不管用什么方法，在同名同姓的患者不多的情况下，熟练者应能手到即得，迅速找到患者的姓名索引卡片，有人说比电脑还快，的确如此，用过姓名索引卡片的同志可能都有体会。但是如果同名同姓的人多了，同一索引号就多了，在实际工作中同名同姓的人大有人在，比如同名同姓的人超过一百个，一个一个地去查就慢了，人脑就不如电脑了。随着计算机的普及，手工操作已经成为历史了。

一般来说，计算机操作都具有姓名索引的功能，区别只是功能强大与否。这与软件开发商有关。如果姓名索引库里有数百个同名同姓的人，同时出现在屏幕上，一屏一屏地翻也很慢，如果有二次检索、三次检索的功能，就能迅速检索到所找的人。还要有模糊查询的功能，从多角度查询，应该有任意条件组合查询的功能。

二、入院登记工作

1. 患者入院，首先需要办理入院登记手续

入院登记工作，属于病案管理的基础内容，即建立患者的基本信息，尽管内容比较少，但对以后的随访工作影响很大。登记工作人员应有随访意识，并有认真细致的工作态度，不能草率行事，更不能"偷工减料"，姓名要填写正确，注意不要使用同音字。要问清姓名是哪几个字，必要时让患者确认或让患者自己写。姓名一旦有误，对以后的姓名检索造成巨大困难。有的可能就永远错下去了，修改姓名比手工操作时困难得多，修改姓名又会带来一系列"后遗症"。软件设计是不能随便修改的，姓名和住院次数都很重要，错了就会出问题，检索确认就增加了困难。工作人员要有个人信息不能错的认真精神，确保患者个人信息的准确采集和准确输入。其他信息也要认真填写，如地址填写要详细，是农村的要填写到"村"，城市居民要填写到街道、几号楼、几单元、门牌号，是工厂的要填写到"车间"，是机关的要填写到科室；联系人要写直系亲属；身份证号是患者唯一准确的依据，但是在实际工作中采集比较困难，特别是农村患者没有带身份证的习惯，应教育患者看病带身份证；目前电话比较普及，应该记录联系电话。

在实际工作中，准确填写患者个人信息是很困难的，主要原因是科室归属不合理。各医院普遍存在非病案管理人员做登记工作，即住院处的同志代办，住院处的同志是会计职称，不了解患者身份信息的重要性，注意力在收费上，钱不能收错也不能收假，至于对患者个人信息的重要性就认识不足了。所以，存在着主观和客观两方面的因素，致使病案基础质量管理不能保证，给以后的病案随访工作带来许多麻烦。规范化病案流程与病案管理，就应该理顺科室归属，将入院登记处的登记工作归病案室管理。

2. 入院登记处的工作流程及规范化管理

入院登记是患者住院治疗的开始，患者持住院通知书→入院登记处→登记患者身份信息→发放新病案号→对再次住院患者进行身份核对并查找旧病案号→输入并套打首页中患者基本信息内容→患者持首页进入病区。

三、病案收集方式

病案室有收集病案的职能。出院病案的收集大体上有两种方式：一是病案室的同志去病区收集病案，另一种方式是病区将病案先送至住院处结账，然后病案室的同志再去住院处取回病案。这两种方式各有利弊。

病案室的同志去病区收集病案，最大的缺点是不能按时收回病案，因为首页签署不及时，影响"出院病案24小时回收"。优点是在首页签字方面能督促、把关。

病案室的同志去住院处取病案，能保证"出院病案24小时回收"，但是大夫在首页签字方面可能不够，还要通知大夫来病案室签字。

两者优缺点正好相反，可以根据医院的实际情况而定。

四、病案整理工作

整理病案是病案室的技术操作工作之一。收集到病案室的出院病案，按如下程序进行整理。

（1）将每一份病案从头到尾先检查一遍，看有无他人的资料，看有否入院以前的病案资料，有否院外的病案资料，如有应拿出放在固定位置上，以备后查。

（2）一式两份的记录，如出院记录、死亡记录，看是几份，如两份时拿出一份放在固定位置上，以备后查。

（3）看是否有一个字没有的空白表格，如有应拿出放在固定位置上。

（4）在整理过程中，要将连在一起的纸张分开，使之都成为单页，以方便扫描。

（5）排序（按出院病案排列顺序排序）。

（6）整理完后，装订成册。

（7）整理过程也是初步质量检查的过程，如果发现有整页记录缺如时，如缺"出院记录"应立即电话通知科室的有关人员补齐。如果发现有空白首页应该立即电话通知相关医务人员补填。

住院病案出院时排列顺序如下。

（1）病历首页。

（2）出院记录（即出院志）：包括死亡记录（死亡讨论附后）；24小时内入、出院记录；24小时内入院死亡记录。

（3）入院记录（即住院志或再住院志）。

（4）住院病历（即大病历）。

（5）病程记录：按日期顺序排列，包括：首次查房记录；日常病程记录；日常查房记录；会诊记录；交（接）班记录；阶段小结；转出（入）记录；医患沟通记录；特殊检查、特殊治疗同意书；化疗、放疗协议书；术前小结；术前讨论；麻醉协议书；麻醉记录；手术记录；手术护理记录；术后记录；抢救记录等。

（6）特殊记录，包括不按日期顺序排列的记录，如糖尿病血糖观察表；医保特殊检查、特殊治疗审批表；特殊药物治疗记录等。

（7）检查报告单（辅助科室检查报告都归在此，要求：同一辅助科室的检查报告单放在一处，两张以上按日期顺序排列；各辅助科室之间不分前后顺序）。

（8）输血申请书及输血记录（两次以上记录按日期顺序排列）。

（9）住院通知单。

（10）检验粘贴单。

（11）监护记录（A3纸）。

（12）医嘱单，长期医嘱，临时医嘱。

（13）护理记录。

（14）产科记录。

（15）婴儿出院记录。

（16）新生儿记录。

（17）体温表（按日期顺序排列）。

（18）门诊记录。

（19）外院资料。

五、病案号核对工作

病案号核对工作是病案管理的一项重要工作，在"一号制"管理的医院，必须保证一个患者一个号，再次或多次住院的患者都要使用第一次住院时建立的病案号。

患者再次住院办理入院手续时，如果办理入院登记的人员不是病案管理专业人员，又不仔细询问在办理入院登记的患者家属，发放的病案号，就不一定准确；另外办理入院登记的人是变化的，本次办理入院登记的人不了解上次住院情况，自然也不知道病案号；患者不注意保存病历资料也是其中一个原因；更有患者家属嫌去病案室查号麻烦又耽误时间，故意隐瞒上次住院信息。所以，病案室技术人员要对每一份出院病案进行病案号的核对工作，确保病案号的准确，这是不可缺少的程序。

病案号的核对程序是：将整理装订好的病案，在计算机上核对，输入患者姓名调出库存资料，看既往住过院没有。如没有，证明是第一次住院，应该给新号，再看发给的病案号是否正确，有没有和其他患者重复，即有没有一个病案号两个人使用的现象，如没有，此份病案核对结束，通过。

如果发现曾经在本院住过院时，要核对病案号，看病案号是不是第一次住院时给的号，对！通过！此份病案核对结束；如果不对！修改病案号，将本次住院给的病案号修改成为第一次住院时建立的病案号。确保病案号唯一、准确，同时修改其他相关记录，使之保持一致。

手工核对时在查"姓名索引卡片"时发现有旧"姓名索引卡片"存在，即说明该患者曾经在本院住过院时，应该修改病案号。修改方法：取消本次"姓名索引卡片"，同时在病历首页上将现在的病案号改为以前住院时用的旧病案号，并且修改入、出院登记及相关其他记录。

六、病案号修改工作

在"一号制"的管理下，病案号修改是经常性的工作，一旦发现病案号错了就要修改。确保病案号的唯一性。

再次住院的患者，在办理入院登记时，应该查寻第一次住院时用的病案号，查寻的方法是询问办理入院手续的人，此次住院的患者是否曾经在我院住过院，如果办理入院手续的人提供的信息错误，或办理入院登记的同志核查错误的情况下，就会给错病案号。

错误病案号在住院期间是不能修改的，只能等患者出院时，办理了结账手续后才允许修改病案号，修改病案号的职权在病案室。

病历到病案室后，一旦发现病案号错误，就要修改病案号。各医院都会有这种情况，修改病案号是不可避免的。如何修改病案号要结合各医院的实际情况，手工操作的医院可以直接手改。计算机网络管理的医院要有改号程序，按程序进行改号就可以了，各家的修改程序可能不一样。

下面介绍作者医院的改号程序：

（1）打开程序，选择修改患者信息菜单。在打开的程序窗口后选择操作为"修改患者病案号"，患者就诊类别为"住院"，修改病案号操作为"修改"。

（2）打开病案管理程序的首页编辑窗口。

（3）在编辑窗口中分别找出原病案号中要修改的那次病案的住院次数。再次查出新住院号的最大次数。

（4）在改号程序中分别填写新住院号、原住院号、新住院次数、原住院次数。

（5）按获取信息按钮，在原入院时间会出现一个日期，对比要修改病案号的入院时间；再对比新住院次数是否比新的住院次数大一个数。

（6）点击"改病案号"后，会出现"修改成功"提示窗口。

（7）最后在病案管理程序的首页编辑窗口中分别查新住院号和原住院号，看是否修改正确。如不正确请及时查找原因。

（8）提示：新住院号是要修改成的病案号，即正确的病案号。原住院号是本次住院期间一直使用的病案号，即错给的病案号。

七、建立入院登记册

入院登记是病案管理科的一个资料，要永久保存，它是病案查询时一个必备的记录，是医疗、教学、研究、管、统计及医疗保险提供病案与卫生信息服务的依据之一，特别是在医疗纠纷举证时，是以纸为载体的证据，是法律承认的证据，显得更为重要。

建立入院登记的方法有以下几种。

1. 在手工操作时工作步骤

（1）通常是住院处的同志做入院登记工作，病案室工作人员从住院处取回的入院登记"活页"，按病案号大小或按时间顺序排列并归入《入院登记》册。

（2）病案室工作人员，每天要以入院登记和每日出院病案一一核对，同时在入院登记和病案首页上盖章（当日日期）以示收回。并显示收回日期。

2. 在计算机操作时工作步骤

（1）病案室工作人员，每天把入院登记从网络上倒出，按病案号大小或按时间顺序排列并归入《入院登记》册。

（2）病案室工作人员，每天以入院登记和每日出院病案核对，同时在入院登记和病案首页上盖章（当日日期）以示收回。并显示收回日期。

在计算机管理的医院，各家编写的软件不同，操作也不同，使用哪家的软件就按哪家的程序操作。

八、建立出院病案分科登记册

出院分科登记和入院登记都是病案管理科的一个资料，要永久保存。查询患者住院信息时，经常使用，虽然计算机可以查询，但是在计算机故障或停电时，就需要手工查询，特别是在有医疗纠纷"举证"时，更需要病案资料进一步证实。是以纸为载体的证据，是法律承认的证据，显得更为重要。登记的过程也是再次核对的过程，如果发现错误就再次修改。

手工登记工作虽然慢一些，但是比较准确、可靠，仍然是科学的，一个医院在实现了计算机化的条件下，应该保留一个手工登记，以防计算机故障、病毒侵袭、停电等事故发生时的应急措施。

建立出院分科登记的程序：

1. 在手工操作时的工作流程

（1）将整理、核对结束的病案，按科别分开。

（2）然后取出出院分科登记本。

（3）每科的病案和每科的登记本核对无误后，进行人工登记。

2. 在计算机管理时的工作流程

一般需要将数据导出，然后打印，具体步骤要根据软件编写的要求操作。

九、病案的缺陷管理工作

通常病案室只能做一些病案书写质量的管理，或叫病案的外在质量管理，也就是病案的缺陷管理。是粗略的书写质量检查。

检查内容：看病案中是否有整页记录的"缺项"，如出院记录、手术记录等，有缺项，及时电话通知病区马上补齐。以保持病案的完整性。此项工作通常由整理组完成，其他组督促检查。

重点检查病案首页填写情况，查填写是否齐全，是否有明显的错误，如果有空白首页则立即电话通知病区马上补填，由整理组完成；如出院主要诊断、手术情况填写有缺陷的，疾病分类组负责检查并立即电话通知病区马上补填；影响卫生信息统计的项目，诊断符合率情况，由首页录入组负责检查，如有漏填立即电话通知病区马上补填；三级医师签字情况则由归档组督促检查，不签字的病历不归档。

在病案室管理人员的督促下，多数医师会很快来病案室补填有关缺陷，个别医师不能及时来病案室补填有关缺陷的，大缺陷立即报医务处，小缺陷每月报一次医务处，扣质量管理分，并与奖金挂钩。

对于病案首页的三级医师签字不全的，每月规定一个最后签字时间，超过时间未来病案室签字的，每月统计报一次医务处，扣质量管理分，与奖金挂钩。

十、质量检查工作

病案质量反映了一个医院的医疗质量。病案室的质量控制，是对病历进行"终末质量控制"，质检组的质控医师，按《河北省住院病历书写质量评估标准》，对每一份出院病案进行质量检查，根据检查结果确定病案的级别（甲、乙、丙），填写质量检查表，质量检查表随病案入档，质检组每月将病案质量检查结果上报医务处。

手工质量检查组的工作流程。按"住院病案质量评估标准"检查每一份病案→记录扣分内容→按得分多少评定病案等级（甲、乙、丙）→病案质量评审医师签字→质量检查表随同病案放在一起，位置在病案的最后。

利用计算机质量控制，需要编写软件，在编写软件时请参考，河北省2004年出台的《住院病历书写质量评估标准》，河北省境内的医疗机构可以将《住院病历书写质量评估标准》编入计算机质量检查软件内，就可以利用计算机进行质量检查了。

病案室质量控制的范围：

（1）病案室要控制病案号的唯一性和正确性。

（2）首页主要项目填写的完整性。如①出院诊断，包括院内感染，损伤、中毒的外部原因。主要诊断的选择监控。②出院情况（治愈、好转、未愈、死亡、其他）。③手术情况。④病理诊断的填写。⑤诊断符合情况，与医院统计有关的内容：门诊与出院，入院与出院，术前与术后，临床与病理，放射与病理。⑥三级医师签字，这是重中之重，主任医师不签名不归档。

（3）病历中各项内容的完整性，如入院记录；出院记录；病程记录；医嘱单；体温单等。如果是手术病历还要检查麻醉记录、手术记录、手术护理记录、术前小结，中等以上手术还要有术前讨论、麻醉医师术前和术后看患者记录及术后连续三天的病程记录是否齐全。

（4）迟到报告单的归档。

（5）病历表格标准化、规范化的质量控制。

病案室的质量控制是医疗文书书写质量的控制，是数据信息资料质量的采集控制，是日常工作，出院病案质检率应该达到100%。

十一、国际疾病编码工作

（一）国际疾病分类

1. 国际疾病分类简介

国际疾病分类已有百年发展史，可以说，今天的国际疾病分类已不是哪一个人哪一个国家的专著，而是世界各国专家合作的产物。百年来它经过了十次修订，已经成为一个被世界各国接受的国际标准分类。

在国际疾病分类（ICD）的修订过程中，首次引入疾病分类是在第六次修订时，以后每次修订更加注意疾病分类的完善和临床检索及管理的需求。但强调病因分类的思想一直保持不变，也就是说，分类的变化只是调整和修改。在ICD-10的修订中与以往修改的最大不同是引进了字母，形成字母数字混合编码。

疾病分类法是根据疾病的病因、病理、临床表现和解剖位置等特性，将疾病分门别类，把同类疾病分在一起使其成为一个有序的组合。它集基础医学、临床医学、临床流行病学、分类原则于一体，是将原始资料加工成为信息的重要工具。

疾病命名是给疾病起一个特定的名称，使之可以区别于其他疾病。理想的疾病名称应既能反映疾病的内在本质或外在表现的某些特点，又是唯一性的，例如，急性阑尾炎，它表示了疾病的发生部位是在阑尾，又表示了疾病的临床表现为急性炎症。

疾病分类轴心是分类时所采用的疾病的某种特征。在国际疾病分类中，使用的疾病特征可以归纳为四大类，即病因、部位、临床表现（包括：症状、体征、分期、分型、性别、年龄、急慢性、发病时间等）和病理，因此国际疾病分类称之为多轴心分类。

国际疾病分类除按照解剖系统分类外，还有按某一特定阶段组成，如妊娠、分娩和产褥期，也有按某种特定的疾病分类，如肿瘤；甚至还有按症状、体征和临床实验室异常来分类的，因此，医师书写疾病诊断时可以参考ICD-10中的疾病名称。

2. 疾病分类的意义与目的

（1）国际与国内的交流：世界卫生组织每年都要出版一本《世界卫生统计年鉴》，它根据ICD的分类原则收集了各国人口死亡原因的分类资料。许多国家根据ICD收集和编辑本国的卫生信息，包括疾病的资料。一个国家的卫生资料，是一个国家卫生状况的反映，也是卫生资源投入、卫生行政管理、决策的依据，甚至对于涉及卫生领域的厂商都是一份珍贵的资料。

我国卫健委过去也有医院的住院患者疾病分类统计报告，但没有采用国际标准，现在每年的统计汇编都是按照ICD的分类原则与国际接轨。随着ICD的推广和普及，它的影响越来越大，有的杂志、国际会议文章的交流在涉及疾病时，要求要有疾病的国际编码，甚至患者转诊时医院提供的病历摘要也被要求填写ICD疾病分类编码。

（2）医院中的医疗、教学与研究：如果我们承认病案是医院的"宝"，病案室是一个

"宝库"的话，那么疾病分类就是一把打开宝库的钥匙。病案除了医疗时需要参考外，还被用于教学和临床研究，对于病案的检索，医师常常提出的要求是某一具体的疾病名称，而病案工作人员就是通过疾病编码索引查到病案号，进而提取出医务人员所需要的病案。

（3）医院管理：病案中的信息是丰富的，通过疾病分类可以将病案中的用途加以归纳。如可以按病种来归纳，了解各病种住院人数、平均医疗费用、最高和最低医疗费用、平均住院天数、最长和最短的住院天数等，从而进行病种的管理。

（4）医疗付款：相关疾病诊断分组是目前各国医疗改革研究的重点，它是一个基于疾病分类和手术分类的医疗经费控制系统和医疗质量评价系统，将疾病性质、医疗费用、住院天数相同或相似患者分在同一个类别中，并据此而进行医疗付费和管理。采用此系统，ICD编码是分组患者的依据。由于每一组别的费用是限定的，医院不管提供了多少服务，也不能多收费。所以利用疾病分类的资料可以对若干个医院的病种、收费等指标进行比较，就很容易比较出哪一个医院收费高，哪一个医院收费低，然后让患者定点医疗，对收费高的医院限期找出原因并加以纠正。总之，医疗收费的科学管理需要利用疾病分类资料。

因此医院各级医师应把首页一栏中出院诊断及其他诊断填写清楚，否则无论是费用还是以后的科研都将受到影响。

3. 怎样填写疾病诊断

住院首页中有一项是出院诊断，它包括主要诊断与其他诊断，如何填写好这一栏是首页质量的重中之重。

疾病诊断由医师填写，故各级临床医师对疾病诊断的书写都负有责任，经治医师是诊断填写的直接责任人。上级医师应对下级医师负有严格要求和指导的责任，科主任负有检查、修正的责任。

疾病诊断的构成：传统的疾病诊断书写方式是按病因诊断、病理生理诊断和临床表现顺序。现在临床书写诊断的实际情况比较混乱，大多临床医师仍然按照传统的方式在填写诊断名称，但也有用不同方式填写的。

例1：慢性肾衰竭，尿毒症期

慢性肾小球肾炎

肾性贫血

肾性骨病

例2：心功能3级

风湿性二尖瓣狭窄

上述两个例子医师首先强调的是心功能和肾功能，然后再按传统方式记录。从我们疾病分类方面考虑，传统的填写方式总体是与分类要求一致，因为国际疾病分类主要也是强调病因分类。

传统的填写方式也有不符合要求的情况，也就是说当疾病的病因是导致疾病的一个总的情况，如风湿性心脏病，它不能反映疾病的严重程度时，单纯的疾病诊断是不足以表明疾病的整体情况的。所以根据ICD的要求，疾病诊断的构成应包括以下成分：

病因＋病理＋部位＋临床表现。但并不是每一个疾病诊断都必须含有这些成分，病理只是对肿瘤形态学和肾病综合征分类有影响，也就是说，对于一般的诊断就不必含有病理诊断。

对于病因不清、部位不确定的诊断或者全身性的表现，有时单一的临床表现也可以作为诊断名称，例如，腹痛，发热。

核心成分，一般的疾病诊断都含有的成分是部位＋临床表现，例如，脑膜炎，脊柱前凸。这两个主要成分称之为核心成分。

有些诊断还包括了病因＋部位＋临床表现三部分，例：结核性胸膜炎，肠病毒性脑脊髓炎。

医师在填写诊断名称时，一定要尽量将上述的成分描述清楚，不能只写"心肌梗死"这样的诊断，因为心肌梗死有"急性、慢性、复发性"和具体的部位如"心内膜下"等，都直接影响编码的结果。当然在无法确诊的情况下，"心肌梗死"也可以编码，只是编码的特异性差，今后在资料利用时的价值也会随之降低。

主要诊断选择原则：在本次医疗事件中，患者有一种以上的疾病，要选择对健康危害最严重，花费医疗精力最多，住院时间最长的疾病的诊断名称作为患者的主要诊断。

疾病诊断填写顺序的基本原则：①主要治疗的疾病在前，未治疗的疾病及陈旧性情况在后。②严重的疾病在前，轻微的疾病在后。③本科疾病在前，他科疾病在后。④对于一个复杂的疾病诊断的填写，病因在前，症状在后。

主要诊断选择规则：住院患者情况很复杂，有因疾病就医，也有因创伤或中毒就医，还有因康复性治疗或疑诊而住院观察等等。总之，不管到医院求医者是否存在病理上或精神上的损害，凡医院向其提供了医疗服务，他将被视为患者。而每一个患者在出院时都应至少得到一个诊断，即使无病也有一个诊断。对于有多个疾病诊断的患者，就需要选择主要诊断。

对于复杂疾病诊断的主要诊断选择规则，如果病因诊断能够包括一般的临床表现，则选择病因诊断。如果出现的临床症状不是病因的常规表现，而是疾病某种严重的后果，是疾病发展的某个阶段，那么要选择这个重要的临床表现作为主要诊断，但不选择疾病的终末情况，如呼吸循环衰竭作为主要诊断。

例1：冠状动脉粥样硬化性心脏病

急性下壁正后壁心肌梗死

应选择急性下壁正后壁心肌梗死为主要诊断。

例2：支气管哮喘

肺源性心脏病

慢性支气管炎急性感染

应选择慢性支气管炎急性感染为主要诊断。

例3：慢性支气管炎

支气管哮喘

肺源性心脏病

应选择肺源性心脏病为主要诊断。

例4：心律不齐

高血压动脉硬化性心脏病

应选择高血压动脉硬化性心脏病为主要诊断。

例5：肾积水

输尿管狭窄

应选择输尿管狭窄为主要诊断。

例6：尿潴留

前列腺增生

应选择前列腺增生为主要诊断。

例7：急性弥漫性腹膜炎

胃穿孔

应选择胃穿孔为主要诊断。

例8：高热惊厥

病毒性脑膜炎

应选择病毒性脑膜炎为主要诊断。

已治和未治疗的疾病，选择已治的疾病为主要诊断。

例1：高血压性心脏病（未治）

急性胃肠炎（已治）

应选择急性胃肠炎为主要诊断。

例2：重症肌无力（未治）

流行性感冒（已治）

应选择流行性感冒为主要诊断。

患者由于某些症状或体征或异常检查结果而住院，治疗结束时仍未能确诊，那么症状、体征或异常发现可以作为主要诊断，如发热、血红蛋白尿。

对于损伤中毒不但要填写好主要诊断，同时也要把损伤中毒的外部原因填写清楚，不要笼统填写为车祸、外伤，要填写具体的损伤原因，如自行车事故，机动车相撞等。对于药物反应应尽量填写药物名称,这样我们才能准确编码,防止资料丢失。

例:脑挫伤伴硬膜下血肿

尺骨骨折

应选择脑挫伤伴硬膜下血肿为主要诊断,同时要写明是被机动车撞伤还是自行车事故。

妊娠、分娩和产褥期应选择影响妊娠、分娩和产褥期处理的最主要的并发症作为主要诊断。

例1:脐带绕颈

孕38周第一胎已娩

应选择脐带绕颈为主要诊断。

例2:先兆子痫

孕28周第一胎已娩

应选择先兆子痫为主要诊断。

恶性肿瘤的主要诊断,做了手术的或取活检的一定要根据病理结果填写主要诊断,不能笼统地填写某某癌,应写明腺癌、鳞癌等,尤其是一些比较特殊少见的肿瘤更应写具体,这样肿瘤的各种形态学编码才能清楚,为以后的医疗、教学、研究提供有价值的信息。

例1:胃癌

病理诊断胃黏液腺癌

主要诊断应写胃黏液腺癌。

例2:颅内肿瘤

病理诊断是星形胶质细胞瘤

出院诊断应填写额或颞部星形胶质细胞瘤。

例3:肺部感染

肺结核

应选择肺结核为主要诊断。

例4:梗阻性黄疸

胰头癌

应选择胰头癌为主要诊断。

例5:肝硬化

上消化道出血

原发性肝癌

应选择原发性肝癌为主要诊断。

例6:急性弥漫性腹膜炎

胃黏液腺癌

应选择胃黏液腺癌为主要诊断。

对于恶性肿瘤手术后的患者，是化疗的应填写：某癌术后化疗，是放疗的应填写：某癌术后放疗。

当医院内的感染成为主要治疗的疾病时，应该将其列为主要诊断。

不能把当次住院的手术操作名称加个"后"字作为出院诊断，如手术操作名称为"某某术"，出院疾病诊断就写"某某术后"，这是不正确的，应把患者本次住院时所患有的或所要治疗的疾病作为主要诊断，而不是对入院后经过治疗的最终状况作为诊断。

编码流程：查阅整份病案→明确主要诊断→进入电子词典ICD-10卷三查询编码→进入卷一进行核对，以确定正确编码。

对于肿瘤的编码，先确定主导词→在卷三中检索到肿瘤形态学编码后→再到肿瘤表中查对部位编码→确定编码后→用铅笔写入病案首页疾病分类栏内。

（二）手术编码工作

1. 手术编码概述

在医院病案管理和医疗统计中不仅需要对疾病诊断进行分类编码，而且对所有的手术操作进行分类编码是其不可分割的一部分。无论是医疗、教学、科研，统计，管理，手术操作分类都是重要的内容，是病案首页必填的项目之一。

自1987年我国卫健委决定在全国推广使用国际疾病分类（ICD-9）以来，手术操作沿用了世界卫生组织1987年出版的国际医疗操作分类（简称ICPM）。它是国际疾病分类（ICD-9）的一个补充分类，也是国际疾病分类（ICD-9）系统整体中的一个重要组成部分。

国际医疗操作分类是世界卫生组织在手术分类方面的第一次尝试，其分类系统尚不健全，所以，北京世界卫生组织疾病分类合作中心经过实践和比较，以及在国际交流中了解到各国多不使用国际医疗操作分类（ICPM），而许多国家使用的是美国的ICD-9-CM第三卷（手术操作卷）。究其原因是国际医疗操作分类（ICPM）内容过于陈旧，而美国临床修订本手术操作第三卷（ICD-9-CM-3）克服了国际医疗操作（ICPM）的许多不足，更适宜临床应用，将各种操作归入解剖系统。鉴于它的优点及手术操作第三卷（ICD-9-CM-3）也属国际疾病分类（ICD）体系的出版物，其基本功能覆盖了国际医疗操作（ICPM）。因此，建议在我国推广手术操作第三卷（ICD-9-CM-3）分类系统。

2. 手术操作ICD-9-CM-3

手术操作分类是指对患者直接施行的诊断性或治疗性的操作，是由器械或者医师的手完成的一切行为或一种外科操作，包括手术及实验室检查，还包括了少量对标本的诊断性操作。所有的重要操作都应报告，所谓的重要操作是具有手术麻醉危险或需要受过高等训练的人员操作，或需要特殊的设备器械。所以某些重要操作应报告名称和日期；当多于一个操作时应指出主要操作。主要操作是指：①治疗性操作为主，诊断探查或并发症医疗为辅。②主要操作大多与主要诊断有关。

3. 手术操作名称

在手术操作第三卷（ICD-9-CM-3）中，构成手术操作名称的主要成分为：（范围）部位＋术式＋入路＋疾病性质，由构成手术操作名称的主要成分可以看出，手术操作名称的基本原则是要求详细、准确、完整。

4. 常见不规范的手术操作名称

在实际工作中常遇到一些不规范的手术操作名称。

（1）手术操作名称中缺少"解剖部位"的主要成分。如"清创缝合术""切开复位伴内固定术""肠造瘘术"因未写出手术操作部位，而使手术名称不完整。正确的写法应该是"面部或颈部清创缝合术""股骨或尺骨切开复位伴内固定术"，"结肠造瘘术、回肠造瘘术"。

（2）术式笼统，如"直肠癌根治术"这种手术有几种术式，为了明确具体术式，应标出"迈乐斯氏（Miles）手术腹、会阴、直肠联合切除术"或"斯温森氏（Swenson）直肠切除术"等等。因为术式不同，编码也不同，标出具体术式，可增加编码的准确性。

（3）随意简化手术操作名称。如"肾穿""气切"等，使手术操作名称不详细，不完整。正确的书写应是"肾活组织检查经皮针吸""气管切开术"。

（4）还有一些做了手术或其他诊断性和治疗性操作而病案首页中的手术操作名称这一栏没有填写，如果我们在做手术编码时也没有做，那么将来统计的手术例数就不准确，同时也可能丢失一些宝贵资料。

由此可见，临床医生能否正确地填写手术名称，是做好手术编码的基础和关键，不规范、不准确或不完整地填写手术操作名称，都将会直接影响手术编码的准确性，影响对同种手术的数据统计与检索。所以，我们真诚希望临床医师在病案首页上不但要填写好主要诊断，还要把手术操作名称填写准确，尤其现在开展一些新的手术操作及诊断性、治疗性操作，更应该书写清楚，同时希望我们编码人员与临床医师之间互相沟通，只有这样才能提高手术操作分类的准确性、完整性，使病案资料更好地为医疗、教学、科研服务；为医疗质量的评价、医院的管理及法律提供可靠的依据。

5. 手术分类操作程序

先明确手术名称→查找手术编码→确定正确编码后→用铅笔写入病案首页手术分类栏内→编码结束，编码员签字。

（罗　明）

第五节 病案的利用

一、医疗、教学、科研用病案

（一）医疗用病案

（1）再次住院用病案。病案记录了患者所患疾病诊断、治疗的全部过程，保存患者的病历，为患者提供疾病治疗上的连续性，是住院病案的保存价值之一，患者再次入住同一个医院时，需参考上次住院病历时，临床医师会在患者入院后，来病案室借病案，病案管理人员应当为其提供病案，办理借阅手续。如果是电子病历可以通过网络查看。

（2）病历讨论，包括死亡病历讨论、疑难病历讨论用病案。病案讨论是医院的医疗制度，总结临床经验，提高治疗手段，提高治愈率，降低死亡率。当临床科室需要病历讨论时，病案管理人员应当为其提供病案，办理借阅手续。如果是电子病历可以通过网络查看。

（二）教学用病案

教学是医学发展的必须，没有教学就后继无人，老师也是从学生开始。教学医院都有教学的任务，在教学过程中，病案就是教材，特别是少见病、罕见病，没有现患者时，就必须看病历。

（三）科研用病案

搞科学研究，撰写医学论文，都需要大量的病案资料。病案是总结经验的基础。当科研人员来病案室借阅病案时，病案管理人员应当为其提供病案，办理科研用病案手续，通常在病案阅览室内查阅。

病案借阅流程：如果使用者能提供患者姓名及病案号就可以直接进入下一步借阅程序；如果使用者不能提供患者姓名及病案号，就通过病案管理人员检索医师所需要的病案然后进入下一步借阅程序→使用者填写借条→工作人员上架取病案并在皮子（袋子）上填写借阅人姓名、科室、时间→为使用者提供病案→借条存放在固定位置→嘱咐使用者按期归还。超期未还者，病案管理人员要催其归还。如果还需要继续使用时，可以办理延期手续。

借阅病案制度化，流程规范化。按借阅制度进行管理。一般来说，除再次住院用病案外，所有使用病案者均在阅览室内进行。

二、病案对外复印工作

病案单纯为医疗、教学、研究服务的时代已经过去，病案更重要的是医疗纠纷时的"证据"作用和医疗保险报销时的"凭证"作用。病案室按规定为其提供服务。

《医疗事故处理条例》第十条 患者有权复印或者复制其门诊病历、住院志、体温单、医嘱单、化验单（检验报告）、医学影像检查资料、特殊检查同意书、手术同意书、手术及麻醉记录单、病理资料、护理记录及国务院卫生行政部门规定的其他病历资料。

患者依照前款规定要求复印或者复制病历资料的，医疗机构应当提供复印或者复制服务并在复印或者复制的病历资料上加盖证明印记。复印或者复制病历资料时，应当有患者在场。

医疗机构应患者的要求，为其复印或者复制病历资料，可以按照规定收取工本费。具体收费标准由省、自治区、直辖市人民政府价格主管部门会同同级卫生行政部门规定。

《医疗机构病历管理规定》第十二条 医疗机构应当受理下列人员和机构复印或者复制病历资料的申请：

（1）患者本人或其代理人。

（2）死亡患者近亲属或其代理人。

（3）保险机构。

第十三条 医疗机构应当由负责医疗服务质量监控的部门或者专（兼）职人员负责受理复印或者复制病历资料的申请。受理申请时，应当要求申请人按照下列要求提供有关证明材料：

（1）申请人为患者本人的，应当提供其有效身份证明。

（2）申请人为患者代理人的，应当提供患者及其代理人的有效身份证明、申请人与患者代理关系的法定证明材料。

（3）申请人为死亡患者近亲属的，应当提供患者死亡证明及其近亲属的有效身份证明、申请人是死亡患者近亲属的法定证明材料。

（4）申请人为死亡患者近亲属代理人的，应当提供患者死亡证明、死亡患者近亲属及其代理人的有效身份证明，死亡患者与其近亲属关系的法定证明材料，申请人与死亡患者近亲属代理关系的法定证明材料。

（5）申请人为保险机构的，应当提供保险合同复印件，承办人员的有效身份证明，患者本人或者其代理人同意的法定证明材料；患者死亡的，应当提供保险合同复印件，承办人员的有效身份证明，死亡患者近亲属或者其代理人同意的法定证明材料。合同或者法律另有规定的除外。

第十四条 公安、司法机关因办理案件，需要查阅、复印或者复制病历资料的，医疗机构应当在公安、司法机关出具采集证据的法定证明及执行公务人员的有效身份证明后予以协助。

对外复印流程：复印者提供相应的证件→医务处审批→确定复印内容→病案室复印→在复印件上盖章→按规定收费→复印登记→将医务处审批信放入病案内，以备后查。

（罗　明）

第六节 病案管理前期准备工作

一、病案皮子准备工作

病历经过病案技术人员的技术加工,成为一册一册的病案。病案归档、上架、入库前要有计划地做好前期准备工作。通常要提前做好一年的准备工作。根据医院当年的住院患者数量多少,并考虑来年的发展趋势,最后决定做好以下准备工作:

(1)场地的准备工作。一年有多少份出院病案就计划多大的场地,也就是有地方存放。

(2)架子的准备工作。有了场地接着就是做病案架子,病案架子有固定式和密集式,可根据本医院的实际情况选择。

(3)病案皮子或袋子的印刷工作。按一年有多少份出院病案就印刷多少份病案皮子或袋子,印刷皮子或袋子有技术要求,以皮子为例:①皮子的大小。因病案的纸张是 A4 大小,所以皮子应该比 A4 纸大出 1 cm,并且有一定的厚度,厚度可以根据本医院病案的厚度而定;②皮子质地,厚度,硬度,光泽度;③皮子上印刷色标。色标是每册病案在架子上的正确位置,色标的作用就是防止病案放错位置,一般来说有了色标就不容易放错位置,如果一旦放错了位置,因色标不一样,就很容易被发现。色标标识要有 3~5 年的长期安排,3~5 年内不重复,色标印刷成水波纹曲线,每 100 份病案一个台阶,要有明显的落差感,1000 份病案一个颜色。颜色之间要有明显的差别,防止相差不大的颜色连续使用,这样不好区分,容易出现错误。④在皮子上印刷病案号,病案号采取"一号制"管理,印刷时注意病案号的连续性。⑤还要印刷一部分"空白皮子",即无病案号的皮子,为再次住院患者准备。数量按本医院再次住院人数多少而定。"空白皮子"还有一个用处,就是补充作用,一旦某一个皮子损坏,随时可以由空白皮子补充。⑥皮子上必须印刷内容。

皮子封面上的内容介绍如下(表 4-5):

表 4-5 ××医院病案室

住院病案

病案号:
姓 名:

目录

住院次数	科别	入院日期	出院日期	出院诊断	出院情况	手术名称
第 次		年月日	年月日			
第 次		年月日	年月日			

续 表

住院次数	科别	入院日期	出院日期	出院诊断	出院情况	手术名称
第　次		年　月　日	年　月　日			
第　次		年　月　日	年　月　日			
第　次		年　月　日	年　月　日			
第　次		年　月　日	年　月　日			

注意事项：

（1）病案调出，封皮保留原位。

（2）调出同时填好病案使用登记，归还后及时注销。

皮子内面印刷病案使用登记，如下（表4-6）：

表4-6　目录

借阅日期			科别	使用人姓名	份数	归还日期		
年	月	日				年	月	日

病案号顺序标识喷刷工作：

皮子印刷工作全部准备好以后，在皮子上刷病案号顺序标识，这是皮子准备工作的最后一道工序，可以在医院的病案库房进行。换句话说，就是以上印刷工作都在印刷厂进行，这最后一道工序，可以在医院的病案库房进行。将新皮子按病案号顺序排列在架子上以后，再进行病案号顺序标识喷刷工作。每隔 100 个皮子喷刷一个病案号顺序标识。防止连续喷刷出现号连号，不好辨认。可以按奇数顺序喷刷，也可以按偶数喷刷，比如按奇数顺序喷刷：在病案号的 100、300、500……的对应位置上喷刷 100、300、500……其目的在于找病案时，能看到病案号的大体位置，然后再到具体位置拿病案。举例说：现在需要找 99 号病案，只要在 100 号标识的最后位置去找，便手到即取。

二、病案首页的印刷管理工作

病案首页的印刷工作。每份病案必须有病案首页，首页是一册病案信息的集中表现，病案首页的印刷管理工作应该由病案室负责。病案首页执行卫健委文件，卫医发［2001］286 号，《卫健委关于修订下发住院病案首页的通知》精神，各医院需要增加内容的，在病案首页的背面规定位置增加。

病案室要负责首页的校对工作，首页的大小按统一标准 A4（210 mm×297 mm）。需要颜色区分时，在右边加色边，色边宽度为 5 mm。纸张要比其他表格用纸厚一些，质地在 100 ~ 120 g。

首页印刷和皮子一样，属于未来一年的准备计划工作之一，印刷数量和皮子一样多，是配套印刷，即印刷多少皮子就印刷多少首页，病案号相一致。

印刷好的首页在病案室保管，住院登记处一捆一捆地拿，不能多拿，防止顺序拿错，出现大号先使用、小号后使用的混乱现象。

（罗　明）

第七节　病案库管理

一、病案库的建筑设计

病案库的建筑是医院规划建设的一部分，医院在建筑规划时就应该将病案室及病案库位置设计在内。应该按照国家档案局对库房的要求去建设。在实际工作中，各医院的病案库位置不尽相同，病案库有的在平房，有的在楼房，有的在地下室。在建筑设计时，各个侧重点不同，目的是为了病案的安全。用房设计为楼房时，四层及四层以上应设电梯。超过两层的档案库应设垂直运输设备。病案库净高不应低于 2.4 m。当有梁和通风管道时，其局部净高不应低于 2.2 m。

1. 平房做病案库

地理位置及周围环境。要求应有绿化设计，应有防尘、净化空气、降温、防噪音等措施。

应远离易燃、易爆场所，不应设在有污染、腐蚀性气体源的下风向。应选择地势较高、场地干燥、排水通畅、空气流通和环境安静的地段；高压电线不得在空中穿过库区。

库区内比库区外地面应高出 20 cm。当采用水消防时，应设置排水口。

建筑设计时要设计外走廊。平房虽然只有一层，在设计时要参照楼房的结构设计。库房周围一圈都是走廊。走廊外墙起到了对病案库的防护作用，对于防尘、净化空气、降温、防噪音、防紫外线、防盗窃等起着巨大的作用。是必须要有的。库区内所有电源开关应设于库区外的走廊内，库房的电源开关应设于库房外，并应设有防止漏电的安全保护装置。

房顶要有隔热层，要有防漏层。

2. 地下室做病案库

地下室建筑设计重点要防漏水、防潮湿。地下室在安全、防尘、防噪音方面有比较好的优势。在防漏水、防潮湿方面又是劣势，要重点防护。

防地面雨水通过地下沟及设备层管道缝隙进入地下室，引起水灾，加强对进入地下室的所有管道缝隙的防水密封施工监管工作，确保地下室不发生水灾。

地下室墙体在建筑设计时要有防渗水的功能，防止通过墙体渗水。

地下室的地面在建筑设计时要有防潮的功能。

二、病案库的安全设施

1. 防盗

病案库的外门及首层外窗均应有可靠的安全防护设施。

2. 防火

档案库区必须配备适合档案用的消防器材，并按设备要求定期检查、更换。安全使用电器设备，定期检查电器线路。

档案库内严禁设置明火设施。档案装具宜采用不燃烧材料或难燃烧材料制成。空调设施和电热装置应单独设置配电线路，并应穿金属管保护。

防日光直射和紫外线照射，病案库、阅览室及其他技术用房应防日光直射，并均应消除紫外线对档案资料的危害。档案库房不宜采用自然光源，有外窗时应有遮阳措施。应有窗帘甚至双层窗帘。档案在任何情况下均应避免阳光直射。

档案库和阅览室等用房采用人工照明时，宜选乳白色灯罩的白炽灯。度数不超过 40 W，或用节能灯，并备灯罩。应有过滤紫外线和安全防火措施。

3. 防尘和防污染

窗户最好安双层，每个档案库应设两个独立的出入口，且不宜采用串通或套间布置方式。配备吸尘器，加密封门或过渡门，除尘与防尘相结合。

4. 防蛀和防鼠

管道通过墙壁的地面处均应用不燃材料填塞密实,其他墙身孔洞也应采取防护措施,底层地面应采用坚实地坪。库房门与地面的缝隙不应大于 5 mm,且宜采用金属门或下缘包铁皮的木门。

5. 防霉变

档案库房技术管理暂行规定(1987 年 8 月 29 日国家档案局国档发〔1987〕19 号发布),档案库房的温、湿度要求(表 4-7)。

表 4-7 档案库房的温、湿度要求

项目	温、湿度范围	采暖期	夏季
温度	14 ~ 24℃	≥ 14℃	≤ 24℃
相对湿度	45% ~ 60%	≥ 45%	≤ 60%

在规定范围内,温、湿度每昼夜波动幅度要求温度 ±2℃、相对湿度 ±5%。

库房内不应设置除消防以外的给水点,给、排水管道不应穿越库区。

档案柜架应与墙壁保持一定距离(一般柜背与墙不小于 10 cm,柜侧间距不小于 60 cm),成行地垂直于有窗的墙面摆设,便于通风降湿。

库房配备空调、去湿机、轴流风机,并应定期检修、保养。

库房配备温、湿度记录仪表,应按设备要求定期校验。

附:档案库房技术管理暂行规定

(1987 年 8 月 29 日国家档案局国档发〔1987〕19 号发布)

第一章 总则

第一条 为了确保档案的安全,最大限度地延长档案的寿命,加强档案库房的科学管理,有效地提供档案信息为社会主义现代化建设服务,特制定本规定。

第二条 档案库房技术管理应贯彻"以防为主,防治结合"的原则,切实做好温、湿度控制和调节,防治有害生物、防尘、防火、防盗、照明管理和档案保管状况检查等方面的工作。

第三条 加强档案库房的技术管理,是实现管理现代化的重要方面,是档案馆的重要任务之一。档案行政管理部门要加强对档案库房技术管理工作的检查和指导。

第二章 基本要求

第四条 档案库房的技术管理工作应有专人负责。省以上档案馆应设置技术管理机构,建立健全档案库房技术管理规章制度。

第五条 档案库房技术管理人员应刻苦钻研档案保护技术,不断提高科学管理水平,努力成为技术管理方面的专家。

第六条 通过加强档案库房的技术管理，应基本达到温、湿度适宜，清洁卫生，无虫、霉滋生。

第三章 温、湿度控制

第七条 档案库房（含胶片库、磁带库）的温度应控制在 14～24℃，有设备的库房日变化幅度不超过 2℃，相对湿度应控制在 45%～60%，有设备的库房日变化幅度不超过 ±5%。

第八条 保存母片的胶片库温度应控制在 13～15℃，相对湿度应控制在 35%～45%。

第九条 各库房及库外应科学地安设温、湿度记录仪表，潮湿地区应配备去湿机，专门库房应安装空调设备。

第十条 库房内外温、湿度应定时测记，一般每天两次，掌握温、湿度变化情况，随时予以控制调节。注意积累库房温、湿度变化的资料，每年进行一次综合分析，以便掌握库内外温、湿度变化规律，制定综合管理计划。

第十一条 空调、去湿或增湿设备应定期检修、保养。温湿度记录仪表应按设备要求定期校验。

第十二条 档案柜架应与墙壁保持一定距离（一般柜背与墙不小于 10 cm，柜侧间距不小于 60 cm），成行地垂直于有窗的墙面摆设，便于通风降湿。

第十三条 新建库房竣工后，应经 6～12 个月干燥方可将档案入库。

第四章 虫、霉防治与除尘

第十四条 各档案馆应设消毒室或消毒箱，新接收进馆的档案经消毒、除尘后方能入库。

第十五条 建立定期虫、霉检查制度，发现虫、霉及时处理。

第十六条 配备吸尘器，加密封门或过渡门，除尘与防尘相结合。有条件的档案馆可设置空气过滤装置，防止污染气体进入库房。

第十七条 档案库房周围的空地应植树种草，搞好绿化，减少污染。对影响、恶化库房环境的污染源，应采取措施，及时清除。

第五章 防火与防盗

第十八条 档案库区必须配备适合档案用的消防器材，并按设备要求定期检查、更换。

第十九条 安全使用电器设备，定期检查电器线路。库内严禁明火装置和使用电炉及存放易燃易爆物品。

第二十条 档案库房宜安装火警及防盗报警装置，并有切实可行的防盗措施。

第六章 照明管理

第二十一条 档案库房宜选用白炽灯作人工照明光源，照度不超过 100 勒克斯。如采用荧光灯时，应对紫外线进行过滤。

第二十二条 档案库房不宜采用自然光源,有外窗时应有窗帘、窗板等遮阳措施。

第二十三条 档案在任何情况下均应避免阳光直射。

第七章 档案保管状况检查

第二十四条 对库藏档案应经常进行检查,发现问题,及时报告,并采取措施予以处理。

第二十五条 每年定期对库藏档案进行一次抽样检查,掌握档案保管情况,为科学管理积累资料。

第八章 附则

第二十六条 本规定适用于各级各类档案馆。各档案室可参照本规定的有关条款实施。

第二十七条 各档案行政管理部门可根据本规定结合具体情况制定实施细则。

第二十八条 本规定自颁布之日起执行。

(罗 明)

第八节 门(急)诊挂号与病案信息管理

医疗机构的门(急)诊每天接待大量的患者,服务面广,患者流动性强,其医疗质量、管理质量和服务水平直接关系广大人民群众的健康和医疗机构的声誉。门(急)诊挂号与病案信息管理虽然不是主体医疗工作,但是要接待每一位来院就诊的患者,是直接面对患者的服务窗口,是医疗机构工作重要的组成部分。门(急)诊的挂号与病案信息管理工作质量直接关系到患者能否顺利就医,能否得到及时有效的治疗。门(急)诊挂号与病案信息管理人员应快速、准确地完成各项操作,完整地收集患者的身份证明资料和有关的医疗信息,保证医疗工作顺利进行。

一、门(急)诊挂号工作的组织管理

(一)挂号处的归属

我国医疗机构门(急)诊挂号部门的组织管理归属不统一,有的归属病案科(室)管理,有的归属门诊部管理,有的归属财务部门管理,还有的归属后勤部门管理。

挂号处是医疗机构面对患者的第一个服务窗口,患者到医疗机构门(急)诊就医首先要做的是挂号。挂号处工作人员在为患者挂号时或在挂号前需要收集有关信息,这些信息是建立患者身份证明(ID)索引的基础,也是病案信息的源头。建立门(急)诊病案依赖于信息索引的支持。因此,信息资料收集也是挂号处的重要任务之一,准确的基础资料是病案信息管理工作不可缺少的,它是整个医院信息系统流程的第一步。

门诊部(科)是医疗机构的一个职能管理部门,负责行使门诊日常医疗工作管理、协

调,其工作性质与医务处(科)(负责行使住院日常医疗工作管理)职责相同,一般不涉及临床、医疗技术科室的专业技术与业务情况的发展。目前,在我国还有一些医疗机构的住院与门诊医疗工作统一由医务部管理,而不设立门诊部这一独立的职能部门。

虽然挂号工作涉及收费,但这不是业务的主体,只需要严格财务监督就可以达到财务管理的目标。挂号员应具有对患者就医分诊的能力,以及对本医疗机构各临床专业和各科专家专长的了解程度,也就是说,挂号人员应具有一定的医学基础知识,这是财会人员所不及的。

在我国少数边远地区的一些医疗机构挂号工作也有归属后勤部门管理的情况,这主要是由于医疗机构建制颇小,病案信息管理不健全所致。

从卫生信息管理流程的设计出发,挂号处归属于病案科合理性更强一些。门诊部、财务处和后勤部门都不涉及信息业务,不关心信息流程。如果让有自身业务的部门去做并不擅长的工作,一定会产生问题。身份信息的准确性既影响医疗流程,还关系到医疗安全和今后的科研随诊,以及医保费用结算,甚至法律纠纷的处置。

从病案信息管理的业务流程出发,病案管理可以分解出门诊挂号和门诊病案管理,但在组织机构的设置上,最好不要设立门诊病案室或独立的挂号处,这样不利于病案信息技术的发展,也不利于医院统一化、系统化管理。

(二)挂号处的基本任务

挂号处的基本任务是收集患者的基本信息、建立患者在医疗机构的 ID 索引、准确地为来就医的患者分诊挂号及向病案科提供患者挂号就诊信息。

1. 收集患者的基本信息

收集患者的基本信息是为患者在医疗机构建立 ID 索引目的。利用计算机 HIS 系统收集患者的基本信息,为首次就诊患者建立实名制医疗信息索引(或为再次就诊患者查询),并派发医疗就诊卡。这一工作已取代了以往人工建立患者姓名索引派发挂号证的操作,最大优点:信息收集完整,每人一卡。

2. 挂号分诊

为持医疗就诊卡的患者或委托人在挂号处直接挂号,或电话、电脑预约挂号,并根据患者情况或需求安排就诊日期,安排适宜的就诊科别,安排相关专家。

3. 向病案科提供患者挂号就诊信息

利用 HIS 系统向病案科传输患者当日就诊或预约就诊医疗信息,使其准确查找病案并迅速送达相关门诊就诊科室。

(三)挂号处与其他科室的关系

1. 挂号处与门诊部

门诊部是医疗机构的一个行政部门,职责是对门诊范围隶属科室有协调和管理的责任，但不具有专业指导功能。比如，各科专家出诊日期的更改、挂号量的限制或增加都必须经门诊部的协调和管理方可实施，挂号处是不能独立完成的；而病案信息的收集、建立、管理、利用等相关专业技术则需病案科的具体指导与支持。门诊部只对其有协调和管理的职责。

2. 挂号处与财务处

财务处是医疗机构的财务管理部门。由于挂号处涉及挂号费收入，因此，必须按照财务规定每日结算并上交挂号收费现金，可保管少量的周转金。挂号工作接受财务部门的严格监督，财务处对挂号处的其他业务方面没有指导和管理的职责。

3. 挂号处与病案科

挂号处与病案科的业务联系紧密，如建立或查询患者医疗就诊卡、建立或查询患者门（急）诊病案号，为患者门（急）诊就医提供使用病案，查询门（急）诊各种检验、检查报告单等等，都是病案信息管理工作的一部分。在我国，大部分二、三级医疗机构挂号处都归属病案科领导。

（四）挂号工作的性质

1. 挂号工作的窗口服务性质

挂号工作有很强的窗口服务性，是医疗机构接待患者的第一个窗口，是医疗机构形象的代表。来医疗机构挂号或预约挂号者一般是患者本人或亲属，他们大多显露出焦急情绪，饱含着期待的目光，对医疗机构的情况不熟悉是他们最常见的表现。挂号工作人员态度应和蔼，口齿清楚，应尽可能满足他们的需求，要努力做到：

（1）耐心倾听患者的陈述。

（2）对患者询问要简单、明了。

（3）挂号分诊要准确。

（4）信息录入准确，查询迅速。

（5）收费时要唱收唱付。

（6）解决患者有关问题时要热情。

2. 挂号工作的艰巨性

挂号处的工作繁杂，又比较辛苦。既有本身的业务技术，如准确的收集、输入或查询患者就诊信息，提高分诊能力、挂号速度；还要做大量的协调工作，如协调解决医师随时调班、停诊、增减挂号数量等各种问题。除此之外挂号员还要做到以下几点。

（1）每天必须早来，保证准时开窗口挂号，他们是医疗机构每日最早到岗的工作人员。

（2）挂号工作要承担患者或家属诸多的不理解和埋怨，例如挂不上号、挂错号（非挂号操作所致），虽然是供需矛盾，但可能会埋怨挂号员动作慢，态度不好，甚至对医师不满意时也可牵连挂号员。应当理解患者的"病态"与不满，理解挂号工作的特点，应具有忍辱负重的心态，尽心尽力地为患者服务。

（3）还要谨防计算机系统突出故障，要有预防和随时手工挂号操作应急措施。

（五）挂号工作管理

1. 挂号前准备

（1）上岗前必须做好一切准备工作。备好零钱、收据、印章、印油等用品，并打开电脑，预约挂号上岗前应核实预约系统是否通畅。

（2）准时开放挂号窗口，对患者有问必答，耐心解释，使用文明用语，认真分诊，推荐应诊医师，使患者挂上适合对口诊疗的就诊号。

（3）挂号时快捷、准确，减少患者排队等候时间。收费时必须当面点清，提高辨别假币的能力。

（4）无论何种原因挂错号，首先向患者表示歉意，及时予以更换，必要时与临床科室联系，安排尽快就诊，化解矛盾。

（5）遇有临时停诊或医师更改出诊时间，应及时登记、调整、安排，并及时在电子显示屏上说明，预约挂号回答应准确无误，并协调安排就诊时间，弥补因医师停诊或更改出诊时间给患者带来的不便。

（6）积极提供电话、电脑预约挂号服务，保证通信和计算机系统工作畅通，遇有故障要及时排除、调整。

（7）每天下班前必须做好当天的门（急）诊挂号、预约挂号、传送病案的工作量统计，并做好次日门（急）诊挂号的各项准备工作。

2. 挂号工作人员应具备的条件

挂号工作人员应当具备医学基础知识、病案信息学知识、计算机和财会的基本知识。近年来，由于挂号处作为窗口，代表着医疗机构的服务及综合管理水平，因此对挂号工作的要求也逐渐增高，要求挂号人员应有优良的服务质量，熟练、快捷的挂号速度，准确无误的分诊技能。挂号人员应具备四个基本条件：

（1）文化知识。挂号人员应具有中专以上文化程度，有一定的文化素养和礼仪修养，应具备优良的服务意识。

（2）专业知识。应具备病案信息学专业基础知识，了解本单位医疗科室情况，了解病案信息管理流程，熟悉挂号业务知识，熟悉挂号与财务管理关系。

（3）计算机基础知识。掌握计算机基础知识，熟悉一般操作，了解基本使用规则，懂得电脑挂号一般程序的应用。

（4）医学基础知识。应具有一定的医学基础知识，了解本单位临床各专业的技术特点和各位专家医疗特长，掌握分诊挂号技能。

(5)卫健委规定，门诊挂号属于技术工人。经考试考核合格确定和晋升，取得专业技术工人资格可以持证上岗。

3. 挂号处的设置

（1）按患者就诊部门设置。按患者就诊部门设置挂号处：普通患者挂号处、急诊患者挂号处、妇产科患者挂号处、儿科患者挂号处、干部门（急）诊挂号处、外宾门（急）诊挂号处、特需门（急）诊挂号处等。

（2）按空间位置设置

①集中设置挂号：大多数医疗机构门诊挂号处集中设置在门诊大厅。主要优点：符合人们传统就医习惯，患者进入门诊大厅就可以挂号，对患者挂多个科的号带来方便，可以在一处完成。缺点：挂号集中在一处，人多时拥挤。

②分散设置挂号：有两种形式：一种是在就诊科室直接挂号，一种是每层楼都设置挂号窗口。优点：能够分流患者，减缓集中设置挂号的拥挤，而且分诊准确。缺点：不方便挂多科号。

③集中与分散相结合设置挂号：一些较大的医疗机构在门诊大厅设置专家挂号窗口，各楼层设置专病和普通门诊挂号窗口。优点：除能够分流患者，减缓集中设置挂号的拥挤，以及分散设置挂号的不方便；专家号能得到统一集中管理。缺点：挂专家号必须到指定地点。

二、医师出诊管理

（一）医师出诊管理

医师出诊（应诊）管理是指：医疗机构根据门（急）诊医疗情况，安排各科医师到门（急）诊诊疗患者，并将医师出诊情况进行汇总，由挂号处输入计算机统一编号管理。

以往医师出诊是由挂号处根据医师出诊时间安排手工做号，现在我国大部分医疗机构均采用计算机程序编号。手工做号编排门诊医师出诊已逐渐被计算机程序编号所替代。计算机程序编号，除了具备的安排医师出诊基本功能外，还具备各种医疗数据的统计功能。计算机数据统计门（急）诊工作情况比手工统计方便快捷、更具有准确性。不仅有助于领导层对门（急）诊医师出诊情况的掌控，也有利于医疗机构内部各项工作指标的管理。

门（急）诊医师出诊分类如下。

1. 急诊

急诊是由获得临床执业医师资格并注册，同时具备初级医疗技术职称（医师、医士）或中级以上职称的各临床专业医师出诊，能完成本专业急诊患者医疗。

2. 普通门诊

普通门诊是由获得临床执业医师资格并注册，同时具备初级医疗技术职称（医师、医士）的各临床专业医师出诊，能初步确诊本专科疾病，并有一般的医疗水准，是多数患者选择的初次就诊方式。

3. 专科门诊

专科门诊是由获得临床执业医师资格并注册，同时具备中级医疗技术职称（主治医师）的各临床专业医师出诊，能确诊本专科疾病，并有一定的临床专业医疗水准，是大多数患者选择的主要就诊方式。

4. 专家门诊

专家门诊是由获得临床执业医师资格并注册，同时具备高级医疗技术职称（主任医师、副主任医师）的各临床专业专家出诊，能治疗较复杂的疾病，具有较高的临床专业医疗技术。也是多数患者选择的就诊方式。

5. 门诊疑难病综合会诊中心

门诊疑难病综合会诊中心也称特需门诊，是由获得临床执业医师资格并注册，同时具备正高级医疗技术职称（主任医师）的各临床专业专家出诊，能解决疑难杂症，具有很高的临床专业医疗技术。是少数急于确诊及患有复杂疾病患者选择的就诊方式。

（二）医师停诊管理

1. 医师停诊定义

医师由于某种原因无法安排出诊者。如果医师已安排出诊但由于某种原因无法应诊者，称为临时停诊；临时停诊在1个月以内者为短期停诊；停诊超1个月以上者称为长期停诊。

2. 停诊管理规定

（1）临时停诊管理规定。医师由于特殊原因需停诊1天，应向科室提出申请，批准后报医务处（或门诊管理部门）备案，并立即通知挂号处对该医师停止挂号。

（2）短期停诊管理规定。医师由于短期学习、开会、进修、执行外派任务，或由于疾病短时间休养者，或其他特殊原因需停诊30日以内者，应向科室提出申请并报医务处（或门诊管理部门）批准后，通知挂号处按所报停诊日期对该医师停止挂号。

（3）长期停诊管理规定。由于长期出国学习、进修、执行对外支援任务，或由于疾病需长期休养者，以及其他特殊原因，停诊所需时间超过30日以上者，可由所在科室向医务处（或门诊管理部门）提出长期停诊申请，并报医院批准后，通知挂号处按所报停诊日期对该医师停止挂号。

三、挂号信息的利用

门（急）诊挂号系统涉及大量的医疗信息，概括起来为四类信息：患者信息、挂号员信息、医师工作量信息、财务信息。这些信息目前大多数医疗机构并未予以重视，未加存储及利用，它的研究价值还未得到真正体现。如果计算机系统设计合理，那么对于医疗机构门（急）诊的管理，病案工作的支持，挂号员及医师工作量的统计，人员管理考核都有很大帮助。

（一）患者信息

1. 提高门（急）诊病案传输速度

大多数医疗机构挂号处与门（急）诊病案库房不在一起，传送门（急）诊病案主要依赖病案查找人员定时到挂号处收取挂号证，人工采集信息，因而病案传送速度慢。利用计算机挂号，可以在挂号的同时，通过扫描条码或磁卡，迅速将患者挂号信息传送给病案查找人员，并依据所提供的信息及时、准确、迅速地将病案传送至诊室，使病案传送速度提高。

2. 方便门（急）诊患者查询

门（急）诊挂号信息系统有助于患者或医务人员查询就诊的基本医疗信息，或了解就诊的具体时间，或了解前一次就诊的科室，有助于查询病案的示踪及归档情况，便于解决纠纷。

3. 提示患者作用

有些医疗机构还利用患者信息开展手机短信平台，提示预约挂号患者不要忘记就诊时间，提示等候住院的患者办理入院手续的具体时间，或对出院患者进行复诊提醒，还可告知患者检查检验报告结果已生成不要忘记提取。

4. 利于应急事件的追踪

遇有紧急事件发生时，需了解就诊患者信息，可以通过门（急）诊挂号信息系统中患者姓名索引系统，查询到患者的相关信息。

5. 动态掌握门（急）诊全局

门（急）诊挂号信息系统根据患者信息可以及时制作图表，对整个门（急）诊患者就诊的情况了如指掌，使管理者对门（急）诊工作心中有数。

（二）挂号员信息

1. 工作量信息

挂号员工作量信息可作为奖金分配的依据，也可作为管理、用人的重要指标。

2. 退号信息

退号信息是衡量挂号质量的依据。由于挂号员要对患者进行初步分诊，他们要掌握基本的医学常识，这个数据可以了解他们的工作态度和能力。

3. 挂号速度信息

挂号速度信息和挂号的准确性信息是反映挂号员能力的重要信息，这也是一个重要的管理信息。

（三）医师工作量信息

门（急）诊医师工作量信息是重要管理信息，是对医师工作量统计的依据。手工操作挂号时，许多医疗机构存在挂号数据不一致的情况，采用计算机挂号系统后，挂号数量、医师工作量、挂号收费金额等等，各种数据统计得到了统一。通过医师工作量信息，可以全面了解医师出诊情况，有利于各科室人员调整与工作安排；定额定量管理，便于医疗机构领导对门（急）诊工作统筹安排。

（四）财务信息

随着现代科学技术的不断发展和信息时代的来临，信息化已广泛应用于医疗机构财务管理的各个方面，发挥越来越大的作用，同时逐渐增多的信息需求多样化也已完全超出了传统财务系统界定的范围。因此，利用现代信息技术来完善现有的财务信息系统，以便更为有效地提高医疗机构财务信息化管理工作，降低了挂号人员的劳动强度，提高了工作效率和透明度。在手工操作时期，由于工作量大，信息来源粗略，造成数据不能有效、及时地转为各方所需。随着医院经济的发展，业务量的增加，各种数据的计算、分类、归集、存储、整理、分析等由计算机自动完成，改善了工作条件，降低了成本费用，加快了数据处理速度，提高了透明度，实现了挂号财务信息管理的系统化和网络化，随时可以提供及时、全面、系统的高质量的挂号财务信息。

门（急）诊挂号信息系统中的财务信息还可以有效地帮助挂号员及时、准确地结账，也可以通过信息系统了解医疗机构挂号收入情况。

（五）信息资源共享

在门（急）诊挂号过程中，收集到患者信息、医师信息、财务信息和挂号员信息可以结合起来制作各种相关信息，或编制各类统计报表，也可以独立或综合查询。

（1）挂号是患者来医疗机构门（急）诊就医的第一个环节，随后患者还要经过交费、化验、检查、检验、治疗、取药等环节，挂号信息可以传给其他各个环节共享，减少其他环节的重复录入，也可保证其他环节信息的连续性、安全性、提高准确性。例如，将挂号信息传给收费处，当日没有挂号的患者，则无信息显示就不能收费，杜绝人情处方，避免医疗机构承担不应当承担的医疗风险责任。

（2）门（急）诊挂号信息也可以用于门（急）诊管理，提高门（急）诊医疗效率及服务质量。例如，通过挂号信息可以了解各临床科室应诊率、专家出诊率以及季节性疾病发展规律，掌握门诊医疗工作动态。

（3）通过分析挂号环节患者流量变化，利用信息化技术建立多形式并存的挂号模式，患者可以通过手机预约挂号的同时了解医疗机构目前就诊情况等相关信息。

（4）挂号信息显示系统通过门（急）诊大厅内的大屏幕显示出诊专家的科别、姓名、职称、可挂号数量、已挂号情况、挂号费金额，并能随时更新可挂号数量，对于停诊及号已挂满的信息用红色显示。同时，该系统可在不显示挂号信息的时段，宣传介绍本医疗机构医疗特色、专家特长及各专业科室情况，为患者提供了一个方便快捷了解医疗信息的平台。

(5)门(急)诊大厅内设置的触摸屏查询系统,可查询所有门诊科室及副高级以上专家的情况。还增加了药品查询、一次性用品查询、各种治疗项目查询的功能,以及最新先进医疗技术应用情况查询。患者只要输入所查询项目的拼音字头,就可显示出该项目的价格、规格等明细内容。系统中还嵌入了患者费用查询功能,患者只要输入自己的就诊卡号,就可查询就诊的全部记录[包括门(急)诊及住院],并能够显示收费明细。

医疗机构挂号信息系统被广泛应用的同时,其新的挂号信息每天以倍数关系迅速增长。面对海量的挂号信息应该如何处理、如何利用,这是值得每一位管理者应该重视和思考的问题。但是,只有数据被利用才能成为信息。有了信息系统如何采集数据,如何转化成信息,如何发挥信息的作用,把信息变为有价值的效益则是更重要的问题。由此,我们可以这样理解,不论是获取信息、加工信息,还是存储信息、传递信息,最终目的都是为了应用信息。信息来源于患者,来源于医疗实践,经过加工整理后最终还是要用于患者,指导医疗实践。信息指导实践的过程就是对信息的应用和管理的过程。

目前各地的医疗保险管理信息系统大多是独立于医疗机构信息管理系统以外的单独的系统,医疗机构为了要和医疗保险管理信息系统连接,对现有的 HIS 系统进行大的调整或者全部推翻是不可能的。用嵌入式的方式与社会医疗保险信息管理系统连接是目前比较经济、合理的解决方案。从而实现医疗机构信息资源与社会医疗保险信息系统的资源共享。医疗机构 HIS 系统对享有社会医疗保险的患者的数字资料可限制性地与人力资源和社会保障局共享,人力资源和社会保障局可对社会保险患者的费用单据进行实时的收集、汇总和管理,或者人力资源和社会保障局可以通过下载的方式取得社会保险患者在医院的数据。社会保险患者结束治疗后,可根据有关劳动和社会保障政策计算对医疗机构的费用的偿付。

四、门(急)诊病案信息管理

门(急)诊病案是患者在医疗机构门(急)诊就医、治疗情况的记录文档,并在患者首次门(急)诊就医时开始建立形成。内容包括患者基本信息(病案首页)、医疗情况信息、医学检查、检验情况信息及其他信息。

门(急)诊病案信息管理是医疗机构门(急)诊科学管理的重要组成部分,是门(急)诊工作的基础。门(急)诊病案信息管理是依据国家有关法律法规,利用现代化的管理手段,对门(急)诊病案的形成、收集、整理、鉴定、保存、利用、质量检查、统计等实施的一系列方法和手段。

(一)门(急)诊病案的建立

1. 门(急)诊病案的建立

(1)首先收集患者的基本信息。患者的基本信息包括:身份证、医疗证(一本通)、就诊卡、联系电话等。由患者或委托代理人填写门(急)诊患者信息登记表(表4-8),填写要真实、可靠、详细。姓名填写现用名,年龄是指周岁实足年龄并与出生日期相吻,填写本人近期身份证件号码，详细填写户口所在地址（永久住址）及现住地址，医院就诊卡号和联系电话等。

表 4-8　××××医院门（急）诊患者信息登记表

姓名：		性别：		年龄：		出生日期：	年　月　日	婚否：	
职业：		籍贯：				身份证号：			
工作单位：						邮政编码：		就诊卡号：	
现在住址：						邮政编码：		联系电话：	
永久住址：						邮政编码：		日期：	

（2）查询确定门（急）诊病案号码。根据患者填写的信息登记表内容，利用电子计算机或纸质门（急）诊患者姓名索引卡片查询患者是否建立过门（急）诊病案。如建立过病案，则给予患者原始病案号码，并根据原始病案号码找出病案进行核实，确定后提供使用；如果经查询没有建立过病案，则为患者分派门（急）诊病案号码并建立门（急）诊病案。

（3）建立门（急）诊病案及患者姓名索引。门（急）诊病案建立方法：医疗机构门（急）诊病案管理人员根据患者或委托人提供的患者信息，经查询核实确定没有建立过门（急）诊病案后，给予该患者新病案号码，要求其填写门（急）诊病案首页的患者基本信息，填写门（急）诊病案追踪卡片（或条形码）并装入病案袋。门（急）诊病案建立流程图见图 4-5。

建立门（急）诊病案时，病案首页上要认真填写患者的基本信息，字迹清楚，不要简写或缩略填写，要详细完整填写，并将患者的基本信息和有关的医疗信息输入计算机，或建立纸质患者姓名索引卡片以备查询。门（急）诊患者姓名索引卡片内容见表 4-9。

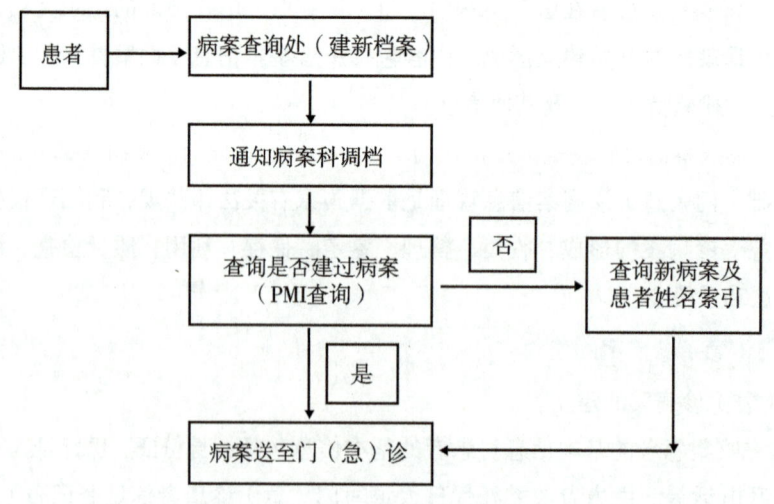

图 4-5　门（急）诊病案建立流程图

表 4-9 ××××医院门（急）诊患者姓名索引卡片

×××		病案号：		
姓名：×××	性别：	年龄：	出生日期：	年　月　日　已婚　未婚
职业：	籍贯：	身份证号：		
工作单位及地址：		邮政编码		就诊卡号：
永久住址：		邮政编码：		
就诊科别：		就诊日期：		联系电话：

2. 建立门（急）诊病案的原则

（1）按需求建立门（急）诊病案。门（急）诊病案的建立，应根据医疗机构临床、教学、科研、管理和医疗付费的需求确定，也可根据医疗机构自身的条件（存储条件、管理条件）确定。

（2）病案不可重复建立。每个患者只能建立一份门（急）诊病案，只能拥有一个门（急）诊病案号码，为了有利于患者的连续医疗，医疗信息的完整以及病案的规范管理，病案不可重复建立。发现有重复建立应查询核实，把重复建立的病案合并成一份。合并方法：取出后建立的门（急）诊病案内资料，把病案号码更改成最初建立的病案号码，并将资料归入最初建立的病案中。后建立的门（急）诊病案号码可留给其他患者使用，姓名索引卡片也同时更改。

（3）病案建立采取实名制。建立门（急）诊病案应采取实名制。身份证是实名制建立门（急）诊病案的重要依据，另外户籍簿、医疗保险证等也可以作为依据，但是应注意使用现用名而不能使用曾用名。

根据工作及管理原则，医疗机构接待患者并为其进行诊疗就应有患者的诊疗记录，如同工业生产单位，产品的生产要有生产记录。显示医院对患者的诊断治疗负责，作为备考的依据。《中华人民共和国侵权责任法》第61条规定：医疗机构及其医务人员应当按照规定填写并保管病历资料，这是国家法定赋予医疗机构应建立和保存病案（包括门诊病案）。但是由于我国医疗机构门诊工作量大，城镇流动人口多，源源不断产生的病案与医院保存病案的空间有限相矛盾，鉴于上述情况卫健委在《医疗机构病历管理规定》第3条规定：在医疗机构建有门（急）诊病历档案的，其门（急）诊病历由医疗机构负责保管；没有在医疗机构建立门（急）诊病历档案的其门（急）诊病历由患者负责保管。这是一种应对的折中办法，照理医院接待了患者就诊已经建立了医患关系，责任所致医院就要有他的诊疗记录。有些单位认为医院可以完全取消门诊病案，门（急）诊记录完全由患者保存，当前众多的门（急）诊患者在医院全部建立病案或都不建立病案均不符合现实情况。医学科学的进展过去很多住院治疗的疾病现可在门诊连续治疗，科研总结，教学、管理、医保付费等均需要病案资料,医院完全不为患者建立保存门(急)诊病案,在质量考核、医院管理以及医疗方面一些问题处理会带来许多困难。为此,很多医疗机构根据临床、教学、科研、管理、医疗付费和法律的需求对门诊患者有选择地建立和保存门(急)诊病案。

(二)门(急)诊病案的形成

1. 门(急)诊病案的形成方式

门(急)诊病案在患者首次到医疗机构门(急)诊就医建立病案时即开始形成。从患者基本信息记录开始,到每次就医结束时所记录的有关患者的一切医疗信息,包括主诉、现病史、既往史(过去病史)、家族史、体格检查、检查化验报告结果记录、初步诊断、治疗意见及诊断证明等,以及各种检查、检验报告单的收集。

患者基本信息的录入或填写,由门(急)诊病案管理人员完成;医疗信息记录则由医师、医疗技术人员和护理人员完成;各种检查、检验报告单的回收、整理、粘贴由门(急)诊病案管理人员完成。当患者每次就诊需要增加新的记录病案用纸时,要在每一张新病案用纸的上端记录患者的姓名、门(急)诊病案号、就诊卡号及页码序号,并将所有收集的病案信息资料经过检查、整理、装订,即形成一份门(急)诊病案。

2. 门(急)诊病案的形成标准

一份完整的门(急)诊病案要求如下。

(1)患者的基本信息资料要详细、完整。

(2)医疗信息记录应准确、及时、字迹清晰。

(3)医师签字清楚。

(4)各种检查、检验报告单齐全。

(5)收集与患者相关的一切医疗信息资料。

(6)严格按规定的门(急)诊病案排列顺序将所有资料进行整理装订,准确无误地归档保管。

作为医疗机构的病案信息管理人员,必须始终重视患者信息资料的完整性和准确性,使之可以随时用于患者现在和将来的医疗,用于科研、教学和管理,以及用于处理所有与医疗有关的一切问题。

五、门(急)诊检查、检验报告的管理

(一)门(急)诊检查、检验报告管理的意义

医疗过程中的各种检查、检验手段已成为证实疾病诊断、确定医疗方法不可缺少的辅助医疗工作。医生对患者进行治疗必须作出正确的诊断,而正确的诊断就要参照各方面的检查、检验结果,结合临床情况加以综合分析证实。现代临床实验室的检查方法日臻完善,其中,许多检查对于寻找病因、确定诊断及治疗具有重要的意义。随着现代医学科学技术

的不断发展，各种实验室检查项目有近千种之多，各种医疗器械检查、功能测定的项目也有数百项。另外，医疗仪器设备日益精密高端，临床日益广泛地使用各种器械、特殊装置对人体某一系统或器官的机能状态进行检查测定，这对了解病变的部位、范围、性质和程度，特别是对一些疾病的早期诊断、预防与治疗都有极大的意义。而这些检查、检验设备并非临床医师一人所能操作，但每项检查、检验都必须由医师为患者开出申请单，经过实验室检查、检验或操作后，再将结果回报给医师。这期间，大部分检查、检验结果报告由于回报滞后不能及时提供给医师，而被直接送到病案科归入病案内。各种检查、检验报告和特殊检查记录都是病案资料的重要组成部分，也是病案内容质量检查的重点，做好检查、检验报告管理才能确保病案资料的完整性。如果病案管理人员未把检查、检验报告归入病案内，就会使医师的诊断丢失重要的科学依据，也会贻误患者就医治疗。

（二）门（急）诊检查、检验报告管理的任务

病案管理人员负责将滞后的各种检查、检验报告单回收、整理、查找、粘贴工作，并将整理粘贴好报告单的病案及时归档。

（1）对错误或无门（急）诊病案号的检查、检验报告单，要及时核查纠正，并粘贴归入病案。

（2）对没有门（急）诊病案的检查、检验报告单，应及时送交门（急）诊检查检验报告管理部门。

（3）对已住院患者的检查、检验报告单应及时送到病房交给主管医师。

（4）负责保存暂时无法粘贴归档的检查检验报告单，可以输入计算机统一管理便于查询。

（三）门（急）诊检查、检验报告管理的原则

1. 专人管理制度

对门（急）诊检查、检验报告单的管理要由专人负责，这样有利于系统化、责任化管理，有利于医师、患者查询。

（1）送到病案科（室）的有门（急）诊病案的检查、检验报告单，从签收、整理、粘贴、装订到归档应有严格的职责管理规定，必须有专人负责管理。

（2）没有病案的门（急）诊检查、检验报告单，医疗机构也必须设专人负责管理。

2. 建立签收制度

对门（急）诊检查、检验报告单必须建立签收制度，加强实验、检查、检验室和病案管理人员双方的责任感，杜绝差错。

（1）病案科（室）由专人负责签收各实验检验室送来的所有检查、检验报告单。

（2）要有签收登记，准确并清楚记录签收的实验、检查、检验报告的项目、数量、科别、日期，由交接双方签字。

3. 整理排序和粘贴制度

（1）每天对所有的门（急）诊检查、检验报告单按病案号码整理排序，方便医师、患者随时查询。

（2）由专人对当日所有的门（急）诊检查检验报告单应及时粘贴归入病案，方便患者复诊使用。

（3）每份病案的各种检查、检验报告单必须按就诊日期整理粘贴装订，便于使用。

4. 门（急）诊检查、检验报告管理的要求

（1）当日签收的门（急）诊检查、检验报告单应在当日全部归入病案，并整理粘贴完毕。

（2）粘贴时应注意日期排列，并按顺序装订。

（3）对未找到病案的报告单，应及时核查病案示踪记录，了解病案去向，尽快归入病案内。

（4）核对错号或姓名有误的检查、检验报告单时，要分析其错误的原因，了解病案中是否有此项检查、检验记录，并根据患者的基本信息进一步核对、纠正报告单的误差。

（5）定期核查由于各种原因不能放入病案内的检查、检验报告单，对无法查清的差错报告单要永久保存，不能销毁。尤其是重要的检查、检验报告单。

（6）病案管理人员要熟悉业务，要有高度的责任心，与各实验检查室互相配合，本着对患者及医疗信息负责的态度做好门（急）诊检查、检验报告单的管理工作。

5. 门（急）诊检查、检验报告的查询

门（急）诊检查、检验报告的查询，主要是指没有归入病案中的报告单，其中包括由于错号和姓名有误所致不能归入病案的检查、检验报告单，或病案暂时不在病案科（室）致使不能粘贴的检查检验报告单。查询工作包括三种情况：

（1）医务人员查询。

①门（急）诊医师查询。门（急）诊医师对患者医疗时，病案内缺少有关检查检验报告单，需要查询参考。

②住院医师查询。住院医师接诊住院患者时，需要查询参考患者在门（急）诊就诊时所做的检查、检验报告单。

③医师在教学、科研时查询。医师在教学、科研时，需要查询参考有关检查、检验报告单。

（2）患者查询。

①患者复诊或住院时查询。患者复诊或准备住院，由于病案内缺少报告单，需要查询。

②患者到其他医疗机构就医时查询。患者准备到其他医疗机构就医，需要查询并复印检查、检验报告单。

（3）其他查询

①医疗机构其他工作人员查询。

②患者委托人、公、检、法以及保险机构查询。

（罗　明）

参考文献

[1] 国家卫生健康委员会. 2018年国家医疗服务与质量安全报告[M]. 北京：科学技术文献出版社, 2019.

[2] 刘雯薇, 马进. 入院和住院日的适宜性评价[M]. 上海：上海交通大学出版社, 2019.

[3] 朱敏生, 许云松. 医院水系统规划与管理[M]. 南京：东南大学出版社, 2019.

[4] 王兴鹏. 现代医院SPD管理实践[M]. 上海：上海科学技术出版社, 2019.

[5] 徐力新, 梁允萍, 李丹, 等. 医院经济管理系统理论指引与实务指南[M]. 广州：暨南大学出版社, 2019.

[6] 徐元元, 田立启, 陈新平, 等. 政府会计制度 医院会计实务与衔接[M]. 北京：企业管理出版社, 2019.

[7] 阚瑞宏. 现代医院人力资源管理探析[M]. 北京：航空工业出版社, 2019.

[8] 中国医院协会, 同济大学复杂工程管理研究院. 医院建设工程项目管理指南[M]. 上海：同济大学出版社, 2019.

[9] 广东省社会科学院. 广东省经济社会发展报告2018[M]. 广州：广东人民出版社, 2018.

[10] 孙长青. 城乡基本医疗保障服务均等化与福利分配效应研究[M]. 北京：中国经济出版社, 2018.

[11] 杨励, 邓长辉, 戴伟令, 等. 医院工作流程管理图集[M]. 北京：科学技术文献出版社, 2018.

[12] 梁廷波. 病历书写规范[M]. 杭州：浙江大学出版社, 2018.

[13] 孙德俊, 刘宏伟. 公立医院绩效管理 基于战略管理的视角[M]. 北京：经济科学出版社, 2018.

[14] 浙江省统计局, 国家统计局浙江调查总队. 浙江统计年鉴2018版[M]. 北京：中国统计出版社, 2018.

[15] 国家统计局. 2018中国统计年鉴[M]. 北京：中国统计出版社, 2018.

[16] 国家卫生健康委员会. 2018中国卫生健康统计提要[M]. 北京：中国协和医科大学出版社, 2018.

[17] 施永兴, 黄长富. 护理院医养结合与管理指南[M]. 上海：上海交通大学出版社, 2018.